医学起源与发展简史

YIXUE QIYUAN YU FAZHAN JIANSHI

苏佳灿　黄标通　许金廉　徐顺清　主编

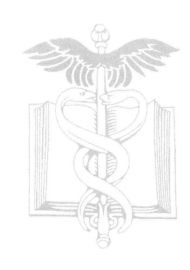

上海大学出版社

·上海·

图书在版编目(CIP)数据

医学起源与发展简史 / 苏佳灿等主编. —上海：
上海大学出版社，2020.5
ISBN 978 - 7 - 5671 - 3831 - 5

Ⅰ. ①医… Ⅱ. ①苏… Ⅲ. ①医学史－世界
Ⅳ. ①R - 091

中国版本图书馆 CIP 数据核字(2020)第 076949 号

责任编辑　刘　强　农雪玲　陈　强
　　　　　庄际虹　石伟丽　祝艺菲
封面设计　柯国富
技术编辑　金　鑫　钱宇坤

医学起源与发展简史

苏佳灿　黄标通　许金廉　徐顺清　主编
上海大学出版社出版发行
(上海市上大路 99 号　邮政编码 200444)
(http://www. shupress. cn　发行热线 021 - 66135112)
出版人　戴骏豪
*
南京展望文化发展有限公司排版
上海颛辉印刷厂印刷　　各地新华书店经销
开本 787mm×1092mm　1/16　印张 21　字数 460 千字
2020 年 5 月第 1 版　2020 年 5 月第 1 次印刷
ISBN 978 - 7 - 5671 - 3831 - 5/R·10　定价　78.00 元

本书编委会

顾　问　张英泽　黎　健

主　审　王　彤　谭　鸣

策　划　汪小帆　竺　剑

主　编　苏佳灿　黄标通　许金廉　徐顺清

副主编　顾　伟　徐　灿　王晓梅　高　洁　井莹莹

编　委　（按姓氏拼音排序）

崔　进　董　昕　葛文松　耿　振　顾　超　何世鹏

胡宏岗　胡　衍　吕朝阳　曲星宇　宋　歌　苏　笠

孙宝玉　王思成　王子骁　杨　烁　于明香　余　越

张艳鹏　钟　山　周剑平

序

　　自从走上科研道路，我便与生命医学结下了不解之缘，一路走来，与医学领域众多专家、同仁进行了广泛而又深入的合作交流。耳濡目染之下，我了解了医学的悠久历史和文化传承，认识到生命医学领域的深奥与挑战，也深切体会到医学在人类文明演变和社会进步中所发挥的重要作用。

　　正因如此，《医学起源与发展简史》一书吸引了我的目光。作者从人体不同系统入手，梳理各领域医学史实，为我们呈现了一幅绵延数千年、横跨中西方的医学发展画卷。书中描摹的医学发展历程，既闪现着科技创新的智慧之光，也铭刻了人类与疾病不懈斗争的曲折与辉煌。相信本书所提供的独特视角，必将引领读者一窥医学的精彩与奥妙，吸引人们认识与钻研医学，推动医学的发展。

　　当前，从起源与发展史入手了解和研究医学，既是为了总结历史经验、把握历史规律，在历史前进轨迹中获取知识，也是为了从更高起点、更高层次上推进医学创新，在遭遇复杂挑战时能从容应对。特别是在深受COVID-19影响后，我们充分认识到开展全民医学教育的重要性。以史为鉴，能够帮助我们形成科学的医学理念去应对不同疫情的挑战。相信这部书在这些方面能够有所贡献。

　　是为序。

中国科学院院士　刘昌胜

2020 年 5 月 18 日

目　　录

第一章　医学发展总论

第一节　医 学 起 源

苏佳灿

编者介绍

海军军医大学附属长海医院主任医师,教授,博士研究生导师,医学博士,材料学博士后。国家重点研发计划重点专项首席科学家,军委科技委重点专项首席科学家。担任中华医学会骨科学分会骨质疏松学组委员,中华医学会骨科学分会青年骨质疏松学组组长,中国生物材料学会青年委员会委员,中国生物医学工程学会组织工程与再生医学分会常务委员,上海市中西医结合学会骨质疏松专业委员会主任委员,上海青年科技人才协会副会长,上海医药卫生青年联合会副主席等。申请并授权国家专利26项。主编主译14部著作。

一、医学定义的演变

医学的定义随着历史文明进程、经济科技发展、社会自然变化以及医学本身探索而形成和变化。了解医学必先提及生命科学,医学是生命科学的重要学科,其主要研究对象是人类。生命科学是探究生命本质及其发生发展规律的一门自然学科。生物界包含多种生命形式,人只是其中一个复杂物种。

古代中国对医学有"仁术"的概括,这说明医学不仅是治疗疾患的高超技艺,更蕴含悬壶济世的高尚情操。古希腊"医学之父"希波克拉底(Hippocrates)是西方医学奠基人,他在《希波克拉底箴言》中写道:"生命短暂,医术长青,机遇难逢,经验常谬,确诊实难。"这充分体现了医学的艰辛和使命感。

20世纪,美国医学家罗希(G. H. Roche)在《医学导论》中指出:"医学科学以疾病为研究对象。医术以维护和恢复健康为目的。"黄家驷在《谈谈医学科学》中谈道:"医学是研究人的科学,研究人的生命活动的本质和人类同疾病作斗争的科学。"《牛津大辞典》对医学的定义为:"医学是预防与治疗疾病的艺术和科学。"《辞海》对医学的定义是:"研究人类生命过程以及防治疾病、保护健康的科学体系。"这些表述都无一例外地将医学与科学、实践、健康、疾病紧密相连。

进入21世纪,医学发展与时俱进,其定义是:通过科学技术手段处理各种疾病或病变,促进病患恢复身心健康,适应自然社会的一门专业学科。狭义医学是疾病治疗和机体有效功能恢复;广义医学还包括养生学和由此衍生的营养学,研究如何在疾患发病前进行预防以及怎样在发病治疗后顺利康复。古往今来,医学的发展既沉香久远又焕发激情,医学古老是因为自人类出现时就需要生存繁衍,求生过程就是不断抗击疾病、追求健康生活的历史。医学年轻是因为即便经历几百万年的发展,面对新生疾病其仍然可以高速运转、活力四射。

从医学定义的演变我们不难发现医学所独具的特点:首先,医学具有自然和社会科学属性,两者联系密切;其次,医学研究需要建立在自然规律和科学技术基础上;再次,医学诊断和治疗必须树立整体观念,辩证统一;最后,医学的目的不仅是防病和治病,更是主动提升和改善体质,促进身心和社会健康,完善身心和自然的和谐共处。

医学既可以是宏观概括,也可以具体解释;既是一项专业技术,也是一种崇高事业,不限于用一个完整、确切的定义来解释。

二、医学的起源

生命出现病灾随之而来,人类对疾病理解和治疗的探索就是医学的起源。大约400多万年前,地球上出现人类活动踪迹,原始人的出现标志着原始医学的起源,有了人类就有医疗活动。

医学是在人类与恶劣生态环境和各种病症斗争的过程中逐渐产生和发展的。远古时期没有医学概念,人类的本能行为是生存、觅食、庇护、繁衍等。早期人类在低级和险峻生存环境中生活,猎取禽兽毛皮保暖,在树荫和洞穴中避暑,寻找动物肉骨和植物根茎叶作为食物,钻木取火、伐木制屋等。人类逐渐了解植物不仅可以用来充饥和制作衣物,而且进食后会引起头晕、恶心、呕吐、死亡等不良反应,也逐渐发现本草植物解热、镇痛、驱寒、止痒等治疗作用,开始筛选并运用植物本草作药;动物来源如血液、内脏、骨髓随之出现。通过生火取水、制造捕食采摘工具等,人类对动植物以及矿物治病效用的发现和运用,提高了生活质量,降低了病死率,延长了寿命。这些可统称为经验医疗实例,使医学得到潜移默化的发展。

人类通过打猎、潜水、爬山等活动发现,日出而作日落而息、修养锻炼协调能够增强体质、预防疾病,从而形成了早期保养观念。人类早期自发的医疗活动,与花禽鸟兽的自救行为类似,比如猫和狗舔疮面或伤口,是因为唾液中含有杀菌的酶素;鹿腹泻时吃食槲树的皮和嫩枝,因为槲树含有鞣酸能够止泻;受到毒蛾侵害后,橡树叶会分泌一种类似麻药的化学物质,使毒蛾反应迟钝,行动缓慢而无法继续进食。类似活动大多是人类被动感知的经验获取,而非主动探索得知的经验活动,即便在医疗技术飞速发展的今天,经验性医疗活动仍然是人类探索和发掘自然的有效手段,比如经验性抗生素的使用。

古老中西方医学起源道路上存在一段共通历史,早期人类对自然界变化现象无法用科学态度对待,疾病治疗趋向相信神灵保佑和惩罚。人类对于某些自然规律产生了感性认识和思考,仍然不可能真正理解现象的前因后果,对无法控制的神奇自然现象试图通过宗教或巫术手段来解释。人类敬畏日、月的神秘力量,幻想风、雨、雷、电所预示的吉祥凶恶,认为神主宰世界,也主宰人的生老病死。原始人类崇拜神灵、祈福保佑,因此诞生了众多充满诡异色彩的巫术、鬼怪治疗等,之后中西方医学发展均有体现。在中国,由于儒、道二教合流形成的古典文化统治局面,重视体悟而轻视实证,必然缺少逻辑推理;古埃及医师运用念咒、画符和草药治病。这两者从本质上都与"神巫"有关。有些病症状奇异,人类对其一无所知,充满疑惑,便将其原因和性质归于神灵,特别是当大量百姓死于传染病而无药可医时,只能祈求巫医。巫术盛行的同时,医学的真理被巫术所掩盖,倘若人们经巫法获得治愈,反误以为是神鬼灵验。随着社会的文明进步,古代医学医药知识的形成和传播,巫医的欺骗性日益暴露,医学和巫术也逐渐划清界限并变得势不两立,比如春秋战国时期的医学家扁鹊为传播正统医学,反对巫术,甚至献出了宝贵生命。

直到公元前800—前200年间,经过近600年的文明发展,中国诸子百家鹊起,儒、道、法、墨等学派百家争鸣;西方古典文明又涌现出苏格拉底(Socrates)、阿基米德(Archimedes)等智者,引领思想解放潮流。在中西方科学和文化欣欣向荣的历史大背景下,《黄帝内经》和《希波克拉底全集》两部中西方医学奠基之作诞生,标志着医学逐渐从愚昧过渡到经验性认知,奋勇迈向系统医学理论总结的阶段。这两部经典著作既有相似之处又各有特色,《黄帝内经》突出以五脏为中心的大局观,《希波克拉底全集》更强调具体解剖,但两者都崇尚注重事实与实践。

三、早期经验医学的发展

医学的漫长发展大致经历了原始医学、古代经验医学、近代实验医学和现代医学几个阶段。早期经验医学发展为近现代医学的突飞猛进奠定了坚实基础。

(一)古中国

古东方医学宗教色彩浓厚,《山海经》记载的"巫彭""巫阳"等都是"神医"。中国古代医学由砭、针、灸、药四大医术构成。公元前5世纪,扁鹊提出望、闻、问、切的疾病诊断方法。《黄帝内经》强调整体观念、阴阳五行、脏腑经络,三者结合构成了辨证施治理论体系。秦汉时期,东汉末年"医圣"张仲景的《伤寒杂病论》确立了中医临床治疗辨证论治原则,"外科圣手"华佗精通内、外、妇、儿、针灸各科,在外科领域,创造了麻沸散全身麻醉法,施行腹部手术。王叔和的《脉经》为脉诊奠定了基础,皇甫谧的《针灸甲乙经》对针灸发展起到了承前启后的作用。隋唐五代时期,有名医巢元方开创病因病理学说的《诸病源候论》,还有世界上第一部开创药物学先河的《新修本草》。唐代医学家孙思邈汲取中外医学成就选编成《千金方》,为妇儿科奠定了基础。明代医药学家李时珍编写《本草纲目》,对药物学、生物学作出了巨大贡献,影响遍及全世界。

(二)古希腊医学

与中医学十分相似,古希腊医学也是从巫术和巫医开始的。古希腊不是唯一位于地中海沿岸的国家,但目前观点倾向于西方医学起源于古希腊医学。《希波克拉底文集》理论的严谨性和领先西方国家的超前性即从侧面反映了这一点。希波克拉底从整体和统一观点认识人体和疾病现象,该文集认为:疾病是纯自然结果,和神鬼无关;疾病的产生是体内各种失衡的结果,包括体液失衡、冷暖失衡、动静失衡等;强调医学技术的重要性,强调针对不同人要有不同的良好生活习惯。古希腊医学理念要求医生特别重视患者个体健康的特殊性和独特性,其关注的是患者而不是疾病,强调患者和医生之间的主动合作。

（三）古埃及

虽然医学源于古希腊,但真正意义上的最早期的医疗活动,起源于古埃及尼罗河流域。大约于公元前 1550 年编纂的《医学莎草文》,是迄今为止最早的医学记载。古埃及医学依据地理、气象将人体各组织与自然物质相对应,骨肉如土、体液如水、体温如火、呼吸如气,认为疾病是灵气与血液的失衡,其分类方式类似于我国的“五行学说”,这种医学理论体系在当时已相当完善。古埃及的医疗分工明细,是现代医学专科的雏形,如眼科、妇科、肛肠科等,严禁跨科行医。古埃及在医学方面尤其值得称颂的是将国王或大臣的遗体制成干尸(即木乃伊)保存下来。古埃及汇聚了杰出的诊断学家和外科医生,尽管仍然存在巫术、宗教行医的指导思想,但内科医生通过与中国古代类似的望、触、闻诊等手段,有效解决了某些疾患,尤其是化脓性疾病。古埃及人对药物的应用可谓天马行空,比如韭菜葱蒜、石榴、蜂蜜、河马、老鼠等均可入药治病。

（四）古巴比伦

古巴比伦医学略晚于或与古埃及医学同时代发展,基于宇宙万物与人体相关论,认为人体是“宇宙”,生命核心是肝,重视肝脏的作用,疾病的发生与一切自然现象如宇宙、天象、动植物等均有关联,即所谓“占星术”,其“整体论”与中医“天人合一”理念相似。内用和外用在当时已经得到广泛使用,对于某些疾病如癫痫已经与其诊断相互联系。古巴比伦著名的《汉穆拉比法典》中规定了外科医生根据特定病种进行手术的收费标准,对由于医生过失导致的医疗事故也规定了相应的惩罚措施,这是能够追溯到的最早的医事法律。尽管手术存在失败风险,但依然无法阻止医生对于众多外科手术,包括剖宫产、创伤救治等方面的积极尝试。

四、中、西医学体系的形成

世界医学主要分为中医宏观体系和西医微观体系,中医讲究自身调理,西医着重外部干预。

（一）古代中国医学

古代中国医学起源与哲学息息相关,中国古代哲学源于夏商经西周形成于春秋战国。早期主要围绕天人关系的八卦起源于阴阳五行,用于占卜,是人与自然的对话方式。“阴阳五行学说”是古代朴素唯物论和辩证法思想,其认为世界是由金、木、水、火、土五种物质构成的,这五种物质相辅相成、不断运动变化。天为阳、地为阴、男为阳、女为阴、气为阳、血为阴等属于对阴阳的具体表达。中国古代医学就是在这种学说引导下发展起来的。

中医应用"五行学说"将人体内脏分属五行，以五行特性说明五脏生理活动特点。肝属木、足属土、肺属金、心属火、肾属水，五行相生相克，疾病是因为阴阳失衡、生克失衡致外邪入侵而产生的。古老中医学建立了一套对疾病解释、说明所需要的理论，归位了药物，对人体机能阐述和疾病理论解释起到了说明作用。中医学体系在历史上对于认识和防治疾病产生了深远而卓越的影响。

（二）古代西方医学

与古代中医学类似，古代西方医学理论基础起源于西方哲学。哲学家亚里士多德（Aristotle）提倡"四元素说"，认为世界物质都由土、水、火和空气组成，西方古老医学理论就是基于"四元素学说"，与中医"五行说"类似。希波克拉底根据"四元素说"提出人体生理与病理的"四体液说"，认为人体有四种体液与四种元素相对应：肝造血液（气）、肺造黏液（水）、胆囊造黄胆汁（火）、脾造黑胆汁（土），体液失衡导致疾病，衍生出放血、发汗、催吐、排泄、调节饮食等疗法。希波克拉底认为：药物不能治愈，就用刀；刀不能治愈，就用火；火不能治愈，就是不可治愈的病。"四体液学说"主导欧洲医学界1 500多年，对西方医学有巨大影响。由于完全是主观构想对应关系，这种理论可以解释一些问题，但无法全面指导实践。医学起源和发展是一个无限认识客观世界的过程，认识越深刻越接近于科学和事实。无论中医还是西医，最早提出来的医学认识、理论和体系都是相似和不完善的，或许不远的将来中西医实践的丰富经验积累和理论形成将诞生新的统一的医学体系。

第二节　中医体系发展

一、秦汉时期

中医理论体系确立于秦汉时期。这一时期，经过先秦时期医学经验的积累，融合春秋战国诸子百家思想，中医中药进入理论总结阶段。《黄帝内经》《难经》《神农本草经》及《伤寒杂病论》四大中医经典著作的出现，标志着中医学基础理论的初步奠定，象征着中医理论体系的初步形成。人们逐渐脱离对巫医、巫术的依赖，理性认知人体与疾病，思考疾病产生的原因与疾病规律。此时的医学认知和实践仍很朴素，但病因学说萌芽，酒剂、汤剂应用为后续医学理论提供了大量经验积累。春秋战国时期，诸子百家的哲学思想与医学经验相结合，产生了大量医学书籍。

长沙马王堆汉墓出土的3万多字、成书于春秋至秦汉之际的医书《足臂十一脉灸经》和《阴阳十一脉灸经（甲、乙本）》是我国现存最早的有关经脉的文献；《五十二病方》真实反映了西汉前的医学水平，是现存最早的方书；《导引图》描绘了模仿多种动物动作的引导术式用于宣导气血、增强体质、预防疾病，是最早的保健体操图；《却谷食气》作为我国独有的养生术，提出一套饮食、气功养生理论。此外，还有《脉法》《阴阳脉死候》《养生方》《杂疗方《胎产书》等医学文献。这些珍贵的医学史料证明,先秦至两汉时期,中国医学发展已经达到一定水平,为中医四大经典著作的产生提供了肥沃的土壤。

《黄帝内经》全面总结先秦时期的医学成就,是我国现存最早的医学经典,其核心思想贯穿后世中医理论体系的发展。它的出现标志着中医基础理论的初步确定。

《难经》全称《黄帝八十一难经》,"难"即问难、疑难之意,以疑难问答形式讨论了 81 个问题,内容包括脉诊、经络、脏腑、阴阳、病因、病机、营卫、腧穴、针刺、病证等,故又称《八十一难经》。《难经》首创"独取寸口"的诊脉方法,最早提出"奇经八脉",弥补《黄帝内经》经络学说不足。《难经》提出的"左肾右命门"和"无形三焦说"对中医基础理论和中医诊断学发展作出了重要贡献。

《神农本草经》简称《本草经》,是我国最早的药学著作,《本草经》首创药物三品分类法,将药用按功效分上、中、下三品;概述中药学基本理论,如方剂"君臣佐使"组方原则、药物"七情和合"理论等;记载药物服用原则和方法;论述了药物的功效和主治并研究了药物化学的滥觞。《本草经》集药学之大成,对中药学发展有着深远影响。

《伤寒杂病论》由张仲景所著。该书对外感热病提出详细独到的见解,对 40 余种杂病诊治与预防进行了系统性阐述。《伤寒杂病论》确立辨证论治为中医理论体系核心原则,将中医理论体系与临床实践相结合。全书收录 269 首方剂,涵盖临床各科,至今还是中医临床处方用药基础,被誉为"方书之祖"。

秦汉时期是中医学发展史上重要的奠基期。中医学在先秦时期积累的大量经验的基础上,经过扁鹊、张仲景等名医以及无数医学、药学家整理、总结与发展,初步形成了中医学基本理论体系,对后续发展产生了深远悠长的影响。

二、魏晋南北朝时期

魏晋南北朝上承秦汉下启隋唐,是中医发展重要的起承转合阶段。此时期中医学基础理论逐步走向临床实践,各科疾病经验进一步增加,各科雏形开始出现。魏晋时期中医学家们在总结前人的基础上结合自身临床经验,在脉学和针灸、药物学、炼丹术上取得了令人瞩目的进展。

三国时期的华佗应用麻沸散给患者施行手术,成为中医外科鼻祖。东晋时期刘涓子撰写的《刘涓子鬼遗方》成为我国现存最早的中医外科著作,其概述外科痈疽的认识与治疗,确立了内治法,丰富了外治法,对中医外科发展影响重大。同时期医学家、博物家葛洪撰写的《肘后备急方》又名《肘后救卒方》,是现存最早的急症诊治专著。"肘后"即指随身携带以备急用之意,"救卒"意在救治突发疾病。该书提出多种急症治疗技术如人工呼吸法、救溺倒水法、骨折小夹板固定法等,对中医急诊医学发展有突出贡献。《肘后备急方》在传染病认知、针灸疗法以及药物学领域也有贡献。

《脉经》由西晋王叔和系统整理和总结,该书确立了"寸口诊脉"脏腑定位,规范了脉象名称,强调诊脉与临床结合,为中医脉学发展奠定了基础。皇甫谧因自身罹患风痹症而潜心研究针灸,总结针灸成就著成《针灸甲乙经》。该书系统整理人体腧穴,提出穴位排列方式,阐明针灸操作方法和针灸禁忌并总结临床针灸治疗经验,是《内经》和《难经》之后对针灸学的第一次全面总结,为针灸成为独立临床学科奠定了基础。

魏晋南北朝时期的《吴普本草》由华佗弟子吴普所著,是我国历史上第一部作者明确的本草学著作。《吴普本草》共 6 卷,记载药物 441 种,药物知识丰富,讨论内容广泛。该书注意药物毒性,纠正《本草经》某些不当记载。南朝梁医药家陶景弘所著《本草经集注》充实补充了《本草经》,首次按药物自然属性分类药物,提出"诸病通用药"并重视炮制,详细讨论药物加工修治方法。南朝宋药学家雷敩所著《雷公炮炙论》是我国第一部炮制专著,其记载炮制方法繁多,药物修治规定详细,炮制范围涉及广泛,对中药炮制发展影响巨大,中药传统炮制工艺"炮制十七法"就是依据此书发展而来的。

魏晋南北朝国家分裂、社会动荡、道教盛行,很多名士放浪形骸沉迷炼丹修仙。炼丹、服丹是愚昧迷信之举,但炼丹术是制药化学的前身,其盛行客观上促进了制药化学开端。葛洪和陶景弘都是炼丹家,葛洪通过炼丹积累丰富化学知识及冶炼经验,其《抱朴子》为制药化学发展作出很多贡献。陶景弘进一步总结炼丹经验,著成《合丹法式》《集金丹黄白要方》等。除炼丹外,魏晋南北朝士大夫沉迷服用矿物以延年益寿,即为服石。寒食散为当时流行石方,服用后造成矿物中毒极为普遍,因而出现了治疗服石中毒疾病的方书,如《皇甫谧曹翕论寒食散方》《寒食散对疗》等,形成了这一时期中医发展的奇特现象。

魏晋南北朝时期是中医学发展的实用发展期。这一时期医学家、药学家甚至炼丹家们继续总结整理秦汉时期形成的中医理论体系,将目光投向中医理论与临床实践结合,推动中医学向临证医学方向发展。

三、唐宋时期

隋唐五代至宋元是政府医药管理及教育机构形成并完善的时期,临证医学实践发展让各分科日益成熟。中医经典得到重新整理、勘误与注解,在发达社会经济刺激下中医药理论进一步发展,很多高水平医学著作在这一时期问世。

医学教育机构的雏形可追溯到魏晋时期,隋唐医学教育在传统家传及师承外发展出学校式医学教育,建立了兼具政府医药管理及医学教育职能的太医署。隋朝太医署分行政管理人员与医药学教育人员,整体规模较小。唐朝太医署建于 624 年,隶属太常寺管理。唐太医署规模庞大,制度完善,课程合理,考核严格,在中国古代医学教育史乃至世界医学教育史上占据重要地位。唐太医署是医药行政管理机构,肩负大唐医疗卫生事务管理。

宋元时期医药管理制度进一步飞速发展,医药事务管理机构趋于统一且与医疗教育机构分离,归于一个专门部门管理。两宋时期太常寺下设太医署,翰林院下设翰林医官院、翰林御药院。掌管医政事务的翰林医官院与负责医学教育的太医署(后称太医局)互不隶属。设立翰林医官院对中央政府统一管理全国医药机构有很大作用,改变了秦汉以来医药管理不协调的局面,分工更加明确,对后世医药管理制度产生了深远影响。元朝设立完全意义上全国统一的最高医药管理机构"太医院",宋元沿袭唐制,在民间广泛建立官办或民办医疗慈善机构,设立官方的国家药局,丰富完善了公共卫生制度。

宋朝在医疗教育进一步改革,太医局规模逐渐扩大并推广"三舍"升试法,促进医疗教育发展。宋朝设立校正医书局,对经典中医著作进行整理和校对并刊印官方主导的大量医学书籍,如《开宝本草》《嘉祐本草》《本草图经》等,使医药学传播进入一个新阶段。

唐宋时期医学分科更加成熟。隋唐时内科疾病诊治体现在综合性医书中,宋元时期内科疾病诊治水平提高,对痰热、胸痹、心痛等内科杂病有更详尽论述。隋唐时《诸病源候论》中对肠痈的诊断、肠吻合和血管结扎体现了中医外科发展,宋元时期外科进一步发展,对外科疾病病因、病机和辨证论治有了更详细阐述,包括《卫济宝书》《外科精要》和《外科精义》等。隋唐时期精通骨伤诊疗的僧人蔺道人所著《仙授理伤续断秘方》是现存最早骨伤科专著,讲解骨折与关节脱臼治疗,对骨折牵引、复位、固定以及功能锻炼进行详细论述,仍是现今骨折治疗基本原则。宋元时期危亦林《世医得效方》提出"六出臼,四折骨",对四肢关节脱位及骨折治疗进行更加深入全面的总结,重视麻醉术在骨折脱位治疗中的应用,与现代骨科强调无痛复位不谋而合。除内科、外科、骨伤科外,隋唐至宋元时妇科、儿科、五官科、针灸科、按摩科等都有长足发展。宋代刑法严厉,司法制度明确,催生出法医学雏形,宋慈所著《洗冤集录》成为后世法医学参考的重要著作。

唐宋时对中医经典的整理、勘正和注释一直在进行。《黄帝内经太素》是现存最早的《黄帝内经》注本,由唐代杨上善编撰,对内经研究全面,尊重古本,注释文雅明辨。中唐时期王冰编著《重广补注黄帝内经素问》对《素问》进行重新编次,补亡续断,注释严谨简要、深入浅出,是《素问》注本中影响较大的传本。宋朝由官方对《伤寒杂病论》《黄帝内经》《难经》等经典进行系统整理、校勘并多次刊行,引起学者对中医经典进行大量研究、批注,围绕《伤寒论》形成"伤寒学"。

唐宋时期涌现出一批高水平原创医学著作和医学理论。隋太医院博士巢元方、吴景贤等编撰的《诸病源候论》是我国现存最早的病原症候学专著。唐代"药王"孙思邈所著《千金要方》和《千金翼方》合称《千金方》。《千金方》注重医德修养,集唐以前医学大成,重视妇儿疾病,强调综合治疗,积极倡导养生,是唐代最具代表性的医药名著,被誉为中国历史上第一部临床百科全书。唐代王焘所著《外台秘要》先论病因、病机,后述诊断、药方,全面保存大量古代医学文献并收集整理推广民间偏方,记载了唐以前医学发明。中药学著作有唐代苏敬等编撰的《新修本草》,陈藏器所著《本草拾遗》、孟诜所著《食疗本草》以及李珣所著《海药本草》。

宋朝官方组织刊行多本官方医书如《太平圣惠方》《神医普救方》《圣济总录》和《太平惠民和剂局方》等。《太平惠民和剂局方》是我国医学史上第一部国家颁布的成药专书和配方手册。民间著作包括药学唐慎微所著《证类本草》、寇宗奭所著《本草衍义》和元代忽思慧所著《饮膳正要》;方剂学包括许叔微所著《普济本事方》、严用和所著《济生方》、苏轼和沈括的《苏沈良方》等。

宋元时期,中医学孕育出很多全新中医学理论派系,培养出很多医学大家,形成后世称赞的"金元四大家",包括刘安素(寒凉派)、张从正(攻下派)、李杲(补土派)、朱震亨(滋阴派）。

唐宋时期作为中医理论总结与探索时期，是中医发展史上绚烂的一页。医学理论发展更全面，各个学科探索更深入，强大的中央政权建立了完善有效的医疗管理体制和积极优质的医学教育体制，为明清时期发展奠定坚实的基础。

四、明清时期

明清时期，中医学经过上千年发展与充实，理论与实践体系宏伟庞大。在传承中医学经典理论上，进一步完善中药学、方剂学和各次级学科体系，积极与西方医学交流学习，在温病学、人痘接种术等方面取得了突出成果。

医疗制度上，明清沿袭前制设立统管医药行政、医疗保健和医学教育的太医院；医学教育上，明清医学分科更加细化，注重继续医学教育，担任医士、医官者还要继续学习，考核均优者才能升授。明朝民间医学教育逐渐兴起，发展至清朝时，师承、家授等民间医学教育方式成为主体。

明清时期，中药学蓬勃发展，大量中药著作涌现，最负盛名、最广为人知的属明代李时珍的《本草纲目》。《本草纲目》记载药物1 892种，附图1 122幅，记载药方11 096方，是集16世纪前药物学大成之作。该书创立了先进药物分类法，按"物以类从，目随纲举"的原则，"从微至巨""从贱至贵"建立了先进的古代药物分类体系。《本草纲目》记述清晰详细，自然科学资料严谨翔实，并批判了服石长生不老的谬论。《本草纲目》作为我国伟大的药物著作，是明代药学创新重要代表，在世界科技发展史占有一席之地。同时期优秀药物学著作还包括明代太医刘文泰等编纂的《本草品汇精要》、清代汪昂所著《本草备要》、吴仪洛所著《本草从新》以及吴其濬所著《植物名实图考》等。《植物名实图考》是我国19世纪科学价值颇高的植物学著作。

明清两代医家对方剂学的重视程度越来越高，诸如明代朱橚（朱元璋第五子）、滕硕、刘醇等编撰的《普济方》、吴昆所著《医方考》以及施沛所著《祖剂》，清代罗美所著《古今名医方论》、汪昂所著《医方集解》、吴仪洛所著《成方切用》以及赵学敏和赵柏云搜集整理的民间医术汇编《串雅》。

明清时期，临证医学发展日渐成熟，各级学科研究深入全面。明代临证诊断强调"望闻问切""八纲辨证"，清代在此基础上重视辨证与辨病，强调"四诊兼备、脉诊合参"。明清时期内、外、妇、儿、骨伤、针灸等全面系统发展，专科著作如雨后春笋不断出现。

明清时期人口急剧增长，瘟疫流行明显增加，温病学逐渐形成并发展。温病可理解为传染性疾病，这一概念自秦汉出现，直至宋元时期对温病认知一直停留在伤寒范畴之内。明初王履的《医经溯洄集》提出"温病不得混称伤寒"，自此温病开始脱离伤寒体系。明末清初民间医生吴有性长期生活在瘟疫地区，所著《瘟疫论》首创"戾气"学说，详述瘟疫的病因、发病特点以及治疗方法，是我国医学史上第一部传染病专著，为清代温病学说的确立和发展产生了不可估量的推动作用。清代瘟疫流行更甚于明代，温病学进一步发展成熟。叶桂所著《温热论》被视为温病学奠基之作；薛雪所著《湿热条辨》提出从上、中、下三焦分治温病,为后续三焦辨证论治提供了基础;吴瑭所著《温病条辨》提出并确立三焦为纲、寒热虚实为目的的温病辨证论治体系。王士雄著《温热经纬》将温病名著整理汇编并批注阐释,对后世温病发展起到积极作用。明清对温病学的总结与发展使其形成一门独立于伤寒学之外的全新学科,培养了许多瘟疫治疗的医学家。

对温病认识加深同时,如何预防瘟疫也在积极进行。天花作为烈性传染病,汉代时就有记载和报道,葛洪称之为"虏疮"。明清时期医学家们应用人痘接种技术预防天花,可靠记载显示明代隆庆年间(1567—1572)就有人痘接种,可见16世纪已经出现人痘接种技术。明代人痘接种技术主要有四种:痘衣法,即让未患天花患者穿天花患儿内衣实现接种,此法成功率低;痘浆法,通过痘疮浆液接种至未患病者鼻腔使其获得免疫力,此法接种者症状较重,后被淘汰;旱苗法,将天花痘痂吹入接种者鼻腔,此法可靠性低;水苗法,将痘痂用水调匀,棉花蘸取后塞入接种者鼻腔12小时后取出,此法安全可靠,是最佳人痘接种技术。

明清时期航海技术发展较快,郑和七下西洋,西方进入大航海时代,东西方交流日渐增多。西方医学的解剖学、生理学、西药学以及治疗学开始通过传教士传入中国,中西理论与实践结合开始加速。明代意大利传教士利玛窦(P. Metteo Ricci)与徐启光等合作,将大量西方科学技术著作传入中国。瑞典传教士邓玉函(Joannes Terrenz)将《泰西人身说概》《人身图说》等解剖学著作翻译至中国。清末(1840年之后)中西医的碰撞与结合更加激烈。清末医学家唐宗海率先提出中西医"汇通"概念。陈定泰重视解剖学,依据西医解剖学理论结合中医编纂了《医谈传真》。朱沛文主张中西医通其可通,存其互异,编撰《华洋脏象约纂》。锐意进取的医学家们没有迂腐固守己见,而是开眼看世界,融会贯通中西医之长处,为近代中医学发展起到重要作用。

明清时期是中医学延续传统与大胆创新并存时代,中医体系在这一时期不断完善理论体系,开始逐步吸收、整合西医部分理论,逐步向近现代化中医体系过度。

第三节　西医体系发展

一、古希腊时期

公元前7世纪至公元前6世纪,希腊从原始氏族社会进入奴隶制社会,古希腊人吸收古埃及、古巴比伦文化长处,加上自己创造,在文化科学方面取得了较高成就。古希腊医学主要以意大利半岛东南部地中海沿岸为中心,阿斯克勒庇俄斯(Asclepius)是古希腊人最崇拜的医药之神,通常以站立姿势出现在民众面前,身穿长袍,手持权杖,有一条蛇缠绕其上,而后希腊人便以蛇作为医学象征并沿传至今。

古希腊医学最具有科学精神的是以医学始祖希波克拉底为代表的一派。希波克拉底出生在世代相传医学世家,早年跟着父亲学医,年长后巡游各地兼行医,讲述医学知识,足迹遍布爱琴海。据说其在行医过程中不仅诊治过大哲学家德谟克里斯的癫狂症、马其顿国王的顽疾,还控制了雅典鼠疫的扩散。希波克拉底以自己的医术、学识以及医德,赢得无与伦比的崇高声誉。希波克拉底约于公元前377年逝世于希腊北部色拉里。他去世后,弟子们经过多年努力,将他流传于世的大量学说及论著汇集,且融入其他希腊名医的成就和论著编撰成为《希波克拉底文集》,文集中包括颅脑损伤论述及疾病预后判断,同时包含了治疗疾病的方法,比如骨折、脱臼、头部损伤的外科治疗以及当时盛行的穿颅术等,对丹毒、破伤风、坏疽等感染疾病也有记载。该文集集中了古希腊最主要医学经验和理论,文集中最为人熟知的是《从医誓词》,誓词充分体现了希波克拉底学派的医学道德,至今仍对整个医疗界起着约束作用。

希波克拉底反映了古希腊思想家的辩证主义思想,即从整体来认识机体,他们将"四元素学说"发展成"四体液病理学说":四种体液协调存在,生命得以正常维持;四大体液紊乱失衡,发展成各种疾病。他对医学界最大的贡献是彻底摈弃鬼神论解释疾病的传统,坚持用自身各种表现解释疾病的发生、演化及归宿,形成了以患者为根本的全新临床医学原理。从此,西方医学逐渐摆脱迷信和鬼神外衣,形成比较合理且近乎科学的医学体系。

公元前336年,马其顿国王遇刺,亚历山大继位。亚历山大大帝统治期间重建了"亚历山大利亚"(Alexandria)。公元前331年,高加米拉战役爆发,亚历山大击败波斯国王夺取巴比伦,希腊医学在希波克拉底后,医学中心转向亚历山大利亚并在此时达到巅峰。公元前323年,亚历山大病逝,从此古希腊历史结束,希腊化时代开始。

亚里士多德生于名医世家,为柏拉图(Plato)学生、亚历山大大帝老师,亚历山大大帝优秀文化素养和崇尚科学很大程度受其影响。亚里士多德留下广泛著作,包括哲学、逻辑学、物理学、伦理学、美学等,后半生还从事了大量生物学研究,如解剖学和胚胎学。亚里士多德被誉为人类史上第一位天才科学家和伟大学者。

希腊化时代,学术中心为亚历山大利亚城。亚历山大利亚城是古希腊医学摇篮。赫罗菲拉斯(Herophilus)和伊雷西斯垂都斯(Erasistratus),这两位古希腊后期最杰出的医学家,在此处开始对人体解剖结构和生理功能进行研究。赫罗菲拉斯在人体解剖中对神经系统有诸多新发现,比如心脏不是思维器官,脑才是神经中心,推翻了亚里士多德说法;通过对大脑解剖发现大脑、小脑区别以及脑脊液,绘制神经系统全图,包括脑、脊椎及各神经间联系;通过对眼球解剖,发现视网膜存在;描述了前列腺、输卵管、输精管和卵巢;临床诊断方面首个发现脉搏重要性;消化系统方面,描述了连接胃和小肠的一段消化道,并将其命名为十二指肠;疾病治疗主张采用主动调整方式,即采用放血以及多种药物混合而成的复合药物进行治疗。伊雷西斯垂都斯与他不同,主要兴趣在探索人体各器官具体运动和机理上,以机械论语言描述人体功能;率先发现胃是消化器官,肝脏是造血器官,肝硬化会导致腹腔积液;静脉与动脉都起源于心脏并记录心脏结构。两人对解剖学以及生理学的贡献被认为是亚历山大利亚医学最辉煌的两盏明灯。

二、古罗马时期

公元前4世纪,希腊文化在西方世界占据主体地位,马其顿王国继续扩展同时,罗马帝国迅速崛起,到公元前2世纪,罗马大举向东扩张,希腊被并入罗马版图,希腊文明逐渐衰退。

　　希腊文化特别是医学上的贡献对罗马人影响深刻,希腊医学传统在罗马文明中备受重视,医学在古罗马时期也得到广泛发展。博物学家塞尔苏斯(Cornelius Celsus)对医学表现出了极大兴趣,用拉丁文撰写百科全书《万物志》,其中包括不少医学内容,第一次系统介绍了古希腊医学,并记载一些疾病的病因、临床表现和治疗方法。塞尔苏斯在书中概括了炎症的临床表现:红、肿、热、痛,这一基本理念被应用至今,成为每位医学生熟知的基本概念。该百科全书中的医学拉丁用语传承至今,衍生成今日的医学英语词汇。

　　盖伦(Claudius Galenus)是罗马时代医学领军人物、古希腊以来医学集大成者,是仅次于希波克拉底的第二个医学权威。盖伦出生于帕加玛城,受其父亦是其人生导师的影响,17岁正式在帕加玛城学医,后成为古罗马时期伟大的医学家、自然科学家和哲学家,并成为宫廷医生。盖伦坚决捍卫希波克拉底医学学派,继承其医学理论基础上发展了自己的理论,先后完成500多篇希腊文撰写的医学论著。盖伦为古希腊医学开创许多先河,为完整西医学体系建成奠定了基础。首先,盖伦的药学论著介绍了大约820种药材,包括动物、植物以及矿物。由于希腊禁止人体解剖,盖伦只能通过解剖与人类结构类似的猕猴等动物推测人体构造,对心脏和脊髓做了深入研究,然后发现动脉是送血的,并且动脉搏动与心脏运动直接相关。盖伦无疑是发现心脏与血液关系流动最早学者之一,发展了有机体解剖结构和器官生理学理论。盖伦提出了"三灵气"学说,即"自然灵气""生命灵气""动物灵气",以解释人体生理机制。盖伦将人体看作植物、动物、灵魂三种气分布的地方,即人体三个主要器官——肝、心脏、脑,以及三种管——静脉、动脉与神经。虽然以"灵气"为核心思想的医学理论现在看来是明显错误的,并长期阻碍了外科学发展,但盖伦对人体的思考是理性的,与原始、神秘的巫医有着本质区别,不能掩盖他为医学做出的巨大成就和留下的宝贵财富。

　　盖伦学说被中世纪西方奉为经典,将希波克拉底创立的医学体系发展到前所未有的辉煌,最终奠定了它在西方医学界的主导地位,之后的西方医学就是沿着盖伦思路发展起来的。盖伦的成就,使西方古代医学达到巅峰。

三、文艺复兴时期

　　罗马帝国走向衰败、希腊古文化日趋衰落,逐渐被宗教文化所淹没,辉煌灿烂的古希腊文化被基督教义代替,人类固有的探索知识、追求真理本能被禁锢了。当时希腊罗马医学的科学态度以及运用自然哲学方法对自然、人、生命和疾病探索的核心价值开始出现转变,盖伦的著作、思想被后继者以僵化方式接受并传承。受宗教影响,人们开始认为疾病是神对恶者的惩罚,神学渗透到一切知识部门,医学由僧侣掌握,只有他们懂得拉丁语,保存了一些古代传下来的医药知识,他们为患者看病、替患者祈祷,形成所谓"寺院医学"。把治愈与"神圣的奇迹"联系在一起,严重阻碍了医学的发展,古典医学文化的核心精神逐渐消逝。加上骇人听闻的"黑死病"(鼠疫)及恐怖的麻风病等传染病的出现,这段长达数千年的岁月被称作"黑暗时代"。

这一时期,拜占庭医学和阿拉伯医学,成为黑暗中的明灯。拜占庭医学是古希腊医学的一个分支,是阿拉伯医学的基础。拜占庭医学家,多是医学百科全书编纂者,他们收集了古代医学上丰富的遗产,并加以系统化。阿拉伯医学是中世纪时伊斯兰地区用阿拉伯文汇集的医学,保存和发展了古代医学,大量希腊医学书籍被翻译成阿拉伯文,成为希腊及罗马古典医学的继承者和欧亚医学桥梁。同时阿拉伯医学在化学、药物学和制备药物技艺方面很有成就。阿维森纳(Avicenna)是优秀代表之一,他在中世纪与希波克拉底和盖伦并称为医学界三位鼻祖,其代表作《希腊——阿拉伯医典》显示了他对症状学及药理学的惊人知识,被列为医学史上第三座里程碑。在中世纪宗教束缚下,医学从僧侣转向世俗的学者形成了萨勒诺学派,建立了最早的医学院校——萨勒诺(Salerno),为后期医学教育提供了经验,为文艺复兴后医学革命奠定了基础。萨勒诺医学院确立的五年制医学教育一直沿用至今。中世纪欧洲流行病传播猖獗,以鼠疫、麻风和梅毒为盛。为了阻止传染病蔓延,出现了隔离医院。最终,医学知识积累以及医学世俗化,推动了大学医学教育的兴起以及医院的出现,但这些学院受到盖伦理论限制,鲜有创举。

一千多年医学黑暗时期后,将医学彻底唤醒的是 15 世纪开始的意大利文艺复兴。文艺复兴使古希腊时期的以希波克拉底为代表的医学遗产,被遗忘一千多年后再次复兴,真正带动近代医学的发展,成为近代医学的开端。同时,人文主义者倡导的开拓创新、反对传统陈规旧习也影响到了医学界,涌现出一批具有创新知识的医生。巴拉赛尔苏斯(Hohenhein Paracelsus)是文艺复兴时期最激烈反对古代医学权威的医学家,他在巴塞尔大学任教时当众烧毁阿维森纳著作,表示与中世纪传统医学的决裂。他还是首位不用课堂上流行的拉丁文而用德文讲课的学者,这一创举使医学更易为大众接受。他对癫痫作了重要观察,认为麻痹和语言障碍与头的伤害有关;他敏锐地观察到了矿工的肺病,这是对职业病最早的研究;在治疗疾病方面,他提倡应用化学品,如将铅、硫黄、铁、砷、硫酸铜甚至汞剂作为药物,对梅毒应用汞剂治疗起了推广作用;提倡鸦片酊剂和酒制浸膏;反对中世纪以来复杂的复方,主张简化处方。他在医药发展上有很大成就,但在理论上没有战胜中世纪神秘主义——虽然反对希波克拉底气质学说,却相信神创世界。

文艺复兴时期最著名的医学成就是建立了人体解剖学。文艺复兴前,西方教会反对人体解剖,使人体解剖学裹足不前。推动解剖学革新的不是医生而是一位艺术家——达·芬奇(Leonardo Da Vinci)。他对医学的特殊贡献,是其对人体和动物解剖的研究以及留下的大批解剖学画稿。他还采用注蜡法,制成人脑室准确塑型,是首位正确描述子宫内胎儿位置和胎膜的科学家。他以一位艺术家特有的精致绘画技巧和准确观察能力,向后人直观地展现了人体的骨骼、肌肉及脏器。这些解剖图谱即使现在看来也是相当准确的。

维萨留斯(Andreas Vesalius)根据直接观察撰写出人体解剖学教科书,是人体解剖学奠基人。他于 1543 年出版的《人体的构造》这一解剖学巨著,堪称一部对医学生、临床医生甚至艺术家都有重大参考价值的书籍。维萨留斯第一次与盖伦相反地描述了静脉和人类心脏的解剖,驳论了盖伦的错误约 200 处,纠正了医学史上诸多误区,这是医学史上伟大革命之一。

由达·芬奇和维萨留斯所开创的人体解剖学,为西方医学打开了一扇大门,让16世纪欧洲医学摆脱了古代权威束缚,使医学从以希波克拉底、盖伦学说为主导的旧时代转向了科学探索的医学新征途。

四、17世纪的医学发展

17世纪,欧洲文化与艺术开始从文艺复兴迈入巴洛克时期。天文学及物理学的进步,间接影响着医学发展。17世纪以后,由于医学是一门注重观察和实践的学科,度量观念的产生对医学产生了很大影响。最先在医学界使用度量手段的是桑克拖留斯(Sanctorius)。他制作了体温计和脉搏计,还制造了一杆大秤,在生活、睡眠、运动、进食以及排泄前后,他都称量自己的体重,他发现不排泄时体重也在减轻,认为这是由于不易察觉的出汗造成的。这是最早的关于新陈代谢的研究。

17世纪,物理学、生物学及化学都有了明显进步,传统医学的某些理论便被更新的物理、生物以及化学观点所打破,出现了三个不同学说派别。其一是物理医学派,主张用物理学原理解释一切生命现象和病理现象,医学机械论者、哲学家和数学家笛卡尔(Rene Descartes)就是代表。其二是化学派,认为生命现象完全可以解释为化学变化,所有疾病都用化学原理进行解释和治疗,这一学派是当时医学上有势力的一派,代表人物为希尔维厄斯(F. Sylvius)。他们在唾液、胰液和胆汁方面的研究对生理学有一定贡献。另一派叫活力派,认为生命现象不能受物理或化学支配,而由生命力维持,生命力亦称为活力。该学派认为疾病原因在于生命力减少,生命力消失人就会死亡,此派到18世纪更为盛行。

17世纪医学最重要的发现莫过于哈维(William Harvey)发现了血液循环,加上度量以及实验应用,使得生命科学开始步入了科学轨道。哈维从医期间一直对心脏的活动及脉搏间关系感到迷惑,在他之前的盖伦、伊雷西斯垂都斯、达·芬奇等,对此有不同且模糊的认识,但都没有准确阐述。他证实心脏是血液循环原动力,发表了名作《论动物心脏与血液运动的解剖研究》。哈维的发现无疑是里程碑式的,这一发现使得生理学成为一门学科,宣告盖伦在西方医学界长达1400年的统治地位的终结,标志着以实验科学为基础的医学新纪元正式开启。哈维晚年从事胚胎学研究,于1651年完成了《关于动物发生的研究》,成为现代胚胎学奠基人之一。

随着实验的兴起,出现了许多医学科学仪器,17世纪医学的又一重大发现便是显微镜。最早使用显微镜的是伽利略。医学领域中,最早应用生物显微镜的是意大利生物学家马尔皮基(Marcello Malpighi)。哈维去世三四年后,马尔皮基开始用粗制放大镜观察青蛙肺部,发现了呈网状的微细管道,就此发现了毛细血管,进一步完善了哈维血液循环学说,他还观察了肾脏、脾脏、肝脏等组织微细结构。荷兰科学家列文虎克(Antonie van Leeuwenhoek)用显微镜发现了精子和血细胞,并在观察蝌蚪尾巴时发现血细胞从毛细血管中流过。17世纪显微镜的发现及利用,扩宽了人类的视野,把人类的视觉由宏观变为微观,科学家运用显微镜获得了一系列重要发现。

五、18 世纪的医学发展

到了 18 世纪,由于人体解剖学的重大突破,外科学发展迅速,医学家对人体正常结构的清晰认识,不仅促进了外科疾病的诊断定位,还大大改善了外科手术学。亨特(John Hunter)是 18 世纪贡献卓越的解剖家,他不仅发现了侧支循环,提倡用股动脉结扎法处理腘动脉瘤,还创立皮下肌腱切断手术,并深入研究了各种战伤特点、外科发炎过程。亨特不仅对外科作出了非常重要的贡献,还使外科成为一门科学专业,被公认为英国"外科学之父"。冯·哈勒(Albrecht von Haller)是 18 世纪杰出生理学家,他在自己主编的《生理学纲要》中首次阐明了胆汁在消化系统中的作用,他还对胚胎发育作了独特性描述,对脑及血管系统进行解剖研究,对神经肌肉活动进行了完整科学描述,为现代神经病学奠定了基础,被公认为 18 世纪一流的生物学家和实验生理学家,被称为"近代生理学之父"。

随着对人体结构的深入了解,有学者发现了若干异常构造,并开始迫切需要了解各种不同疾病的发病机理、发展过程以及特殊表现。以意大利解剖学家莫尔加尼(Giovanni Battista Morgagni)为代表的器官病理学,是这一时期的里程碑。莫尼甘在学术生涯中解剖了上千例尸体,他放弃了仅对各部位的精确描述,将视线转移至无人探索的领域:从解剖学角度探索疾病位置和根源。他对人体各部位异常改变进行了系统观察比较,通过多年分析和总结,于 1761 年出版《论疾病的位置和原因》一书,准确描述了疾病影响下器官的种种变化,据此对疾病原因作了科学推测。莫尼甘被称作器官病理学创始人、病理解剖学之父。

18 世纪以前,疾病诊断中,强调医生充分运用其感官,尤其是视觉对患者的临床征象进行细致检查,由于对疾病和特殊脏器了解不够充分,医生对患者的"触诊",仅仅能了解患者体温变化、质地变化、是否伴有疼痛;"听诊"仅仅能倾听或辨别体内发出的异常声音,粗糙方法很难达到对疾病准确定位的目的。奥地利的医生奥恩布鲁格(Josef Leopold Auenbrugger)父亲是酒店老板,常用手指敲击大酒桶,根据声音猜测桶里酒量。奥恩布鲁格把这个方法用在胸腔,应用叩击胸廓的方法探究叩击音变化与胸部疾病的关系,并将临床诊断和病理解剖结果进行对照,于 1761 年发表《新的诊断法》,正式提出叩诊法。同年在维也纳发表了《用叩诊人体胸廓发现胸腔内部疾病的新方法》。论文发表后,由于守旧派的反驳及打压未得到医学界认可,四十多年后才逐渐被接受,并流传至今,成为现代医生必须掌握的基本功。

西医体系的发展,以古希腊时期希波克拉底学说为基础,经过盖伦、赫罗菲拉斯、伊雷西斯垂都斯等众多学者的传承和发扬,于古罗马时期到达巅峰,于中世纪时期逐渐衰败。文艺复兴时期西医学,由于人体解剖学的基础,从希波克拉底、盖伦学说为主导的守旧时代转向现代医学时代,是一个划时代的突破!西医学在 16 世纪人体解剖学基础上,经过 17 世纪生理学以及 18 世纪病理解剖学,日益丰满,逐步发展为如今完整且科学的西医体系。

第四节　现代医学概况

一、现代医学理念

现代医学是以诊断、治疗和预防生理与心理疾病,提高人体自身素质为目的的应用科学。狭义现代医学是指治疗疾病的科学,广义现代医学包括预防医学、临床医学和康复医学。现代医学的科学性通过基础医学的理论来展现,包括生化学、生理学、微生物学、解剖学、病理学、药理学、统计学、流行病学等,基于基础医学治疗疾病与促进健康。通过发展基础医学,我们对人体的认知从微观到宏观,越来越清晰,对疾病的认知越来越全面,对疾病的治疗越来越完善。医学也有人文的一面,作为与人互动的科学,关注的不仅仅是人体器官和疾病,还关心人的健康和生命。随着现代医学的发展,医学的人文性越来越受到重视,"有时去治愈、常常去帮助、总是去安慰"成为现代医学治疗疾病过程中重要的一环。

医学起源可以追溯到数千年前,现代医学起源于 17 世纪科学革命后的欧洲,以科学方法进行医学治疗、研究与验证。研究领域大方向包括基础医学、临床医学、检验医学、预防医学、保健医学、康复医学等。现代医学兴起前发展的医学,称为传统医学。

现代医学的代表为西方医学,西医以科学为基础,对维持生命的规律及病情变化做出科学的、精细的分析,对病理、药理、流行病学等做出系统的分析与临床研究。西医的发展得益于工业文明及有效利用科技发展的成果,在检测、医药及手术等范畴的研究与应用都得到科学的支持。西医在外科手术、器官移植、流行病控制、疫苗及免疫、基因及干细胞研究、动物实验、新药开发及医学工程等方面均有重要影响。西医核心研究方法为循证医学,它是一种医学研究方法,旨在通过精心设计的临床试验和执行良好的研究获得证据,从而进一步优化临床中治疗疾病的决策,其科学性最强。

二、现代医学体系

现代医学体系包括医学伦理学、社会医学、流行学、急症医学、法医学、生物医学工程、超声医学、航海医学、航空航天医学、潜水医学、精神病学、心理医学、运动医学等。医学另一个组成部分是基础医学,它既包括研究人体结构、功能、遗传和发育的学科,也包括研究病原体、免疫及病理过程、药物作用等内容的学科。基础医学是生命科学的组成部分,基础医学的飞跃发展,带动整个医学阔步前进。人群健康幸福是一切社会实践的终极目的,人群健康同时又是人类一切实践活动的必要保证。一个国家的医学发展水平被视为衡量这个国家现代化程度的重要标志。西医不同于西方古代医学或欧洲传统医学,是以物理、化学、生物学等为基础发展起来的体系,一般称之为生物—医学模式。20 世纪欧美又发展了社会—心理—生物医学或称为综合医学模式。后基因组时代系统生物学兴起,诞生了系统生物医学或称为系统医学模式,这种成为继传统医学、西医学之后,中西医学汇通的现代化医学。

　　医学包括许多科学门类,其共同之处是为人类医疗保健服务。医学范围在不断扩大,一切有助于诊断、治疗和预防疾病的物理学、化学与生物学知识和技术,都会成为医学的内容。

　　初级卫生保健是一种以个人、家庭和社区的需求与偏好为中心的全社会卫生和福祉方法。初级卫生保健确保人们在尽可能接近日常环境的范围内接受全面的护理——从预防到治疗、康复等。社区卫生是公共卫生的一个分支,其重点是人及其自身因素对自己健康的影响;环境卫生则侧重于自然环境及其对人健康的影响。社区健康是医学和临床科学领域的主要研究内容,其重点是维护、保护和改善人群与社区的健康状况。社区中发生的医疗干预分为三类:初级医疗保健、二级医疗保健和三级医疗保健。

　　医院是治疗和护理患者的机构,兼做健康检查、疾病预防等。医院通常由政府部门资助或由宗教团体、社会组织、公司或慈善机构的慈善捐款资助,其不以营利为目的。同时也存在以营利为目的的私立医院。综合医院是旨在处理各种疾病和损伤的医院,其通常包括急诊部、门诊部、住院部,以及较为齐全的检验、检查等辅助诊断科室与部门,是一个地区的主要医疗机构,有大量病床同时为许多患者提供重症监护和长期照顾。专科医院是旨在治疗特定疾病或伤害的医院,按不同疾病或伤害分为儿科医院、妇产科医院、精神病院、肿瘤医院、传染病医院等。教学医院是指为患者提供治疗,同时结合医学生和护理学生教学工作的医院。教学医院可以是综合医院,也可以是专科医院,教学医院通常是医科大学、医学院或综合性大学医学院的附属医院。诊所是只能针对常见疾病提供门诊服务的医疗机构,包括专门针对特定疾病的专科诊所,诊所的规模一般比较小,包括公立诊所(社区卫生服务中心)和民营诊所两种。

三、现代医学组织

　　现代医学科学发展催生出众多现代医学组织,包括官方以及医师自主管理的组织等。其中有国际性组织,如世界医学协会、世界卫生组织等;有官方医学组织,如中国医师协会、中华医学会等;还有某些医师自主管理的组织,如上海市医师志愿者联盟等。世界医学协会(The World Medical Association,WMA)于1947年9月18日成立,是国际的、独立的医学联合会,由专业医学组织所组成,成员包括112个国家的医学组织及超过一千万名的医师。

　　中华医学会(Chinese Medical Association)成立于1915年,是由中国医学工作者组成的学术性、公益性、非营利性法人社团,现有88个专科分会、67万余名会员,设办事机构16个,建有医学图书馆1个,法人实体机构3个,是发展中国医学科学技术和卫生事业的重要社会力量。中华医学会的主要业务包括:开展医学学术交流;编辑出版医学期刊及书籍、音像制品;开展继续医学教育;开展国际间学术交流;组织医疗事故技术鉴定工作等。

四、现代医学面临的重大难题

20世纪以来,基础医学理论的发展有力地推动了临床医学和预防医学的进步,治疗和预防疾病的有效手段在这一时期开始出现。在临床医学方面,首先,化学治疗和抗生素的发明,解决了很多疾病,包括一些传染性疾病的治疗问题,例如1941年青霉素用于临床。其次,诊断技术也得到发展,1895年伦琴发现X射线,20世纪初X射线成为临床医学诊断的重要手段。此后其他重要诊断技术也纷纷涌现:心电图(1903)、脑血管造影(1911)、心脏导管术(1929)和脑电图(1929)等。20世纪70年代后,计算机断层扫描(CT)以及磁共振成像技术得到应用,微小病灶都能被发现。在疾病预防方面,预防性疫苗相继研制成功,许多传染病得到控制。器官移植和人造器官技术成功应用,使众多脏器坏损的患者重获生存的希望。近一百年来,现代医学取得了长足进步,成为一门十分完备而精细的学科,获得大众信赖。事实上,现代医学并没有我们想象或希望的那样神奇有效,人类仍面临许多亟待解决的严重问题,例如基因相关疾病、艾滋病、肿瘤、心理疾病、脑血管疾病、心血管疾病等,上述疾病仍是现代医学最难以彻底治愈的疾病,以下对前三种疾病进行简要介绍。

基因相关疾病是指以基因为主要致病原因的疾病,包括单基因遗传病、染色体变异引起的遗传病、多重基因共同影响的遗传病、线粒体基因变异引起的遗传病等。基因会影响诸如糖尿病、哮喘、癌症和精神病等有复杂遗传途径的疾病,疾病显露前基因往往会发生多次突变,每个基因发生的微妙变化都会影响到疾病的敏感性,还会影响到一个人对环境的适应能力。人类机体大部分遗传病均是基因多次突变造成的结果。目前治疗基因相关疾病还有诸多困难。

艾滋病(AIDS),全称获得性免疫缺陷综合征,是由人类免疫缺陷病毒(HIV)感染造成的疾病。HIV以人体的免疫系统作为攻击目标,在没有任何治疗手段介入的情况下,AIDS感染者的免疫系统将逐渐被HIV摧毁,直至丧失所有免疫能力AIDS一般分为四个阶段:急性感染期、潜伏期、症状期以及典型发病期。随着抗AIDS药物的发展,在妥善治疗的前提下,AIDS感染者预期生存期已得到很大程度的延长,目前的治疗能将艾滋病毒数量控制在较低水平,但还不能根治,对社会有较大危害性。

肿瘤是一种异常且过度生长的组织。这类组织与周围正常组织的生长不协调,即使去除原始诱因仍会持续异常生长。这种异常生长形成肿块时称为肿瘤。肿瘤分为四大类:良性肿瘤、原位肿瘤、恶性肿瘤和未知肿瘤。恶性肿瘤简称癌症,癌症的主要治疗方式为外科手术、化学疗法、放射疗法和免疫疗法。外科手术是通过外科手术直接切除肿瘤,为了防止复发,切除肿瘤时将周围组织以及淋巴结同时切除;化学疗法主要利用抗癌药物(包括新研发的分子靶向药)抑制癌细胞的增殖,缩小并破坏肿瘤组织。抗癌药物主要通过注射或者口服的方法,经血液在体内循环,对消灭微小病灶和转移癌细胞有一定的抑制作用,但是伴随治疗产生的副作用给患者日常生活带来很大影响;放射疗法是基于癌细胞比正常人体细胞更容易吸收放射线的性质,短期内以高能量放射线对肿瘤进行照射,是一种有效的治疗癌症的方法；免疫疗法是指当人体受到外界某种因素干扰或入侵时，免疫系统会发挥作用从而保护人体的各项机能正常运行，这种有效地利用人体的免疫系统治疗癌症的方法被称为"癌症的免疫治疗"。免疫疗法是让人体本身的自然免疫能力发挥最大的作用，或者帮助人体恢复已经丧失的免疫功能。免疫疗法比上述的三种治疗方法（外科手术、化学疗法、放射疗法）的时效性差。尽管有多重方法，但目前对癌症尚没有较为有效治疗方法。

五、卫生资源分布

（一）世界卫生资源分布

卫生资源包含卫生人力资源、基础设施和设备以及基本药物。卫生资源的丰富程度与一个国家或地区的社会局势、经济发展、科技水平以及医学教育息息相关。世界卫生组织将全球分为六个大片区：欧洲及北美（EUR）、西太平洋（WPR）（包含中国）、东南亚（SEAR）、拉丁美洲（AMR）、中东（EMR）和非洲（AFR）。

从 2018 年世卫组织统计年鉴来看，2014 年全球世卫组织成员国政府医疗支出占总支出百分比的平均值为 11.8%，从中东地区最低的 8.8% 到最高拉丁美洲地区的 13.6%。仅仅通过卫生支出占比并不能全面展示医疗卫生资源在各地区的富集程度，还需要考虑医务人员数量、基础设施数量、基本药品的供给、国家援助科研项目等诸多要素。表 1-1 根据 2019 年世卫组织统计年，详细列举国家医疗卫生支出、医师数量（每 10 万人）、人均科研支出等指标在各个片区的分布。

表 1-1　世界医疗卫生资源分布情况

指　　标	EUR	WPR	AMR	SEAR	EMR	AFR
医保指数	73	75	78	55	53	44
家庭医疗支出＞10%（%）	7.0	14.8	11.1	12.8	9.5	10.3
家庭医疗支出＞25%（%）	1.0	3.9	1.9	2.8	1.4	2.6
医师数量	33.8	18	23.3	7.4	9.9	2.8
护士、助产士数量	80.6	32.6	61.9	19.9	15.2	10.9
人均科研支出（美元）	—	0.30	0.42	0.60	0.30	4.83
国家医疗卫生支出（%）	12.5	11	15.6	6.7	8.5	7.3

由上表可见，医疗卫生资源在欧美发达国家更为集中，家庭医疗卫生支出极少。在中东战乱地区以及非洲贫穷落后地区，医疗资源分布稀少。整体数据基本符合各国经济发展水平，但世界卫生组织的片区划分过于笼统，各个国家间差异无法详细体现。

2018 年，著名杂志《柳叶刀》（The Lancet）的一篇研究通过分析 1990—2016 年间全球 195 个国家的医疗可及性与质量指数（Healthcare Access and Quality，HAQ），HAQ 指

数高低取决于 32 种可预防且适宜治疗疾病的治愈率与死亡率。

结合世界卫生组织的年度统计报告,目前世界医疗资源分布情况可分为三个梯队。首先是北美、西欧、日韩及澳大利亚、新西兰等发达国家,拥有发达的医疗水平、完善的医保制度和充足的科研经费。其次是中俄带头的东欧、中亚、拉美和中东部分国家,经济发展水平尚可,国民基本医疗可以得到保障,但医疗水平与资源较发达国家仍有不少差距。最后是以印度领衔的南亚及东南亚、中东部分战乱国家以及撒哈拉以南的非洲国家,国民经济水平相对不发达甚至贫困,医学科学水平低,在庞大的人口基数前提下医务人员数量明显少于前两个梯队。

（二）我国卫生资源分布

中国虽然是全球第二大经济体,但在全球卫生资源分布中,中国卫生资源的丰富度只能位于中上游。我国卫生资源在庞大人口基数的稀释下显得十分紧缺,无法匹配第二大经济体地位。根据《中国卫生健康统计年鉴 2019》的数据,国内卫生资源分布符合经济发展水平,东部地区较为丰富集中,中西部递减。

通过提取历年《中国卫生健康统计年鉴》的数据,运用卫生资源密度指数（Health Resources Density Index, HRDI）和基尼指数（Gini Index）等分析评价各地医疗资源配置公平性和医疗服务利用水平。结果显示,2016 年单位面积医疗机构数和三级医院数均呈现从东部向西部递减的趋势,区域差异明显。东部、中部、西部每平方千米医疗机构数分别为 0.33、0.18、0.04;每千人口卫生技术人员数分别为 6.47、5.67、6.10;每千人口医疗机构床位数分别为 5.08、5.46、5.72。

由此,从空间分布上看,西部地区医疗机构数量比东部和中部地区少一个数量级,从人均数据上看,人口稠密但医疗资源相对不足的中部地区医疗资源最为紧缺。东部地区各类指标全面领先于中西部地区,呈现出与当前经济发展总体水平相一致格局。上海、北京、天津三个直辖市组成第一梯队和江苏、浙江、山东、广东四个经济发达沿海省份组成的第二梯队,医疗资源密度在全国绝对领先;东北的黑龙江、吉林和西部的内蒙古、广西、云南、西藏、甘肃、青海、宁夏和新疆各项指标均明显落后。无论从世界卫生资源分布还是我国卫生资源分布来看,卫生资源的丰富程度均与社会经济发展水平密切相关。

六、现代医学教育体系

（一）现代医学教育体系总体发展

医学教育是指依照社会需求有目的、有计划、有组织地培养医药卫生人才的教育活动。现代医学教育体系在生物医学理论、显微技术基础上分化出相应课程,包括公共基础课、普通基础课、医学基础课和医学临床课。教学进程逐渐从人文和社会科学、生物学、物理学、化学,过渡到人体正常及异常形态结构和功能的学科,教学安排以学科为单元,循序渐进,先基础后临床。整个教学过程大致划分为三个阶段:一为医学前期,医学生基本上不接触医学,有的国家将这一阶段教学放在综合性大学中进行一到两年;二为临床前期,医学生学习医学基础理论知识和技能,不接触患者;三为临床期,开设医学临床课并进行教学实习,结束后以实习生身份参加一年临床工作,科室根据培养目标要求,制定实习大纲,这种经典医学教学体系已沿袭多年并取得良好效果。

（二）欧美现代医学教育体系的发展概况

现代医学教育体系总体上分为两大类,即以美国为代表的北美体系和以英法为代表的欧洲体系。美国采取西方医学教育典型模式,尤其重视医学生临床实践能力和科研能力培养。学生报考医学院要求非常严格,须在高中和大学时期各方面发展均衡,具有良好的人际交流技巧,学生必须向申请学校表明坚定学医志向,由医学院校独立录取,人体相关课程有良好表现,要求取得学士学位并具有良好学术素养,美国医学教育起点高属于精英教育。

英国的医学教育复杂但灵活,体现以人为本理念,培养目标明确,职业定位清晰,绝大多数毕业生走上医师道路;专业学位与学术学位明确分开,侧重对临床能力考核和资格认可。法国的医学教育属于精英教育,难度大、竞争强、注重自学能力培养、注重理论与实践相结合,具有以下特点:一是培养目标具体而明确,全科医生和专科医生分开培训;二是学习培训由院校一体化管理,完成医学教育的连续性和整体性;三是筛选严格,学生进入医学院后会经历两次国家会考,绝大部分被淘汰,只有最优秀的才能成为专科医生。

（三）现代医学教育体系的共同规律

现代医学教育体系的共同规律:一是各国有统一、完整的医学教育体系;二是培养目标十分明确。学制基本五年以上,无论专业学位和科学学位,都是严格分开,有不同的培养目标、要求和评价标准。

我国医学教育体系略有不同,高中毕业生通过高考后进入医学院,大部分实行本科（五年）和以本科为基础的硕士（三年）、博士（三年）教育,部分高等院校开办七或八年制教育。我国医学教育体系有以下特点:一是学制和培养目标具有显著多样性,反映了高度不平衡现状;二是全国统一标准医学本科教育,规范性较高;三是校内教育包括临床实习一年,有利于促进医学生到初级医生的过渡。

（四）中国现代医学教育体系的缺陷

中国现代医学教育体系存在如下缺陷:一是长学制（七或八年）的培养目标不明确,具体效果尚未知;二是尚未建立起完善的、有制度和法律法规保障的毕业后医师职业准入制度;三是专业和学术学位具体的培养目标不明确,导致两种学位体系概念混淆;四是主流五年制教育模式在教育目标、内容和教育方法等方面与发达国家主流模式相比还有差距。

第五节　医学发展的里程碑

一、抗生素发明和应用

1928 年,弗莱明(Alexander Fleming)发现,青霉菌分泌物具有抑制细菌生长作用,他将之称为 penicillin,即青霉素,论文发表于《不列颠实验病理学杂志》,但并未引起人们注意。二战期间,英国牛津大学病理学教授弗洛里(Howard Walter Florey)以及青年化学家钱恩(Ernst Boris Chain)利用弗莱明赠送的青霉菌提取了青霉素粗品,经过毒性等系列实验,肯定了青霉素的价值。

当时英国正遭受纳粹轰炸难以开展研究,弗洛里等人携带青霉素到美国,美国陆军医院一些患有败血症、心内膜炎以及心包炎等"绝症"的伤病员,在青霉素治疗下获得新生,轰动医学界。青霉素在美国军方及制药企业大力支持下,得以实现工业化生产。青霉素、原子弹和雷达并称第二次世界大战中科学技术的"三大发明"。1945 年,弗莱明等三人因青霉素的发现和应用,获得诺贝尔医学奖。

抗生素最早是通过国民政府卫生署的中央防疫处引入中国的。二战结束后,美国医药助华会捐赠给国民政府一条小型生产线,中央防疫处得以开始建造青霉素制造室。1949 年新中国成立,党和国家对抗生素的生产和研究给予高度重视,采取一系列措施支持抗生素的研究和生产,例如先后解决了青霉素发酵原料和结晶等问题。1953 年 5 月 1 日,我国第一座生产抗生素的专业工厂——上海第三制药厂正式投产,标志着我国抗生素工业初步建立,是我国医药工业现代化的里程碑。

抗生素的发现与应用是人类科学技术史上最伟大成就之一。抗生素的应用,拯救了千百万感染患者生命,使人类有了同死神抗争的一大武器,时至今日,抗生素仍是不可替代的抗感染药物。然而,长期使用抗生素,导致细菌产生耐药性,抗生素的疗效会下降。滥用抗生素已成为一个世界性的问题,不但导致医疗费用增长,也使数万名患者因为不良反应死亡。耐药菌大量增加,使我们面临越来越大的危险。严格控制、合理使用抗生素迫在眉睫,必须引起全社会重视。

二、解剖学发展

人体解剖结构和生理功能的重要研究,主要由古希腊后期两位优秀医师赫罗菲拉斯、伊雷西斯垂都斯完成。在经历了中世纪"黑暗时期"后,文艺复兴开始,人体解剖学得到进一步发展,成为现代医学不可或缺的重要基础。

赫罗菲拉斯在亚历山大利亚不仅从事临床医学、教授学徒、辅导生产,还从事大量人体解剖工作,对人体内部形态结构有直接、准确、完整的描述。这一方面得益于埃及的有利条件,另一方面是他本人独到的观察能力。埃及人自古有制作木乃伊保存死者遗体的习俗,在埃及本土从事人体解剖不会受到社会非议。赫罗菲拉斯在对人体进行系统解剖中,获得许多前所未闻的人体内部结构知识。前面已有论述,不再赘述。伊雷西斯垂都斯的发现是多方面的。他发现胃功能是种反复机械运动;认为肝脏是一个造血器官;还最早发现心脏的四个瓣膜,明确瓣膜作用在于保证血液单向流动。伊雷西斯垂都斯是医学史上第一位运用科学方法阐述心血管功能的人,被誉为医学史上最早的生理学家,这两位医师是亚历山大利亚医学最辉煌的两盏明灯。

历经一千多年的黑暗时期后,文艺复兴时期的达·芬奇重启人体解剖学研究。达·芬奇曾对三十多具不同年龄、性别的人类尸体和不少动物进行过细致、系统的解剖。他还巧妙采用注蜡法制成人类脑室模型。他以艺术家特有的直观能力和无与伦比的绘画技巧,准确地描绘了人体骨骼、肌肉、肌腱、神经、脉管和主要脏器,绘成近二百幅精美的解剖学画稿。达·芬奇并没有出版人体解剖学图集,这一成就由维萨留斯达成,他将其解剖学成就编著成《人体之构造》,被后人誉为文艺复兴时代最为灿烂的科学、艺术结晶之一。

由达·芬奇和维萨留斯开拓的人体解剖学,为西方医学打开了一扇大门,让医学从希波克拉底、盖伦学说为主导的旧时代,真正摆脱了中世纪黑暗势力枷锁,不可逆转地迈进了科学探索新时代。

三、药学的发展

药学发展主要分为古典药学、罗马时期药学、中世纪药学以及现代药学四个阶段。

古典药学:原始时代不可能有单独记载药学知识专著。一般把现存用文字记载药物治疗的书称为古典药学著作,如中国《诗经》《山海经》《神农本草经》,埃及的纸草文稿(papyrus),印度的吠佗经(veda)。《埃伯斯纸草文稿》(Ebers Papyrus)中记载药物 700 余种。

罗马时期:希波克拉底对古代医药学发展做出巨大贡献。迪奥科里斯(Pedanius Dioscorides)编著的《药物论》(De Materia Medica)一书,载药物 500 余种,被认为是数个世纪以来药物学主要著作。古罗马最杰出医学家格林(Calen)与张仲景同时代,有许多著作,现存 80 余种,对后世药学发展影响很大,尤其对植物制剂技术做出巨大贡献。后人为纪念他,仍把用浸出方法生产出的药剂称为格林制剂(Calen cals),被称为药剂学鼻祖。

中世纪(约 3—15 世纪)药学:欧洲处于黑暗时期,战争破坏古罗马文化被摧毁。医学中心发生转移,阿拉伯人继承了古希腊罗马的医学遗产,博采兼收了中国、印度和波斯等国经验,塔吉克医生阿维森纳(Avicenna)编著的《医典》分为 5 册,总结亚洲、非洲和欧洲大部分药物知识,对后世影响颇深、被奉为药物学经典著作。

现代药学:随着化学、物理学、生物学、解剖学和生理学兴起,促进了药学的发展,主要标志就是学科分工越来越细,20 世纪以来,早期没有分科的药物学,因科学技术的发展,先后发展成为独立学科,受体学说和基因工程的创立,为药学事业的发展产生了一个新的飞跃。

四、分子生物学发展

19 世纪后期到 20 世纪 50 年代初,是现代分子生物学诞生的准备和酝酿阶段。这一阶段产生了两点对生命本质的认识上重大突破。首先确定了蛋白质是生命主要物质基础。19 世纪末毕希纳(Eduard Buchner)证明酵母无细胞提取液能使糖发酵产生酒精,第一次提出酶(enzyme)的名称,证明酶的本质是蛋白质。1950 年鲍林(Linus Carl Pauling)和利里(Robert B. Corey)提出了 α-角蛋白的 α-螺旋结构模型,在这阶段对蛋白质一级结构和空间结构有了认识。其次是确定了生物遗传物质是 DNA,1944 年艾弗里(Oswald Theodore Avery)等证明肺炎球菌转化因子是 DNA;1952 年弗贝里(S. Furbery)等的 X线衍射分析阐明了核苷酸并非平面的空间构象,提出 DNA 是螺旋结构;1948—1953 年查盖夫(Erwin Chargaff)等用新的层析和电泳技术分析组成 DNA 碱基和核苷酸量,提出 DNA 碱基组成 A＝T、G＝C 的 Chargaff 规则,为碱基酸对的 DNA 结构认识打下了基础。

1953 年,沃森(James Dewey Watson)和克里克(Francis Harry Compton Crick)提出 DNA 双螺旋结构模型作为现代分子生物学诞生的里程碑,开创了分子遗传学基本理论建立和发展的黄金时代。DNA 双螺旋发现的最深刻意义在于:确立了核酸作为信息分子的结构基础;提出碱基配对是核酸复制、遗传信息传递的基本方式;最后确定了核酸是遗传的物质基础,为认识核酸与蛋白质的关系及其生命中的作用打下了最重要的基础。

20 世纪 70 年代后,以基因工程技术的出现作为新的里程碑,标志着人类认识生命本质并能主动改造生命的新时期开始。重大成就包括:重组 DNA 技术的建立和发展;基因组研究的发展;单克隆抗体及基因工程抗体的建立和发展;基因表达调控机理;细胞信号转导机理研究成为新的前沿领域。

五、现代医学技术的发展

(一)诊断技术

1. 超声

超声指的是 2 万赫兹以上的声波。20 世纪以来超声在临床医学中得以应用,逐渐发展为超声诊断学。1946 年,雷达技术首次与声学原理结合,进而发展成了 A 型超声诊断技术,临床开始使用超声脉冲回声进行医学诊断。目前超声诊断技术已经扩展到 A 型、B 型、C 型、V 型、M 型、D 型超声诊断,其中 B 超是应用最广、影响最大的超声检查技术。与目前其他诊断技术相比,超声的优势在于能够迅速为临床提供高质量的软组织器官和病变的断层结构,能够动态实时地显示出心脏、腹部大血管等不断运动器官的剖面结构,且超声检查无痛苦、无创伤、操作简便。目前,超声检查是医院的一种常规的检查手段,主要用于检查软组织及其脏器的疾病,包括肝、胆囊、脾、胰、肾、肾上腺、膀胱、前列腺、子宫、卵巢、心脏、血管、甲状腺、乳腺等组织的疾病。

2. X 线

X 射线是一种波长极短、能量很大的电磁波。X 射线的波长比可见光的波长更短(约在 0.001—10 纳米,医学上应用的 X 射线波长约在 0.001—0.1 纳米之间),它的光子能量比可见光的光子能量大几万倍至几十万倍。X 射线由德国物理学家伦琴(Wilhelm Röntgen)于 1895 年发现,又称伦琴射线。X 射线具有很高的穿透本领,能透过许多对可见光不透明的物质。X射线在医学领域中常用于影像学诊断和治疗。

X射线应用于医学诊断,主要依据的是X射线的穿透作用、差别吸收、感光作用和荧光作用。通过人体后的X射线量不一样,携带了人体各部密度分布的信息,在荧光屏上或摄影胶片上引起的荧光作用或感光作用的强弱就有较大差别,因而在荧光屏上或摄影胶片上显示出不同密度阴影。根据阴影浓淡对比,结合临床表现、化验结果和病理诊断,可判断人体某一部分是否正常。于是,X射线诊断技术便成了世界上最早应用的非创伤性的内脏检查技术。

X射线也应用于治疗,依据其生物效应,应用不同能量X射线对人体病灶部分细胞组织进行照射,可使被照射细胞组织受到破坏或抑制,从而达到对某些疾病特别是肿瘤的治疗目的。

3. CT

计算机断层扫描(CT)就是用电脑分析加强断层X线扫描,基本原理工具依然是X射线。CT是利用精确的X线与灵敏度极高的探测器围绕人体某一部位断面扫描。扫描过程中由探测器接收穿过人体后的衰减X线信息,再由快速模/数(A/D)转换器将模拟量转换成数字量,输入电子计算机,经过电子计算机高速计算,得出该层面各点的X线吸收数值,用这些数据组成图像矩阵。经过图像显示器将不同数据用不同灰度等级显示出来,对骨头看得更清楚。CT分析对象主要是组织密度不同的图像,例如骨头和软组织、空气等。CT是观察骨关节及软组织病变的一种比较理想的检查方式。

4. MRI

核磁共振成像(MRI)是将人体置于特殊磁场中,用无线电射频脉冲继发人体内氢原子核,引起氢原子核共振并吸收能量。停止射频脉冲后,氢原子核按特定频率发出射电信号,将吸收的能量释放出来,被体外接收器收录,经电子计算机处理获得图像,强力外加磁场引起人体内氢原子产生共振,共振后的氢原子产生的磁场经过扫描分析后成像,对软组织显现得更加清楚。在水和脂肪组织中,氢原子与其他原子状态有很大区别,核磁共振主要用来区分软组织。

MRI技术与CT相比,没有离子辐射,可以在不改变患者体位的状态下,形成多平面、多方向图像,使病灶定位更加准确。MRI检查解剖分辨率更高,定性诊断更加准确。MRI检查的缺点是对骨骼病变、钙化灶病变显像不理想,对于骨与软组织病变的定性诊断无特异性、成像速度慢、检查耗时长、费用也比较高。患者活动可能引起伪影,影响诊断,生命体征不稳定,精神异常,体内有金属异物的患者,不宜做MRI检查。

(二)治疗技术

1. 内窥镜

20世纪60年代,内窥镜已在医学实践中得以应用。随着现代科学技术发展,内窥镜已成为集诊断、治疗于一身的重要医学工具。1963年,日本开始生产纤维内窥镜,1964年研制成功纤维内窥镜活检装置。1965年,纤维结肠镜制成,扩大了下消化道疾病的检查范围。1967 年开始研究放大纤维内窥镜以观察微细病变。光纤内窥镜还可以用来做体内化验,如测量体内温度、压力、移位、光谱吸收及其他数据。1987 年,Phillipe Mouret 开创了电视内窥镜手术。

现代内窥镜检查是随着光导纤维内窥镜发明逐渐形成的。20 世纪 60 年代,内窥镜才具有图像捕捉和测量能力。1975 年左右,胃照相机时代走到尽头,完全被"纤维内窥镜"替代。2002 年 11 月,世界上首台"高清晰内窥镜系统"诞生,内窥镜的概念发生极大的改变。它凝集了最尖端的影像技术,画像精度使诊断极其微小病变成为可能。现代视频内窥镜、电子内窥镜、超声内窥镜的出现开辟了现代医学内镜的新纪元,内窥镜从检查、诊断时代进入了治疗、手术的时代。

2. 手术机器人

机器人手术系统是集多项现代高科技手段于一体的综合体。主要用于心脏外科等。外科医生可以远离手术台操纵机器进行手术,完全不同于传统手术概念,在世界微创外科领域是当之无愧的革命性外科手术工具。利用机器人做外科手术日益普及,美国仅 2004 年一年,机器人就成功完成各种手术 2 万例。利用机器人做手术时,医生双手不碰触患者,一旦切口位置确定,装有照相机和其他外科工具的机械臂将实施切断、止血及缝合等动作,外科医生只需坐在控制台上,观测和指导机械臂工作。该技术可让医生在地球一端对另一端患者实施手术。一些外科医生采用称为"达芬奇"的机器人系统做心脏外科、妇产科及节育手术。

参考文献:

[1] 王振国,张大庆. 中外医学史[M]. 北京:中国中医药出版社,2013.

[2] 波特. 剑桥插图医学史[M]. 张大庆,主译. 济南:山东画报出版社,2007.

[3] 余前春. 西方医学史[M]. 北京:人民卫生出版社,2009.

[4] 吴鸿洲. 中国医学史[M]. 上海:上海科学技术出版社,2010.

[5] 国家卫生健康委员会. 2019 中国卫生健康统计年鉴[M]. 北京:中国协和医科大学出版社,2019.

[6] 雷鹏,冯志昕,丁荆妮,等. 中国医疗资源配置与服务利用现状评价[J]. 卫生经济研究,2019(5).

[7] 程之范. 西方 17 世纪的医学[J]. 中华医史杂志,1994(4).

[8] World Health Organization. World health statistics 2018: monitoring health for the SDGs, sustainable development goals [J]. Geneva, Switzerland: World Health Organization,2018.

[9] World Health Organization. World health statistics 2019: monitoring health for the SDGs, sustainable development goals [J]. Geneva, Switzerland: World Health Organization,2019.

[10] GBD 2016 Healthcare Access and Quality Collaborators. Measuring performance on the Healthcare Access and Quality Index for 195 countries and territories and selected subnational locations: a systematic analysis from the Global Burden of Disease Study 2016 [J]. The Lancet,2018,391 (10136):2236 - 2271.

(苏佳灿)

第二章 运动系统医学的发展史

第一节 西方运动系统医学发展史

王思成

编者介绍

毕业于山东大学医学院，上海中冶医院骨科副主任医师，科副主任，上海大学硕士研究生导师，上海大学转化医学研究院中冶医院骨关节联合研究中心主任。中国老年学和老年医学学会老年病学分会骨科（上海）专家委员会常务委员，中国老年学和老年医学学会老年病学分会骨科专家委员会委员，上海市中西医结合学会骨质疏松委员会常务委员，上海市中西医结合学会骨伤科委员会委员。荣获上海市卫生计生行业"青年五四奖章"，上海市"优秀志愿者"称号，获得教育部科技进步二等奖，中华医学科技奖三等奖等。

人类得骨骼疾病的病例可追溯至史前时代：从史前欧洲、亚洲及北非的原始洞穴中挖出的骨骼显示，古人曾经受关节炎、骨髓炎、骨折、肿瘤等疾病的困扰。

公元前 2830 年，一位埃及医生的墓中发现了最早应用拐杖的雕刻。据记载，古埃及第十八王朝的王子患有小儿麻痹后遗症——右下肢萎缩、短、马蹄畸形。以古希腊医学为基础，融汇了古巴比伦、古罗马和古埃及的医学逐步形成西方医学。约公元前 1800 年古巴比伦的《汉穆拉比法典》、约公元前 9 世纪古希腊的史诗《伊利亚特》和《奥德赛》即记录了创伤等一些骨科疾病治疗方法。

公元前 4 世纪，古希腊名医希波克拉底（Hippocrates）的《希波克拉底文集》记载了四肢骨折、关节脱位用手法复位夹板外固定治疗，对肩关节脱位施行的手牵足蹬复位法（Hippocratic Reduction）至今还应用于临床。

古希腊另一名医盖伦（Claudius Galenus）对骨骼系统、结构和数目都作了较正确的记录，奠定了西医骨科的解剖学基础。

埃涅塔（Paulus Aegineta）有七本著作是中世纪非常重要的医学著作，里面描述了脊柱压缩骨折合并椎弓骨折的椎板切除术、骨折畸形愈合后截骨矫形术等。

阿拉伯医学的代表人物阿尔布克斯（Albucasis）详细描述了脊柱骨折合并瘫痪。

欧洲经过 14 世纪到 16 世纪的文艺复兴，自然科学逐渐兴起，西医骨科在西医迅速进步的大背景里进步。

比利时的著名医学家、解剖学家维萨留斯(Andreas Vesalius)就曾指导著名艺术家提香(Vecellio Titian,意大利文艺复兴后期威尼斯画派的代表画家)的弟子精细而准确地画出人体骨骼。

到17世纪,西医骨科在临证医学上已经取得了一定成就,骨折的治疗主要依靠手法及机械力的复位和局部的夹板固定,外科手术因疼痛、出血、感染而未得到广泛推广。

到了18世纪,亨特(John Hunter)和穆勒(Johannes Müller)等人扩大了骨学和骨的修复重建领域。亨特描写了骨折愈合的各阶段,自血肿开始,经过肉芽组织、纤维化、软性骨痂以至明确的骨痂。

1722年,瑞士的维纳尔(A. Venel)建立儿童矫形医院,应用牵引床矫正脊柱的畸形。

1741年,巴黎大学医学教授安德雷(Nicholas Andre)应用古希腊词根组合提出了"Orthopaedia"作为外科学中一门分科的名词,并以图形象地注解。Orthopaedia的原意包括了骨骼系统创伤和疾病引起畸形的矫正,反映了当时西医骨科的学术动态,很快获得公认,标志着骨科作为外科学的分科已经成熟。就在这一时期以后,西医骨科进入了快速发展期。

1768年,英国的波特(P. Pott)发表《骨折与脱位》,确立了骨折的复位和固定为治疗原则,强调了制动的重要性,提倡包括上下关节的广泛固定法。

19世纪出现了一位著名的骨科医师对西医骨科发展产生了重要影响,他是英国著名骨科医师托马斯(Hugh Owen Thomas)。他继承了波特的学说,主张持续、不间断地广泛固定治疗骨折,将石膏固定由局部固定法革新为固定包括上下关节的广泛固定法,发明了一系列石膏外固定技术,如托马斯夹板、石膏支架、U形行走石膏铁镫等。

1814年,科雷(Abraham Colles)第一次报告了桡骨远端伸直型骨折(Colles骨折);米兰的孟特吉亚(Giovanni Battista Monteggia)报告尺骨上三分之一骨折并桡骨头脱位(Monteggias骨折)。1838年,巴尔通(John Rhea Barton)报告桡骨下端涉及桡骨关节面、伴有桡腕关节脱位的骨折(Barton骨折)。1847年,史密斯(Robert William Smith)报告桡骨远端屈曲型骨折(Smith骨折)。

1852年,荷兰军医马泗森(A. Mathigsen)发明了医用推广石膏绷带外固定技术。

1845年,博耶(Boyer)首次描述了骨肉瘤,认为这是一种特殊的恶性肿瘤;

1859年,格雷(Henry Gray)出版了第一版解剖学,名为《解剖学:图说及外科》,这本书在1893年由李鸿章创办的北洋医学堂中使用。随后,中国的医学院校大都采用这个教材。自此,西方外科骨科在古老的中国碰撞出了火花。

1879年,格罗斯(Gross)对骨肉瘤的起源、病理和症状进行了系统的阐述。

随着各国医生对骨骼结构研究的深入,又有许多新的外科手术技术演变出来,肌腱移植术、膝关节外科融合术等技术分别被报道。

1882年,德国的科赫(Robet Koch)分离出结核杆菌,之后,骨、关节结核逐步被认识。

1891年,哈德拉(Hadra)为一颈椎骨折脱位施行金属线穿过棘突内固定,开拓了脊柱骨折内固定的历史;1893年,兰恩(W. A. Lane)首先应用钢制接骨板和螺丝钉固定骨折。

1895 年,伦琴(Wilhelm Konrad Roentgen)发明 X 光机并广泛应用于临床,对骨科的发展产生了巨大深远的影响,骨折脱位的分型分类逐步丰富和发展。

进入 20 世纪,西医骨科治疗骨折开始出现外固定支架和切开复位内固定。

1902 年,惠特曼(Royal Whitman)开始用髋关节骨折整复方法,为现代髋关节外科发展做出重大贡献。兰布特(Lambotte)在动物实验和治疗胫腓骨开放骨折中首先使用骨骼穿针外固定;后来,斯塔德(Stader)设计一根钢杆固定于钢针外端;安德森(R. Anderson)和霍夫曼(Hoffmann)除在骨断端分别插入 3—5 根钢针外,还附有加压器械以调节骨折的复位和固定。

1907 年,兰布特用钢针作骨髓内固定。但是由于金属的反应和创口感染而没有得到推广。随着化学、微生物学和冶金学的迅速发展,抗菌方法实施、抗菌药应用、解决电解问题的合金内固定钢板的发明,20 世纪 30 年代以后,内固定技术得到迅速推广。

1911 年,已有施氏(Fritz Steinmann)钉和克氏(Kirschner)针及钢丝用于骨牵引及骨折固定。

1908—1912 年,荷兰的救护队在巴尔干战争期间创造了巴尔干床架用于骨牵引。

1913 年,琼斯(Robort Jones)建议在全身麻醉下早期整复急性骨折,10 年后博勒(Bohler)应用局麻做骨折整复术。

1925 年彼得森(Smith Petersen)和 1932 年约翰逊(Johansson)先后开始应用三刃钉和盲目插钉法后,使髋关节骨折的整复更为有效。

1931 年,来自美国哈佛大学的“累及椎管的椎间盘破裂”一文在《新英格兰医学杂志》发表,经手术证实,19 例腰背痛患者病因为髓核疝,并将疾病命名为“椎间盘破裂”。这一研究成果开创了“椎间盘朝代”。

1938 年,维纳布尔(Charles Venable)等应用无电解作用的金属内固定物后使手术初步具备了安全性。

1940 年,朱迪特(Robert Judet)使假关节成形术成为一个可行的手术。

1949 年,在总结成功与失败两方面经验的基础上,比利时医生丹尼斯(Robert Danis)首先设计和应用加压钢板治疗长骨骨折,提出了较为系统的内固定思想及骨折一期愈合理论。

20 世纪 50 年代,髋臼再造和合金杯髋关节成形术、人工股骨头置换等手术取得成功,随后,人工关节陆续应用于临床。

1958 年,在瑞士,以穆勒(Maurice Müller)为首的 15 名瑞士外科医生聚在一起讨论骨折治疗所面临的问题,发起成立了内固定研究会(Association of Osteosynthesis),简称 AO 学派,在英美被称为 ASIF(Association of Steel Internal Fixation)。

第二节　中医运动系统医学发展史

一、中医骨伤科的起源(远古至公元前 21 世纪)

在烘火取暖和烤炙食物的基础上,人们发现热物贴身可以解除某些病痛,产生了原始的热熨疗法。在伤处抚摸、按压以减轻症状,摸索出一些简易的理伤按摩手法。对伤口用树叶、草茎及矿石粉等裹敷,逐渐发现具有止血、止痛、消肿、排脓、生肌、敛疮等作用的外用药物,这便是外治法的起源。古代人采用舞蹈祛邪解郁,舒展筋骨,逐渐产生导引法。新石器时代已产生外科手术器械——砭镰,并出现了外伤科名医——俞跗。

二、中医骨伤科的萌芽(公元前 21 世纪至前 476)

夏代已有了人工酿酒。酒是最早的兴奋剂、麻醉剂和消毒剂,可以通血脉、行药势,也可以止痛、消毒,这对治疗创伤疾病很有意义。商代冶炼技术有很大发展,"刀"已经作为骨伤科手术工具了,并已应用活血药内服治疗跌打损伤。周代已有医政的设置和医疗的分科。

医生分为"食医""疾医""疡医"和"兽医"。其中疡医就是外科和骨伤科医生,其职责是"掌肿疡、溃疡、金疡、折疡之祝药、杀之齐"。当时,损伤分为伤(皮肤损伤破裂)、创(皮肤与肌肉损伤破裂)、折(骨骼折断)、断(皮、肉、筋、骨完全断裂)四种不同类型,同时采用"瞻""察""视""审"四种诊断方法,这既是法医学起源的记述,又是古代中医骨伤科诊断水平的标志。

三、骨伤科基础理论的形成(公元前 476—220)

马王堆汉墓的医学帛书有《足臂十一脉灸经》《阴阳十一脉灸经》《阴阳脉死候》《五十二病方》《帛画导引图》等,系战国时代的文献,保存了当时诊治骨折、创伤及骨病的丰富经验,包括手术、练功及方药等。

《五十二病方》描述了"伤痉"的临床表现,这是对创伤后严重并发症——破伤风的最早记载;应用水银膏治疗外伤感染,这是世界上应用水银于外伤科的最早记载。

《黄帝内经》是我国最早的一部医学典籍,较全面、系统地阐述了人体解剖、生理、病因、病机、诊断、治疗等基础理论,奠定了中医理论体系。

《黄帝内经》阐发的肝主筋、肾主骨、肺主皮毛、脾主肌肉、心主血脉及气伤痛、形伤肿等基础理论,一直指导着骨伤科的临床实践。

此外,《吕氏春秋·季春纪》载:"形不动则精不流,精不流则气郁。"该说主张用练功疗法治疗足部"痿躄",为后世骨伤科动静结合理论奠定了基础。

西汉初期,名医淳于意留下的"诊籍"记录了两例完整伤科病案:一则是堕马致伤;一则是举重致伤。

东汉《神农本草经》载入骨伤科药物近 100 种。

汉代著名外伤科医家华佗发明麻沸散,施行于剖腹术、刮骨术,还创立五禽戏。

东汉张仲景《伤寒杂病论》是我国第一部临床医学巨著,创立理、法、方、药结合的辨证论治方法,记载了人工呼吸、胸外心脏按摩等创伤复苏术。

四、骨伤科诊疗技术的进步(220—960)

《肘后救卒方》为晋代葛洪所著,此书首次记载用竹片夹板固定骨折,并在世界上最早记载了下颌关节脱臼口腔内复位法。

北魏太医署已有骨伤专科医师——折伤医。

隋代巢元方的《诸病源候论》是我国第一部中医病理专著,提出清创疗法四要点:清创要早、要彻底、要正确地分层缝合、要正确包扎。在治疗开放性骨折、清除异物、结扎血管止血、分层缝合等方面的论述,都达到了很高的水平。

唐代蔺道人的《仙授理伤续断秘方》是我国现存最早的一部骨伤科专著,提出正确复位、夹板固定、内外用药和功能锻炼的治疗大法,以及伤损按早、中、晚三期治疗的方案。首次记载了髋关节脱臼分前后脱臼两型,采用手牵足蹬法整复髋关节后脱位。

此外,对骨伤科的进步有突出贡献的尚有南齐龚庆宣的《刘涓子鬼遗方》、唐代孙思邈的《备急千金要方》和《备急千金翼方》、唐代王焘的《外台秘要》等。

五、中医骨伤科的发展(960—1368)

宋代"太医局"设立"疮肿兼折疡科",元代"太医院"设十三科,其中包括"正骨科"和"金镞兼疮肿科"。

宋代《欧希范五脏图》描绘了内脏形态及解剖关系;宋慈的《洗冤集录》是我国现存最早的法医学专著;王怀隐的《太平圣惠方》介绍用柳木夹板固定骨折;太医局的《圣济总录》总结了宋代以前的骨伤医疗经验;张杲的《医说》介绍了脚踏转轴及竹管的搓滚舒筋练功疗法;许叔微的《普济本事方》记载用苏合香丸救治跌伤重症;《夷坚志》记载了邢氏同种异体骨移植颌骨成功病例。

宋金元时期,出现了学术上争鸣的局面,张元素的《医学启源》总结了治疗骨伤的引经药;张从正的《儒门事亲》主张采用攻下逐瘀法治伤;李杲的《医学发明》创制疏肝活血逐瘀的方药——复元活血汤;张洁古的《活法机要》提出骨伤的三焦辨证方法;朱震亨提倡养阴疗法。

元代李仲南的《永类钤方》首创过伸牵引加手法复位治疗脊柱屈曲型骨折,创制手术缝合"曲针"。危亦林的《世医得效方》在世界上最早施用"悬吊复位法"治疗脊柱骨折,创制麻醉药"草乌散"。《回回药方》还吸收阿拉伯医学知识。

六、中医骨伤科的兴盛(1368—1840)

明初,太医院设有十三科,其中"接骨""金镞"两科属骨伤科范畴。隆庆五年(1571)改名为"正骨科"(又名"正体科")。清朝太医院设九科,其中有"疮疡科"和"正骨科"。

这一时期主要成就有:

明代《金疮秘传禁方》介绍各种治骨折的方法,是由明人收集的,其中有许多材料很有价值。内有一部分抄自《仙授理伤续断秘方》,内含有:① 用银丝缝合伤口,我国在明初时期已开始应用,而国外在1873年才开始用银丝缝骨骼;② 以骨擦声作为检查骨折的方法,但必须先用手法消肿;③ 将穿出皮肤的骨折端切去,然后复位(如不将突出的骨剖去,将来伤口不愈合,有感染坏死风险)。朱楠的《普济方》辑录大量骨伤科方药;异远真人的

《跌损妙方》总结按穴位受伤而施治的方药，其"用药歌"广为流传；薛己的《正体类要》重视整体疗法，其"气血学说""平补法"影响甚广；李时珍的《本草纲目》载药 1 892 味，其中骨伤药物 170 余种；王肯堂的《证治准绳》对骨伤科的诊治方法及方药进行了由博而约的归纳整理。

薛己的《正体类要》对创伤骨折的治疗，既重视局部手法整复，又尊重全身辨证用药。他在《正体类要》中说："且肢体损于外，则气血伤于内，营卫有所不贯，藏府由之不和，岂可纯任手法，而不求之脉理，审其虚实，以施补泻哉。"强调，局部与全身并重。薛己在《正体类要》中指出，在骨断筋连，如下端已有腐坏，则应速剪去，以免向上侵及健全组织而致命。这一观点与现代医学处理原则是相同的。蒙古族结合本民族的生活特点，有其独特的创造。明末著名蒙医墨尔根·绰尔济善于治疗骨伤，其法是"先热镀熏蒸，次用斧椎其骨，手捏有声，对好即愈"。清代有的蒙医在合股骨的手术中，采用了冰冻麻醉的方法。清政府在上驷院设"蒙古医士"，从"上三旗"挑选"蒙古士族之谙习骨法者，每旗十人"，"凡禁廷寺人有跌损者，由其医治，限以期日，逾期则惩治焉"。这种严格要求，反映了蒙医的骨伤科技术水平是相当高的。

清代，吴谦的《医宗金鉴·正骨心法要旨》总结了清朝以前的正骨经验，提出正骨八法：摸、接、端、提、推、拿、按、摩；有系统地叙述可用支架和器械治疗疾病，并说明支架治疗的重要性：① 振梃法：振梃是一根木棒，应用的指征是使血肿消散，用时将患处用布包好，轻敲伤处及其四周，刺激血肿使其消散。H. O. Tnooas(1543—1591)对迟延愈合的骨折，用锤轻敲骨折处，使骨折加速愈合。这两个治疗方法目的虽不同，但利用敲击法，可使局部充血的原则是一样的。② 攀索迭砖竹帘法：躯干受伤而致弯曲成畸形者，可用攀索迭砖牵伸法改正，后用竹帘固定之。患者仰卧，腰部垫以枕头，维持脊柱腰段的前凸。这个方法和现代矫形外科医师治疗脊柱损伤或椎间盘突出症所致的躯干畸形的牵伸石膏固定方法相似。③ 通木：治疗脊柱骨折的夹板。脊柱骨折所致的后凸畸形纠正后，在通木上复以软垫，然后用带束在背上，使脊柱挺直，重心落在脊柱后部。可以说这就是现代治疗脊柱疾患的背托的起源。④ 腰柱：适用于腰髓关节和骶髂关节损伤或臀肌破裂。它的用法与指征与现代的腰骶托相同。现代用的支具方法治背下部疼痛要比我国晚 300 年。沈金鳌的《沈氏尊生书·杂病源流犀烛》对骨伤的病因病机、辨证论治皆有阐述；胡廷光的《伤科汇纂》收集大量骨伤科文献，并结合自己临床经验加以整理；赵廷海的《救伤秘旨》收录少林学派的治伤经验；钱秀昌的《伤科补要》较详细地论述骨折、脱位的诊治方法；在书的序文有柳枝接骨的记载，中并载明各种创伤的预后。王清任的《医林改错》尤善活血化瘀治伤，某些方剂至今仍广为采用。

《云南通志》记载了当时名医陈风典的"易骨术"，也就是骨移植术。《秘传刘伯温家藏接骨金疮禁方》载，"凡骨跌折又出肉外，折处两头必如锋刀，或长短不齐不能复入，用麻药麻定方用锉之，或用小锯锯齐，然后接入"。"如骨内有声即是骨碎，以刀割开……然后取出碎骨，以别骨补好"。提出用骨移植术治疗骨缺损，突破了前人单纯摘除碎骨的经验。清代由于封建思想的禁锢，骨折治疗趋向于手法和药物化，骨伤科手术由盛而衰。《续刻救伤秘旨》载,"夫刀伤虽易实难,筋断腹破,皮连骨削,刺入骨间,需用麻药服之,使不知痛,庶可钳出"。由此可见清代的清创手术与前代比无多大进步。钱秀昌在其著的《伤科补要》序文中有杨木接骨的记载,这是利用假体代替骨植入体内治疗骨缺损的尝试。江考卿的《江氏伤科方书》载有麻醉后骨折切开复位术方法,并指出若因粉碎骨折骨缺损者,可用其他部位的骨来填充续接。《余听鸿外科医案》中记录的截臂手术,运用了杨氏的止血带止血的方法都是重复了前人的经验。作为清代医学生必读书籍的《医宗金鉴》几乎未提骨伤科手术。晚清的伤科很少再用手术治疗骨折,诸如骨折切开复位术、骨折内固定术基本失传了。

七、中医骨伤科的危机与新机遇

1840—1949 年是中医发展近乎停滞甚至濒临灭亡的 100 余年。鸦片战争后,随着西方文化的侵入及国人盲目向西方学习,中医骨伤科受到歧视,骨伤科医生被视为"走江湖、卖膏药之下九流",处于自生自灭的状态,先前的技术失传,医疗范围有限,仅靠祖传或师承而延续下来。这时期出现了一批伤科名家,其对骨伤科理论与技术的继承发展,为1949 年后中医骨伤科领域内的蓬勃发展奠定了基础。这一阶段出现的流派有:河南平乐镇郭氏正骨、天津苏氏正骨、上海石筱山等骨伤八大家、广东蔡荣等五大名家、湖北武当山李氏正骨、福建南少林派林如高、北京刘寿山等。

1949 年后,随着社会经济、政治与文化的变革,中医骨伤科也从分散的个体开业形式向集中的医院形式过渡。全国各地有条件的省、市、县均相继成立了中医院,并且多设有骨伤科,不少地区还建立了专门的骨伤科医院。

20 世纪 50 年代,上海市首先成立"伤科研究所",70 年代北京中国中医研究院骨伤科研究所与天津市中西医结合治疗骨折研究所相继成立。自 50 年代开始,全国各省市普遍建立中医学院与中医学校。80 年代各中医学院相继成立中医骨伤系,培养大学本科生,不少院校还培养骨伤专业硕士生与博士生。1949 年后,各地著名老中医的正骨经验普遍得到整理与继承。

1958 年,我国著名骨伤科专家方先之、尚天裕等虚心学习著名中医苏绍三正骨经验,总结出新的正骨八法,在《中西医结合治疗骨折》一书中提出"动静结合""筋骨并重""内外兼治""医患合作"治疗骨折的四项原则。

70 年代以来,传统的中医骨伤科经验得到进一步发掘、整理与提高,逐步形成一套有中国特色的治疗骨折、骨病与软组织损伤的新疗法。

1976 年,在骨折整复新八法的基础上进一步提出了骨折治疗的新十法,即"手摸心会,拔伸牵引,旋转回绕,屈伸收展,成角折顶,端挤提按,夹挤分骨,摇摆触碰,对扣捏合,按摩推拿",不仅能对各种骨干骨折行之有效,具有可操作性,也可解决关节附近及关节内骨折。

1986 年,中国中医药学会骨伤科学会成立。

2005 年,中西医结合骨科的又一重量级作品——《中西医结合骨科外固定治疗学》问世,向广大中西医结合骨科工作者提出了新的治疗理念,即微创的、绿色的、人文的治疗,这种新的理念对于骨科乃至外科都是很有实际指导意义的。

骨伤科疾病如骨折、筋伤的传统研究和现代研究已经比较深入,从病因病机到治疗、预后都有了明确的认识。传统医学的手法整复、固定、中药外用内服、针刺,现代医学的手术、药物、新型材料固定,共同形成了多样化的治疗方法。传统医学以整体观念、动静结合为理念,现代医学是一种精准的医学,更加侧重局部和微观。

第三节　运动系统医学里程碑式事件

一、显微外科技术

"显微外科"一词最早使用于1892年,意指显微手术。1897年墨菲(John Murphy)做了首次血管吻合。卡莱尔(Alexis Carrel)于1902年发明了三定点血管吻合法,1908年在动物上进行了断肢再植实验,1912年因血管缝合技术及发明器官移植而获得诺贝尔医学和生理学奖。

1960年,美国医生雅各布森(Julius Jacobson)采用显微镜技术吻合直径小于2毫米的微血管,并采用了微血管外科的提法,开启了真正意义上的显微外科。1962年,陈中伟教授治疗的世界首例断手再植获得成功。1963年,克莱顿(Harold Kleinert)报道了1例拇指不全离断伤再植成功。1972年,上海华山医院完成世界首例游离皮瓣移植。

20世纪60年代,显微外科出现,吻合血管皮瓣的实验研究首先在1963年完成。1972年,日本的Kiyonori Harii教授开创的世界第一例游离皮瓣在皮瓣外科发展史上具有里程碑的意义——自此临床皮瓣得到不断发展和完善。1973年3月21日,华山医院杨东岳教授、顾玉东院士成功实施了国内第1例、世界第3例游离髂腹股沟皮瓣移植术,为颌面部肿瘤切除后的组织缺损进行覆盖修复。1981年,杨果凡首次报道了前臂桡动脉游离皮瓣的临床应用,将轴型皮瓣的研究热点转移到动脉干网状的血供类型上,被国外学者称为"中国皮瓣",但由于该皮瓣切取后造成前臂主要动脉的损伤以及供区外观的破坏,临床应用已逐渐减少。针对此问题,钟世镇院士1982年报道了肌间隔血管的解剖研究及肌间隔皮瓣的研究,其中以宋业光和徐达传首先报道的股前外侧皮瓣为典型代表。20世纪90年代,皮瓣可谓是"百花齐放":1991年报道了皮神经营养与皮肤血供的相互关系,提出了神经皮瓣的概念。20世纪80年代,日本学者提出穿支皮瓣的概念并应用到临床。

临床上突破性地成功打开了显微外科发展的闸门。显微外科的发展促进了显微解剖学的建立、显微手术镜的制造,其出现解决了许多传统外科方法不能解决的问题。

二、脊柱矫形技术

进入20世纪后,脊柱结核及其造成的脊柱畸形和脊柱外伤仍然是脊柱外科医生面对的主要疾病;脊柱清创仍然是最主要的治疗手段。1915年,哈佛大学医学院和附属麻省总医院培养的阿尔比(Fred Albee)医生首先提出后路脊柱融合手术。

在脊柱退行性变的外科治疗中,美国的神经外科医生克洛沃德(Ralph Cloward)被公认为真正意义上的开创者。他是美国夏威夷的第一个神经外科医生。在第二次世界大战日本空袭珍珠港后,克洛沃德参与了战地救治伤员。他开创性地开展了后入路脊柱椎体间固定,因此也被认为是"后入路椎体间固定之父"。在 1943 年,他首先报道了他的后入路脊柱椎体间融合的手术结果。在当时只有很少的医生能够取得相似的手术疗效。直至20 世纪 80 年代这种技术才真正得以普及。在 1958 年,克洛沃德报道了使用前路颈椎减压融合手术,证实前路颈椎减压融合手术是脊柱外科领域最为完美的一种微创手术。随着影像学技术的发展,许多新的手术入路陆续被提出,这包括经口腔入路、经胸骨入路、肋骨横突切除术、侧方椎管外入路、经腹腔入路和经胸腔入路。生物力学以及材料科学的发展促进了脊柱内固定技术的飞速发展。尤其进入 60 年代后,钛合金材料最初被应用在航天发动机中,后来被应用到脊柱内固定系统中。在 60、70 和 80 年代脊柱内固定的发展过程中,骨科医生做出了重大的贡献。

20 世纪 50 年代,脊柱侧弯的结果一直非常不理想。美国得克萨斯州休士顿的骨科医生哈灵顿(Paul Harrington)设计的钩杆内固定系统的出现彻底改变了脊柱侧弯的治疗结果。哈灵顿固定系统的基本原理是拉长脊柱侧弯的凹面。实际上哈灵顿最大的贡献在于他阐明了脊柱融合速度同内固定器械疲劳间的相互关系。哈灵顿系统主要的不足在于只能用于后入手术,脊柱融合节段较长,容易出现钩杆滑脱。

1964 年,澳大利亚悉尼的骨科医生德怀尔(A. f. Dwyer)设计出经腹侧入路的脊柱内固定系统。Dwyer 系统的主要原理是压迫脊柱侧弯的凸面,因此融合节段更小。早期系统是钉缆多节段固定系统,固定范围需要超过侧突的节段。Dwyer 系统最大的问题在于没有在头尾方向施加拉力,因此常常会出现脊柱后突。Klaus Zielke 在 Dwyer 内固定系统中使用有弹性的顶棒系统,这样能更好控制矢状面上的平衡。墨西哥的 Eduardo Luque 引入了节段性固定概念,通过使用椎板下钢丝,L 形棒,交叉固定来到达节段性固定。法国 Cotrel 和 Dubousset 内固定系统的引入使得脊柱侧弯的治疗出现了飞跃。Cotrel 和 Dubousset 内固定系统使用椎弓根钉,钩杆和交叉固定,第一次在脊柱的冠状、矢状和水平面三个平面上来纠正脊柱畸形。Cotrel 和 Dubousset 系统在冠状面和矢状面上提供了最大的刚性固定。

直到 20 世纪 80 年代,神经外科医生开始涉入脊柱畸形纠正和脊柱固定领域。神经外科医生使用钢丝固定技术以及颈椎侧块固定和前路钛板固定技术取代了骨科医生传统保守治疗使用的牵引和外固定技术,这使得患者能够更快康复和恢复正常生活。

美国肯塔基州的骨科医生成功使用圆柱样的金属笼植入马的颈椎椎体间以稳定颈椎治疗一匹赛马的颈椎病。这种创造性的想法很快引起骨科医生和神经外科医生的注意。在其后的第二年,美国骨科医生迈克尔逊(Gary Michelson)就设计出在人体使用的椎体间融合器。1996 年,美国 FDA 批准将椎体融合器在人体使用。迈克尔逊医生将其椎体融合器的专利以 10 亿美元的价格出售给 Medtronics 公司。很快,众多神经外科医生和骨科医生设计出多种椎体融合器,不同材质(包括钛、不锈钢、钴铬和聚醚醚酮)的椎弓根钉、胸腰椎固定板。符合人工力学的颈腰椎人工椎间盘被大量用于临床。经过40多年的研究,重组人骨合成蛋白-2也最终被应用于临床,这极大提高了脊柱融合的成功率。

1977年,瑞士神经外科医生Yasargil将手术显微镜引入椎间盘切除手术中,带来了显微椎间盘切除的概念,明显提高了手术效果。1992年,美国的骨科医生坎滨(Parviz Kambin)首先将关节镜用于后外侧入路椎间盘切除手术中,提出微创内窥镜椎间盘切除术的概念。1997年,美国神经外科医生提出显微内镜椎间盘摘除概念,将管状牵开系统和内窥镜引入脊柱手术中。这一系统有着多种口径的工作管道,可以使用内窥镜也可以使用手术显微镜。

我国在1951年,季祖蔚在《外科学报》发表了文章《第10胸椎和第5腰椎间单纯性压缩骨折的处置问题》,这是新中国成立后国内发表的第一篇脊柱外科论文。随后,脊柱外科疾患逐渐得到了我国学者的高度重视,在随后10余年中对脊柱骨折、脊柱骨折脱位合并脊髓神经损伤等疾患的诊疗方案开展了大量工作,进行了探索性尝试,积累了许多经验,并取得诸多成就。中国脊柱外科事业在这一时期迎来了发展的春天,脊柱外科基础和临床研究与国家各项事业发展同步,走上了迅速成长的快车道,脊柱外科专业队伍从无到有发展起来。

随着骨科队伍日益壮大,孟继懋教授、叶衍庆教授倡议并发起成立中华医学会骨科学会,于1980年5月在天津市举行中华医学会第一次骨科学术会议时正式宣布中华医学会骨科学会成立。在以吴之康教授为首的脊柱外科先驱者极力倡议下,1985年成立了"中华医学会骨科学会脊柱外科学组",由吴之康教授担任第一届脊柱外科学组组长,点燃了我国脊柱外科的火炬,为全国范围内关心脊柱外科发展的学者提供了相互学习、交流协作的学术组织与会议平台。在历任中华医学会骨科分会主任委员——冯传汉教授、王澍寰教授、党耕町教授、邱贵兴教授、王岩教授、田伟教授和张英泽教授带领下,我国脊柱外科领域一些重要的基础理论、诊断标准、治疗原则和治疗技术持续提高,不断向世界一流水平靠拢,朝着更加科学完善的方向迈进。脊柱外科学组成立35年来,在历任学组组长——吴之康教授、唐天驷教授、胡有谷教授、邱贵兴教授、王岩教授和田伟教授领导下,一直紧跟世界医学技术发展脉搏。

三、关节镜技术

关节镜不仅仅是辅助关节检查手段,还是关节外科和运动医学领域主要治疗手段。关节镜下手术及关节镜辅助的切开手术不仅成功地用于大多数膝关节伤病诊治,也越来越多地应用于肩、肘、腕、髋、踝等关节。在现代骨科中,关节镜手术已经成为不可或缺的日常手术。当在享有应用关节镜技术带来诸多好处的同时,不应忘记曾经对该技术的创新、推广和应用做出过巨大贡献的现代矫形外科先驱们。

(一)体腔窥镜应用阶段

Arthroscopy(关节镜)一词来源于希腊语,是由"Arthro"(关节)和"scopy"(检视)组成。关节镜是现代应用极为普遍的窥镜。窥镜演变经历了漫长历史过程,早在古罗马时代希腊医师盖伦描述过阴道窥器,直到 10 世纪和 14 世纪 Al‐Zahrawi 的文献中才见到窥器图示,而实物是 1818 年庞贝古城出土的直肠镜和 1993 年出土的铜质阴道镜。

(二)膀胱镜阶段

1806 年,维也纳 Joseph 外科医学研究院博奇尼(Philipp Bozzini)设计了最早的膀胱镜,是由两根简单管子组成,用蜡烛作光源。烛光经一根管子反射进入患者膀胱,但该做法当时并未得到认可。1853 年,Désormaux 将松节油和乙醇混合燃烧作光源,光通过一根较粗大的管子经镜面反射进入膀胱,并通过此管道观察膀胱内部。1876 年,尼采(Maximilian Nitze)发明了现代膀胱镜,用电加热鹅毛内包裹的白金环(水冷却)充当膀胱内部的光源。1880 年,爱迪生发明了白炽灯,解决了窥镜的照明问题,为内镜科学发展奠定了坚实基础。继膀胱镜发展之后,"关节内镜"或"关节腔探测器"发展起来。

(三)关节镜阶段

1912 年 4 月,德国柏林第 41 届外科医师学会会议上,丹麦奥尔胡斯外科医师诺登托夫特(Severin Nordentoft)报道了第一篇关于用内镜观察膝关节的论文并展示了他自己制作的用于膝关节检查的"套管"。利用此套系统可观察膝关节前部结构,包括髌上囊、髌骨下表面、滑膜组织、滑膜皱襞、半月板前部结构,后来称为"Arthoscopia Genu(膝关节镜)"。至此,迎来了关节镜微创手术时代,关节镜手术和关节置换术并列成为 20 世纪骨科领域重大发明之一。1918 年,日本东京大学 Kenji Takagi 教授用膀胱镜为一膝关节结核患者进行检查,清晰地观察到关节内部结构。其受此启发于 1920 年研制出第一台关节镜,但镜管过粗,使用不便。后经多次改进,于 1931 年制造了一台直径 3.5 毫米的关节镜,可检查经生理盐水扩张后的小关节。Takagi 先后设计了 12 款不同视角、不同直径和不同聚焦的关节镜,并发明了关节镜专用活检钳和烧灼器。与此同时,比尔彻(Eugen Bircher)教授将膝关节充气(一氧化碳)后用腹腔镜进行检查,并称之为"关节内镜"。1921—1922 年发表了关节镜诊断创伤性关节炎和急性半月板损伤论文。1930 年,纽约关节病医院的博尔曼(Michael Burman)医师与他的同事发表了三篇关节镜用于类风湿关节炎和 100 例尸体关节检查的经典文章。

第二次世界大战影响了关节镜的发展,战争结束后,Kenji Takagi 教授的学生渡边将基(Masaki Watanabe)继承了他的研究工作,在东京发展关节镜理论和技术,改进和设计关节镜及操作系统。当时研制的 21 号关节镜被认为是专门用于关节检查的内镜系统,开启了关节镜下施行手术时代,渡边将基成为关节镜外科发展史中最重要的人物之一。

1955 年,渡边将基在关节镜下实施滑膜黄色巨细胞瘤切除术,1962 年完成首例关节镜下半月板切除术。1957 年,他出版了第一部关节镜图谱,1969 修订再版,同年在墨西哥城 SICOT 上放映了 21 号关节镜手术影片,引起与会者极大关注。渡边将基因具杰出贡献,被誉为"现代关节镜之父"。

由于关节镜仍是使用钨丝灯泡作光源,在关节内会发热且易碎,极大地妨碍了关节镜术的使用。1974 年,光导纤维制成并应用于关节镜光源系统,关节镜使用冷光源从而消除了钨丝灯泡发热及易碎的弊端。同年,国际关节镜学会成立,使关节镜的影响不断扩大,但关节镜的应用要肉眼直接观察,手术者容易疲劳,又难于操作,更由于光源太近头面部而易受污染,使关节镜的普及仍受到限制。1975 年黑白电视至 1976 彩色电视相继引入关节镜监视系统,将关节内情况清楚地显示在荧光屏上,不仅使关节镜术操作变得轻松容易,而且能随意拍摄、录像、转播,更有利于随访、教学、科研。

国内关节镜术的发展源于 1979 年北京积水潭医院引进日本 Watanoble 关节镜,相继长沙湘雅第二附属医院引进西德 Storz 关节镜,1980 年广州体院亦购置了一台 Storz 关节镜,由中山大学附属第一医院协助进行关节镜检查术。广州地区真正开展关节镜术乃是1984 年由中山大学医学院全面引进了美国 Dvonic 的关节镜及技术。1986 年,中山大学附属第一、第二、第三医院同时引进了美国 Strvker 关节镜,促使了广州地区关节镜术蓬勃发展。现在国内关节镜的应用无论深度还是广度,均以北京、上海最为成熟。1993年,北京市人民医院引进了关节激光刀系统,此后又引进了前交叉韧带修复器具、半月板缝合工具等,其膝关节镜术接近国际水平。上海创伤骨科研究所为关节镜术的教学、科研做了大量工作,对关节镜术在国内的推广、普及起了重要作用。广州中山大学附属第一医院曾先后开展了膝、肩、髋、肘、踝、腕六大关节镜术,在国内尚属首次。他们的经验对开展膝关节以外的关节镜术有推广及借鉴作用。微创化、有限化、再生修复与重建是关节镜外科的理论基础。关节镜的应用已经从膝关节推广到髋关节、踝关节、肘关节、肩关节等部位,并从关节内发展到关节外。现代光源技术及等离子射频技术等为关节镜技术的发展奠定了坚实的基础,将来会有更多的关节内外疾病在关节镜下得到治疗,达到微创治疗与更好疗效的目的。关节镜被视为能真正成功检查及治疗关节病变的内镜系统。

四、人工关节技术

(一)人工髋关节的发展历史

1. 人工髋关节的早期探索阶段(1822—1937)

1840—1860 年,美国首先进行了关节内置放非生物材料的关节成形术。1891 年,在德国用象牙股骨头与髋臼首先进行了全髋关节置换术,用镀镍螺钉固定假体。当时还使用了"骨胶",无疑是骨水泥型全髋关节置换术的先驱。1923 年,彼得森在波士顿设计了玻璃杯关节成形术,被认为髋关节置换术的鼻祖。

2. 人工髋关节的初步形成阶段(1938—1957)

1938 年,彼得森从牙科医师使用的钴铬钼合金材料受到启发,发明了钴铬钼合金杯式的人工髋关节假体,并做了 1 000 例髋关节成形术。1946—1958 年,朱迪特兄弟在巴黎采用短柄的股骨头假体进行了半关节置换术。假体由丙烯酸酯热压成形,柄中心有一金属棒,置换时将柄顺股骨颈断面处穿入,从股骨大转子外侧皮质骨穿出。这种手术当时曾在欧洲大陆风行,手术的初期效果是令人满意的。1950 年,摩尔(Austin Talley Moore)设计了 Moore 型自锁式钴铬钼合金的股骨头假体。同年,汤普森(Thompson)等认为短柄股骨头假体的缺陷是固定不牢靠,他们设计了长柄的股骨头假体。随后,英国学者设计出了第一代关节面采用金属对金属组合的髋关节假体。在这很短的时期内就发展了 30 余种髋关节假体,大大促进了人工关节的发展。

3. 现代人工髋关节的发展阶段(1958—1970)

1950 年,英国的夏恩利(John Charnley)爵士确立了人工关节低摩擦的理论。经过 12 年的努力,于 1962 年根据髋关节低摩擦的生物力学原则,设计出 22.5 毫米直径的金属股骨头与高分子聚乙烯髋臼组合的假体,用聚甲基丙烯酸甲酯(骨水泥)固定,从而创建了低摩擦的人工关节置换术。从此,人工关节生物力学的研究得以迅速发展。1966 年,夏恩利还首先使用了空气层流净化手术室、个人空气隔离系统和预防性抗生素,使术后感染率大大降低。夏恩利因其对人工关节做出的巨大贡献,被公认为"现代人工关节之父"。

为了解决聚乙烯磨损的问题,人们进行了多方面的探索。有人从增强聚乙烯的抗磨损性能角度考虑,改变了聚乙烯的结构,研制出了高交联高分子聚乙烯材料,号称"永不磨损"。有限的临床资料也证明了这种新材料可以达到实验室测试的抗磨损结果。而另一方面,人们又改变了思考角度,干脆摒弃聚乙烯,设计出了金属与金属(metal-on-metal,MOM)、陶瓷与陶瓷(ceramic-on-ceramic)甚至陶瓷与金属(ceramic-on-metal,COM)相关节的人工关节,即所谓的"硬质材料与硬质材料(hard-on-hard)"相关节的人工关节,以期达到不产生聚乙烯磨损颗粒,从而延长人工关节寿命的目的。到了 80 年代末期,人们认识到了聚乙烯磨损的问题,并且出现了第二代改进的 MOM 关节,人们逐渐对其产生了兴趣。瑞士 Sulzer 公司推出了第二代的 MOM 假体,即 Metasul 假体。这种假体增加了关节间隙、增强了金属硬度并引进了可恢复光滑平面的技术。其中增加关节间隙可以使股骨头与髋臼关节间有足够的空间,使液体膜产生润滑作用,同时又能清除关节内的所有碎屑。相对于 M0P 假体,MOM 显示出良好的耐磨损性能。

聚乙烯材料的强度还是令人担心,科学家于 20 世纪 60 年代中期研发金属对金属髋关节置换,并尝试其他材料替代聚乙烯,1970 年,巴黎人实施了第一例陶瓷对陶瓷全髋关节置换术。瓷材料非常脆,存在碎裂的可能。陶瓷头与柄锥之间的骨水泥固定是避免两者之间因匹配不精确而造成应力过高的解决方案。臼杯早期松动的解决办法有两大流派:法国派使用骨水泥固定氧化铝臼杯,而德国学者创建了一套新的系统,使用带螺纹的陶瓷臼杯,将其"拧"入髋臼。该系统同时使用压配式股骨假体,陶瓷头和股骨假体金属连接部的制造工艺也更加精确。制造工艺的改进使陶瓷头和股骨柄的匹配更佳,不必再使用骨水泥固定。随着假体设计和手术技术的进步,早期和中期结果改善,两大流派都获得一定程度的早期成功。

20 世纪 90 年代中后期,研究证实磨损和颗粒疾病是假体松动和骨溶解的元凶,韦伯(Bernard Weber)在 20 世纪 80 年代末开创了金属对金属假体的新时代。当非骨水泥钛合金髋臼杯设计可容纳陶瓷或金属内衬,标志着现代金属对金属和陶瓷对陶瓷假体的产生。陶瓷内衬使用一整块高质量氧化铝陶瓷,通过大面积的锥度锁定于髋臼杯。而金属内衬实际上嵌于聚乙烯之中,利用标准的聚乙烯锁定装置将其锁定于非骨水泥臼杯,从而避免重新设计新的臼杯,显著降低制造成本。在此期间,陶瓷的优点开始在美国和世界范围内广为接受。氧化锆陶瓷具有显著的断裂韧性,材料强度更高,碎裂率更低,随着医用级氧化铝陶瓷制造工艺的改进,进一步改善假体出厂时的质控。20 世纪 90 年代末,陶瓷头对聚乙烯的手术需求迅速增加,占有陶瓷假体美国市场最大份额和世界市场重要份额的 Desmarque 公司,改变了其氧化锆球头的烧结工艺,从标准式或"批量型"烤炉转变为隧道式烤炉。第四代陶瓷材料在氧化铝基体中加入一定量的氧化锆、铬和锶,从而开发出氧化铝基复合材料。这是一个重大的进步。

4. 骨水泥型与非骨水泥型假体共同发展阶段

20 世纪 70 年代起,人工关节置换又向前迈进了一步。由于骨水泥界面的老化、破裂而引起假体松动等并发症,非骨水泥生物固定型假体再度兴起,并得到广泛应用。现代骨水泥技术的诞生和发展,大大提高了骨水泥型全髋关节置换术的疗效。同时还出现了混合固定的全髋关节置换术。70 年代末和 80 年代初,生物性固定的全髋关节置换术成为一种时髦,许多人认为骨组织和纤维组织长入假体能达到牢固固定,防止假体松动。

(二)人工膝关节的发展历史

1. 早期探索阶段(1860—1950)

通过修整病变膝关节面达到改善关节功能的设想,最早是在 19 世纪中叶提出的。当时的治疗方法是切除病损关节面,用生物或人造材料置人关节间隙,进行所谓"隔膜型"的膝关节切除术。1938 年,受到彼得森设计金属股骨头的启发,科学家用金属铸成远端股骨。1951 年开始应用丙烯酸甲酯做铰链型人工膝,此后改用金属材料获得成功,但它不能模拟膝关节的三轴运动,用久之后容易松动。后来经过改进,螺栓向后向头端移动,屈曲可不受限制,仅需切除 18 毫米骨质,这对于人工膝失败后改做关节固定术是有利的。

2. 形成阶段(1950—1970)

这段时期膝关节假体的发展主要表现在两方面:一是限制型(铰链式)膝假体(最为重要);二是非限制型(非铰链式)假体。限于当时材料、膝关节生物力学知识等方面的条件不很成熟,非限制型假体研制工作受到了极大的限制,其发展速度明显滞后于限制型假体。

20 世纪 50 年代,Mckeever 和 Macintosh 分别设计了胫骨平台并应用于临床,由于膝关节股骨面仍可能引起疼痛,且胫骨平台常发生松动,效果并不尽如人意。1971 年,Gunston 提出应用单个部件代替相对的关节面,维持关节稳定,模拟膝的运动。他设计的轮轨状人工膝关节虽没有获得最后的成功,但他第一个应用生物力学原则设计人工膝关节,在形状和结构上与传统的人工膝完全不同,具有划时代的意义。与此同时,Coventry 等发展几何型全膝假体,这种假体保留前后交叉韧带和侧付韧带,它能纠正中度内外翻和屈曲畸形,不置换髌股关节,获得广泛应用。到1975年,人们已充分了解增加人工膝的运动范围,降低骨水泥界面的应力,对全膝人工关节置换有很大意义。为了达到上述目的,设计的全膝关节应保留侧韧带、后交叉韧带和关节囊以维持稳定。依靠软组织提供的生物学限制,可吸收传递到骨水泥界面的作用力,并增加屈曲,如需进一步增加屈曲和旋转运动,股骨部件应分左右侧,并像正常股骨髁那样,从前向后逐渐减少旋转半径。解剖型全膝就是按照上述原则设计的假体。

3. 现代发展阶段(1970年至今)

在20世纪60年代以夏恩利为代表的许多医学工作者进行了人工髋关节假体的研究基础上,进入70年代,随着许多相关学科的飞速发展,人工膝关节置换术迎来了发展的黄金时期。这一阶段,无论假体设计、手术器械更新与技术提高,还是手术适应证、治疗效果等方面都有了明显的进步。假体研究重心从单纯铰链式更多地转移到了半限制型和非限制型假体。

特种外科医院设计的全髁膝,需切除交叉韧带和置换髌股关节,通过加深胫骨杯和选择不同厚度的胫骨部件,以维持膝关节运动时侧副韧带和关节囊的张力,保证人工膝的稳定,70年代中期在美国和欧洲国家广泛使用。由于膝关节的作用和运动远比髋关节来得复杂,人工膝种类繁多,可以适应各种患者的需要。在全膝人工关节发展的漫长道路上,一个可喜的进展是假体固定方法的改变。既有利用压配固定技术,代替丙烯酸水泥的方法。也有利用多孔表面,使骨细胞长入金属的方法,使骨和假体得到理想的生物学结合。

UKA是指仅对膝关节内侧室或外侧室进行表面置换,其主要目的是替代膝关节胫骨及股骨受破坏的软骨表面,恢复下肢正常力线。根据假体设计原理,可以将单髁关节假体类型分为两种:一种是活动平台假体(以Oxford单髁活动平台假体为代表);另一种是固定平台假体(以Link公司的单髁固定平台假体为代表)。临床上广泛运用的活动平台假体是1998年推出的第三代Oxford活动平台假体,第三代Oxford活动平台假体由微创手术路径放置,手术创口小。对于固定平台假体,目前临床上广泛运用的Link固定平台假体其胫骨平台衬垫材料为聚乙烯,也有少数固定平台假体的胫骨平台采用了金属衬垫的设计。

（三）肩、肘关节置换发展历史

19世纪末,关节置换术的先驱格鲁克(Themistocles Gluck)设计出早期的半肩关节置换术式,并以象牙作为肩关节假体材料,但他并没有对外发表在人体上应用该技术的情况。1893年,法国外科医生朱尔斯(Jules)首先报道了以橡胶和铂金属为假体材料在人体上实施全肩关节置换的技术,并为一例清创后的结核性肩关节炎患者成功实施了手术,改善了患者的肌力和活动范围,但两年后因感染复发不得不取出假体。现代人工肩关节置换术真正意义上应用于临床始于1951年,尼尔(Charles Neer Ⅱ)从髋关节股骨颈骨折治疗中得到启发,设计了第一代"整体型"人工肩关节假体,并用于治疗严重的肱骨近端骨折。1955年,尼尔报道了11例肱骨近端骨折患者应用钴铬钼合金假体行人工半肩置换术,有效缓解了患者的疼痛,并解决了严重骨折后易出现肱骨头坏死的问题。由于该术式术后早期效果满意,他将手术适应证逐步扩大到患有严重的创伤性关节炎、骨关节炎等关节退变终末期病变的患者。但这种肩关节假体仅能提供一个单一固定的假体柄,肱骨头的方向不能改变,属于限制性假体,容易导致肩袖磨损、缺失,并使假体出现非感染性松动。20 世纪 70 年代,肩关节置换术开始由人工半肩关节置换向全肩关节置换发展,高分子聚乙烯材料制成的关节盂假体开始得到应用。尼尔在 1974 年报道了全肩关节假体系统,即 Neer Ⅱ 型人工肩关节假体。它包括不同长度的肱骨假体柄和不同大小的肱骨头组件,与高分子聚乙烯关节盂组件相连,这也是第二代"模型化"假体的代表,属于非限制性假体,是当时最成功的假体系统。随后的几年里,陆续有学者报道了全肩关节置换术的工作。20 世纪 90 年代,法国医师沃什(Gilles Walch)等人首先设计了第三代人工肩关节假体,命名为 Aequalis 型假体,这种假体在设计时尽可能恢复和重建肩关节的解剖状态,即"解剖型"假体。解剖型假体早期的临床效果是相当满意的,但缺乏长期、大量的临床随访。后来在第三代假体解剖结构重建的基础上,设计者尽可能地利用 CT、MRI 等现代影像学手段在术前对患者肩关节进行三维重建,确定假体头、关节盂的大小形态及后倾角等指标,以适合每个患者肩关节解剖学特点及功能完善的需求,增加假体的个体适应性,有学者称之为"三维"肩关节假体,即为第四代肩关节假体,其代表产品为 UNIVERS3 - D 肩关节假体,具有满意的早期临床效果。

肘关节置换术是治疗肘关节终末期疾病的有效方法。通过手术去除因创伤、类风湿、骨肿瘤等原因破坏的肘关节,并以人工假体替代,最终达到缓解疼痛并挽救部分肘关节功能的目的。1882 年,法国"外科学之父"奥利弗(Olier)对肘关节结核的患者进行病灶切除并关节成形术标志着肘关节成形(置换)技术的开始。但此后国内外学者实施肘关节置换均在技术及假体上存在瓶颈。20 世纪 70 年代早期,英国学者迪(Dee)设计并在临床应用全限制型铰链式肘关节假体,取得了一定的成功。其"人工肘"的理念,也为 70 年代后期的各种假体设计提供了依据。也是基于上述科学探索和临床实践的宝贵经验,我国也在 60 年代开展了肘关节置换术,并在 70 年代开始自主研发设计人工肘关节。从现代人工关节置换术的理念来看,甲基丙烯酸树脂人工肘关节的应用治疗肘关节结核,可以作为关节病灶清除后旷置治疗,加之当时国际上肘关节置换技术亦处于探索阶段,并无合适的全肘关节假体,故也限制了此类技术的广泛应用。

五、骨折内固定技术

骨折内固定主要包括髓内钉技术和钢板固定技术。真正意义的金属髓内钉由彼得森报道于 1931 年。德国人凯丁谢尔(Ktintscher)在二战期间发明了"V"形髓内钉和不锈钢三叶草髓内钉,对髓内钉的发展做出了杰出的贡献。

1939 年德国考特尔(G. Kontseher)教授首次使用髓内钉治疗股骨干骨折以来,髓内钉以其手术操作简单、切口小、损伤少、骨折愈合后髓内钉取出方便、术后无须外固定、可早期负重活动、避免局部及全身并发症等诸多优点,赢得了外科界的瞩目,并得到不断发展和广泛应用。

50 年代出现了扩髓和不扩髓行带锁髓内钉技术。髓内钉的设计已有多种改进,包括倒打髓内钉、多向锁定钉、股骨近端髓内钉等。髓内钉的适应证几乎扩展到股骨全长及大部分胫骨骨折,微创的闭合复位穿针技术更提高了骨折的治疗效果。其良好的治疗效果被誉为治疗下肢长骨骨折的金标准。

骨折最早的钢板固定始于 1895 年,由莱恩(Lane)设计。1929 年,兰伯特(Lambotte)设计了两边椭圆缩窄的船型钢板。1948 年,Egger 设计了带单侧滑槽螺孔的钢板。滑槽钢板的问世带来了最早的钢板设计理念,即骨折断端间应该形成有效靠近接触。

1949 年,丹尼斯提出了骨折加压固定的概念,并设计了一款加压钢板。带椭圆形动力加压孔的钢板由巴格比(Bagby)和简斯(Janes)于 1958 年设计提出,成为而后动力加压钢板的原型基础。20 世纪 70 年代以后,应力遮挡效应问题的深入讨论使骨折弹性固定原则逐步得到公认,并把钢板设计引入如下几个方向:① 采用相对轻便、弹性模量较低而生物相容性更好的金属材料,主要是钛合金;② 减少钢板与骨骼的接触;③ 降低钢板的厚度和改变钢板的几何形状设计。钢板设计的改进使长骨骨折愈合率提高,在 90% 以上,锁定钢板在治疗复杂粉碎骨折方面取得了良好的效果。

AO 技术与 BO 技术。1958 年,一群骨科医生、外科医生、工程师和基础研究学者创立了 AO/ASIF,即内固定研究学会,他们的目标是改善骨折治疗的结果,他们的成功带来了外科理论和技术的一场革命,并使他们成为过去创伤治疗方面最具有影响的学派。AO 技术的核心是骨折块之间的加压,而长骨干骨折在这种坚强固定的作用下所获得的愈合属于一期愈合。因此通过加压达到坚强固定,以及通过坚强固定获得长骨干的一期愈合,即成为 AO 技术的两大基本特点。其理论依据则是"借助坚强固定一期恢复骨干骨折的解剖学连续性和力学完整性"这一生物力学概念。AO 学派也曾试图将骨折内固定的目标从保证骨折的正常愈合及早期功能锻炼发展到肢体的早期使用。

BO 的提出及内涵由于逐步认识到 AO 学派单纯强调生物力学观点的不足,逐渐演变为以生物学为主的观点,即生物的合理的接骨术的观点(biological osteosynthesis,BO)。生物学固定的内涵是:充分重视局部软组织的血运,固定坚强而无加压。其原则是:① 远离骨折部位进行复位,以保证骨折局部软组织的附着;② 不以牺牲骨折部的血运来强求粉碎骨折块的解剖复位,如必须复位的较大骨折块,也应尽力保存其供血的软组织蒂部;③ 使用低弹性模量,生物相容性好的内固定器材;④ 减少内固定物与所固定骨之间的接触面;⑤ 尽可能地减少手术暴露时间。帕尔默(Palmer)指出:"骨折的治疗必须着重于寻求骨折稳固和软组织完整之间的平衡,特别是对于严重粉碎的骨干骨折过分追求骨折解剖学的重建,其结果往往是既不能获得足以传导载荷的固定,又使原已损伤的组织血运遭受进一步的破坏。"这一论点是 BO 概念对骨折治疗的指导思想。临床上骨折复位方法的限制,手术切口的改良、新型内固定物的应用、固定技术的调整等,都是 BO 观念的具体体现。

AO 原则转向生物学内固定的 BO 原则,接骨板的设计必然也将由坚强固定的加压接骨板(DCP)向生物学接骨板转变。

有限接触动力加压接骨板(LCCP)系统。国际 AO 小组下的佩兰(Perren)研究小组在 DCP 基础上发展了一种新的接骨板,称为 LC. DCP。他们认为此设计通过板底的凹面设计,减少骨板间近 50% 的接触,达到减少板对骨皮质血流的影响,从而减少皮质坏死和再次骨折的发生。

点式接触内固定器(PC‐Fix)系统。尽管限制性接触加压接骨板(LC‐DCP)减少了骨与接骨板之间接触面积,但接骨板下的骨坏死仍然存在,为了减少血供的破坏以及与内置物相关的感染,佩兰(Perren)研究小组设计了 PC‐Fix 系统。该系统在功能上可以被理解成一个内置的外固定支架,通过板下的凸点与骨皮质接触,骨与接骨板之间只有点接触,没有面接触。因此减少了骨与接骨板之间直接接触的面积,减少了对骨膜血供的破坏,消除了骨外膜的应力性坏死,减少了骨与软组织的血供破坏,理论上可以促进骨折愈合,达到减少感染和再次骨折的发生。虽然 PC‐Fix 板与普通接骨板类似,但它的生物力学特性却完全不同。DCP 板与 LC. DCP 板是靠骨与接骨板之间的摩擦力来实现应力的传导,而 PC‐Fix 系统通过非创伤性单皮质螺钉连接骨与接骨板,消除了摩擦产生的应力传导,因此可以最小化骨与接骨板之间的接触。PC‐Fix 的螺钉头是圆锥形的,第一代不带双螺纹(PC‐Fix Ⅰ),第二代带有双螺纹(PC‐Fix Ⅱ),可以直接锁进接骨板里,锁定的螺钉与板可以作为一个整体,转移钉与接骨板之间的力矩。对内固定 PC‐Fix 的生物力学的研究中指出,PC‐Fix 螺钉锁定在钢板上,只穿过一侧骨皮质进行锁定,这样不仅可以减少骨表面血供破坏,同时可以减少骨髓内的血供破坏,促进骨的愈合,并且在扭转及弯曲等生物力学特征上,骨折端的稳定性无降低。

锁定加压接骨板(LCP)系统。由于锁定内固定系统,如 PC‐Fix 系统,需要通过板的张力器产生加压,而且螺钉只能垂直拧入,不能固定远离板的骨折块,因而不能完全取代传统加压接骨板。为此,人们结合传统动力加压接骨板和锁骨内固定系统各自优点设计出锁定加压接骨板 LCP。LCP 系统的主要特点是联合使用了偏心加压孔和圆锥形螺纹孔。偏心加压孔,可以使用常规螺钉产生轴向加压,也可以使用拉力螺钉把远处的碎骨块加压固定于骨干上。圆锥形螺纹孔与第二代 PC‐Fix 系统以及 LISS 接骨板上的钉孔完全相同,和带螺纹的螺钉产生 200° 以上的锁定,足够维持钉板的成角与轴向稳定。有限元分析和大量的机械力学、生物力学试验表明,LCP 接骨板系统的最薄弱部位在于板本身,而不是板钉界面。

微创接骨板系统(LISS)。随着生物学接骨技术的发展,保护骨折端软组织的重要性逐渐被认识,人们结合髓内钉技术与生物接骨板技术的优点,开发出基于 AO/ASIF"微创手术"原则上的生物内固定系统,即微创接骨板系统 LISS。LISS 板形状的设计是基于四肢骨的解剖形态,铆合上自攻自锁单皮质螺钉,螺钉使得钉与接骨板之间产生稳固的成角固定。螺钉的位置和角度都经过精确的计算,而且不会穿透髁间沟和髁股关节面等结构。经过间接的闭合复位后,LISS 通过小切口在定位器的引导下,插至骨膜外,后在定位器引导下拧入螺钉固定。

六、Ilizarov 技术

俄罗斯骨科医生伊利扎洛夫(Gavriil A. Ilizarov)于 20 世纪四五十年代,研制了多用途环形骨外固定器,创建了治疗骨创伤与骨科疾病的技术体系,其发现的"牵拉成骨技术"(distraction osteogenesis, DO)生物学理论,被公认为 20 世纪外科领域最伟大的发现之一。肢体是复合组织,所有参与牵伸的骨骼、神经、肌腱、肌肉、皮肤等,皆出现类似胚胎发育过程的细胞分裂与组织生成,学术界趋向于称之为牵拉成组织技术(distraction histogenesis, DH),DH 技术已经广泛应用于骨科、整形外科、颌面外科等领域。

1944 年,伊利扎洛夫毕业后分配到西西伯利亚库尔干州一个偏僻的波拉温斯克医院工作(相当于中国的乡镇医院),当时他是当地唯一的一名外科医生。正是在这个时候他开始接触一些因战伤而致肢体残缺、畸形或慢性骨髓炎的患者——用传统的骨科技术难以治愈。1950 年,伊利扎洛夫调到库尔干州医院任创伤矫形外科医生,他从圆形车轮稳定性的动态装置得到启发,发明了用细钢针穿骨张力下固定的环形外固定器,可以牢固地固定与调控骨折断端的复位与生长方向。他的生物学理论的发现来自一个偶然。一次,他实施胫骨截肢残端延长结束后,因外出,没有做与瓦格纳延长法(Wagner)相同的内固定和植骨术,却发现牵开的骨缺损区域被新生骨填充。他还实施一个膝关节用外固定器加压融合,指导患者按骨断端方向旋转螺母加压,结果患者误解,反向旋转外固定器的螺丝,使骨断端进行了牵拉延长。一个月后的 X 线检查结果显示骨折延长端出现丰富的新生骨。意外的现象使伊利扎洛夫认识到,不但加压能促进骨愈合,缓慢牵拉更能促进骨的再生,于是进行狗腿折断后安装外固定器进行推拉成骨的实验研究,初步证实了牵拉骨断端能诱发骨再生的推论。

20 世纪 50 年代初,伊利扎洛夫就形成了"应力刺激"成骨的理论并指导临床应用(应力刺激可分张应力、压应力和微动应力刺激)取得了很大成功。1968 年,他治好了一位曾经在莫斯科实施过多次手术治疗失败的奥运会跳高冠军的胫骨下端骨髓炎和骨缺损,第二年该运动员又跳过了 2 米多的高度,伊利扎洛夫由此名声大噪。1970 年,国家有关部门在库尔干举行全苏联骨科医生伊氏技术学术研讨会 1971 年,苏联政府投巨资在库尔干市建成以伊利扎洛夫命名、800 张病床、18 个科室的"创伤矫形与科学重建中心"。伊利扎洛夫牵拉成骨的"张力—应力法则":"给活体的组织持续、稳定、缓慢的牵伸,使其产生一定张力,可刺激某些组织的再生和活跃生长,其生长方式类似胎儿组织,均为相同的细胞分裂。"简言之,控制牵拉的张力—应力,能刺激骨与软组织再生。1971 年,伊利扎洛夫被授予"列宁勋章"(苏联政府授予科学研究者的最高荣誉)。伊利扎洛夫一生开发了以 Ilizarov 命名的 800 多种外固定器构型,创造了 2 000 多种被载入文献的骨与软组织再生的临床治疗技术,其中骨端滑移修复骨缺损、骨延长、肢体畸形牵拉矫正技术,是 20 世纪骨科里程碑式的发现与创新。

欧美学者对 DO 技术又进行了多个方面的基础研究,如基因表达、BMP 作用、张应力转变机制、干细胞激活、调节与转运、牵拉微血管再生机制、骨形成质量的检测、如何促进骨的钙化和重建等,取得新的进展。美国 Dror Paley 对下肢畸形矫正进行了规范、量化的提升,提出了已被国际矫形骨科学界广泛接受的下肢畸形矫正的"成角畸形旋转中心"概念与截骨术规则,使下肢畸形的矫正由主要依靠医生的经验转化到量化时代。

1989 年 7 月,我国秦泗河教师邀请俄罗斯远东(比洛比詹市)Ilizarov 技术中心主任——克里斯尼科夫、瓦西里耶维奇教授来哈尔滨讲学和实施 Ilizarov 技术的手术示教。1989 年,潘少川教授从美国引进并应用于临床小儿骨科,首先在《中华小儿外科杂志》等发文介绍 Ilizarov 技术与临床应用结果。而这期间曾留学苏联的李起鸿教授已完成了系列牵拉成骨的动物实验并应用于临床,成功治愈了多例骨不连和大段骨缺损。

2008 年 7 月,北京骨外固定技术研究所夏和桃与俄罗斯 Ilizarov 中心主任 Shevtsov 共同签署了合作备忘录,Ilizarov 中心于 2008 年派遣 2 名资深的骨科医生来北京骨外固定技术研究所工作 6 个月。曲龙对 Ilizarov 骨搬移技术有较深的研究和临床应用经验,主编出版了《骨搬移治疗骨缺损与骨不连》。

秦泗河将 20 世纪 80 年代创立的"脊髓灰质炎后遗症外科矫形新体系"与 Ilizarov 技术、DrorPaley 下肢成角旋转中心矫形原则(CORA)以及达尔文的生物进化论交融,结合中国患者的实际,初步形成了"下肢畸形矫正、残缺修复与自然重建技术体系"。

第四节　我国西医骨科学的发展史

一、骨科的萌芽时期

20 世纪初,西医骨科在中国尚处于萌芽阶段,仅在少数几个城市开展。在此期间,旧中国一些出国留学深造的医学生相继回国。

1915 年在美国哈佛大学医学院获医学博士学位的牛惠生教授、1925 年在美国 Rush 医学院毕业的孟继懋教授回国后均在北京协和医学院和北京协和医院从事教学和骨科临床工作。

1937 年叶衍庆教授在英国利物浦大学医学院进修骨科,获骨科硕士学位后回国,先后在上海仁济医院和马歇尔杰克逊综合医院(Marshall Jackson Polyclinic)开展工作,曾任上海圣约翰大学骨科教授、上海伤骨科研究所所长。他领导关节内骨折经皮针拨复位和克氏针固定的临床研究。该所的柴本甫医生对骨折愈合过程中的活跃细胞成分进行了深入的超微结构观察。

屠开元教授 1930 年毕业于德国柏林大学医学院,获医学博士学位,并于 1933 年到奥地利维也纳大学医学院,在伯勒尔(Bohler)教授指导下进修骨科,1937 年抗日战争全面爆发后,他立即回国参加红十字会救护总队,任骨科主任。

20 世纪 40 年代,陆裕朴教授曾在美国 Iowa 大学医学院进修骨科,并随布耐尔(Sterling Bunnell)从事手外科专业,他和同事对先天畸形矫正、周围神经修复与愈合、骨形态发生蛋白以及骨肿瘤均有深入的研究。

20世纪40年代出国深造陆续回国的还有王桂生教授、过邦辅教授、谢锡奈教授、杨克勤教授、冯传汉教授、沈天爵教授、何天琪教授、范国声教授、陶甫教授、田武昌教授、周润综教授等，他们先后在《中华医学杂志》上发表了大量骨科论文并出版了许多骨科著作。

在这一阶段，诸多前辈共同努力，填补了一个个空白，在神州大地开创了西医骨科。

1921年，在北京协和医院外科学系成立了我国第一个西医骨科专业组，开展骨折治疗、畸形矫正、关节成形等手术，美国人高德(George Wilson Van Gorder)成为首任主任。

1922年，高德首次应用关节成形术治疗强直性脊柱炎。

1928年，牛惠生在上海建立了中国第一所骨科医院。

1937年，米尔特纳(Leo J. Miltner)根据旧中国很多妇女缠足因而出现各种足部畸形的情况，撰写了相关论文，并在J. Bone Joint Surg发表。

1937年，中华医学会总会在上海成立了骨科小组，其成员有牛惠生、朱履中、胡兰生、叶衍庆、孟继懋、任廷桂等，是我国骨科学会的雏形。

孟继懋是北京协和医院第一任华人骨科主任，1935年，孟继懋与米尔特纳合著的Primer on Fracture and Dislocation成为国内该领域第一本现代骨折教材，在传播骨与关节创伤的治疗理念方面发挥了巨大作用。孟继懋教授首创治疗股骨颈骨折的孟氏截骨术和孟氏肩关节融合术，并于1957年为创建北京积水潭医院做出了巨大贡献。

1944年，方先之在天津建立我国第二所骨科医院——天津医院，他在国内首先应用骨折内固定治疗骨折，早在1939年就引进Sherman钢板螺钉，1952年被聘为天津医学院骨科教授。方先之教授的主要贡献是在抗结核药物的保护下，进行骨与关节结核病灶清除治疗。此项工作开始于1946年，积累了1 000余例的临床经验，并于1957年出版了相关的论著。此外，方先之教授还采用中西医结合的方法治疗骨折。

20世纪40年代后期，从欧美深造归来的我国第二代骨科前辈还有陈景云、王桂生、过邦辅、范国声、何天骐、周润综、冯传汉、吕式瑗等，在前辈们的努力下，西医骨科专业得以在全国逐渐普及。

二、骨科的成长时期

1959年1月，经卫生部批准在新建的北京大学第三医院成立了我国第一个运动医学研究所——北京运动医学研究所，曲绵域任所长。

1963年，上海市第六人民医院陈中伟、钱允庆在国际上首次报道前臂离断再植成功。

20世纪60年代末70年代初，解放军总医院骨科卢世璧等医师开始尝试应用镍钛记忆合金棒对脊柱侧弯进行矫正。1974—1975年，上海市第六人民医院引进国外的哈氏棒系统，尝试对脊柱侧弯患者进行矫正。上海手术器械六厂与医院合作，开始仿制生产该系统。

1970年，上海华山医院顾玉东首创膈神经移位至肌皮神经治疗臂丛根性撕脱伤，并于1986首创颈7神经根移位术，使我国臂丛损伤的治疗居于世界领先水平。

1970—1971年，上海市第六人民医院骨科王琰、陈中伟等医生为治疗一位膝关节肿瘤患者,与上海手术器械六厂合作,定制了膝关节假体。接着采用上海钢研所提供的 TC4 钛合金原材料,又开发了头、颈分离的直柄型人工股骨头,在一年多时间内,临床应用于百余例患者。

70 年代初,在上海市政府和市卫生局领导下,上海市成立了人工关节协作组,组长为陈中伟。他们用 TC4 钛合金制造了 Moore 弯柄型人工股骨头,并得到很多医院的认可,并逐渐取代了直柄型股骨头,得到了广泛的推广应用。同时人工关节种类也发展到肩关节、肘关节、指关节和人工掌骨等。

1971 年,北京钢铁研究总院与北京积水潭医院骨科郭兴唐等医师合作,开始选择材料试制人工关节。由于当时信息闭塞、资料缺乏,最初用 316 升不锈钢仿制了轴心式膝关节和钛及钛合金人工股骨头,临床实验发现前者强度低,易弯曲,后者易磨损,致使关节周围组织变黑。

1974 年,上海手术器械二厂与第六人民医院陈中伟研制成首套显微外科手术刀包,安全医疗器械厂亦配合研制多种规格的无损伤缝合针,推动了断肢及断指再植手术的发展,并在国内外享有盛誉。

1978 年开始研制铸造钴铬钼合金关节假体,先后为积水潭医院仿制出新 Muller 型全髋假体,为解放军总医院研制出自行设计的 Jm2 型髋关节。其中新 Muller 型髋关节由于质量可靠,疗效稳定,一直沿用到 90 年代末,后被新型骨水泥固定髋假体取代。

20 世纪 70 年代中期,上海手术器械六厂、上海钢研所在上海第九人民医院骨科戴尅戎主持下,对镍钛记忆合金植入器械进行了研制,先后研制了髋关节表面置换杯和小型加压接骨钢板。

1982 年,《中华骨科杂志》正式出刊,中华医学会骨科学会逐渐成长壮大。

1983 年,由王桂生教授牵头组织北京协和医院、解放军总医院、北京积水潭医院与钢铁研究总院合作,签订科研协议,共同研制生物固定型钴铬铝合金人工髋关节,即珍珠面髋关节系列假体。这一成果使我国拥有了自行设计的第一代生物固定型髋关节,提高了我国人工关节的研究水平,对于我国人工关节发展的影响意义重大。

1978 年,孟继懋教授、叶衍庆教授倡议并发起成立中华医学会骨科学分会,后经申请,获得中华医学会批准,分会于 1980 年 5 月在天津正式成立,并举行了中华医学会第一次骨科学术会议。大会选举冯传汉为主任委员,聘请叶衍庆为名誉主任委员,陶甫、过邦辅、杨克勤为副主任委员。

1983 年,中华医学会骨科学分会召开了第一届全国脊柱外科学术会议。1985 年,在北京协和医院吴之康教授的积极倡导下,成立了脊柱外科学组,吴之康教授担任第一任组长。此后骨科学分会根据国内发展需要,又相继成立了骨肿瘤学组、基础学组、内固定及外固定学组等。

唐天驷教授等人先后引进了 Roy Camille 和 Steffee 椎弓根螺钉技术,在国内开展了椎弓根螺钉的内固定技术。北京大学第三医院和上海长征医院分别在颈椎病的外科治疗方面积累了丰富的临床经验,发表了很多高水平的学术论文。

1981年,北京协和医院吴之康教授引进Depue公司的人工全膝关节系统,并与北京的器械厂家合作,仿制生产了国产人工全膝关节置换器械和人工假体,于1983年将其成功用于国内严重膝关节关节炎患者的治疗,北京大学人民医院成立了国内首个关节炎诊疗中心,系统地开展了人工关节的临床和基础研究。上海光华医院也在国内率先开展了人工肘关节置换术。总之,在此阶段国内的人工关节置换经历了从无到有、从小到大、从少到多的稳步发展,完成了质的飞跃。

20世纪80年代初期,北京积水潭医院创伤骨科,引进了国际上先进的创伤救治理念和技术,即AO技术,并举办了多期AO学习班、研修班,培养了数以千计的骨科医生。此外,国内有些医院还自行设计了梯形加压钢板等内固定器材,用于治疗骨折,以减少术后接骨板断裂等并发症,并对骨折接骨板取板后的再骨折机制等进行了研究。

三、21世纪骨科新技术发展、展望

21世纪已进入生物学、信息学、物理学多学科交叉发展的生物智能时代,外科学发展越来越具备智能化、微创化的特点。3D打印技术、数字医学等越来越多应用到骨科领域,成为未来技术发展的重要手段。

(一) 3D打印技术

3D生物打印(three-dimensionalbio-printing)技术基于3D打印技术,是一种能够在数字三维模型驱动下,按照增材制造原理定位装配生物材料或细胞单元,制造医疗器械、组织工程支架和组织器官等制品的技术。3D生物打印的成型原理很简单:打印材料是一种液体,或者熔化的,或者黏稠的,或者凝胶(融合细胞材料)从材料墨盒流出,并通过三轴机械系统控制的挤出头被输送出去打印在托盘上,成型物体通过物理或者化学作用得到固化,从而创造一个三维实体。3D生物打印与3D打印的不同之处在于,它不是利用一层一层的塑料,而是利用一层一层的生物材料或者细胞构造块,去制造真正的活体组织。随着3D生物打印技术的不断发展,人们已经成功制作出了多种生物医学材料。3D生物打印技术主要用于制造医学领域中难以复制的组织结构和产品,整形重塑手术中的术前计划、术中指导、外科手术训练、患者教育与患者特异性修复等,以及定位生物材料或活细胞,进行细胞打印。还可以与生物技术结合,进行新药物的开发等。3D生物打印被认为是一种能够推进和加速组织再生医学领域发展的重要手段。

(二)3D生物打印在骨科领域的应用发展

1. 骨组织

结合3D打印技术,采用可降解聚酯材料以及可降解的羟基类复合材料等可制造人工骨。近年来,应用3D生物打印技术快速制造合成材料和天然材料的支架和其他复杂立体结构都是相当成功的,3D生物打印技术是迄今为止在支架制备中应用最广泛的一种打印技术。罗纳(Rohner)等应用3D生物打印技术成功模拟精确腓骨截骨治疗下颌骨缺

损,并利用术前模拟数据指导手术实践,获得了良好的临床效果。郭征教授带领的团队采用金属3D生物打印技术打印出与患者锁骨和肩胛骨完全一致的钛合金植入假体,并通过手术成功将钛合金假体植入骨肿瘤患者体内,在世界范围内首次应用肩胛带不定型骨重建,标志着3D生物打印个体化金属骨骼修复技术的进一步成熟。然而大多数金属生物材料是不可降解的,在临床应用中也带来了一定的困难,研究人员对生物金属材料的可降解性及其降解速率的研究也在不断进行中。非金属材料常见的有生物陶瓷、医用复合材料、生物衍生材料等;其中,常用的生物陶瓷成分主要有羟基磷灰石和磷酸三钙,是一类与人体骨组织成分相似、可以诱导骨形成的材料。羟基磷灰石的强度低、脆性大,磷酸三钙作为人体硬组织修复材料则具有良好的生物相容性和降解能力。

2. 软骨组织支架

3D生物打印还可用于制造软骨组织支架。软骨组织工程技术主要是将自体软骨细胞或成体干细胞接种在具有三维多孔结构的生物可降解支架材料上,通过体外培养形成软骨或软骨样组织,最终进行缺损修复。支架材料为细胞的渗透和增殖提供支撑物作用,也为细胞外基质的再生和重建提供有利空间。在制备组织工程支架时,宏观、微观和纳米级构造的设计都对营养运输、细胞与基质间的相互作用有重要影响。利用3D生物打印技术所打印出来的组织工程支架具备复杂的内部三维多孔结构,能够满足细胞的黏附与增殖。更重要的是,支架外形可以与缺损组织的解剖结构相匹配。人体干细胞可在各种生物支架材料上诱导成软骨细胞及新生软骨。

(三) 微创技术在骨科领域的应用

尽管传统的外科手术已经取得非常出色的成就,但人们同时也认识到外科手术是一柄双刃剑,它在去除病灶的同时,也可因手术创伤对患者带来负面效应。由于高新技术的飞速发展和在医学领域的应用,特别是内镜、腔镜、介入技术的问世。骨折治疗从原来强调坚强内固定达到一期愈合的生物力学观点,逐步演变为保护骨折局部血运的生物学固定达到二期骨愈合的观点,即生物的、合理的接骨术的观点。对长管状骨骨折的治疗,也由传统的解剖复位坚强固定转变为以维持长骨正常长度、不出现成角及旋转畸形、注意保护骨折局部血供的间接复位相对稳定的微创固定。

肩关节镜是继膝关节镜之后发展最快的关节镜之一,现已应用于肩关节病、肩关节损伤的诊断和组织活检,还可进行滑膜刨削、软骨面修整、异物及游离体摘除、盂唇修复、肩峰成形及肩袖损伤的小切口关节镜下手术或完全于关节镜下修补。肘关节镜手术几用于所有关节镜手术,主要应用于关节炎的清理与滑膜切除、游离体与骨赘摘除、关节粘连松解、桡骨小头切除及软骨损害成形等。髋关节镜为髋关节疾病的诊疗提供了全新的手段,作为一种微侵袭性技术,对不明原因的髋关节疼痛、髋关节骨性关节炎、盂唇病变、髋关节游离体、韧带损伤、化脓性关节炎的诊疗及滑膜病变清理等均极有价值。椎间盘镜的微创手术越来越多地应用于腰椎间盘突出症的治疗。该方法通过术前及术中C型X光机的准确定位,切口约2厘米,不广泛剥离椎旁肌,只咬除少量椎板下缘骨质完成椎板开窗,进行侧隐窝清理、扩大及髓核摘除术,在保证神经根充分减压的基础上,不干扰正常的脊柱的生物力学结构,具有切口小、出血少、康复快等优点,术后1周即可自由活动。胸腔镜辅助胸椎间盘切除、脊柱畸形的前路松解及矫形融合固定、脊柱骨折的前方减压和重建、胸椎病灶活检、清除、感染的清创引流等是近年兴起的微创治疗新技术。刘晓光等报道的监测CT监测下经皮穿刺寰枢椎侧块关节植骨融合术,在局麻下操作,手术费用低,出血少,创伤小。经皮椎体成形术是一种在影像增强设备或CT监视下,利用微创技术将骨水泥等生物材料经皮及椎弓根注入椎体,以恢复椎体高度,防止椎体进一步塌陷和畸形,减轻患者疼痛并改善功能的新技术,为了进一步提高肢体创伤治疗的临床疗效,促进骨折愈合,加速关节功能的恢复。

随着微创技术与理论的推广与普及,更多的骨科医师在治疗长管状骨骨折时倾向于采用闭合复位、交锁髓内钉和经皮钢板等微创技术,以达到生物学固定的要求,而不再主张直接复位坚强内固定。由于经皮微创接骨术的手术切口较小,以恢复肢体长度、纠正轴线角度及旋转畸形为目的,在不直接暴露骨折端的情况下进行间接复位,然后进行髓内固定或通过两侧有限皮肤切口间的皮下隧道,在肌肉下方放置钢板进行桥接固定。与传统的开放手术相比,可减少对骨折局部软组织和骨膜血供的破坏,也不干扰髓腔内的血液循环,提供了较理想的组织修复生物学环境,缩短了手术时间,降低了骨不连和感染的发生率,有利于患者术后的功能康复,临床疗效较为满意。

随着微创外科技术、精准医疗的不断发展,机器人及其导航技术引起了人们的广泛关注,目前机器人系统已经应用于世界各地许多手术室中,凭着其智能、微创、精准等基本特性,有力地改善了传统手术损伤大、放射线辐射量高、操作不精确等状况。戈梅斯(Gomes P.)首次使用机器人手术系统进行全髋关节成形术。它能在手术中按照术前制定的手术方案精确完成手术。该机器人系统主要用于关节置换和关节成形术。仑琼(Lonjon)等利用ROSA手术系统对10例脊柱疾病患者施行椎弓根螺钉置入手术。与传统徒手置钉相比,机器人组螺钉置入准确率更高。张鹤等采用遥控手术机器人系统对牛脊骨进行打孔操作,术后行CT扫描评价该系统的准确性,结果显示:该系统打孔精确,利用该系统进行打孔具有可行性。赵春鹏等手术机器人具有精准化、微创化、智能化以及无辐射化等特点,发展前景广阔,市场巨大。但是,机器人本身构型仍需要不断改进,以减小体积、增强力学性能、增加稳定性和精确性,同时增加灵巧性以提高手术效率。

现代医学的发展已经朝着精确化、个性化、微创化、智能化与数字化的方向发展,骨科学也将朝着3D数字骨科学方向发展,当下数字骨科学的基础研究和临床应用仍处于飞速发展的数字科学的初级阶段,随着骨科学不断创新与发展,最终将形成理论与实践相结合的完整的学科体系,并成功运用于临床,最终为患者解除疾苦。但是在实际应用中还面临着诸多问题与挑战。医生对计算机技术的了解相对匮乏;3D打印价格昂贵、定制周期长;所用材料的无毒性、生物相容性、生物力学性能等均有严格的要求,导致材料的研发难度较大、种类较少;如何提高打印效率也是亟须解决的问题;机器人系统价格昂贵、构型仍需不断改进、手术时间长等。数字医学是一门多学科交叉的学科,其发展离不开医学、计算机学、信息学、光电学等,这就要求培养一批复合型人才,通过掌握学科的前沿热点,将其纳入数字医学,通过学科的整合,不断探索、不断创新、不断解决研究与应用中遇到的难题,相信数字化骨科学必将取得傲人的成绩,为医学事业发展带来全新的生命力。

参考文献:

[1] 韦以宗. 中国骨科技术史[M]. 北京:科学技术文献出版社,2009.

[2] 丁福保. 西洋医学史[M]. 北京:东方出版社,2007.

[3] 胥少汀,葛宝丰,徐印坎. 实用骨科学[M]. 北京:人民军医出版社,1999.

[4] 甄志亚. 中国医学史[M]. 北京:人民卫生出版社,2008.

[5] 邱贵兴. 中国骨科发展史简要回顾与展望[J]. 中华外科杂志 2015(1).

[6] 黄志强. 微创外科与外科微创化:21 世纪外科的主旋律[J]. 中华外科杂志,2002(1).

[7] 裴国献,任高宏. 21 世纪骨科领域新技术:微创外科[J]. 中华创伤骨科杂志,2002(2).

[8] 陈百成. 开拓关节镜技术在新领域的应用[J]. 中华骨科杂志,2002(8).

[9] 倪衡. 数字骨科应用与展望:更精确、个性、直观的未来前景[J]. 中国组织工程研究,2015(9).

[10] 田伟. 协同创新,建立智能骨科手术体系[J]. 科技导报,2019(10).

[11] 张涤生. 显微外科的历史回顾和展望[J]. 中华显微外科杂志,2006(1).

[12] 吴海山. 关节镜外科的国际发展趋势与中国关节镜外科的崛起[J]. 中华外科杂志,2011(7).

[13] 秦泗河. Ilizarov 技术与骨科自然重建理念[J]. 中国矫形外科杂志,2007(8).

[14] 秦泗河,刘振东. 20 世纪骨科学进展:六个里程碑分析[J]. 骨科,2016(2).

[15] 韩晓光,刘亚军,范明星,等. 骨科手术机器人技术发展及临床应用[J]. 科技导报,2017(10).

[16] 张慰丰. 早期西洋医学传入史略[J]. 中华医史杂志,1981(1).

[17] 韦坚. 评价古代中医伤科手术成就[J]. 中国中医骨伤科杂志,1996(6).

[18] 尹庆伟,江毅. 人工肩关节置换的历史回顾与展望[J]. 中国骨与关节损伤杂志,2007(7).

[19] 石磊,张耀南,赵立连,等. 人工肩关节发展及治疗现状[J]. 中华肩肘外科电子杂志,2014(4).

[20] 李晓林,罗从风. 髓内钉技术的历史与发展[J]. 国际骨科学杂志,2006(1).

[21] 熊雁,王爱民,赵玉峰. 内固定接骨板的研究进展[J]. 局解手术学杂志,2008(1).

[22] 李章华,廖文,王志林. 人工髋膝关节外科[M]. 北京:军事医学出版社,2008.

(王思成)

第三章　消化系统医学发展

葛文松

编 者 介 绍

医学博士，上海交通大学医学院附属新华医院消化科副主任医师，硕士生导师。中国医师协会肛肠分会炎症性肠病委员会委员，中华消化学会炎症性肠病学组青年委员，中国医学装备协会消化分会炎症性肠病学组委员，中国医药教育协会炎症性肠病委员会委员，上海市内科学会青年委员，上海消化学会炎症性肠病学组委员，中华消化心身联盟上海市委员会首届理事，上海健康教育协会消化与健康委员会委员，上海医师志愿者联盟炎症性肠病医患俱乐部会长，新华医院国家首批炎症性肠病区域诊疗中心负责人。

消化系统疾病为全身最大疾病群，涉及食道、胃、小肠、大肠、肝、胆、胰、脾、肠系膜等众多器官与组织，发病率高，为患者家庭、国家及社会带来沉重负担。自从人体解剖学开展以来，临床医学快速发展，对消化系统疾病的认识与诊治日趋成熟。随着医学学科分工的细化和研究的深入，消化病学逐渐成为专门研究消化系统疾病的一门新兴学科。

现代消化病学的范畴不再局限于疾病的预防和诊治，更包括流行病学、病因学、发病学、康复学、社会心理学等方方面面的内容。由于医学模式的变化及医学各学科的广泛交融和各种新技术的广泛应用，现代消化病学的内涵在不断丰富与发展，消化病学研究的内容也不断细化，形成了许多新的亚学科。如随着生活方式的变化，心理因素在功能性胃肠病发病中的作用日益突出，消化专科临床实践中与心身因素相关的临床挑战日益突出，狭义消化专科范畴内的处置理念、策略和手段不能理想处置的难治性病例越来越多，疗效"瓶颈"日趋显现，形成了消化心身学科；各种内镜器械及相关微创技术的逐渐成熟，形成了消化内镜专科；近年来炎症性肠病在我国的发病率呈显著上升态势，形成了炎症性肠病亚专科；我国是肝病大国，感染性及非感染性肝病均是消化内科常见病，肝病专科是消化内科的重要组成部分；为了更加系统地研究消化系统疾病影像诊断，更有效地为临床服务，形成了专门研究腹部 CT、MRI、PET 等影像的学科，称为消化影像学。总而言之，近二三十年来，细胞生物学、分子生物学、生物化学、内分泌学、免疫学等的空前发展，以及许多新尖精细技术的建立，使消化系统疾病的病理、病因、发病机理、预防、诊治等方面取得了很大的成就,现在的消化病学已是内科学中一门日臻完善的分支学科。

第一节 消化病学的发展史

一、中医消化病的发展史

消化系统疾病的发展史与人类社会的发展相伴随,自从有了人类,就有了认识和防治疾病的活动。远古时代,人们经常食不果腹、饥寒交迫,如《礼记·礼运》所云"昔者……未有火化,食草木之实、鸟兽之肉,饮其血,茹其毛……"即生动地描述了先民饮血茹毛的生活状况。当时,食物的粗劣和生食导致"伤害肠胃"日渐累加,"腹疾"的发生是可想而知的。后来,由于火的发现和使用,人们在饮食卫生状况上有了很大的改善。随着对疾病认识的不断深入,人们逐渐积累了人类保健、饮食卫生、动植物药等早期医学知识。

我国最早的医学经典著作《黄帝内经》的产生标志着我国医学对脏腑有了比较系统的认识。其中的《灵枢·肠胃篇》对消化道各个组成部分进行了初步描述,对唇、口、会厌、咽门、胃、小肠、回肠、广肠等的大小、长度、容量均有详细的记载。《黄帝内经》中虽然对五脏的形态语焉不详,却对脏腑的生理特性进行了大量论述,如《素问·灵兰秘典论》载有"脾胃者,仓廪之官,五味出焉。大肠者,传道之官,变化出焉。小肠者,受盛之官,化物出焉",并提出了肠痹、脾疼、鼓胀等病证,以及"实则泻之,虚则补之"的治疗总则。此外,还有许多具体的药疗、食疗、针灸等治法,内容较为全面,从而为后世医家研究消化病学提供了丰富的资料。

东汉时期,张仲景在《黄帝内经》和《难经》的理论基础上,结合临证经验,著成《伤寒杂病论》和《金匮要略》,其中就有关于呕吐、反胃、痞满、宿食、腹胀、腹痛等消化病证的论述。他在治疗中特别强调顾护脾胃,避免伤损阳气和阴津,并提出攻补兼施、肝病实脾的原则,还创立了诸如理中汤、建中汤、半夏泻心汤等许多治疗消化病证的方剂,至今仍有效地指导着临床实践。

隋代巢元方所著《诸病源候论》,是我国现存第一部论述病因证候的专著,对脾胃的生理、病机与证候论而有据。书中对脾胃肝胆证候的论述,从病因、病机、症状、脉象、治则、导引等方面进行分类记载,提出了许多创见,弥补了前人之未备,对病证的分类和病机的完善产生了深远的影响。

唐代医家孙思邈所著《千金要方》和《千金翼方》两书,按脏腑进行分类,详列口舌齿、肝脏、胆腑、小肠腑、脾脏、胃腑、大肠腑,以及相应的脉论、病证、中药、针灸、导引等诊治方略。

宋金元时代,由于医事实践的学术争鸣,开始设立"脾胃专科"以治疗脾胃病证,加之重视培养中医药人才,使许多著名医家脱颖而出。"金元四大家"之一的李东垣,在张元素的学术思想影响下,发《黄帝内经》之微旨,重视脾胃之盛衰,撰写出既有基础理论又有临证经验的专著《脾胃论》,创立著名的脾胃学说,被后世誉为"补土派"的代表。

明清时代,随着医事制度的不断完善,许多著名医家应势而出,使中医消化病学有了长足的进步,并呈现出两大特点:一是对消化脏腑的生理病理特点及辨证治疗有了深刻的认识,二是提出了许多新观点,如"脾阴说",从而补充了消化病学的内容,使之不断丰富。

近年来,我国中医消化界以消化病学学术发展为重点,阐明中医消化病学相关理论的科学内涵,促进中医消化病学理论和实践的创新与发展,不断丰富和完善消化病学理论。在中医学理论指导下,探索脾胃与其他脏腑功能作用的特点和规律,深入揭示脾胃与其他脏腑相互作用、相互制约、维持动态平衡的规律及调控机制;以消化病学优势病种、常见病、多发病、疑难重病为切入点,应用现代科学技术与方法,开展中医病机、证候、治法、方剂相关机制研究,探索病证发生、发展、转化的规律,探索中医药在多环节治疗过程中的原理与机制,丰富和完善病机、治法与方剂配伍理论。

二、西医消化病发展史

公元前400年,古希腊名医希波克拉底(Hippocrates)提出"体液学说",认为人体由血液、黏液、黄胆和黑胆四种体液组成,这四种体液的不同配比使人们有不同的体质。他认为医师所应医治的不仅是病还有患者,主张在治疗上注意患者的个性特征、环境因素和生活方式对患病的影响;认为阳光、空气、运动是生命的源泉,而且所有的疾病都来源于消化系统的肠道。他重视卫生饮食疗法,但也不忽视药物治疗,尤其注意对症治疗和预防。

希波克拉底去世五百年后,古罗马伟大的医生和哲学家盖伦(Claudius Galenus)系统总结了希腊医学自希波克拉底以来的成就,创立了自成体系的医学理论,奠定了西方医学的基础。他的理论是基于自己大量的解剖(动物)实践和临床实践,对人体结构和器官的功能有比较正确的描述和说明,他被后人尊称为"解剖学之王"。盖伦承袭了亚里士多德(Aristotle)的三级活力论,即认为人有生殖灵魂、感觉灵魂、理性灵魂,并将这一理论与人体解剖学、生理学相结合,提出了灵气论——认为人有自然灵气、生命灵气、动物灵气,三者分别存在于人体的消化系统、呼吸系统和神经系统里。盖伦著有《论身体各部器官功能》和《论解剖过程》,认为人体内有一个由肝脏、心脏和大脑组成的循环系统。他认为人所摄进的食物有用部分以"乳糜"形态从肠道转到肝脏,在肝脏中转为深色的静脉血。食物无用的部分则到了脾里,再变为黑胆汁。肝是生长发育的源泉,管理身体营养和生长的自然灵气就在这里准备好并注入静脉血。静脉血由它的推动者,即自然灵气,从肝脏以大体上单程的运动转到右心室。虽然这些描述不完全正确,但其对肝脏的转化功能做了初步探讨。

17—18世纪是人类历史发展的重要时期,英国实现工业革命,法国发生大革命,美国爆发独立战争。继英国完成工业革命后,西方等主要资本主义国家相继完成工业革命。18世纪,牛顿力学成为近代科学的基础,物理学、化学、天文学、数学、生物学等自然科学也都取得了巨大发展,18世纪的西医学正是在这种背景下发展起来的,并为近代西医临床医学打下了基础。1642 年,德国人维尔逊(Wilson)发现胰腺导入小肠上段的导管,从而证实胰腺向肠内分泌一种液体,这一发现推动了人们对腺器官的认识。1706—1707年,意大利病理解剖学家莫尔加尼(Giovanni Battista Morgagni)接连出版了《解剖学杂记》与《解剖学杂记别篇》,重点研究了消化道肌肉组织及胆道的构造。这是首次将尸体解剖得到的消化系统构造与临床医生的观察结合起来,架起了基础医学与临床医学之间的桥梁,引导医学寻找疾病的根源。莫尔干尼还创立了西医的器官病理学,促进了临床医学派的形成,使西医的临床医学建筑在对患者及其发病器官的检查上,而不是建筑在对经典教科书和教条主义的研究上。

19 世纪,资产阶级革命和工业革命促进了社会发展与生产关系的变革,同时对自然科学的发展起到了促进作用。1836 年,德国生理学家施旺(T. Schwann)发现胃蛋白酶,它对肉类有很强的分解作用,这是人类首次对胃蛋白酶生理作用的研究。1850—1855年,法国实验生理学家贝尔纳(Claude Bernard)发现肝脏有合成肝糖原的功能,并分离出肝糖原。19 世纪最后 30 年是细菌学时代,大多数常见致病菌在此时期内先后被发现。巴斯德研究所还研究了鸡的霍乱、牛羊炭疽病及狂犬病等,并用减弱微生物毒力的方法首先进行疫苗的研究,从而创立了经典免疫学。以后,在巴斯德研究所工作的俄国人梅契尼科夫(Elie Metchnikoff)提出了微生物间的对抗与变异的论述,并发现乳酸菌与病原菌在人肠道中相互拮抗,并用乳酸菌制剂来治疗某些肠病,这是人类首次使用益生菌治疗肠道疾病。此外,19 世纪法国生理学家马让迪(Francois Magendie)、贝尔纳和德国人穆勒(Johannes Peter Müller)先后用动物实验对神经和消化等系统进行了大量生理学研究,奠定了现代消化生理学研究的科学基础。

20 世纪以来,尤其是第二次世界大战后,基础医学得到了迅猛发展。生理、生化、病理、神经内分泌学、分子遗传学、免疫学、核医学、放射医学等研究不断深化,并且学科之间相互渗透,共同阐明了许多疾病的发病机制,研究成果也被越来越多地运用于疾病的诊断与治疗中。消化道疾病的诊治技术在日趋成熟的基础医学的推动下,也得到了长足的进步。1902 年,英国生理学家贝利斯(William Maddock Bayliss)和斯塔林(Ernest Henry Starling)发现了第一个胃肠激素——促胰液素,提示消化系统功能受全身性激素的调节。1910 年,胃肠病学家斯瓦茨(Schartz)提出“无酸无溃疡”,认为高酸分泌是消化性溃疡的重要病因。1914 年,马松(Pierre Masson)发现嗜铬细胞,并证明其具有内分泌性质。在此基础上,皮尔斯(A. Pearse)于 1916 年提出 APUD(amine precursor uptake and decarboxylation)系统的概念,认为这一系统由具有胺前体摄取和脱羧作用的神经内分泌细胞构成。APUD 系统的概念提示机体除神经系统外,还有其他调节系统。1932 年沃尔夫(Georg Wolf)和辛德勒(Rudolf Schindler)合作研制出的半曲式胃镜及 1957 年希尔朔维茨(Basil Hirschowitz)发明的第一台显微可视内窥镜极大地满足了人们对了解身体内部结构的强烈兴趣,这意味着消化内镜时代的到来。1962 年,日本胃肠道协会提出早期胃癌的概念,这一概念现已被广泛接受。1963 年,美国医学科学家斯塔兹尔(T. Starzl)进行了第一例动物的原位肝移植,四年后又进行了一例人的原位肝移植,这是世界上第一例原位肝移植手术。目前肝移植已成为终末期肝病的重要治疗手段,斯塔兹尔也因此被誉为世界肝移植之父。1963 年,美国学者布隆伯格(Baruch Blumberg)首先发现澳大利亚抗原(澳抗,Au-Ag),并在后续研究中报道澳大利亚抗原与肝炎有关,这是肝炎研究的一个重要里程碑。1968 年,美国学者麦丘恩(William McCune)成功地将内镜插入十二指肠乳头,首次施行逆行胰胆管造影术(ERCP)。1969 年,昂格尔(Roger Unger)提出"肠—胰岛轴"的概念,丰富了人们对胃肠调节机制的认识。1971 年,沃尔夫(Classen Woilff)报道了采用高频电切技术治疗胃和大肠息肉并获得成功;同年克鲁格曼(Saul Krugman)报道了用含乙肝表面抗原(HBsAg)的血清制备疫苗进行免疫预防乙肝。1972 年,英国科学家布莱克(James Black)等发明 H_2 受体拮抗剂西咪替丁,开创了消化性溃疡抗酸治疗的新时代;同年,卡尔森(G. Carlson)提出了消化间期综合肌电的完整概念,大大促进了胃肠动力学及其相关疾病的研究。1978 年,萨默斯(Jesse Summers)等发现与人乙型肝炎病毒相似的土拨鼠肝炎病毒,为人乙肝病毒的研究提供了一个良好的动物模型。后来萨默斯等在原发性肝细胞癌的基因组中找到整合的 HBV-DNA,为 HBV 致癌提供了间接依据。1980 年,迪玛诺(Di Magno)和格林(Green)首次将内镜、超声组合成为超声胃镜,为判断消化道肿瘤的浸润深度、周围脏器的侵犯情况、淋巴结累及状况及黏膜下肿瘤的性质提供了条件。1982 年,第一个质子泵抑制剂奥美拉唑在欧洲上市,这仍然是目前消化性溃疡治疗中抑酸作用最强的药物。1983 年,艾琳(Welch Allyn)公司发明了电子胃镜,这是继纤维内镜后内镜发展史上的又一里程碑;同年,澳大利亚科学家马歇尔(Barry Marshall)和沃伦(Robin Warren)发现幽门螺杆菌(Helicobacter pylori,Hp),其后一系列的流行病学、基础研究以及临床资料均显示幽门螺杆菌是胃十二指肠炎症和消化性溃疡的重要病因,还与胃癌及胃黏膜相关淋巴组织淋巴瘤密切相关。这一发现极大地推动了消化病病因学、预防与治疗学的进展,是消化病学史上的又一里程碑事件。1988 年,美国凯龙(Chiron)公司采用分子生物学技术发现丙型肝炎病毒,在方法学上实现了研究感染性疾病的新突破。1990 年,费伦(Eric R. Fearon)和沃格尔斯坦(Bert Vogelstein)等在认识结肠癌发生的分子机制方面做出了重大贡献。1990 年,美国启动人类基因组计划,包括中国在内的全球许多国家参与其中,该计划对 21 世纪生命科学的发展产生了深远影响,也对包括消化病学在内的所有临床学科的发展产生了巨大推动作用。

　　总而言之,20 世纪是消化系统疾病研究取得重大进展的百年。其中,幽门螺杆菌的发现、胃肠道病理生理的深入研究及相关药物的研发为消化系统疾病的诊断与防治带来了巨大变革;20 世纪中叶以来,随着病理学、分子生物学的发展,人们对消化系统疾病的研究已深入到分子水平,这为消化道疾病的诊治提供了新的手段;免疫抑制剂的研发推动了消化器官(肝、小肠和胰腺)移植术的发展;近年来,由于分子生物学的飞速发展,包括基因测序、分子克隆、转基因技术、聚合酶链式反应技术在内的一系列技术手段极大丰富了消化系统疾病病因和发病机制诊断、治疗的研究手段与方法。

第二节　消化病学的里程碑事件

一、幽门螺杆菌的发现

有人将幽门螺杆菌的发现称为消化内科革命性的进展,幽门螺杆菌的发现使人们对一些消化性溃疡有了一个全新的认识,也使该病能够得到根治。不过,发现它的只是两个普通的医者——马歇尔和沃伦。

1980 年的一天晚上,在澳大利亚的皇家佩斯医院,病理科医生沃伦像往常一样进行病理标本的检查。他正在电子显微镜下观察一块胃黏膜标本。根据病史描述,这位患者在进行胃镜检查时发现胃窦部有一处米粒大小的溃疡,于是内镜医生就在溃疡周边取了黏膜组织进行常规病理检查。送检医生本来只是为了排除胃部的癌变,但沃伦仔细观察发现在胃黏膜标本中有一种奇怪的"蓝色曲线"——这是一种以前从未见过的细菌。

沃伦的优点是善于发现看似不起眼的现象。在之前的一段时间里,他通过对很多胃黏膜标本的观察,已经发现这些标本"与众不同——螺旋状细菌"。此时,他再次通过电子显微镜很清晰地看到了螺旋状细菌。其实早在 1893 年意大利学者比左泽罗(Bizzozero)就通过显微镜证实哺乳动物胃内存在螺旋体样微生物定居;1906 年,克里尼茨(Krienitz)和卢格尔(Luger)在解剖的人体内首次发现了人胃内有螺旋体微生物定居。一个大胆的设想在沃伦脑中呈现,难道螺旋状细菌是导致胃炎或胃溃疡的罪魁祸首?第二天一早,沃伦就迫不及待地将自己的研究发现告诉同事,而沃伦的同事们则认为这是标本污染造成的。

沃伦的观点虽然被大家漠视,但同样来自皇家佩斯医院的胃肠病科医生马歇尔竟然觉得沃伦的观点很有道理,他决定和沃伦合作揭开其中的"奥秘"。他们收集了 100 例胃及十二指肠溃疡患者的黏膜标本,其中细菌阳性样本接近 90%。为了进一步说明问题,两人首先对这些细菌进行体外分离培养。遗憾的是,他们在很长一段时间内未获得有意义的突破。当 34 个培养皿没有培养成功后,马歇尔显得有些沮丧,甚至有了放弃的想法。转眼到了 1982 年的复活节,因为节日假期,马歇尔没有去微生物室观察细菌生长情况。五天后,当马歇尔再次回到微生物实验室时惊奇地发现培养基上长满了菌落。通过后续的一系列研究,沃伦和马歇尔这才发现,这种未知细菌最佳培养周期是五天,而之前的 34个标本,每一个标本的培养周期都只有两天。若不是因为复活节放假,他们可能再次与真理擦肩而过。

沃伦和马歇尔发现的这一种细菌其实是一种呈 S 形、U 形或弧形的革兰氏阴性微需氧细菌,由于该菌在光学显微镜下的形态及 DNA 中鸟嘌呤和胞嘧啶的含量与弯曲杆菌相似,所以两人将其称为未鉴定的弯曲杆菌。他们将自己的发现写成了论文,并提出了胃溃疡和胃癌是由这种细菌引起的假说。但这一假说并未获得认可。当时这一假说直接挑战了主流观点,也因此屡遭拒稿。在很多医学教授眼里,就算分离出细菌,也不能肯定说明这种细菌就是导致胃炎或胃溃疡的罪魁祸首。面对质疑,这次沃伦和马歇尔没有放弃,而是继续寻找新的证据。

1984 年 7 月,马歇尔决定亲自吞服细菌以验证假说。吞服细菌前,马歇尔接受了痛苦的胃镜检查,并从胃和十二指肠各自取了黏膜进行组织学检查与细菌培养,证明他并无胃肠道疾病及弯曲杆菌感染。之后,他喝下了含有数以亿计细菌的培养液。接下来的日子里,马歇尔每天无时不在关注着自己的胃。第五天的时候,他"如愿以偿"地得了胃炎。第十天时,马歇尔再次接受胃镜检查,发现他原本健康的胃出现了急性胃炎的改变,胃黏膜出现了充血水肿;组织学检查显示固有层和黏膜表层有大量中性粒细胞浸润;细菌培养则进一步证实马歇尔感染了这种弯曲杆菌。随后马歇尔口服抗生素治疗,他的临床症状得到了完全缓解,细菌感染亦被根除。至此,马歇尔和沃伦终于有效证明了弯曲杆菌是导致胃炎或胃溃疡的罪魁祸首,他与沃伦合著的正式论文终于发表在《柳叶刀》杂志上,随即引起轰动。

1987 年,沃伦和马歇尔发现的未鉴定的弯曲杆菌正式被命名为幽门弯曲杆菌,并归入弯曲菌属。但随后的研究进一步证明,该菌的超微结构和脂肪酸组成与弯曲杆菌属有很大不同。1989 年,幽门弯曲杆菌正式易名为幽门螺杆菌,并得到了国际医学界的广泛认可。1994 年,美国国立卫生研究院召开了一次大会,正式确定幽门螺杆菌为消化性溃疡的元凶。90%以上的十二指肠溃疡和 80%以上的胃溃疡均由幽门螺杆菌引起。2005 年 10 月 3 日,诺贝尔委员会宣布,马歇尔和沃伦共同获得 2005 年度诺贝尔医学奖或生理学奖。

马歇尔和沃伦这两位伟大的科学家通过对真理的不懈追求发现了导致消化性溃疡的罪魁祸首——幽门螺杆菌,革命性地改变了人们对这些疾病的认识和治疗。

二、乙肝表面抗原的发现

病毒性肝炎是最常见的传染性疾病之一,在全世界范围内,每年有 1 500 万人死于肝炎。公元前 2000 年就有肝炎流行的记录。这一疾病很早就被视为具有传染性,因为它常发生于人口密度大、卫生条件差的地区,直到二战前它的传播方式仍然是个谜。1947 年,专门从事肝脏疾病研究的英国医生麦卡勒姆(F. O. MacCallam)通过对当时"不明原因肝病"志愿者的研究,推测患者血液当中可能含有引起"不明原因肝病"的物质,提出"不明原因肝病"可能源于血液传播的假设。

20 世纪 60 年代,美国费城布隆伯格教授正致力于遗传学、不同人群的疾病遗传易感性和多态性的系统研究。当时的观点认为,大量输血的患者常会针对供体血液中的"多态性血浆蛋白"产生抗体,因而布隆伯格设想,通过琼脂胶双向扩散法,这些患者的血液样本可作为标志物,用于鉴定不同人群的遗传多态性和疾病易感性。

1963 年,当布隆伯格和他的同事将有输血史的血友病患者血清与另一份血清混合反应时,出现了一条与往常不同的沉淀条带,进一步染色结果提示这种血清抗体发生反应的物质是一种蛋白,而并非以往所见的脂蛋白。由于这份被测血清来源于一位澳大利亚原住民,因此布隆伯格将其命名为"澳大利亚抗原"。之后,布隆伯格和他同事的另一研究显示,在有大量输血史的地中海贫血、血友病和白血病患者中澳抗阳性率较高,分别为2.4%、5%和9%;而唐氏综合征患者澳抗阳性率更高,为29.8%。此外,他们首次提到了病毒性肝炎患者,其澳抗阳性率为10.4%。鉴于澳抗在唐氏综合征、白血病和肝炎患者中的高阳性率,布隆伯格尝试把三者联系起来,首次提出:澳抗与肝炎的潜在联系——澳抗可能是引起肝炎的原因之一;血友病患者澳抗阳性率高,可能是由输血传播的病毒所致;唐氏综合征患者中肝炎常见,可能是导致其澳抗阳性率高的原因。惊讶于澳抗在唐氏综合征患者中的高阳性率,布隆伯格和他的同事针对唐氏综合征的患者群体进行研究。他们发现,对比小型收容所或未在家中生活的患者,大型收容机构的唐氏综合征患者澳抗阳性率较高,分别为1.5%与27.7%。同时,他们还发现了澳抗阳性与丙氨酸转氨酶升高之间的关系,以及其与活检中肝细胞炎症的关系。至此,布隆伯格认为环境因素可能是最好的解释——澳抗可能是一种感染性物质(可能为一种病毒),常累及肝脏,经频繁亲密接触传播。这种理论同时也解释了澳抗的家族聚集性。同时,更多的研究者们开始认为澳抗可能与肝炎相关,更多的研究结果也陆续发表。1970 年,伦敦米德尔塞克斯医院的医生丹恩(D. S. Dane)用电子显微镜发现了澳抗阳性患者血样中的乙肝病毒颗粒——电子显微镜下患者血中 HBV 的双层衣壳病毒颗粒,为了纪念这位科学家,人们将病毒颗粒称为丹恩颗粒。至此,乙肝表面抗原被人们完全发现,它的发现改变了人们对不明原因肝炎的认识。

三、第一个质子泵抑制剂——奥美拉唑的诞生历程

胃酸对维持消化道功能具有重要作用,包括蛋白质的消化、钙铁等微量元素的吸收以及防止细菌感染。然而,过高的胃酸水平却是反流性食管炎及消化性溃疡发生的基础。在质子泵抑制剂诞生之前,反流性食管炎与消化性溃疡的常见症状胃部灼热、疼痛、反酸、嗳气等主要的治疗方案是服用抗酸剂中和过量的胃酸,但这只能暂时缓解症状,长期反复使用还会发生一些不良反应。因此医学界长期以来一直期望实现对胃酸分泌的药理学控制。

阿斯特拉公司早在 1967 年就开始了对胃酸分泌抑制剂的研究工作。当时可供选择的药物有十余种,实验方法是选用有胃瘘的狗进行药物测试。首选药物是 CMN131(一种抗病毒药物),它有强抑酸作用,但对肝脏有较大毒性。后经反复改良,在保留其抑酸作用的同时减轻了其肝脏毒性,得到了奥美拉唑的前体药物替莫拉唑。替莫拉唑的大体结构与奥美拉唑相似,但前者对甲状腺有较强毒性,不但使甲状腺对碘的摄取减少,而且使甲状腺的形态发生改变,所以不能进行临床试验。在对替莫拉唑的两个基团进行改造后,1977 年得到了吡哌唑酮,其抑酸作用比替莫拉唑强 10 倍,同时避免了替莫拉唑的毒副作用。吡哌唑酮是第一个进行临床试验的质子泵抑制剂,也是当时最有效的抑酸剂。科学家对吡哌唑酮进行进一步改进后,得到了化合物 H159/69,其抑酸水平进一步提高,但缺点是药效不够稳定。经过不断改进,1979 年终于合成了化合物 H168/68,后被命名为奥

美拉唑,它不但与 H159/69 同样有效,而且非常稳定。动物实验证实奥美拉唑是在大鼠和犬体内最有效的胃酸分泌抑制剂,而且不影响甲状腺摄碘,不会诱发胸腺萎缩和坏死性血管炎,同时也没有在初步安全性评价中出现其他严重不良事件。阿斯特拉公司于 1980年提交奥美拉唑新药申请,并于 1982 年进入临床试验。

众所周知,胃酸分泌的最后步骤是胃壁细胞内质子泵($H^+ - K^+ - ATP$ 酶)驱动细胞内 H^+ 与小管内 K^+ 交换,奥美拉唑可以和胃壁细胞内质子泵($H^+ - K^+ - ATP$ 酶)共价结合,直接抑制酸泵,因此它能更彻底地抑制胃酸分泌。奥美拉唑是世界上第一个应用于临床的质子泵抑制剂。1988 年上市后,它由于抑酸作用强、持续时间长、有高度选择性,临床观察显示能更快地缓解疼痛,更快地使溃疡愈合,因此成为消化性溃疡、反流性食管病和幽门螺杆菌感染等疾病治疗的首选药物,被誉为"酸相关性疾病治疗的金标准"。但是科学家并没有满足于奥美拉唑成功的现状,而是积极开发后续产品,希望获得一种在不同个体中抑酸效果变异度更小、生物利用度更高的抑酸药物。目前已开发出雷贝拉唑、兰索拉唑、潘妥拉唑、艾司奥美拉唑等不同类型的质子泵抑制剂,这些药物的问世进一步改善了酸相关疾病的治疗效果。

四、DAA 类药的发现——丙肝治疗的革命性变化

慢性丙型肝炎(CHC)是世界重大公共卫生问题之一。丙肝病毒(HCV)是一类 RNA病毒,具有较高的变异率,呈全球流行态势,是导致肝硬化和肝癌的主要病因之一。2006年全国血清流行病学调查显示,我国 1—59 岁人群 HCV 感染率为 0.43%,总人数约1 000 万例。

2014 年 WHO 的统计数据表明,大约 20% 的 HCV 感染者患有自限性急性肝炎,其余患者体内病毒未被清除,则呈现出慢性 HCV 感染状态,部分患者最终进展至 HCV 相关性肝硬化、肝癌;由于 HCV 感染后可在人体内迅速变异并产生具有异质性的病毒变种群以逃避宿主的免疫清除,从而在体内持久存在。因此,想要治愈 HCV 感染极具挑战性。在 2013 年直接抗病毒药物(DAA)问世以前,所有的 HCV 感染均使用标准的抗HCV 的疗法,即用聚乙二醇化干扰素-α(IFN-α)联合利巴韦林进行为期一年的治疗,缺点是有效率低、副作用大等,而且有很多治疗的禁忌症(如失代偿期肝硬化,妊娠或短期内有妊娠计划,具有精神分裂症或严重抑郁症等精神病史、未控制的甲状腺疾病、未控制的自身免疫性疾病等),因此很多 HCV 感染患者未能获得有效治疗。

DAA 的出现带来了丙肝治疗的革命性改变。2011 年 5 月,两种直接抗 HCV 药物在美国和欧洲陆续被批准上市。从 2017 年开始,相继有多个 DAA 在我国获批、上市,改写了我国丙肝治疗格局。2017 年 4 月,原国家食药监总局批准两款进口药——盐酸达拉他韦片和阿舒瑞韦软胶囊上市,用于成人基因 1b 型慢性丙型肝炎的联合治疗。这也是全口服直接抗丙肝病毒药物在国内首次获批。DAA 药物治疗方案疗程短,可将原方案的 48周缩短至约 12—24 周,服用方式也更为便捷,且副作用小。此外,DAA 药物治疗方案的疗效更明显,平均治愈率可以达到 90% 以上,且适用人群也更加广泛,如干扰素不耐受、

肝硬化等不适合联合疗法的患者,均可使用 DAA 药物治疗。2015 年 10 月,中华医学会肝病学分会和感染病学分会共同发布的《丙型肝炎防治指南(2015 更新版)》中将 DAA 类药物纳入了相关推荐。

DAA 类药物对于丙肝治疗带来的具体变化主要包括以下几个方面:一是丙肝治疗目标改变。原来是为了降低和清除丙肝病毒,降低肝硬化、肝癌的发生,提高生活质量;现在的目标更宽、更高。新的治疗方案能够减少肝硬化失代偿对于肝移植的需求,延长患者需要移植时间。二是相较于传统疗法,DAA 的禁忌症少,治疗适应证变广,因此对聚乙二醇化干扰素联合利巴韦林存在禁忌症的患者,基本上均可使用 DAA 治疗。三是对于初治和经治患者不存在疗效差异。四是治愈率大幅度提高,平均治愈率可以达到 90% 以上。总而言之,DAA 类药物的应用给丙肝治疗带来革命性改变。

五、消化内镜的发明

消化内镜的发明与应用是近现代胃肠病学的重大突破,先后经历了硬式内镜、半可屈式内镜、纤维内镜、电子内镜和超声内镜(endoscopic ultrasound,EUS)四代变革。近年来,消化内镜技术进入了更为迅速地发展阶段。

1804 年,德国医生博齐尼(Philip Bozzini)首先提出了内镜的设想,并于 1807 年首先创制出世界上第一台金属管式直肠镜,利用烛光照明观察直肠腔。1853 年,法国医生德索尔莫(Desormeaux)采用燃油灯反射照明来提高亮度,更为清楚地观察到直肠、尿道、子宫等器官。1868 年,德国人库斯莫尔(Adolph Kussmaul)受到艺人吞剑表演的启发,将直的金属管插入人的胃内来观察胃腔,试制出第一台硬质管式内镜。1932 年,沃尔夫和辛德勒合作研制成功第一台真正意义上的半曲式胃镜,即 Wolf-Schindler 式胃镜,它的创制开辟了胃镜检查术的新纪元。1948 年,本尼迪克特(Benedict)在胃镜镜身内安装了活检通道,进一步提高了胃镜在临床应用中的诊断价值。1957 年,希尔朔维茨制成了第一台纤维胃十二指肠镜,从而开启了纤维光学内镜的新篇章。20 世纪 60 年代后,日本和美国的科学家对初期的纤维胃镜进行了多方面的改进,使得纤维胃镜视野光亮度增加、视野角度扩大、胃镜远端多方向弯曲的控制能力增强,并增加了活检和治疗管道等,使上消化道可在一次内镜检查中全部被窥见,更具临床实用性。

1983 年,美国韦尔奇·艾琳公司研制并应用微型图像传感代替光导纤维成为电子内镜的图像传导系统,宣告了电子内镜的诞生,实现了内镜发展史上又一次飞跃。电子内镜传导图像的机制与传统的内镜完全不同,通过视频处理可对图像进行一系列加工处理并可将图像进行贮存和再生。电子内镜的显像更加真实,清晰度更高,为诊断和治疗创造了良好条件,极大地推动了消化内科的临床和科研工作。国外学者将电子内镜看作消化内科发展史的第三个里程碑。1980 年,美国科学家迪玛诺将内镜、超声探测仪联合装置——超声内镜应用于消化领域,其迅速发展为一种成熟的内镜诊断技术。

以色列科研人员于 2000 年 8 月底研制成功一种胶囊型内镜,大小为 27 毫米×11 毫米,照明时间长达 8 小时。胶囊内镜的问世是内镜史上杰出的技术突破。该胶囊由微型摄像镜头、发光管、电池和微芯片组成,属一次性用品,从口腔吞入后随胃肠蠕动而移动,将不同部位的内镜图像发送到绑存于患者腰际的无线感应接收器,通过电脑贮存与分析,能比较清晰地看到胃、小肠乃至结肠的内镜图像。由于小肠一直以来是传统内镜检查的"盲区",因此胶囊内镜的问世对小肠疾病的诊断意义重大。

近年来,微创理念在医学领域的不断深入,使消化内镜技术的发展处于新的转折点。1998 年,美国医学界基于外科手术对微创化和体表无瘢痕的不断追求,首先提出了内镜经自然腔道穿出空腔脏器外进行腹腔手术(NOTES)的理念,随后"阿波罗"小组开始对此手术进行初期研究,并进行相关动物实验。2007 年,我国学者李闻率先开展了 NOTES 动物实验,进行相关腹部手术,包括腹腔探查、肝脏活检、胆囊切除等。随着大量动物实验的成功开展,NOTES 在临床应用的相关报道层出不穷。

新中国成立后,在极其艰难的条件下,一大批医务工作者艰苦奋斗,带领我国消化内镜事业不断发展。1950 年 10 月 22 日,时任兰州大学医学院附属医院院长的杨英福教授开展了中国第一台半曲式软胃镜检查,开创了我国消化内镜事业的先河。20 世纪六七十年代,纤维内镜引进我国,一批大型医院相继建立胃镜室。70 年代,南方医院周殿元教授在国内率先开展纤维结肠镜检查技术。1973 年,北京协和医院陈敏章教授率先开展内镜下逆行胰胆管造影术(ERCP)。80 年代末,北京大学第三医院林三仁教授和北京大学第一医院张齐联教授率先报道超声内镜诊断上消化道和胆胰疾病。随着我国消化内镜事业的蓬勃发展,成立专门学术团体也逐渐提上日程。1980 年,中华消化病学会成立。1984 年,中华消化病学会召开"第一届全国消化系内窥镜学术讨论会",筹备成立消化内镜学组。1985 年,消化内镜学组在上海正式成立。消化内镜学组的成立标志着中国消化内镜专业学术团体的诞生。当前,消化内镜领域已进入精确诊疗、微创诊疗时代。

六、ERCP 技术的临床应用

ERCP 即内镜下逆行胰胆管造影,是一种经由十二指肠乳头对肝胆胰系统疾病进行微创的诊治方法。1968 年,乔治华盛顿大学的麦丘恩利用侧视纤维十二指肠镜完成了十二指肠乳头的首次插管。麦丘恩及同事组装了一组内窥镜下胆胰管插入装置,在纤维十二指肠镜上放置了导管,并在内镜直视下利用球囊首次对十二指肠乳头进行插管,但当时的插管成功率仅为 25%。1970 年,日本学者对该装置进行了进一步的研究和改进,报道了 60 例成功的 ERCP 操作经验,使 ERCP 逐渐广泛应用于临床,成为胆胰疾病的重要诊断技术。正是这些先驱者的不断创新和探索,才奠定了今日 ERCP 技术的应用基础。

ERCP 技术在问世早期仅仅作为一种辅助诊断技术,操作者通过注射造影剂了解胆胰管内的病变情况。此后,临床医生开始尝试通过 ERCP 进行治疗性操作。1970 年,德国的苏亨德拉(Nib Soehendra)教授设计了第一个塑料胆道支架,内镜逆行胆管内引流术(ERBD)也第一次被报道用于胆道梗阻性疾病的治疗。1974 年,德国学者沃尔夫报道了内镜下括约肌切开术(EST),该项技术解决了 oddis 括约肌对各类操作器械的出入阻碍这一难题。1975 年,齐蒙(Zirnmon)报道了球囊导管取石。1982 年,黎曼(Riemann)报道机械碎石,同年斯塔里茨(M. Staritz)报道了内镜下乳头气囊扩张术(EPBD)作为 EST 的替代方法,ERCP 逐渐成为胆总管结石的一线治疗方法。在我国,于中麟、曾焕章教授也于 1983 年首次报道了这项技术的运用。1983 年,西格尔(Seigle)率先使用塑料支架治疗胰管阻塞性疾病。1985 年,卡拉斯科(C. Humberto Carrasco)首次尝试将用于血管的金属支架放置于胆管,开创了可膨胀金属支架在胆管狭窄治疗中的应用。此后,用于治疗胰头癌所致胰管梗阻的可膨胀金属支架得到越来越广泛的临床应用。

随着内窥镜设备的不断发展,由传统 ERCP 衍生出的各类操作也越来越丰富多样。1971 年通过内镜下胰液采集和分子生物学检查技术的出现,大大提高了胰腺疾病鉴别诊断的准确性。1975 年胆胰管细胞刷检的出现进一步提高了胆胰疾病的诊断敏感性。20 世纪 80 和 90 年代,先后出现了内镜下鼻胰管引流(EPBD)、经口胆道镜、经口胰腺镜、内镜下逆行胆囊插管造影等新技术。近年来,随着腔内超声技术的发展,出现了胰胆管内的腔内超声检查技术(intraductal ultrasonography, IDUS)。该技术弥补了 ERCP 仅能观察管腔形态而不能观察壁内或实质内病变的缺陷。2007 年问世的 spyglass 子镜光纤直视系统可以进入胆胰管腔,观察狭窄部分的表面结构,在直视下进行活检,大大提高了活检的阳性检出率,对一些少见的胆胰管病变可作出准确的诊断。由于对疾病认识水平的不断提高及内镜诊治技术的不断创新,新的检查治疗方法也层出不穷,新一代的 ERCP 诊疗技术如共聚焦激光显微内镜、光动力学疗法、内镜下射频消融术等已经逐步在临床应用。展望未来,ERCP 在胆胰疾病的诊治将继续扮演举足轻重的作用。

七、肝移植之路

器官移植被称为“21 世纪医学之巅”,是人类及医学家的夙愿。肝脏移植作为大器官移植之一,由于移植器官功能复杂、手术难度大、学科涉及面广、术后管理困难等因素,已被公认为一个国家、一个单位医学总体水平高低的标志。自 20 世纪 50 年代以来,肝脏移植经历了实验研究、临床应用、发展推广、成熟的漫长而艰辛的过程。

1955 年,韦尔奇(Stuart Welch)等首先施行了狗的同种异体异位肝移植。1959 年,摩尔(Francis D. Moore)等首次施行了狗的同种异体原位肝移植,开创了肝移植的实验研究先河,并逐渐形成了一套切实可行的手术方式和技术,为临床肝移植奠定了基础。

世界上第一例肝移植是由肝移植之父、美国的斯塔兹尔教授于 1963 年完成的。1963 年 3 月 1 日,斯塔兹尔施行了第一例人类肝移植,患者为一先天性胆管闭锁的 3 岁儿童,但术后不久即死亡。在此后的四年里,斯塔兹尔一共进行了七例人类肝移植术,由于当时供肝保存技术落后、缺乏强有力的免疫抑制剂及手术操作技术水平等因素的限制,这七名患者中存活时间最长的只有 23 天。第一例儿童活体肝移植于 1988 年 12 月 8 日由巴西圣保罗医科大学的拉亚(Raia)医生完成。患者为一名 4 岁半的女童,原发病为先天性胆道闭锁症;供体为患儿 23 岁的母亲。移植后患儿出现严重的溶血反应,于术后第六日死于肾功能衰竭,但供体恢复良好。

1989 年 7 月 21 日,拉亚医生又实施世界上第二例活体肝部分移植术,受体为 19 个月的女性幼儿,原发病为先天性肝内胆管扩张症和肝纤维化症,供体为42岁的男性志愿者,手术历时16小时。术后第四天受体出现严重的急性排斥反应,术后第24天胆汁排泄完全消失,不久死于肝功能衰竭。而与此同时,1989年7月,澳大利亚斯特朗(Strong)医生开展了全球第三例活体肝部分移植术,并获得成功。

20世纪90年代,全球肝移植进入成熟阶段,具体体现在以下几方面:一是新的强力免疫抑制剂如FK506、雷帕霉素等的研制成功,使急慢性排异反应率进一步下降,移植肝的长期存活率上升;二是新的长效保存液如HTK等的成功开发,解决了供体器官的保存时间问题;三是新的肝移植术式不断涌现,如减体积肝移植、活体部分肝移植、劈离式肝移植、背驮式肝移植等,同时还出现肝肾、肝心、肝肠等多器官移植。

我国肝移植的发展亦经历了一个漫长、曲折的过程。1973年,同济医科大学附属同济医院器官移植研究所率先开始在国内开展了犬同种原位肝移植基础研究。1977年,上海第二医科大学附属瑞金医院和同济医科大学附属同济医院器官移植研究所相继开展了我国的第一、第二例肝脏移植。1984—1990年,由于供体缺乏、费用昂贵和预后不佳等多种原因,中国肝移植经历了很长时间的停滞。

20世纪90年代,由于国际上肝移植进展迅速,随着对手术适应证及手术时机选择的新认识、手术方式的改进、安全有效的免疫抑制药物的开发及肝移植围手术期治疗等方面的综合进展,肝移植在全世界步入成熟期。我国学者受世界肝移植进步的影响,自1991年至1998年掀起了肝移植的第二个高潮,共有22个单位施行了72例临床肝移植,但仅13例成功,治疗效果仍然不佳。自1999年起,我国肝移植才开始逐渐步入成熟期。全国开展肝移植的单位逐年增多,肝移植例数逐渐扩大,并在许多方面取得了国际瞩目的成就。如南京医科大学附属第一医院于1995年完成国内首例亲体肝移植;上海长征医院丁国善教授团队于1996年完成了我国首例儿童肝移植;四川大学华西医院于2000年11月施行了国际上首例肝内胆管结石患者的肝移植,于2002年4月施行了国际上海拔最高地区(西藏)肝移植,于2003年2月施行了国内首例腔门静脉半转位术;2001年7月,上海瑞金医院的彭承宏教授团队实施了国内首例劈离式肝移植;天津市第一中心医院东方器官移植中心的沈中阳教授团队,分别于1999年、2000年、2005年开展了我国首例再次肝移植、首例减体积肝移植、首例多米诺肝移植。进入21世纪,我国肝移植步入了飞速发展的临床应用阶段,移植数量逐年翻倍增长;肝移植已成为终末期肝病的重要治疗手段,术后生存率接近国外先进水平,并在手术适应证的拓展、手术技术的创新、术后管理的规范化等方面,做出了积极探索。

八、粪菌移植技术的临床应用

人的肠道微生态系统非常复杂,一个健康人的肠道内存在1 000—1 150种细菌,总数达到100万亿个左右,是人体细胞的10倍。正常的肠道菌群在机体防御感染、维护正常肠道屏障、免疫、代谢和营养等方面发挥重要的生理功能。肠道菌群的多样性受遗传、饮食、年龄、环境、地域差异和抗生素使用等因素的影响。研究发现,肠道菌群紊乱与多种肠道和肠道外疾病相关。

2500 年前,被西方尊为"医学之父"的希波克拉底曾经说过"万病之源起于肠"。无独有偶,我国传统医学也早有"粪毒入血,百病峰起"的说法。300—400 年,东晋名医葛洪在《肘后备急方》中记载,用人粪汁治疗食物中毒、腹泻、发热并濒临死亡的患者,述"饮粪汁一升,即活",可见粪菌移植或有奇效。用人粪便治疗多种消化道疾病在明朝达到极致。李时珍所著《本草纲目》中记载的用人粪治病的疗方达二十多种。

现代医学中粪菌移植的故事最早可追溯到 1958 年——美国科罗拉多州的外科医生本·艾斯曼(Ben Eiseman)及其同事对四名患有严重伪膜性肠炎的患者实施粪便移植。1978 年以后,艰难梭菌感染(Clostridium Difficile Infection,CDI)被认为是腹泻和伪膜性肠炎的元凶,并与抗生素的使用密切相关,用粪菌移植因此逐渐得到重视。2012 年,粪菌移植被尝试用于治疗肠道复发性艰难梭菌感染并且大获成功,这个令人振奋的医学发现发表在《新英格兰医学杂志》(The New England Journal of Medicine)上,被列为 2012 年的胃肠病学十大进展之一,引发了学界对粪菌移植治疗相关疾病的重新关注。

2013 年初,美国华盛顿大学苏拉威茨(Christina M. Surawicz)教授领衔的合作组将粪菌移植写入临床指南用于艰难梭菌的治疗,这在粪菌移植治疗史上具有里程碑的意义。2013 年 5 月,美国将粪菌移植纳入研究型新药管理,并于 2016 年 3 月批准收费代码,部分保险公司已将该项目纳入保险范围。英国于 2014 年成立了粪菌移植基金会,用于支持相关的临床研究。在我国,2013 年,南京医科大学附属第二医院张发明教授首次应用粪菌移植第一例非难治性炎症性肠病获得成功,其 2015 年报道的单次粪菌移植治疗 30 例难治性克罗恩病的研究显示,一个月的有效率和缓解率分别达到 86.7% 和 76.7%。2013 年,江苏省首先在全国批准将粪菌移植纳入正式收费项目,这对于将粪菌移植从有限开展的研究层面推向常规治疗奠定了至关重要的基础。

迄今,已经有大量临床研究报道利用粪菌移植治疗多种疾病,包括艰难梭菌、慢性便秘与炎症性肠病等胃肠道疾病,肥胖,代谢综合征,以及自身免疫性疾病、肠道过敏性疾病、老年性疾病等。随着饮食结构及生活方式的改变,近年来肥胖症(Obesity)、溃疡性结肠炎(Ulcerative Colitis,UC)、克罗恩病(Crohn's Disease,CD)、艰难梭菌感染在我国的发病率越来越高,部分患者对常规治疗反应不佳,对患者身体健康造成严重影响,并降低了生活质量。越来越多的研究发现肠道微生态失调与上述疾病的发生发展有密切关系。肥胖者接受"瘦"捐助者的粪菌后改善了胰岛素敏感性,增加了肠道菌群的多样性。荟萃分析研究表明,对 122 例炎性肠病(IBD)患者(包括 79 例 UC、39 例 CD 和 4 例未分型)进行粪菌移植后,45% 的患者临床症状缓解。德雷克尼亚(Dimitri Drekonja)等通过系统回顾研究表明,粪菌移植治愈复发性 CDI、难治性 CDI 的成功率分别是 85% 和 55%。基于国外杂志报道、中国菌群移植平台登记病例及南京医科大学第二附属医院张发明团队迄今所治疗的 4 000 余例病例的经验,不少与肠道疾病合并存在的肺炎、哮喘、肝病、糖尿病、皮肤病、自闭症、睡眠障碍等合并症,多数能通过重建肠道菌群获得缓解甚至治愈。

第三节 消化病学的进展与热点

一、消化系统疾病谱的变化——新的研究热点

随着我国经济的不断发展、生活水平提高和生活方式的改变,一些原来在西方国家的常见病,如胃食管反流病、功能性胃肠病、炎症性肠病、酒精性和非酒精性肝病在我国发病率逐年增高。消化系统恶性肿瘤如肝癌、胃癌发病率依然居高不下,结肠癌和胰腺癌又不断增加。随着检测技术的提高,早期肿瘤检出率虽然增加,但仍缺乏能进行早期诊断的特异性生物指标和有效的根治方法。这些都是医学界应深入研究的新热点。

二、消化道内镜的进展——从诊断发展为微创治疗

20世纪50年代,消化内镜进入较为实用的阶段,消化内镜技术的推广应用对消化系统疾病的诊疗产生了深远影响。消化内镜技术已从单纯的诊断工具发展成为微创治疗的重要手段,进一步提高了诊断水平,并为相关疾病临床研究提供了病理组织学及分子生物学信息,使人们对相关疾病的认识大大加深。我国部分消化内镜技术已接近或达到国际领先水平。放大内镜、共聚焦内镜、染色内镜的推广,极大提高了消化道早癌的检出率;内镜黏膜下剥离术、内镜下黏膜切除术、经口内镜下肌层切开术、内镜经自然腔道穿出空腔脏器外进行腹腔手术等技术日趋成熟,并在国际上首创内镜下隧道切除技术;国际上开创磁控胶囊内镜检查技术,实现胃病无痛检查;大力发展ERCP、超声内镜技术,全球首创多种介入治疗技术,实现胆胰疾病的微创诊治。近年来,我国消化内镜相关学术成果被国际同行广泛认可并写入了国际指南。

三、针对病因或发病环节的治疗——改变疾病的自然病程

(一)幽门螺杆菌的发现和研究

经过几十年的研究,现已确认幽门螺杆菌是慢性胃炎和消化性溃疡的主要病因,同时也是胃癌确定的高危因素、胃黏膜相关淋巴组织淋巴瘤(MALT lymphoma)的重要病因。研究人员通过大量临床试验已总结出根除幽门螺杆菌的有效疗法,根除幽门螺杆菌可使消化性溃疡的复发率由以往的70%—80%下降到10%以下。因而,以往被认为是终生疾病的消化性溃疡已有可能被彻底治愈。同时,幽门螺杆菌感染的预防及治疗已被认为是胃癌预防的重要策略之一。

(二)慢性病毒性肝炎抗病毒药物

病毒性肝炎的流行对生命、社会经济和卫生系统均造成了沉重负担,近年来,乙肝及丙肝的抗病毒药物研究方面取得了突飞猛进的进展。乙肝抗病毒药物的治疗效果已经有了很大提高,目前成熟的药物有普通α-干扰素、长效干扰素及5种核苷(酸)类似物(富马酸替诺福韦酯、恩替卡韦、替比夫定、阿德福韦酯、拉米夫定)。此外,还有很多处于临床前

及临床试验阶段的药物,如针对乙肝病毒进入肝细胞这一过程的药物、cccDNA 抑制剂、抑制病毒 mRNA 表达药物、针对病毒组装的制剂、治疗性疫苗等。一旦研制成功,有望达到慢性乙肝病毒感染的彻底治愈。2016 年,我国慢性乙肝指南将治疗目标定为尽可能追求"停药后 HBsAg 持久阴性、cccDNA 检测不到、伴或不伴抗 HBs 阳性、HBV-DNA 细胞内基因组整合序列清除"。相信经过基础医学及临床医学工作者的不断努力,治愈乙肝的那一天终会到来。

DAA 类药物的出现对丙肝治疗具有划时代意义,高效且耐受性良好的 12 周口服治疗方案有很高的治愈率,这一进展已经彻底改变了慢性丙肝治疗的困境。

（三）生物制剂与分子靶向治疗

生物类制剂的问世(如英夫利昔单抗、阿达木单抗)提高了克罗恩病的疗效;肿瘤的分子靶向治疗也具有广阔的前景。

四、消化系恶性肿瘤的研究——仍是长期而艰巨的任务

消化系恶性肿瘤占人类恶性肿瘤的一半以上,也是我国最常见的恶性肿瘤,因此一直是我国医学界研究的重点课题。为了提高消化系恶性肿瘤患者的生存率,我国医学界着重开展早癌诊治的研究,并取得了相当大的进展。如染色胃镜检查和放大内镜检查可进一步提高早期胃癌的检出率。大肠癌早期诊断策略已逐渐形成:一是对癌前患者的随访和预防性治疗(如大肠腺瘤内镜下摘除),二是对无症状人群的普查。胰腺癌的早期诊断仍然是一个难题,超声检查、CT 及 ERCP 仍然是胰腺癌诊断的主要方法。超声内镜引导下的胰腺穿刺活检、ERCP 过程中通过胰液收集及细胞刷行细胞学检查均能一定程度提高胰腺癌的诊断。对消化系肿瘤的综合治疗包括手术、放射治疗、化学治疗、介入治疗、免疫治疗,已广泛用于临床并得以不断改进。

五、粪菌移植——重建肠道微生态

直到近年来对肠道微生态研究的深入,使得粪菌移植逐渐被世人接受,其对难治性艰难梭菌疗效超乎想象,治愈率高达 81%。2013 年,粪菌移植被纳入治疗复发性艰难梭菌的指南。国内专家在该领域也做了大量开创性工作,南京医科大学张发明教授团队将此方法正式命名为"粪菌移植",该团队已经建立成熟的"粪菌移植"体系,并建立"中华粪菌移植库",成功救治了一批艰难梭菌、克罗恩病等难治性肠病患者。目前该技术的应用推广尚存在适应证选择、安全性控制、标准治疗途径、医学伦理与法规等问题,还需进一步完善。

第四节　我国消化病学未来发展的机遇与挑战

一、转化、整合医学的兴起给消化病学带来新的机遇

传统的基础研究与临床实践往往被一系列障碍的分隔。例如临床实际问题的提出者

往往不具备进行基础研究的条件；另一方面，大量的基础研究偏离临床实际，研究成果得不到应用。转化医学是将两者连接起来的一门新兴学科，倡导以患者为中心，从临床中发现问题和提出问题，从事基础研究的科研人员对问题进行深入研究，再将研究成果快速转向临床应用，实现基础与临床密切合作，提高医疗诊治水平。转化医学的目的是打破基础医学与临床医学、药物研发和健康促进之间的固有屏障，建立学科之间的直接联系，缩短从实验室到病床旁的过程，不仅可以将基础研究获得的成果快速转化为可供临床应用的诊治方案，亦可为疾病筛查与预防策略的修订提供依据，为药物研发指明方向；同时，在临床实践中发现的问题又可以及时反馈到实验室，从而进行更深入的研究，不断将医学研究全面深入推进。回顾消化内镜的历史性突破，我们可以清晰地看到，消化内镜技术的发展既是诸多临床医生不懈努力的结果，也与其他学科尤其是物理学和工程学的发展密不可分。这些实践活动实际上就是在践行转化医学，即从临床发现问题、提出假设和研究方法，通过多学科的基础研究验证这一方法的科学性、可行性和有效性，再运用到临床来解决实际问题的过程。例如，在 1920 年，辛德勒采用硬式胃镜检查第 400 例患者时，第一次发生意外，患者由于食道穿孔而死亡。他由此认识到了硬式胃镜的危险性，意识到应放弃硬式胃镜的使用，并设想可曲式胃镜在制造及应用中的可能性。直到 1932 年，在光学家沃尔夫的协助下，第一台半曲式胃镜问世，这一临床问题才得到初步解决。此镜由硬、软两部分组成，其中大部分质软可弯曲，镜身由 26 块短棱镜片构成，可观察到较大面积的胃腔内黏膜。之后又有其他内镜医师和工程专家不断对 Wolf-Schindler 胃镜加以改造，硬质部分逐渐缩小，目镜的放大倍数不断提高，可曲式胃镜终于成为一项划时代的内镜技术。时至今日，转化医学的理念被广泛接受和认同，逐渐成为引领全球医学发展的重要指导思想。我国是消化系统疾病高发的国家，大力实践转化医学的理念，推动多学科交叉合作，对我国的消化病学发展具有重要的现实意义。

从微观到宏观、从局部到整体的转变是近年来医学发展的重要特征。被称为新世纪医学领域指路标的整合医学（integrated medicine）思想，逐渐成为医学的主要发展方向；多学科团队协作（multiple disciplinary team，MDT）是现在国内外普遍采用的临床医学整合模式的体现，是由多学科资深医疗小组以共同讨论的方式，为患者制定个性化诊疗方案的过程。MDT 已经成为欧洲多国从国家层面强制执行的医疗体系模式，而我国从2007 年左右以提倡肿瘤患者采用多学科综合治疗模式为突破口，开始向全国医疗机构普及 MDT 的诊疗流程。如今，各地大医院消化内科已经具备了 MDT 门诊或病房，打破了学科间的壁垒，实现了临床医学的多学科合作，促进了消化病的诊治水平提高。

二、精准医学在消化病学中的发展趋势

2015 年，时任美国总统的奥巴马在国情咨文中提出"精准医学"计划。精准医学是在充分考虑个体间差异的前提下，针对个体或特定人群开展的疾病诊断、治疗及预防等工作的医学新模式。

精准医学是通过基因组、蛋白质组测定等医学前沿技术，对大样本人群和特定疾病的

患者进行生物标志物的分析与鉴定,从而精确找到病因和治疗靶点,最终实现对患者进行个性化治疗的目的,提高疾病诊治与预防的效益。由于消化系统的临床表现多样,患者在临床诊治上表现出很高的异质性,个体化治疗便显得尤为重要。以结直肠癌为例,基于原发肿瘤的解剖学位置、肿瘤大体形态、病理学分化程度和癌症 TNM 分期,结直肠癌可以被分为多种类型、级别或时期,但是基于解剖学、组织病理学等"宏观"和"亚微观"指标进行的传统结直肠癌分类方法,正遭遇到一系列分子水平检测手段的严峻挑战。结直肠癌的发生发展是多基因、多分子、多通路间错综复杂、相互作用的结果,在基因组学、转录组学、蛋白组学和代谢组学的背景下,结直肠癌"精准"分子分型已经初见端倪,并被用于结直肠癌的精准诊断和治疗,甚至用来预测远期效果。

尽管精准医学目前是媒体和学术界的热门话题,研究极多、花费巨大,但我们还是要清醒地认识到精准医学依然是一种个体化医学,发展环境还不成熟,发展方向仍不明确,在临床实践中取得的成果非常有限。无论科研工作者还是临床医学家都需要冷静地认识和把握精准医学的目标与走向,从而更好地服务患者诊疗,推动学科进展。

三、人工智能消化系统中应用前景

人工智能(artificial intelligence,AI)是指由人工制造的系统所表现出的智能,是在计算机科学、控制论、信息论、决定论、神经心理学、哲学、语言学等多学科研究基础上发展起来的一门交叉学科。自 1956 年在美国达特茅斯大学举行的首次人工智能研讨会上提出相关概念后,人工智能取得了迅猛发展,与空间技术、原子能技术一起被誉为 20 世纪三大科技突破。作为一门综合性前沿学科,人工智能广泛应用于经济、军事、医学及生活中。随着计算机信息技术革新(机器学习、深度学习、神经网络等新技术不断涌现)及"大数据"时代来临,人工智能在医疗领域的应用前景及重要性亦日益凸显。当前,基于人工智能计算能力的增加和医学图像、视频处理技术的突破,人工智能在医学领域的发展主要体现在放射影像诊断和消化系统应用的革新上。消化领域主要表现为内镜检查效率和质量的提升、常见胃肠道疾病的诊断和预后判断、消化系统肿瘤发生的预测等。消化系统疾病是当前人工智能应用的热门领域,近年来也取得较大发展。一方面,人工智能可以提高消化道常见疾病的诊断效能和预后判断;另一方面,基于内镜的静态图像和动态视频,人工智能可以显著增加疾病的诊断和鉴别诊断的速度与准确性,提高同质化水平,并且减少因操作者主观判断差异所带来的观察者偏倚现象。当然,人工智能在消化领域开展真正的临床应用还需克服很多困难。首先,由人工智能辅助临床作出的诊断或治疗,如果出现医疗失误,责任如何界定?这也是人工智能在医学领域应用的共性问题。其次,人工智能虽然可以提高诊断和鉴别诊断的效能,但这种基于计算机的理性工具,缺少医生的人文关怀,是否会影响医患关系?最后,对于消化系统疾病,人工智能多用于辅助病例对照的回顾性研究,其研究结果还需在前瞻性队列研究中得到进一步证实。总之,人工智能在消化道领域的应用已取得较大进展,前途光明,但其在临床的大规模应用仍有赖于临床医生、计算机信息工程等人员的共同努力。

　　总之,回顾消化病的发展历史,我们发现消化病学的发展与科学技术水平的不断进展密切相关,特别是基础医学的重大突破会带来里程碑式的发展,如幽门螺杆菌、乙肝表面抗原的发现;医学器械的不断更新使消化病诊治技术发生了翻天覆地的变化,如消化内镜器械的发明、更新换代,使消化内镜已从单纯用于诊断的初期阶段进入融合了诊断、治疗的微创介入的高级阶段,成为现代医学的重要诊疗技术之一。不过,尽管消化病学已经取得了很大成就,但我们仍然面临着诸多重大难题,消化系疾病中仍然存在诸多尚未认识或诊治不清的疾病,这需要广大医学科学工作者充分发挥学科合作的优势,不断开展临床与基础研究,不断提高诊治水平。展望未来,大力实践转化医学、整合医学、精准医学的理念,推动大数据与人工智能在消化病学中的应用,消化病学的发展必将谱写新的篇章。

参考文献:

[1] 李乾构. 实用中医消化病学[M]. 北京:人民卫生出版社,2004.

[2] 张声生,周滔. 中医消化病学科发展现状与展望[J]. 中国中西医结合杂志,2012(3).

[3] ANANIEV O,仲强惟,袁方. 希波克拉底的饮食观[J]. 天津中医药,2013(5).

[4] 李经纬,程之范. 中国医学百科全书:医学史[M]. 上海:上海科学技术出版社,1987.

[5] 甄橙. 18世纪西医的临床医学[J]. 中华医史杂志,2001(3).

[6] 甄橙. 18世纪西医学对疾病的认识[J]. 中华医史杂志,2005(4).

[7] LOK A S. 乙型肝炎表面抗原的发现[J]. 中国医学前沿杂志(电子版),2013(7).

[8] 井形英树,王金生. 质子泵抑制剂的发现与进展[J]. 医学情报,1992(14).

[9] 王雪峰,刘颖斌. ERCP的历史及临床应用[J]. 上海医药,2018(19).

[10] 王婷婷,朱生樑. 浅谈消化内镜的种类与应用[J]. 世界最新医学信息文摘,2019(6).

[11] 令狐恩强. 手术发展史的新阶段:超级微创技术[J]. 中华胃肠内镜电子杂志,2016(3).

[12] LIAO Z, XU C, LI Z S. Completion rate and diagnostic yield of small-bowel capsule endoscopy:1 vs 2 frames per second [J]. Endoscopy, 2010(5).

[13] 严律南. 肝脏移植的发展历程[J]. 中华肝脏病杂志,2004(6).

[14] 沈中阳. 中国肝移植的发展与创新[J]. 临床肝胆病杂志,2019(11).

[15] EISMAN B, SILEN W, BASCOM A, et al. Fecal enema as an adjunct in the treatment of pseudomembranous enterocolitis [J]. Surgery, 1958(5).

[16] SURAWICZ C M, BRANDT L J, BINION D G, et al. Guidelines for diagnosis, treatment, and prevention of Clostridium difficile infections [J]. American Journal of Gastroenterology, 2013(4).

[17] ZHANG F, CUI B, HE X, et al. Microbiota Transplantation:Concept, methodology and strategy for its modernization [J]. Protein Cell, 2018(9).

[18] 聂勇战. 胃肠肝病学研究发展趋势分析[J]. 科学观察,2014(3).

[19] 曾维政,景丹,汤善宏. 消化系疾病研究新进展述评与展望[J]. 西部医学,2017(7).

[20] 甄承恩,康喜荣. 消化系统疾病热点研究的新概念、结论与共识[J]. 临床荟萃杂志,2006(11).

[21] 林三仁. 中国消化病学科发展30年回顾与展望[J]. 中国实用内科杂志,2011(11).

[22] 李兆申,邹文斌. 中国消化内镜研究现状与展望[J]. 中华医学信息导报,2018(4).

[23] 孙凯,刘洪英,徐忠,等. 消化道内窥镜诊断技术发展趋势与进展[J]. 医疗卫生装备,2017(5).

［24］葛均波,徐永健,王辰.内科学［M］.北京：人民卫生出版社,2018.

［25］辛磊,李兆申.中国消化内镜技术发展 30 年回顾与展望［J］.医院与医学,2016(1).

［26］陈竺.推动转化医学发展,应对人民健康挑战［J］.中国科技奖励,2011(3).

［27］李兆申.消化内镜与转化医学［J］.医院与医学,2013(1).

［28］田松,郑勇军,罗鹏飞,等.医学整合的若干探索与思考［J］.医学与哲学,2019(17).

［29］樊代明.整合消化病学是中国消化病学的发展方向［J］.中华消化杂志,2013(10).

［30］郎景和.大数据及人工智能时代的医学［J］.中国妇幼健康研究,2019(1).

（葛文松）

第四章　呼吸系统医学发展

周剑平

编者介绍

上海交通大学医学院附属瑞金医院援公共卫生中心抗"疫"重症团队成员；瑞金医院无锡分院呼吸与危重症医学科执行主任；中国哮喘联盟网站防治常识编委；中国医药教育协会肺部肿瘤专委会委员；中国控烟协会第五届全国理事；上海市抗癌协会肿瘤内镜分会委员；上海市医学会科普专业分会青年委员；上海市性教育协会儿童青少年专家委员会专家委员；上海交通大学医学院高水平创新团队成员；上海市黄浦区青年联合会第三届委员；上海科普作家协会健康教育委员会控烟组组长；上海市控烟协会科普专家委委员理事。

呼吸病学（Respiratory medicine）是医学的一个重要分支，其形成与发展是人类社会抵御各种自然灾害、同疾病长期作斗争的经验与知识的总结，其发展水平由社会各个历史时期的生产力和科学技术的发展状况决定。呼吸病学在经历了以古代朴素认识为特点的经验积累阶段、近代机械唯物思维特点的形成阶段和现代实验医学与新技术应用基础上的发展阶段之后，伴随着医学学科分工的细化和研究的深入，逐渐成为专门研究呼吸系统疾病的一门新兴学科。

现代呼吸病学的范畴不仅包括呼吸系统各种疾病的诊断、治疗与预防，更包括呼吸系统各种疾病的流行病学、病因学、发病学、康复学、社会心理学等；不仅承担着直接救治呼吸系统疾病患者的任务，更承担着呼吸道传染性疾病防控与治疗、公众戒烟控烟的宣传教育、慢性呼吸道疾病的健康管理等社会责任。由于医学各学科广泛交叉、交融，各种新技术广泛应用，现代呼吸病学的内涵在不断丰富与发展。一方面，呼吸病学研究的内容不断分化细化，产生了许多新的分支学科。如机械通气在临床上的广泛开展和各种急慢性呼吸衰竭患者的成功救治，直接催生了一门新兴学科——呼吸治疗学，并由此产生了新的职业——呼吸治疗师；支气管镜、胸腔镜、超声内镜、纵隔镜、电磁导航、经皮肺穿刺等微创技术的逐渐成熟，形成了介入肺脏病学；为了探明在呼吸疾病状态下患者血气、肺功能、血液动力学等的变化，产生了呼吸病理生理学；为了有效戒烟控烟，减少吸烟对社会、家庭和个人的危害，形成了专门研究烟草的学科即烟草病学；为了更加系统地研究呼吸系统疾病影像诊断、更加有效地为临床服务，形成了专门研究胸部 X 线、CT、MRI、

ECT、PET 等影像的学科即胸部影像学。另一方面,呼吸病学又呈现出不断整合的趋势,其中尤为突出的是,熟悉呼吸生理和病理生理、擅长各种危重症中最常见的呼吸衰竭救治的呼吸内科医生加入危重症学科,危重症患者救治成功率得到了极大提高,有力地促进了呼吸病学与危重症医学的发展。美国著名的梅奥医学中心(Mayo Clinic)近五年来呼吸与危重症医学科全美排名第二,仅次于一家呼吸专科医院。梅奥的呼吸与危重症科队伍庞大,危重症部分包括内科重症监护室(Medical intensive care unit,MICU)、呼吸重症监护室(Respiratory intensive care unit,RICU)、麻醉及外科 ICU、创伤 ICU、心脏 ICU、移植 ICU、神经 ICU、儿科 ICU 和血管 ICU 九个部门。呼吸与危重症科的专科培训必须涵盖呼吸和危重症两部分,因此呼吸危重症专科医师的培训常常需要比其他专科花费更长时间才能完成,呼吸内科医生的应变能力也非常强。

1994 年,国际上影响力最大的呼吸病学专业杂志《美国呼吸系统疾病评论》(American Review of Respiratory Diseases)正式更名为《美国呼吸与危重症医学杂志》(American Journal of Respiratory & Critical Care Medicine),而呼吸病学领域的另一著名杂志《胸科》(Chest)也明确将该杂志定位于报道呼吸病学与危重症医学内容。随后,法国、英国等西方国家的医院亦开始将传统呼吸科更名为呼吸与危重症医学科。我国呼吸学界的有识之士大力呼吁,应当积极推进、实践呼吸病学发展新模式,积极开展现代机械通气等关键生命支持技术,建立大批 MICU 或 RICU,培养危重症救治专业人才。学科整合极大推进了呼吸病学的发展和提高。

第一节　呼吸病学的发展史

呼吸系统疾病的历史和人类的历史一样久远,对其认知和征服的过程在某种程度上就是一部简要的人类斗争史。呼吸系统疾病,如流感、肺结核、麻疹、肺炎等自古以来就是人类的主要杀手,其一次次的流行不仅给人类带来身体、行为、精神的严重创伤,而且导致了政治乃至社会的变革。正是在与病魔一次次的抗争中,人类逐步认识了疾病的本质,掌握了治疗和预防疾病的方法,推动了社会的进步。在西方的神话传说和《圣经》中都有关于"人工通气"的生动描写。古埃及魔法女神伊西丝(Isis)通过口对口将气体吹入冥神欧西里斯(Osiris)口中救活了她死去的丈夫;古希腊医神阿斯克勒庇俄斯(Aclepius)通过口中吹气复活了忒修斯(Theseus)之子;在希伯来人的《圣经》中先知以利亚(Elijah)曾使一个呼吸骤停的小孩恢复知觉。两河文明时期古巴比伦就有关于呼吸系统疾病的描述,其中对肺结核的描述尤为详细,"患者常咳嗽,痰稠,痰有时带血,呼吸有笛音、皮肤发凉、两脚发热、出汗、心烦乱……"公元前 400 年,古希腊名医希波克拉底(Hippocrates)指出,人体吸入的空气中含有人体必需的某种物质,进入鼻腔后经过心肺的作用传遍全身,这一观点虽然模糊却认识到了呼吸对于机体的重要性,可能是最早有关呼吸生理的描述;在希氏《论解剖学》残篇中已经有"气管"和"支气管"的描述,尽管其对于呼吸系统结构的了解主要基于动物解剖,研究相对比较肤浅,甚至有些内容是混淆的,但这对人类进一步研究呼吸系统解剖学具有里程碑的意义。

希波克拉底去世五百年后,古罗马名医、西方古代医学之集大成者盖伦(Claurissimus Galenus)在解剖生理学领域建树颇丰,他被后人尊称为"解剖学之王"。盖伦在长期的行医生涯中坚持医学实验与研究,不断著书立说,一生写了131部医学著作,其中在《论解剖学过程》《论身体各部器官功能》和《人体各部位的作用》中阐述了人体解剖和生理上的许多重要发现。盖伦以动物为对象当众演示呼吸器官的结构和功能,他认为呼吸运动由两个动作完成,即膈肌神经使膈肌与肋间肌收缩。他发现切断动物第三、第四颈椎的脊髓会造成呼吸停止,而在第六颈椎下方切断脊髓则会引起肋间肌麻痹,此时呼吸运动仅靠膈肌维持。这些脊髓断离实验,无论在方法上还是实验结论上都与现代的非常相似。他还认识到"肺痨"具有传染性。盖伦是古代医学史上仅次于希波克拉底的医学大家,他的去世,宣告了西方医学史上一个漫长白昼的结束,随之而来的是西方文化、科学和医学漫长黑暗的中世纪。

进入文艺复兴时期,随着医学革命的到来,西方医学开始从经验主义的泥沼走向一个鲜明的客观现实世界。17世纪中叶,荷兰的莱顿大学(Leiden University)最早开始实行临床教学,开创了世界范围内的医学高等教育的先河,标志着医学科学研究的开端。18世纪初,西方医学家通过解剖尸体积累了人体结构相关科学知识,同时临床医学教学进一步得到开展,莱顿大学在医院中设立了教学病床。临床医学的创始人之一布尔哈维(H. Boerhaave)建立了临床症状与病理变化相结合的临床教学模式,成为当时世界著名的临床医学家。意大利人莫尔干尼(Giovanni Battista Morgagni)创立了器官病理学,进一步促进了临床医学的形成,使临床医学建立在对患者及其发病器官的检查上。莫尔干尼将尸体解剖的知识与临床医生的观察结合起来,架起了基础医学与临床医学之间的桥梁,引导医学寻找疾病的根源。19世纪,资产阶级革命和工业革命促进了社会发展与生产关系的变革,同时对自然科学的发展起到了促进作用。由于受病理解剖学、细胞病理学和微生物学的影响,临床医学特别注重对内脏器官病理变化的研究和诊断,想尽各种方法寻找"病灶",使诊断方法不断充实,诊断手段和辅助诊断工具不断增多。

20世纪,医学科学和实践均得到了空前迅速而巨大的发展,在物理学、化学、生理学、技术科学和工业技术等综合科技实力发展的推动下,许多呼吸系统疾病的研究得到了进一步提高。随着医学理论与实践的不断发展,呼吸病学的整体认知也取得了显著进步与发展。

第二节 呼吸病学的里程碑事件

一、肺炎链球菌的发现

公元前2世纪,古希腊医生曾描述过这样一种病症:"患者突然体温升高,继而头痛难忍,浑身颤抖,不停地咳嗽,胸部剧烈起伏,简直要把肋骨折断了,同时他们还吐出红褐色

的痰……没过多久患者就死去了。"后来,这种可怕的症状就一直困扰着医生们。直至 17
世纪中叶,荷兰著名生物学家列文虎克(Antonie Van Leeuwenhoek)发明了显微镜,真相
才逐步揭开。1683 年,列文虎克从一位看门人的牙垢里观察到一些微小的东西,它们"像
小蛇一样优美地扭动着"。1828 年,德国生物学家艾伦伯格(Christian Gotfried
Ehrenberg)根据自己观察到的这些微小东西的形状,将其命名为"细菌"。1846—1850
年,匈牙利的一位妇产科医生塞梅尔魏斯(Ignaz Philipp Semmelweis)在工作中发现维也
纳综合病院怀孕妇女生育后经常因产褥热而死去,病死率高达 18%,而在培训助产士的
一家医院中产妇和新生儿因产褥热死亡的比例仅为 2.7%。1847 年,塞梅尔魏斯一位做
法医的朋友在做常规病理解剖时不小心割破了手指,当时并未在意,但很快因"败血症"去
世。在做尸体检查时,大家发现了一个奇怪的现象:因"败血症"死去的法医竟然与患产
褥热死去的产妇的表现十分相似。这一现象也引起了塞梅尔魏斯的注意,他把朋友的死
和产妇的死联系到了一起。原来法医朋友在做手术时接触了患者的尸体,手指割破后感
染了某种"有机物或有机毒素"从而引起了败血症,而医院工作的大夫在解剖完尸体后手
上也带有相似的致病"毒素",从而使产妇患上产褥热。塞梅尔魏斯虽然意识到这种"毒
素"的存在,却始终留有一个遗憾——没有揭露所谓"有机毒素"的真实面目。

　　1880 年 12 月,巴斯德(Louis Pasteur)从一位狂犬病患者的唾液里发现了一种呈短链
状排列的细菌。巴斯德用牛肉汁培养这种细菌,将菌液注射到兔子和狗体内,毒力再次表
现出来,检查这些动物的血液也发现了与培养物相同的细菌。1881 年 1 月,巴斯德公布
了研究结果。凑巧的是,当时正在研究病原学的美国军医斯坦伯格(George Miller
Steinberg)在一次体检中发现自己罹患大叶性肺炎,他取了自己的痰液样本进行观察,结
果发现了与巴斯德所见相同的细菌。于是在 1881 年 4 月,乔治也公布了自己的发现,并
在文章中指出,正是这种病菌导致了大叶性肺炎的发生。1884 年 4 月,德国医生法兰克
尔(Albert Fraenkel)从一名大叶性肺炎患者的鼻腔和咽喉部里再次发现了这种短链状细
菌。1886 年,艾伯特发表了自己的论文,在文章中把这种细菌正式命名为肺炎链球菌。
之后的研究发现,肺炎链球菌为链球菌科的一种球状细菌,革兰氏染色阳性,成对或呈短
链状排列,通常寄居于正常人的鼻咽腔,多数不致病,只有少数毒力强的肺炎链球菌在机
体抵抗力下降时侵入肺组织引起肺炎,还可致胸膜炎和脑膜炎。

二、叩诊法的发明

　　18 世纪,病理解剖学建立,这一学说认为只有发现器官的病理改变才能判断疾病发
生,疾病的诊断以发现疾病的位置和致病物质为确诊疾病的主要依据。但在当时的历史
条件下,确定致病物质的时机还不成熟,疾病的诊断标准多停留在确定尸体上病灶的位
置,因此真实的诊断通常是在患者死后做出的。18 世纪,奥地利医生奥恩布鲁格
(Leopold Auenbrugger)发明了叩诊法。说来十分有趣,这个发明的过程竟然和酒桶有着
不寻常的关系。奥恩布鲁格的父亲是奥地利的一个卖酒商人。那时候,装酒的大桶都放
在地窖里,每天卖酒都要从大酒桶汲取。怎样才能判断大桶里还有多少酒呢? 聪明的酒

商发现,用手敲击大酒桶,如果发出清脆的声音,桶里的酒就不多了;如果敲出的声音闷声闷气,就代表酒桶基本是满的。酒商就用这个简单的办法来估量酒桶里存酒的多少。1751年,奥恩布鲁格成为维也纳圣三一医院的主治医生。有一次一位就诊患者自诉胸口不舒服,喘气费力,奥恩布鲁格问来查去也找不出是什么毛病。病因查不出来,自然也就无法对症下药,结果没过几天,患者就去世了。在尸体解剖时,奥恩布鲁格发现死者的胸腔已经化脓发炎,同时胸腔里有大量的积水。这件事让奥恩布鲁格的心情非常沉重,他很悔恨没能给患者查出具体的病因。也正在苦思冥想之际,他突然想到了父亲每次取酒时手敲酒桶的情景,一个大胆而又奇妙的想法涌入脑海:人的胸腔和酒桶十分相似,如果患者胸腔里有积液,那么敲出来的声音也应该会不一样。

此后,奥恩布鲁格对胸部疾病和叩诊胸部的叩诊音之间的关系进行研究,并将这一研究与病理解剖所见进行了比较和对照,最后得出了结论:通过叩诊的方法可以判断胸部疾病。

1761年,奥恩布鲁格出版了代表著作《新发明》(Inventum Novum)。但是这项伟大的发明却被人们忽视了,甚至遭到了同行们冰冷的攻击。后来,法国医生高尔维沙(Jean-Nicolas Corvisart)发现了《新发明》这本著作,认识到叩诊方法对于肺部疾病临床诊断的价值,并对叩诊的方法进行了20余年的考验性研究。1808年,在奥恩布鲁格逝世的前一年,高尔维沙将《新发明》翻译成法文出版,并附以详细的注释,还增补了他个人的经验和病例。时至今日,由奥恩布鲁格发明的叩诊查体法已经成为全世界每个临床医生必须掌握的基本技能。利用叩诊的方法可以帮助医生在患者的发病期寻找病灶,使医生在疾病面前从被动变为主动,这无疑是临床医学发展史上的巨大进步。

三、听诊器的发明

1816年的某一天,法国著名医生雷奈克(Rene Laennec)被请去为一位贵族小组进行诊断。见到小姐捂着胸口诉说病情后,雷奈克怀疑她罹患了心脏病。若要诊断正确,需要听心音情况。但是,当时的医生都是隔着一条毛巾用耳朵直接贴在患者身体的适当部位来诊断疾病,而这种方法明显不适用于眼前这位年轻的贵族小姐。雷奈克脑海里想起前几日在巴黎街头的所见所闻:在一条街道旁边,几个孩子正在一处木料堆上玩耍,其中的一个孩子用一颗钉子敲击一根木料的一端,然后让其他孩子用耳朵贴在木料的另一端听声音。想起这件事,正在为贵族小姐看诊的雷奈克灵机一动,马上找来一张厚纸,将纸紧紧地卷成一个圆筒,一头按在小姐心脏的部位,另一头则贴在自己的耳朵上。这样一来,这位贵族小姐的心脏跳动的声音连同其中轻微的杂音都被听得一清二楚。雷奈克高兴极了,告知小姐病情已经可以确诊,一会儿会开好药方。雷奈克回家后,马上找人专门制作了一根长30厘米、直径0.5厘米的空心木管,为了便于携带,从中剖分为两段,有螺纹可以旋转连接。这就是历史上第一个听诊器,由于外形酷似笛子,所以被称为"医生的笛子",而雷奈克将其命名为"听诊器"。此后,他不断地改进并总结听诊经验,于1819年出版专著介绍听诊器及心肺听诊技术。1821年,该专著被翻译成英文,听诊器逐渐被欧美医生所接受。他的两卷本的名著《关于间接听诊、肺脏和心脏疾病诊断的专论》被公认为胸部疾病知识的伟大进展。雷奈克由于发明了听诊器,并对心、肺听诊进行了深入研究,被后人尊为"胸腔医学之父"。

听诊器是医学诊断领域中重要的诊断工具和医生职业的象征,它是安装在患者胸部的一扇窗,透过这扇窗医生可以了解患者器官情况;它也是连接医患的一座桥梁,是医护人员与患者建立良好医患关系的纽带。

四、肺量计的发明

1681 年,英国医生伯雷利(Bourelly)第一次尝试测量一个正常人"一口气"的体积。他采用古希腊科学家阿基米德创下的办法,通过测量同等体积的水来获得需要的数值。伯雷利从一个盛满水的密封容器里吸出一口水,这口水的体积就是容器里所含有气体的体积,也就是他"一口气"的体积。在测试中,他注意紧闭自己的鼻子,防止吸入或呼出额外的气体,以免影响实验的精确度。在此后两百年的时间里,人们一直没有停止过研发肺量计设备。1852 年,英国医学家哈切尔森(John Hutcherson)发明了世界第一部具有临床诊察功能的实用肺量计。为了验证肺量计的精确度,从 1844 年开始,他记录了超过 4 000人的肺活量数据。在这部厚重的医疗档案中,哈切尔森还为自己的患者进行了详细分类,通过收集大量资料,他不断地对肺量计进行调试和改造。他认为,一个人的肺活量与身高直接相关,而与体重完全无关。现如今,虽然他的这一结论已经被推翻,但他发明的肺量计却成为一个重要肺功能评估工具,对于慢性呼吸道疾病的诊断、严重程度评估、病情进展及预防都具有重要的指导意义。

五、机械通气的应用

人类在很早以前就认识到呼吸对生命具有重要意义。《圣经》中就有先知采用口对口人工呼吸的方法抢救了一个小男孩的记载,这可能是人类关于人工呼吸的最早记录。

处于文艺复兴时期的达·芬奇(Leonardo da Vinci)认为:空气通过胸廓风箱式的作用而进入肺内,这对于以后呼吸生理学及机械通气理论的发展具有重要的启蒙作用。

1543 年,人体解剖学创始人维萨留斯(Andreas Vesalius)首次对猪进行气管切开并行气管内插管成功,开创人工气道建立之先河。同时,他还发现通过气管内插管并施以正压可以使动物肺发生膨胀。

1869 年,德国外科学教授特伦德伦伯格(Trendelenburg)首次将经气管插管的麻醉方法用于人体,并对气管切开用的气管内导管加以改进,将一可扩张的气囊套于导管周围使导管与气管壁间密封,以防止手术时血液倒流入肺。这一带有气囊的气管导管也为日后正压机械通气的顺利实施提供了前提保障。

1926 年,德林克(Philip Drinker)将一只注射了箭毒的猫放于体描箱内进行动物实验时发现,呼吸肌麻痹的猫可通过体描箱内压力的变化进行通气。于是德林克决定制造一个人体大小的箱式通气机。该通气机由金属制成,直径 0.56 米,长 1.68 米。患者卧于其内,头位于箱外,颈部以橡胶颈圈密封,箱底板由一电动泵驱动,患者随箱内压力变化而产生呼吸。1928年10月13日下午4时,一个因罹患脊髓灰质炎发生呼吸衰竭的8岁小女孩,首次接受箱式通气机的治疗,数分钟后患儿神志恢复,这使当时在场目睹这一奇迹的人们激动不已。1929年5月18日,《美国医学会杂志》(JAMA)报道了这一成果。一位不知名的记者将这一装置形象地称为"铁肺"。很快,"铁肺"的名字一时间传遍了全世界。

1952年,斯堪的纳维亚半岛暴发脊髓灰质炎,丹麦哥本哈根的传染病医院(Blegdam医院)当时仅有一个"铁肺"和六个胸甲式通气机,总计31例患者接受治疗,其中27人发生死亡。这种极为严峻的局面使人们认识到必须寻找"铁肺"以外的高效机械通气方法。医生们认为将麻醉中所应用的压缩气囊间歇正压通气的方法用于脊髓灰质炎呼吸衰竭患者的抢救应该可行。但这种以手动加压麻醉气囊进行机械通气的方法需要大量人力,以至当地的医学院校不得不暂时停课,医学生们被动员到医院为患者施行机械通气。由于采取气管切开术及间歇正压通气,使脊髓灰质炎呼吸衰竭患者的死亡率由87%下降至25%。20世纪40年代末和50年代初,脊髓灰质炎的大流行实际上促进了机械通气完全向正压通气方式的过渡。此后,原本属于手术室技术的人工气道和正压通气方法,终于走出手术室,成为抢救呼吸衰竭危重症患者的重要的治疗手段。

六、气管镜的发明

1897年,有"支气管镜之父"之称的德国科学家柯连(Gustav Killian)首次报道了一例经食管镜取气道异物的病例。他用长25厘米、直径8毫米的食管镜为一名青年男性从气道内取出骨性异物,从而开创了硬质支气管镜进行气管内镜操作的历史先河。20世纪中叶,布罗伊尔斯(Edwin Broyles)等进一步发展了光学长焦距镜头,使内镜既能观察前方,又能通过旋转角度观察其他方向,从而能够检查双肺的上、下叶支气管,并对操作器械进行了改进,使支气管镜可以用于治疗气管与支气管疾病、肺结核以及肺癌等疾病。

当前,硬质支气管镜检查成为胸腔介入诊治的重要手段之一。1965年,梅奥医学中心的安德森(Anderson)医生描述了一例使用硬质支气管镜获取弥漫性肺病患者的肺组织标本的病例,术前临床拟诊为肺结核可能,而术后病理诊断明确为转移性腺癌,这也是历史上首次经支气管镜进行肺活检。

1968年,日本国立癌中心气管食管镜室主任池田茂人(Shigeto Ikeda),在约翰·霍普金斯(Johns Hopkins)大学医学院向全世界首次介绍了纤维支气管镜,这被誉为支气管镜发展历史上的里程碑。1964年,当池田还只是一名胸外科医生的时候,他就开始认识到传统硬质支气管镜的局限性,于是立即着手研制以能传导光线的玻璃纤维束为光传导源的可弯曲式支气管镜。通过不断的研发和尝试,他终于在1967年取得了成功,研发出了历史上第一根纤维支气管镜。

随着电子技术和光学技术的不断发展,1983年,美国韦伦公司(Welch Allyn)研制成功电子摄像式内镜。该镜前端装有高敏感度微型摄像机,将所记录下的图像以电讯号方式传至电视信息处理系统,然后把信号转变为在电视显像机上可以看到的图像。

这一技术的问世,标志着现代电子支气管镜、纤维支气管镜、电视硬支气管镜共用时代的到来。支气管镜的发展为气道疾病诊断和治疗带来了前所未有的变革,也为呼吸病学的发展注入了新的活力。

第三节　呼吸病学的发展现状

从近现代医学发展史看,一百年前人类发明了磺胺、胰岛素、青霉素等药物用于疾病的治疗,并将血压计和 X 线用于疾病的诊断。近 50 年来,各种先进理念和技术在医学上得到广泛发展和应用。21 世纪已经进入基因及分子生物学时代,分子生物学、网络信息学、计算机学、循证医学、功能影像学、微量检验技术等得到广泛应用。例如,基因芯片可以帮助人们诊断疾病、治疗疾病并有助于认识细胞间的相互作用;蛋白质组将揭示生命所有遗传信息转移到在整体水平上对生物功能的研究。这些新兴科学技术正推动着传统医学学科向纵深发展。

近十年来,呼吸系统许多疾病的病因、发病机制被重新认识;新的诊疗技术应运而生,介入肺脏病学迅速崛起;各种有效的新型抗菌药物、新型支气管扩张剂、新型肺癌化疗药物以及治疗肺动脉高压的新一代药物在临床上成功使用。呼吸病学呈现前所未有的迅速发展势头。

然而,在为学科进展倍感欢欣的同时,必须清醒地认识到,呼吸系统疾病居总人口死亡病因的第一位。由于大气污染、吸烟、工业经济发展导致的理化因子、生物因子吸入以及人口年龄结构老化等因素,近年来肺癌、支气管哮喘等疾病发病率明显上升;慢性阻塞性肺部疾病(Chronic Obstructive Pulmonary Disease, COPD)发病率持续居高不下;肺血栓栓塞症已经成为当前重要的医疗保健问题;肺部弥漫性间质纤维化发病率逐年上升;虽然各种新的抗菌药物不断问世,但肺部感染的发病率和死亡率仍有增无减;传染性非典型肺炎(Severe Acute Respiratory Syndromes,SARS)、禽流感、新型甲型 H1N1 流感以及新型冠状病毒肺炎(Coronavirus disease-2019,COVID‐19)等新发呼吸道疾病对人类构成潜在重大威胁。呼吸病学发展面临着新的问题。

一、呼吸道感染性疾病对社会安全构成威胁

我们正在经历的 COVID‐19 疫情让成千上万的医务人员冲到了抗疫的第一线,2020年的春天也必将让我们这一代人此生难忘。而发生在 2003 年的 SARS 同样让人记忆犹新,尽管经过中国及全世界的共同努力,疫情最终得到控制,但是这场灾难导致了全球8 422 人感染,波及 32 个国家和地区,死亡人达数 919 人,病死率近 11%;其中我国累计病例 7 747 例,死亡 829 人。2009 年,甲型 H1N1 流感席卷全球,导致上万人死亡。与此同时,结核病患病率依然居高不下。据 WHO 报告,亚洲肺结核约占全世界结核病发病率的70%,我国患者数居世界第二位,每年约有 13 万人死于结核病。其主要原因是,由于人类对大自然的过度开发、生态环境的日趋恶化、环境污染的加重,直接导致人类生活条件、营

养状态变差,免疫防御功能下降,使一些本来在动物间传播的病原体传给了人类。

目前世界范围内呼吸道传染性疾病变化的形势是原有的传染病还没有完全控制,新的传染病又不断出现,人类面临着新老传染病的双重威胁,与传染病的较量进入了一个新的阶段。1999 年 WHO 发布的信息显示,在 20 世纪 70 年代以后出现的 40 多种新的传染病中,经呼吸道传播的疾病显著增多,其病种数约占新发病的四分之一:呼吸道传染病多以飞沫、气溶胶作为主要传播方式,因此在导致死亡的前十位传染病中,呼吸道传染病占据了其中四个位置,其特点为传播速度快、难以控制,容易造成超级传播,引发人们的恐慌和社会的动荡。

另一方面,抗生素的滥用导致人体微生态被破坏,从而产生了新的病原体。研究数据表明,以预防、医疗为目的用于人体的抗菌药物,其中 20%—50% 是滥用;以预防、催肥等目的用于畜牧业的抗菌药物,其中 40%—80% 是滥用。抗生素滥用的直接后果是产生耐药菌株、引起细菌变种。由于抗生素的使用无章可循,在医疗工作中出现的新的难题是条件致病菌引起的机会性感染、耐药菌株引起的难治性感染、多重致病菌引起的复合型感染急剧上升。在 20 世纪 90 年代,感染性疾病致死者约占全球人口死亡数的三分之一,其中急性呼吸道感染(主要是肺炎)则居各类感染之首(占四分之一至三分之一)。

二、肺癌的发病率和死亡率已居恶性肿瘤之首

近半个世纪以来,肺癌的发病率及死亡率均在逐年增长,20 世纪初肺癌还是较为少见的疾病,到 20 世纪末肺癌已占恶性肿瘤死亡原因的首位。根据 WHO 定期公布的资料显示,肺癌流行病学和死亡率在世界各国均呈明显上升的趋势,尤其是工业发达的国家。在许多发达国家,肺癌是最常见的恶性肿瘤之一,位列男性常见恶性肿瘤的第一位,位列女性常见恶性肿瘤的第二位。在国家卫生健康委员会最新公布的全国第三次死因调查中,肺癌居我国肿瘤死因首位,占全国肿瘤死因的 22.7%。肺癌严重危害人类的生命和健康,肺癌防治形势十分严峻。

三、呼吸系统慢性疾病成为身体健康的头号杀手

呼吸系统慢性疾病是指一种长期存在的疾病状态,是以逐渐的或进行性下降的呼吸功能为表现的一组疾病,包括慢性阻塞性肺疾病、哮喘、慢性肺心病、慢性呼吸衰竭、硅沉着病(矽肺)以及肺纤维化等。其主要特点为起病缓、病程长、经常反复发作、治疗效果不显著,大多慢性病无法根治。2005 年 10 月,WHO 发表的一份题为《预防慢性病:一项至关重要的投资》的全球性报告指出:慢性病是世界上最主要的死亡原因,其中由慢性病造成的死亡约占所有死亡人数的 60%,所有慢性病死亡的 80% 发生在低收入和中等收入国家,无论是男性还是女性,慢性病死亡率基本相同。我国慢性病也正处于高发的状态。

慢性病的危害,对个人而言,主要是造成肺、脑、心、肾等重要脏器的损害,易造成伤残,影响劳动能力和生活质量,且医疗费用昂贵,增加家庭的经济负担。对社会而言,由于劳动能力的下降,慢性病会显著阻碍经济增长,减缓国家发展的进程。

四、我国呼吸病学的机遇与挑战

改革开放以来,我国呼吸病学进入了一个崭新的时期。由于吸烟、大气污染等原因,慢性支气管炎、支气管哮喘、肺气肿、肺源性心脏病、呼吸衰竭和肺癌等疾病患病率显著上升。为应对新形势,国内许多教学医院和省、市级大医院的大内科呼吸专科纷纷独立建制,形成一个专门的学科——呼吸内科,有些条件较好的呼吸内科先后被批准为硕士学位、博士学位授予学科。1978 年,《中华结核病科杂志》复刊(现名为《中华结核和呼吸杂志》)。1981 年,中华医学会呼吸病学分会成立,这标志着我国呼吸病学从此进入一个新阶段。

当呼吸病学定位于呼吸系统疾病后,其服务对象和服务领域均有所扩大,呼吸病相关防治技术也得到了进一步发展。血气分析、肺功能检测、过敏原检测、病原学检测、胸膜活检、经纤支镜肺活检、支气管造影、支气管肺泡灌洗、支气管动脉灌注介入治疗、经纤支镜微波治疗、经皮细针肺穿刺活检等多项临床诊疗新技术在临床上的广泛开展和应用,使得我国呼吸系统疾病的诊治水平得到了较大的提高。

20 世纪 90 年代,一些新的诊疗新技术陆续在临床上推广应用,如顽固性气胸封堵、经皮肺穿刺活检术、经纤支镜高频电凝术、胸膜刷检术、放射性气管支架安置术、粒子植入术、气道球囊扩张术等,大大拓展了呼吸系统疾病的诊治领域。

与此同时,呼吸病学相关疾病的基础与临床研究也如火如荼地展开,成绩突飞猛进。从分子生物学角度出发探讨肺癌发病过程中的基因变化、信号传导以及耐药与染色体畸变关系,为理解肺癌的发病机制和发展新的治疗方法提供了重要意见;对 COPD 遗传易感性、呼吸肌疲劳、呼吸衰竭机制进行了深入的研究,提出了有效恢复呼吸肌功能的方案,对防止 COPD 向肺心病和呼吸衰竭发展具有重要意义;明确气道高反应性(Bronchial hyperreactivity,BHR)是支气管哮喘的基本特征,阐述了其发生机制及始动因素,对哮喘防治具有重大意义;对急性呼吸窘迫综合征(Acute respiratory disease,ARDS)研究的重点已转向探索其发病机制,发现 ARDS 肺内有明显的中性粒细胞聚集,它们可产生氧自由基及蛋白溶解酶,直接损伤肺毛细血管内膜并破坏肺的结构蛋白,这在 ARDS 的发生和发展上具有重要作用。

进入 21 世纪以来,中国呼吸病学界在公共卫生相关疾患中发挥着越来越重要的作用,在 SARS、禽流感以及甲型流感的防控工作中最为突出。SARS 最初被认为是非典型肺炎的时候,以钟南山院士为首的呼吸科专家即提出"病毒会出现人传人的可能"。作为本专业的领军人物,钟南山院士对 2003 年暴发的 SARS 的防治作出了重要贡献。2005 年底,在中华医学会会长钟南山的倡导下,中华医学会启动并设立"中华医学会临床医学科研专项资金",呼吸病学分会率先建立了临床科研资金,首批科研基金共 1 400 万元,用于慢性气道疾病临床防治科研。全国呼吸专科医生开展了多项大规模临床研究,将我国呼吸病学临床研究水平提高到了世界级水平。

近年来,我国呼吸学界还在国内外组织了许多关于支气管哮喘、COPD、呼吸系统感染、呼吸生理、机械通气等方面的多中心研究,制订了 COPD、支气管哮喘、咳嗽、SARS、禽流感的中国治疗指南,对世界有很大的贡献。中华医学会呼吸病学分会多年来根据学科的发展,不断扩大专业队伍,目前已经成立慢性阻塞性肺疾病学组、肺癌学组、肺栓塞与肺血管疾病学组、感染学组、呼吸危重症学组、间质性肺疾病学组、睡眠呼吸障碍学组、哮喘学组、烟草病学组、介入呼吸病学学组、呼吸治疗学学组 11 个专业学组,这些都为我国呼吸病学科建设注入了新鲜的血液。

同时,我们需要客观地认识到,呼吸病学作为一个大学科,长期以来发展相对落后,新发现、新发明较少,创新能力不够,且我国的基础研究与国际先进水平具有较大差距,缺乏创新性强的基础研究,优秀论文的产出量与我国大国地位不相称,临床技术与国际先进水平相去甚远。这些结果与目前我国医疗资源不到位、基础研究底子薄以及呼吸专科医生在公共卫生方面发挥的作用不够等有关。此外,我国人口众多,呼吸病种类多,患者数量大,病情重而复杂,这是别的国家所没有的特点。我国呼吸科医生应该充分利用这些宝贵的病例资源优势,更好地为中国和全世界的呼吸病患者造福。我们必须紧跟现代医学的发展潮流,积极培养我国呼吸病学界的领军人才,逐渐接近或赶超国际先进水平。

第四节　呼吸病学的发展方向和前景

呼吸系统疾病对人类健康的危害日趋严重,呼吸病学在当前乃至日后都面临着重大的机遇与挑战。因此,加强呼吸系统疾病的基础和临床研究能力、提高呼吸系统疾病的诊疗技术、提高人类健康水平是呼吸病学未来发展的基本方向和长期愿景。

一、重视分子医学研究,努力提高呼吸病学基础研究水平

20 世纪中叶,在世界范围内兴起的科学技术革命,不仅极大地推动了人类社会经济、政治领域的变革,也对医学产生了深远的影响。1953 年,沃森(James Dewey Watson)和克里克(Francis Harry Compton Crick)提出脱氧核糖核酸(DNA)模板学说,指出了主要遗传物质 DNA 的结构及其自我复制模式、基因与蛋白质生物合成的关系。这一学说使生命科学从细胞、染色体的水平深入到分子水平,让人类从分子水平上揭开了基因突变之谜,认识到一切生命现象均直接或间接地受基因调控。1961 年,雅各布(Jacob)提出了"操纵子学说",扩大了基因的概念,让人们认识到除沃森和克里克学说中的结构基因以外,还有一类专门起调节和控制蛋白质合成作用的基因。如今,人类基因组计划已经基本完成人类基因序列框架图,这是一项伟大的工程,它如同一张生命元素周期表,是人类认识自身、解读生命奥秘和发展生命科学的重要里程碑。

基因是生物遗传功能的基本单位,基因表达或基因组共表达的信息决定了人类生长发育、生殖、疾病和衰老等所有生命现象。基因组草图的完成只是基因组学发展的第一步,结构基因组学中的多态性研究、功能基因组学、疾病基因组学和蛋白质组学等,更是艰苦而又繁重的任务。阐释基因组的语言和行为将是 21 世纪生物医学的最大挑战。随着

基因组学研究的不断深入,临床医学也发生着深刻的变革,并逐步形成了以基因和蛋白质为核心的医学新分支——分子医学。而分子呼吸病学则是分子医学的一个重要分支和组成部分,其内涵是在基因及其表达产物蛋白质水平上研究呼吸系统疾病的病因、发病机制以及相应的诊断和治疗策略。分子呼吸病学是对传统呼吸病学的深入和发展,也是当前国际呼吸病学界最活跃的研究制域,它标志着呼吸病学相关研究已经登上了一个新台阶。

疾病是在遗传和环境等因素的综合作用下,在不同时间和空间产生的复杂的、多步骤的变化中形成的,其中基因是决定因素。确定呼吸系统疾病的易感基因、抗性基因、致病或关键基因将对呼吸系统疾病的预防、诊断和治疗带来深远影响。

与其他疾病一样,呼吸系统疾病也可分为单基因病和多基因病。单基因病主要是遗传病,如 α_1-抗胰蛋白酶基因变异所致的肺气肿、囊性纤维跨膜调节基因变异所致的囊性肺纤维化、肺表面活性物质 SP-B 基因突变所致的新生儿呼吸窘迫综合征等。多基因病目前较为明确的是支气管哮喘和肺癌。支气管哮喘与气道反应性相关基因和气道炎症相关基因均有关;肺癌的发生和发展与癌基因、抑癌基因、肿瘤转移基因或肿瘤转移抑制基因、端粒酶基因和细胞凋亡相关基因等均有关。呼吸系统急性病,如严重肺部感染、ARDS、肺血管性疾病同样也受到某些基因及其表达产物的影响。中性粒细胞介导的信号分子基因表达异常会导致肺内呼吸暴发和肺组织损伤;缺氧反应相关基因表达异常会导致肺动脉高压和肺血管增生等。

此外,对呼吸道的各种致病基因和发病机制的探索,对于疾病的防治和新药开发也具有积极意义。家系调查和许多生物新技术的应用对筛选疾病基因特别是多基因或基因集团疾病和环境因素以及探索其作用机制都是极其重要的。

呼吸系统疾病基因诊断是通过分子生物学技术检测标本中的靶基因来诊断疾病的方法,它是基因组学理论和技术应用于医学临床上发展最迅速的领域。它不但能确切反映疾病的根源和本质,而且能早期揭示疾病衍生的潜势。目前临床上常用的基因诊断方法包括聚合酶链式反应(PCR)、核酸杂交、DNA 测序、单链构象多态性分析(SSCP)、限制性片段长度多态性分析(RFLP)等。近年来,又形成了荧光定量检测技术和基因芯片技术,可以同时进行多个甚至大量基因片段的分子杂交。

呼吸系统疾病基因诊断包括内源性基因和外源性基因两类。内源性基因包括遗传性疾病、肿瘤疾病、变态反应性疾病等,其相关基因的突变、缺失、扩增、重排或表达异常均可得到确诊或提示;外源性基因主要包括各种病原体、变应原等。与较传统的方法相比,应用基因检测技术具有高特异性、高敏感性、快速、稳定的特点。

基因治疗就是用正常或野生型基因矫正或置换致病基因的一种治疗方法。在这种治疗方法中,目的基因被导入靶细胞内,它们或与宿主细胞染色体整合成为宿主原物质的一部分,或不与染色体整合而位于染色体外,但都会在细胞中得到表达,发挥治疗疾病的作用。随着对疾病本质的深入了解和新分子生物学方法的不断涌现,基因治疗策略也在不断深化。基因治疗是人类通过干预自身基因解决生、老、病、死等重大问题的新途径,基因组研究和发展也成为人类新的希望所在。

　　经过十年的研究,呼吸病中的遗传病,例如囊性纤维化、肺气肿和婴儿呼吸窘迫综合征等,在导入外源基因治疗的动物实验和临床试验中,均取得了一定的成效;肺癌用抑癌基因、反义癌基因、免疫和共刺激基因、自杀基因、多药耐药性基因和血管生成抑制基因等单独或联合试验,也取得了初步的成果;核酸疫苗的研究也有所进展:对一些急性呼吸系统疾病,如长时间高浓度吸入氧所致的肺损伤,用腺病毒介导的超氧歧化酶及(或)过氧化物酶基因在动物试验中显示有明显的呼吸道保护作用。尽管呼吸系统疾病的基因治疗刚刚起步,但其潜力已初见端倪。

　　随着我国整体治疗水平的不断提高、对呼吸系统相关疾病机制的不断阐明,基因治疗技术也一定会在疾病治疗中发挥巨大作用。

二、重视转化医学研究,不断提高呼吸病学临床诊治水平

　　21 世纪的医学将更加重视转化性研究(Translational research),即将生物基础研究的最新成果快速有效地转化为临床医学技术的过程。其主要目的就是打破基础医学与药物研发、临床及公共卫生之间的固有屏障,在其间建立起直接关联,为开发新药品、研究新的治疗方法开辟出一条具有革命性意义的新途径。1992 年,《科学》(Science)首次提出从实验室到临床(Bench to Beside,又被称为"B‑to‑B")的理念。

　　1996 年,转化医学(Translational medicine)这一名词正式出现在《柳叶刀》(The Lancet)杂志上,其后被迅速接受并广泛传播。转化医学是一门综合性学科,它通过利用包括现代分子生物技术在内的方法将实验室研究成果转化为临床应用的产品与技术,同时通过临床的观察与分析帮助实验室更好地认识人体与疾病、进行更优化的实验设计来促进基础研究,从而最终实现整体医疗水平的提高,帮助患者解决健康问题。

　　在我国,转化医学已成为国家在生物医学领域里一个重大的政策。转化医学要求实现"基础研究—临床防治—产品研发—卫生政策—社会行为"的广泛转化,使医学研究真正着眼于解决疾病诊治和预防中的实际问题,能够为防治疾病提供整体的解决方案,而不是只钟情于单纯的科学发现、发表科学论文,能够调节并融合临床医学、基础医学、医药与器械研发、政府部门等多方面力量共同解决疾病防治中的实际问题。转化医学模式为医学研究指明了前进方向,正在逐步成为医学界进行研究工作的指导观念和行为模式。

　　呼吸学界理应顺应这一潮流,努力成为这种先进医学研究模式的先行者。为推动呼吸领域转化性研究的迅速发展,提升呼吸病诊疗水平,需要做好以下几点。

　　第一,制定相应促进转化性研究的政策,支持各种转化性科学研究。对于各科转化性研究给予相应政策倾斜和足够的资金支持,对各级大型科研项目,包括国家自然科学基金在内,都应高度重视转化性研究。

　　第二,鼓励多学科参与。目前由于经济、技术、体制等因素,我国呼吸病学临床医师缺乏与基础医学、材料科学、医学工程人员之间的科研协作。因此,很难创造出一批具有自主知识产权的相关医学器材和实用技术,以至于现有的临床技术设备几乎全部从发达国家进口。因此,必须通过多种途径解决当前诸多问题,通过协作和聚力,如举办多学科人

员参加的沙龙、学术论坛等,让大家围绕共同感兴趣的课题从各自专业角度进行分析、论证,不断强化转化性研究观念,促进多学科转化性研究的能力。

第三,培养专门从事呼吸病学转化性研究的高端人才。传统的医学教育模式难以培养出转化性医学人才,因此,呼吸学界要有计划地改变培养方式以适应医学研究发展的需求。通过联合基础、临床、技术、工程等学科,共同培养转化性研究专门人才,从根本上消除基础研究与临床实践的脱节和障碍。

呼吸病学防控中的许多重大、疑难疾病的解决都需要依赖转化医学,只有努力推动呼吸病转化医学研究,才能不断提高呼吸病学诊疗水平,进而促进呼吸病学的快速发展。

三、重视整合医学研究,坚定实施呼吸与危重症医学捆绑式发展的新模式

医学科学是一个完整的体系,医学乃至临床医学被分解出许多独立的学科这一点并不取决于事物的本质,而是因为人类认识疾病能力的局限性。在疾病治疗过程中,传统的医疗方法一直是将各种疾病作为相互独立的疾病,单独进行治疗。然而,任何一个器官的结构和功能的异常变化必然会通过神经、体液、内分泌等多种途径影响到全身其他器官。严格地说,人体中并不存在独立的器官病变,任何器官的病变都是整个机体的疾病。

整合医学(Holistic integrated medicine,HIM)就是将医学各领域最先进的知识理论和临床各专科最有效的实践经验分别加以有机整合,并根据社会、环境、心理等综合情况进行调整,使之成为更加适合人体健康和疾病治疗的新的医学体系。

现代医学发展史表明,未来医学突破性的进展有赖于与其他学科的交叉与整合。呼吸病学与危重症医学关系密切,两者具有天然的、深刻的内在联系。早在20世纪30—50年代,脊髓灰质炎肆虐欧美,大量因脊髓灰质炎而导致呼吸肌麻痹的患者需要机械通气治疗,因此将大量患者集中在特殊病区救治,这实际上就是"重症监护病房"(Intensive care unit,ICU)的雏形。1967年,国外首先报道在成人ARDS救治中,急性呼吸衰竭和多脏器功能障碍综合征(Multiple organ dysfunction syndrome,MODS)患者救治的难题摆到了呼吸科和ICU医生面前,以正压通气为代表的各种呼吸支持技术以及以血气、呼吸功能监测为代表的各项危重监测技术面临更严峻的挑战,相应地也促进了这些技术的不断改进和发展。

现代呼吸病学与危重症医学的紧密结合既是学科快速发展所必需的,又是学科快速发展中的必然。呼吸衰竭的诊治和呼吸支持技术是危重症医学中最常涉及的问题与技术,也是在MODS或多器官功能衰竭(Multiple organ failure,MOF)的处理中至关重要的核心环节。呼吸病学先于危重症医学而存在,其有关呼吸衰竭的基本理论、研究方法和诊治手段是现代危重症医学所不可或缺的。而危重症医学利用现代的呼吸支持手段和实时监护技术使我们比以往任何时候都可以更直观、更真切、更长时间地在临床上对每一位呼吸衰竭患者的病理生理变化及其对治疗的反应进行严密的观察。如此才能使我们对呼吸生理和呼吸衰竭时的病理生理的认识达到前所未有的深度。

近年来,心肺复苏、人工气道、机械通气、呼吸监护技术的发展使得呼吸衰竭治疗取得

了长足的进步,在危重症救治中显示了突出的重要性,而对危重症患者的多种脏器功能进行连续监护并进行综合、有效的医疗又促进了呼吸病学的发展,两者紧密联系,互相促进,共同提高。这种状况极大地促进了呼吸病学与危重症医学的整合。因此,坚定地实施呼吸病学与危重症医学的捆绑式发展模式已经成为现代呼吸病学发展的必然趋势和基本方略。

当前呼吸科建制中必须包括 ICU,一般为 MICU 或 RICU。没有 ICU,将无法以现代医学技术对危重症呼吸衰竭患者实施规范化救治。没有 ICU 的呼吸科将难以履行其学科的基本医疗职能。这种“你中有我,我中有你”的发展格局既有利于呼吸学科的发展,亦有利于危重症学科的发展,对于原有两个学科的进一步提升和内涵化起到促进作用。这也是呼吸病学学科发展的规律与必然趋势。

总之,回顾呼吸病学这漫长而曲折的历史,我们不仅感慨,呼吸病学无时无刻不与人类的生命和健康息息相关,也始终影响着人类社会的和谐与稳定。在过去的几十年中,尽管呼吸病学已经取得了巨大的进步和发展,但我们必须保持清醒的头脑,认识到当前呼吸病专业依然承载着不断发展和进步的重大使命,无论是在疾病防控还是疑难危重疾病的诊治方面,我们仍然面临着诸多重大难题。这需要吾辈不断努力,不断继承,不断推陈出新。可以预见的是,在未来新医学模式的引领下,在新技术革命的推动下,在广大呼吸学界前辈、专家和同道们的共同努力下,呼吸病学科必将取得新的辉煌和成就。

参考文献:

[1] 甄橙.18 世纪西医的临床医学[J].中华医史杂志,2001(3).

[2] 钟南山,王辰.心路医路:呼吸分册[M].北京:中国协和医科大学出版社,2011.

[3] 李经纬,程之范.中国医学百科全书:医学史[M].上海:上海科学技术出版社,1987.

[4] 洪城,王玮,钟南山,等.听诊器的发明与发展[J].中华医史杂志,2010(6).

[5] 张劭夫,刘又宁.机械通气发展简史[J].中华医史杂志,1998(4).

[6] 戴纪刚,张国强,黄小兵,等.抗生素科学发展简史[J].中华医史杂志,1999(2).

[7] 张捷,王长利.支气管镜发展史[J].中华医史杂志,2006(2).

[8] 宋建平,李建生.中医肺病学科内涵与外延探讨[J].中国中医基础医学杂志,2011(8).

[9] 白春学.新中国呼吸病学的回顾和展望[J].上海医学杂志,2010(1).

[10] 肖毅.朱贵卿教授:一个爱国知识分子的人生历程[J].中华结核和呼吸杂志,2011(1).

[11] 李羲,饶玮华.分子呼吸病学兴起的新世纪[J].中华呼吸与危重监护杂志,2003(2).

[12] 王辰.呼吸内科医师应对我国危重症医学的发展承担重要责任[J].中华结核和呼吸杂志,2000(7).

(周剑平)

第五章 泌尿系统医学发展

钟 山

编者介绍

复旦大学附属华山医院泌尿外科副主任医师，副教授，硕士研究生导师。中华医学会泌尿外科学会感染与炎症学组委员；中华医学会泌尿外科学会机器人学组委员；中国医师协会泌尿外科青年委员；上海市医学会泌尿外科委员；上海市医学会男科委员。2009 年获日本东京大学外科学博士学位，美国霍普金斯大学博士后，上海交通大学博士后。

泌尿外科是个比较古老的专科，有较久的历史，但同时又是个比较新的专科。2013 年统计数据显示，全国一些大型医院有很多完备的专科，而唯独没有泌尿外科，这显示出泌尿外科在国内的发展也不平衡。

泌尿外科之所以不能称为"泌尿科"，是因为它不包括与尿有关的"内科"部分，如肾炎、糖尿病、尿崩症等，这应当加以区别而避免混淆。然而科学在进步，不断有新的项目由内科范围转入泌尿外科中来，例如肾血管性高血压、肾上腺的一些疾病等。

泌尿外科和男科既是紧密联系的共同体，又有一定区别。泌尿外科包括男科，但两者治疗疾病的范畴不同。泌尿外科包括三部分：第一部分是肾上腺（两边肾脏上面有两个小的腺体）的疾病。第二部分是泌尿系统，包括肾脏、输尿管、膀胱、尿道，这是促尿的系统。第三部分是男性生殖系统，包括阴囊及其之内的睾丸、附睾、输精管、精囊、射精管、前列腺、体外的阴茎等。

现在所谓的男科，主要是将泌尿科的第三部分——男性生殖器官解剖上的异常、生理上的异常都归到男科。具体来说，泌尿外科主要治疗以下疾病：泌尿系统生殖感染、泌尿系统结石、泌尿系统炎症、前列腺疾病、性功能障碍、不育、泌尿系统手术（常见的有包皮手术、尿道下裂手术、精索静脉曲张手术、尿失禁手术等）；男科主要治疗的疾病有：前列腺疾病、性功能障碍、男性不育和生殖器官的异常等。

第一节 一部尿路结石
成因的认识史

在中华民族五千年的历史长河中，我国的中医中药学在保障中华民族的繁衍生息中作出了不可磨灭的贡献。早在春秋战国时期,我国医学名著《五十二医方》中就有关于治疗泌尿系统结石的记载。至秦汉时期,《武威汉代医简》较为详尽地记载了泌尿系统结石的治疗方法。两千年前,在祖国的医药学文献中,对泌尿系统及男性生殖系统疾病便有许多深刻的认识和详细的描述。在一千多年前的古医籍中,就有用葱管和鹅毛管导尿的记载,这可能是医学史上最早的软管导尿术。

　　人类发现、研究、治疗尿路结石的历史,也是泌尿外科发展史的一个缩影。尿石症的病因比较复杂,早在公元前 400 年,希波克拉底就认为尿石形成与尿路感染有关。132—201 年,希腊医生盖伦即认为遗传、营养和气候是形成结石的原因。拜占庭时期的著名人物西奥菲勒斯(A. Theophielus)致力于尿产生机理的研究,是史上检查尿沉渣的第一人。他用加热的方法来获取尿液的沉渣,认为这些沉渣正是形成膀胱结石的原因。希尔德嘉(Hildegard of Bingen)是女修道院院长和第一位撰书的女医生,撰写了一本著名的医书(Libersimplicis et libercompositae medicinae)。这本书后来被进一步拆分出版,书中描述了泌尿系统疾病和治疗方法。她已经认识到现代所谓的“代谢综合征”是造成结石病的一个原因,这一原因仅次于当时通常认为的结石病原因——感染。

　　比利时生物学家赫尔蒙特(Jan Baptist van Helmont)的《论尿结石》是在大量的化学实验基础上写成的。他非常精确地描述了酒精中酒石的形成过程。他把尿精(碳酸铵溶液)和酒精混合,观察到有白色沉淀生成。赫尔蒙特还从尿中离析出两种固体物,一种是食盐,另一种大概是磷盐。他认为尿石的成分以盐为主,这是人类历史上第一次描述结石的成分。赫尔蒙特也是用定量方法检查尿的第一人。德国生理学家海登海因(Rudolf Peter Heidenhain)除了对肾脏泌尿生理提出一些设想外,最早提出了尿中盐的变化是形成尿石的原因。

　　1824 年,德国化学家维勒(F. Wohler)将氰水解制得草酸。1828 年,他无意中用加热的方法又使氰酸铵转化为尿素。氰和氰酸铵都是无机化合物,而草酸和尿素都是有机化合物。

　　1901 年,布朗(Arthur Judson Brown)提出了细菌分解尿素引发成石的观点。瑞典地质学者 Ulex 鉴定鸟粪石为磷酸铵镁,将其命名为 struvite 以纪念俄国外交家和博物学家冯斯特鲁(Von Struve)。之前,因为磷酸铵镁是蝙蝠排泄物的主要成分,这类结石又被称为 guanite。1925 年,Hagar 等人报道了一种可水解尿素的细菌蛋白,即尿素酶。翌年,Sumer 从刀豆中成功地分离出尿素酶并因此获得诺贝尔奖。在无抗生素的年代,感染性结石引起的死亡率高、复发率高、肾功能丧失率高,因此被称作“恶性结石病”。感染性结石简称感染石,其矿物学成分是鸟粪石,化学成分是磷酸铵镁。因为此类结石常混合碳酸磷灰石成分,并且碳酸磷灰石在含量上往往多于磷酸铵镁,所以感染石的完整名称应为磷酸铵镁/碳酸磷灰石结石。

　　1937 年,兰德尔(Alexander Randall)对超过 1 000 个非选择性尸体肾乳头进行了检测,他观察到在 19.6% 的个体中肾乳头尖有钙盐沉积。这些被他称作斑块的沉积由磷酸钙组成,位于间质,在管腔内没有发现。兰德尔猜测,这些斑块的区域是草酸钙生长成石的理想之处。20 世纪 50 年代,安德森(Kenneth Anderson)认为肾实质内的微结石是由吞噬细胞吸收肾小管内的钙而形成的,如刚好位于肾乳头的上皮下,即成为如兰德尔所说的结石的核。后来,卡特(Vince Cart)发现肾钙斑的分布与肾内淋巴管的分布相同,当淋巴管因炎症或沉淀阻塞时即可形成微结石。到 70 年代,布鲁尔(Daniel Brühl)综合了上述三种观点,提出了 Anderson-Cart-Randall 进展学说,即肾实质内钙化物质的沉淀经淋巴系统清除至肾乳头,形成兰德尔斑,在表面黏膜脱落后与尿接触即形成结石。

关于尿液成分与成石关系的研究最早见于 1917 年,安伯格(S. Amberg)和麦克卢尔(W. B. McClure)发现枸橼酸对尿液草酸钙结晶的形成有抑制作用。之后的 1931 年,奥斯特(Marc Ostery)首先提出尿液枸橼酸的降低可能会促进含钙尿路结石形成的看法。1941 年,基辛(Ben Kissin)和洛克(Owen Locks)首次观察到高尿钙与肾结石的形成存在一定的联系。1953 年,奥尔布赖特(William Foxwell Albright)研究了特发性高钙尿的数值范围。1957 年,沃茨(Alan Watts)首次描述了原发性高草酸尿。1968 年,威廉斯(Hibbard Williams)等描述了原发性高草酸尿Ⅱ型。1986 年,詹宁斯(Danpure Jennings)等发现高草酸尿是肝脏丙氨酸-乙醛酸转氨酶(AGT)活性遗传性缺陷,抑制体内乙醛酸向甘氨酸转化,从而造成乙醛酸大量堆积并被氧化形成草酸或者被还原形成经乙酸,后两者从尿液中大量排泄的疾病。

1776 年,谢勒(J. G. Scheeler)在结石成分中发现尿酸成分。1847 年,赫勒(B. K. Heller)建立了系统性结石化学分析法。1882 年,乌尔特曼(A. Ultzman)将结石分析作为常规检验技术。1931 年,绍柏(K. C. Saupe)首次用 X 线衍射法鉴定结石晶体成分。1942 年,兰德尔(Bill Randall)首次用偏光显微镜观察结石。1954 年,拜斯彻(E. M. Beischer)首次用红外光谱法分析肾结石成分。1958 年,尼古拉斯(E. R. Nicholas)运用烧灼法定量分析尿结石。化学分析大约从 1826 年就开始,它的优点是操作简便、能够提供结石主要成分的基本信息,但是所需要的标本量较多,对标本的破坏大,检测结果容易出现误差,鉴别复杂性混合结石较为困难。它所测得的只是化学成分,而不是晶体成分,结果比较粗糙。1959 年,维纳(J. C. Winer)开展结石成分点滴分析法。1972 年,拜雷尼(D. S. Berenyi)对结石成分进行微量分析。

1810 年,沃拉斯顿(M. A. Wollaston)发现了胱氨酸结石。胱氨酸结石是沃拉斯顿首次发现于膀胱内的,他称这种来自膀胱的结石为"膀胱氧化物"。贝采尼乌斯(D. S. Berzeliu)意识到这种复合物并非氧化物,但是他仍认为这种结石最初源于膀胱,所以他称之为胱氨酸。弗里德曼(C. P. Friedman)于 1902 年首次描述了它的化学结构。1908 年,加罗德(K. Garrod)指出胱氨酸尿症是含硫氨基酸代谢异常的先天疾病。这种错误的观点一直持续到 20 世纪中期。后来的研究显示胱氨酸尿症患者的尿二碱基氨基酸排泄量异常升高而血液中的含量正常。哈里斯(C. M. Harris)等人描述了胱氨酸尿症的基因学基础,包括指出它是常染色体隐性遗传病。克劳霍尔(John Currab Crawhall)等人于 1963年首次应用青霉胺治疗胱氨酸尿症。

第二节　现代泌尿外科的萌芽

中华五千年的历史文化积淀,孕育了无数杰出的医学家,他们为人类医药学的发展做出了卓越的贡献,但在 19 世纪之前,中国历代医药学家中,专职从事泌尿外科的却无一人。1835 年 11 月,美国传教士伯驾(P. Parker)在广州创建了中国大陆最早的西医院——博济医院。1844 年,博济医院首次记录了泌尿外科手术,即伯驾开展的首例经会阴膀胱切开取石术。到 1935 年博济医院建院 100 周年时,该院共施行泌尿系统结石手术 4 041 例,其中膀胱结石手术 3 456 例。1909 年,英国、美国、加拿大办的几所教会在成都联合创办私立华西协和大学。1915 年,医科的教程中已将泌尿外科作为一门独立的课程,安排在第六学期,当时课程名为“阴阳尿经病症”,后又改称“生殖尿具学”。

公元前 2 世纪,希腊科学家已记录下男性解剖学和生理学的有关知识。1677 年,荷兰学者列文虎克首次在显微镜下发现了男性生殖细胞——精子,使男性生殖研究进入新的历史阶段。此后,西方各国学者开展了对精子发生和受精过程的研究。19 世纪,贝特霍尔德(K. H. Berthold)揭示了睾丸的内分泌功能。20 世纪,勒戈(B. Regaud)首先提出精子生成周期的概念,随后史密斯证实了脑垂体调控睾丸的发生、发育和功能。30 年代,格里普(M. L. Greep)报道了睾丸内分泌调节的双激素理论。这些努力构成了男科的理论基础。

20 世纪初期,已有许多教会西医院及爱国华侨募捐集资的医院在中国建成,先进的西方医学和文化同时也传入了被封建社会禁锢的中华大地,但仅有少数的外籍医生兼职泌尿外科医师,也有少量开展肾切除、前列腺切除等手术的记录,但中国人仅有担任第一助手的记录。

1926 年,谢元甫在美国约翰·霍普金斯大学医学院接受“现代泌尿外科之父”休·扬(Hugh Young)的指导后,回国到北平协和医院工作,在大外科中建立了泌尿外科专业。他在临床工作和培养人才方面的贡献非常突出,培养了施锡恩、虞颂庭、许殿乙、吴阶平等我国现代泌尿外科的重要人物。1925 年,曹晨涛赴美进修泌尿外科,并于 30 年代学成回国从事泌尿外科工作。

1937 年,日本医生小池博士将一台膀胱镜带到哈尔滨,自此中国医生开始在国内开展泌尿外科操作。20 世纪 40 年代初,日本占领北平后,施锡恩联合其他专家创办了天津恩光医院,并自任泌尿外科主任,这可能是中国第一个成建制的泌尿外科学专科。抗日战争前后,曹晨涛、王历耕主要从事泌尿外科工作,被我国医学界公认为泌尿外科学的第一代开拓者。1946 年,吴阶平在北京大学医学院附属医院工作,并在该院创立泌尿外科。

第三节　新中国朝气蓬勃的泌尿外科

1949 年新中国成立后,我国泌尿外科开始蓬勃发展,在全国各地医院中,首先有一批省部级医院设立了泌尿外科专业病区,有的在外科病区中设立了泌尿外科专业床位。值得一提的是,解放军部队医院,在长期战争中积累了泌尿生殖系统大量救治创伤伤员的经验,又接管了原国民党军队的医学机构和专业人才,因此,泌尿外科的发展较地方医院稍快一些。在50年代的抗美援朝战争中,这批军队医院的泌尿外科专科成功地救治了大量的泌尿外科战伤患者,为保障我军指战员的生命安全和健康做出了重大贡献。

1953年,吴阶平根据248例肾结核的临床资料,结合双侧肾结核晚期患者的病理结果,提出"一侧肾结核,对侧肾积水"的理论,并制定了切实可行的治疗方案。1954年,吴阶平的相关文章发表,并引起国际泌尿外科学界的轰动。吴阶平因此扬名泌尿外科学界,也成为中国泌尿外科学界的主要奠基人之一。

20世纪50年代,肾上腺外科在国际医学界的研究尚不深入,当时临床上认为肾上腺皮质有增生并可发生肿瘤,肾上腺髓质只有肿瘤而没有增生性病变。到70年代,吴阶平根据临床观察和基础研究提出:"肾上腺髓质病变不仅有嗜铬细胞瘤,还有增生性病变,肾上腺髓质的增生不是肾上腺嗜铬细胞瘤的'前身',而是一种独立的疾病。"直至20世纪80年代,国外泌尿外科学界才最终承认了这一理论,这是吴阶平对泌尿外科学的又一重大贡献。

吴阶平在男性计划生育工作中指出:"输精管结扎之前向远端精道注入杀精药物,疗效显著,也更安全。"此法在全国得到迅速推广和应用,对计划生育工作做出杰出贡献,也被载入史册。

在尿流改道方面,1956年,马腾骧与虞颂庭共同完成国内首例回肠膀胱术,吴阶平在国内率先采用回盲肠进行膀胱扩大术,解决了结核性膀胱挛缩引起对侧肾积水的难题,之后这一术式在国际上也得到应用与推广。

20世纪50年代末,我国对肾功能衰竭患者的救治工作开始起步。1959年,马腾骧在国内首次将人工肾应用于挽救急性肾功能衰竭的患者。1960年,吴阶平、沈绍基完成尸体肾移植手术。1974年,梅骅完成国内第一例亲属间肾移植。

第四节　改革开放中大有作为的泌尿外科

1977年恢复了大学和研究生的招生制度,1980年《中华泌尿外科杂志》创刊,1981年第一届全国泌尿外科学会在南京召开,这为中国泌尿外科奠定了坚实的基础。

1984年,ESWL应用于肾结石的治疗取得成功,北京医学院人民医院与中国科学院电工研究所研制成功我国第一台体外震波碎石机。1987年,郭应禄等采用侧卧位ESWL治疗输尿管中、下段结石及膀胱结石,并获得成功。至20世纪末,ESWL已成为治疗泌尿系统结石的基本手段,在全国县级以上医院已常规开展。

1980年,美国的卡普伦(Kaplen)教授应邀来我国传授经尿道前列腺电切术(TUR－P)和经尿道膀胱肿瘤电切术(TUR－Bt),由此国内多家医院开展经尿道手术,使经尿道前列腺电切术逐渐成为我国腔内治疗前列腺增生症的"金标准"。

1985年,吴开俊、李逊等在国内首次报道经皮肾镜取石术临床报告及逆行经皮肾镜取石术。他们在积累了数千例治疗经验的基础上,又发展了此技术。目前,他们开展的经皮多通道微穿刺下处理肾及上尿路结石的手术方法,已得到世界泌尿外科学界的肯定。

1986年,郭应禄在国内首先报道经尿道输尿管镜取石术(PCNL),为我国肾镜、输尿管镜的临床应用做了开拓性的尝试。经过几十年的应用与推广,此项技术在我国已普及到许多城市的二级以上医院。

1992年,那彦群在国内最早报道了腹腔镜在泌尿外科中的应用,并率先开展了一系列泌尿外科腹腔镜手术。此后,腹腔镜的应用在全国如雨后春笋般地迅速开展起来,尤其在北京、上海、天津等城市,以及湖北、广东等省,已涉及泌尿外科肿瘤根治术、整形术、泌尿系结石、供肾切取等各类手术,并已与国际水平相近。

这一时期的肾移植工作发展很快,已在全国普遍开展。1962年硫唑嘌呤的临床应用使肾移植的成功率大幅度提高。随后,淋巴细胞免疫球蛋白制剂的普及以及使用脾切除术抑制排斥等方法为移植的成功奠定了基础。自1989年以来,我国每年施行1 000例以上肾移植手术,至2000年国内肾移植累计已达2.53余万例次。此时,我国每年实施肾移植例次已居亚洲之首,最长健康存活达23年。1993年,国内已有95家医院能够开展肾移植手术。

小儿泌尿外科是在泌尿外科与小儿外科的基础上发展起来的。新中国成立后才有小儿外科,此前虽然已有泌尿外科,但以成人为主。患泌尿外科疾病的儿童均就诊于泌尿外科或小儿外科,因当时对一些泌尿系统畸形的胚胎发生了解不深,治疗上往往事倍功半。新中国成立之后,泌尿外科随着前进中的中国医学事业蓬勃发展,小儿外科也从外科中分出,在北京、上海等地先后成立小儿外科专业组。随着医疗技术的不断进步,小儿泌尿外科逐渐独立,形成了与以上两个学科有所区别的自己的特点。小儿泌尿外科常见疾病以先天畸形如隐睾、尿道下裂、肾盂输尿管连接部梗阻、异位输尿管口等为最多见。肿瘤中最常见的是肾母细胞瘤。肾、尿道损伤也不少见。患儿多因泌尿系感染、血尿、腹部肿物、遗尿、睾丸未降、阴囊肿块以及外阴畸形就诊。

20世纪60年代中期,在小儿外科专业队伍中已有人侧重从事泌尿外科工作。1972年8月,北京儿童医院外科首先成立泌尿外科组,成为国内第一个小儿泌尿外科专业组,初时只有专业人员3人及病床11张。至70年代末,在上海、沈阳、成都、重庆、南昌、天津等地各儿科医院中已有从事泌尿外科专业的医生。1980年正式出版了《中华泌尿外科杂志》和《中华小儿外科杂志》。此后,在小儿外科全国性会议及泌尿外科会议上都有小儿泌尿外科的学术论文发表。1987年5月,在苏州召开的第三次全国小儿外科学术会议宣布成立中华医学会小儿外科学会,会上有小儿泌尿外科的专题讨论会,继而成立了小儿泌尿外科学组。

1996年,黄澄如主编的《小儿泌尿外科学》出版,对国内的小儿泌尿外科的发展起到了积极的推动作用。同时,华西医科大学治疗先天性尿道下裂一期修复研究积累了大量的病例。陈绍基创立了纵行带蒂岛状包皮修复术,被收入1997年出版的《坎贝尔泌尿外科学》(Campbell's Urology)。何恢绪多年致力于尿道下裂一期矫治的研究,一次手术成功率达 90% 以上,并发明了阴茎头打孔器,主编了《尿道下裂外科学》。因此,小儿泌尿外科在这一时期发展较快,并取得了长足的进步。

全国各地的医学院校的泌尿外科工作者,在完成大量的临床工作的同时,注重教学工作,积极开展基础理论研究,培养了大批泌尿外科的研究生,又增加了许多泌尿外科的硕士点、博士点及博士后工作站,为我国泌尿外科的基础研究赶上国际先进水平发挥了积极作用。

第五节　拥抱未来的泌尿外科

进入 21 世纪,在全球性技术革命浪潮的冲击下,以电子信息、生物基因工程、现代影像科学、计算机多媒体技术及高分子生物材料为代表的新技术不断渗入生命科学、医学科学,并在理论研究与实际应用中取得了令人瞩目的成就。单孔腹腔镜手术、经自然腔道内镜手术、三维腹腔镜技术和机器人辅助腹腔镜技术已成熟地应用于泌尿外科领域。晚期肾细胞癌的靶向药物治疗、膀胱癌的综合治疗、前列腺癌的内分泌及免疫生物治疗等,使泌尿系肿瘤的治疗进入了崭新时代。发展的同时不忘历史,2007 年,那彦群、孙则禹等主编的《中国泌尿外科学史》出版,这是我国泌尿外科学界第一部史志。

为赶超国际先进水平、造就一批国内泌尿外科领域的拔尖人才和领军人物,2002 年,郭应禄院士启动了泌尿外科"将才工程"。"将才工程"采取开放式教育,让中国泌尿外科的骨干直接向国际知名大师学习,听他们讲课,观摩他们的手术,学习他们的敬业精神和培养年轻医师的方法。这一工作不仅培养了一批国内顶尖人才,也让国外了解到中国泌尿外科的发展,增进了友谊,架设了交流的桥梁。为提高中国泌尿外科学队伍的整体素质及医疗水平,2005 年开始,由那彦群教授主持,中华医学会泌尿外科学分会参考中国循证医学,集合国内相关领域的专家编写《中国泌尿外科疾病诊疗指南》,以利于规范泌尿外科疾病的诊治。截至 2014 年,已制定 22 项专业指南,这些指南的完成对促进泌尿外科临床医疗工作的规范化有着历史性的意义。为推动中国泌尿外科专科医师培养工作,卫生部中国泌尿外科专科医师准入专家委员会于 2011 年开始启动中国泌尿外科专科医师培养试点工作,学习期限两年,学习内容包括理论学习、临床技能模拟培训和临床住院医师或总住院医师工作。积极发展各专业学组的建设,除原有的腔内泌尿外科及体外冲击波碎石学组(现更名为微创学组)、尿动力学组(现更名为尿控及女性泌尿外科学组)外,近年来又相继成立了肿瘤学组、泌尿系结石学组、肾移植学组、基础研究学组、感染与炎症学组及男科学组。到目前为止,中国的泌尿外科学已拥有一支高素质专业技术队伍,并已成为国际泌尿外科学界中一支令人瞩目的重要力量。

2000 年以来,中华医学会泌尿外科学分会与国际泌尿外科迅速接轨,重视国际交流。中华医学会泌尿外科学分会学习美国泌尿外科学会(American Urological Association,AUA)和欧洲泌尿外科学会(European Association of Urology,EUA)的管理经验,提高学习与交流的质量,将学术交流大会改为年会制,并广泛、深入地开展海峡两岸及国际学术交流。每年由分会组团参加 AUA、EUA、国际泌尿外科学会(International Society of Urology,ISU)年会。在第 101 届 AUA 大会上,东道主开辟了专门的华语会场,这从此成为 AUA 大会的惯例。2008 年,第 26 届国际腔道泌尿外科会议在上海国际会议中心圆满举办,孙颖浩任大会执行主席,境内外两千名泌尿外科及微创泌尿外科专家与会,这是国际泌尿外科大会首次在中国举办。2009 年,国际泌尿外科学会第 30 届大会在上海召开,来自 100 多个国家的 3 000 余名泌尿外科医生出席本次大会。会上介绍和交流了世界泌尿外科学的最新进展。两次泌尿外科国际会议的成功举办,向世界泌尿外科界展示了中国泌尿外科的水平与力量,标志着我国泌尿外科已走向世界。在 2013 年初召开的世界微创泌尿外科大会上,孙颖浩教授首次向国际同行展示了一把兼收硬、软镜优点的“末端可弯的输尿管镜”,并在大会上介绍该镜的临床应用经验,引起了国际微创泌尿外科界的强烈反响。世界腔道泌尿外科学创始人史密斯(Arthur Smith)教授当场建议把该镜命名为“孙氏输尿管镜”,并认为这一发明将引领腔道泌尿外科学进入一个新的时代!

近年,肾上腺肿瘤腹腔镜切除术已成为标准手术,根治性前列腺癌和膀胱癌腹腔镜术甚至在一些医疗中心成为常规的手术。机械手的发展也在泌尿外科疾病的治疗中体现得更加清楚和实用;三维电视的发展将进一步使手术者更准确地进行手术操作;更先进的术中诊断器械如超声探头等解决了手术者的触觉,手术将会更安全、准确又迅速地进行;患者因手术创伤造成的痛苦将大大减轻。

泌尿学一直处于新技术的前沿。近年来机器人系统的进步已经使手术室发生革命性改变,但这一创新领域仍有巨大的发展潜力。接受传统的开放或腹腔镜方法训练的外科医生发现,机器人受限于缺乏触觉反馈。在手工微创手术中,医生可以感受到器械与患者之间的联系。然而,泌尿科医生能够清楚地展示几种不同手术的优势,尤其在肿瘤手术中机器人技术已经成为标准治疗方式。

机器人技术在远程手术方面也有巨大的潜力。最初这项技术是为运用于宇航员和军人而设计的,远程手术在 2001 年开始对普通患者开放。然而,从那时起,在延迟时间和触觉反馈方面几乎没有什么进展。展望未来,微创外科将完全代替传统的开放手术。

2019 年是中国 5G 商用元年,5G 具有高速度、低延迟、低功耗、万物互联、信息安全等特点,将改变人们的生活状态和工作状态。同时,5G 还可能改变人们的生命状态,并控制人类的健康状态。在无线、无限连接和智能自动化时代,可以随时随地采集健康数据,建立云端档案;以患者为中心,可以通过 AI(Artificial Intelligence,人工智能)智能化远程诊断、开处方,利用外卖和无人机精准投递药物,并通过智能机器人实施注射输液,从而实现足不出户地完成看病流程。目前已经取得了一定的成绩,如 AI 辅助诊断就是智慧医疗的开端。

泌尿外科医师能更好地迎接 5G 时代,通过 5G 将物联网、大数据和 AI 串联起来后,AI 将赋能前列腺癌的全程管理,即可以构建 5G 时代疾病诊疗一体化智能平台:建立 PC‐Follow 大数据平台,通过数据的聚合可为未来做好准备。未来,还将打造人工智能化的筛查诊断平台,即通过采血和分析机器人采集患者信息,通过云端健康数据和 AI 智能分析进行辅助诊断,最后通过智能化 PC - Follow 全息投影来完成患者诊断。通过 5G 的大数据和 AI,术中可以实现高质量、无延迟的实时导航,在准确切除病灶的同时最大限度地保护周围组织。未来,可以使用放射能、化学能、核能、电能、光能等新型物理能量代替手术刀的机械能,做到无刀胜有刀。如高频双脉冲不可逆电穿孔(H - FIRE)已经通过Ⅱ期多中心临床试验,效果让人满意。未来,可以利用超声和核磁共振融合的图像实施引导,利用穿刺和治疗同步的智能机器人系统和 AI 数字化病理诊断,实现智能化精准影像导航的不可逆电穿孔,保障患者健康。利用人工智能化的随访数据平台,可以通过数字化健康档案、AI 分析、自动警报系统和医生远程诊治,实现从数据到智能产生的闭环。5G 时代必然到来,泌尿外科医师应该迎接新时代。

微能量医学是全新的医学领域,极具发展潜力。1980 年,德国泌尿外科医生首次利用高能冲击波击碎肾脏泌尿系统结石,使患者免除手术。这一举动被誉为肾结石治疗的里程碑。随着研究的深入,概念也不断变得清晰,微能量冲击波对多个系统疾病都具有治疗和康复作用,引起了科学家的高度重视。微能量医学不仅提供全新的治疗理念和方法,还能为患者减少医疗成本,让更多的人得到有效的救治。无创能量医学已成功被应用于多种疾病的治疗,对维护人类健康非常重要,前景极为光明。

进入 21 世纪,国内外医学科学技术已进入一个飞速发展的时代、一个日新月异的时代。科技的不断发展,给泌尿外科这一古老而新兴的学科带来了更大的机遇与挑战。我们要勇于挑战自我,不断创新,使我国的泌尿外科事业不断进步。中国泌尿外科学界的明天将会更加美好,更加辉煌!

参考文献:

[1]那彦群,孙则禹,叶章群,等.中国泌尿外科学史[M].上海:第二军医大学出版社,2007.

[2]孙颖浩.机器人泌尿外科手术学[M].北京:人民卫生出版社,2015.

[3]董德鑫,李汉忠.泌尿外科科技发展[J].协和医学杂志,2013(4).

[4]周利群.中国泌尿外科的历史、现状和展望[J].中国科技产业,2016(1).

[5]那彦群,龚侃.腔内泌尿外科的现状与发展[J].临床外科杂志,2004(8).

[6]徐耀庭.腔内泌尿外科治疗进展:腔内泌尿外科的发展现状与操作思路[J].中国现代手术学杂志,2003(5).

[7]叶雄俊.腔内泌尿外科处理小儿结石的现状[J].中华泌尿外科杂志,2009(5).

[8]王振声.泌尿外科血管腔内诊治技术现状[J].山东医药杂志,1994(4).

[9]孙颖浩.激光技术在我国腔内泌尿外科应用的现状[J].中华泌尿外科杂志,2005(1).

[10]李汉中,孙则禹,张玉石.中国泌尿外科发展简史[J].中华外科杂志,2015(1).

（钟　山）

第六章　妇产生殖系统医学发展

第一节　初识女性生殖内分泌系统

顾 超

编者介绍

复旦大学附属妇产科医院妇科副主任医师,复旦大学妇产科学博士,美国安德森肿瘤中心系统生物学系博士后。上海市青年五四奖章和上海市卫计行业青年五四奖章获得者。中国预防医学生育力保存协会青年委员,中国老年医学学会妇科分会青年委员,上海医学会妇产科分会绝经学组成员,上海市医药卫生青年联合会委员。

每一物种之所以能够存在于世,均有赖于生殖。高等生物的生殖过程除了生殖内分泌调控的激素变化、配子形成、配子结合形成合子、早期胚胎发育和分化外,还包括胚胎种植、宫内发育和分娩。人类对生殖系统的初认识,也正是从生命的孕育——怀孕这件事开始的。

完成于公元前 2200 年前的一座雕像展示了这样一个场景:有经验的妇女正在帮助一位产妇分娩,一旁的男性则用石头、贝壳等锐器给新生儿断脐。世界上第一部比较完整的成文法典《汉穆拉比法典》(现藏法国巴黎卢浮宫博物馆)中,就有关于性生活时间和次数的建议以及产后禁止性生活的妇科保健知识。但当时,人们对于女性的生殖器官仍然知之甚少。当时的人们甚至认为,子宫是一个能够在主人体内来回运动的动物。2 世纪,在古希腊内科医生阿勒特奥斯(Aretaeus)的著作《急性和慢性疾病的病因与并发症》中就有着类似的记载。"子宫系一个位于女子两侧腹之间的内脏,类似于一个动物,因为她可以向腹腔各处移动。向上可以直达胸部的肋软骨以下,也可以斜向左边或右边,或到肝脏或到脾脏,同样她可以向下脱垂。她完全飘忽不定,喜芳香而趋向之,厌恶臭而避离之。"

1—2 世纪,子宫的七室学说(seven-chamber uterus)逐渐替代了子宫如动物的描述。七室学说模型认为,子宫腔由七个分隔组成,左右两边各三个,中间一个,男性胚胎在右边隔室中生长,女性胚胎则在左边,当中的隔间则为雌雄同体的两性胚胎。斯考特(Michael Scot)是一位皇室的占星学家,其著作《自由生理学》(Liber Physionomiae)便包含了这一模型。这本著作在 1500 年之前大约有 20 个版本广为流传。在 12—19 世纪晚期的犹太教文学中常可见七室子宫的插图或描述。

索兰纳斯(Soranus of Ephesus),这位古罗马的妇产科学家否认了七室子宫学说和子宫动物学说。他所著的《论妇女病》(De Morbis Mulierum)一书中是这样描述子宫的:子宫位于腹膜内,在膀胱和直肠之间,侧面与后方分别与髂骨和骶骨连接。儿童期子宫小于膀胱,青春期子宫与膀胱大小相当,孕期子宫增大至上腹部,产后子宫收缩至比孕前稍大的尺寸。该书将卵巢概括为:卵巢位于子宫的两侧,靠近子宫颈,很容易被摸到。卵巢呈腺状结构,被膜所包裹。它们不像男性睾丸那样被拉伸,而是如某种球形,一边平坦,基底部圆而宽。生殖管道从卵巢沿着子宫旁进入膀胱颈。他认为女性种子没有参与生殖,因为它在外部被带走了。

索兰纳斯还区分了阴道与子宫,讨论了月经、生育、避孕、妊娠、产前处理、分娩后处理、子宫出血及其他妇女病。此外,他还论述了产椅、阴道窥器及子宫注射器等装置,将难产的原因归结为产妇、生殖器官及胎儿三方面,并采用产钳、产椅、足式转向等方法帮助产妇顺利分娩。《论妇女病》清晰易懂、内容详尽,为后续多部妇产科学及儿科学巨著奠定了基础,因此被医史学家称为早期妇产科和儿科学的经典著作,索兰纳斯本人更是被誉为妇产科学说的创始人。

达·芬奇(Leonardo Da Vinci)被认为是历史上第一个正确描绘出人类胎儿在子宫中的位置的人。并且,在达·芬奇的手稿中子宫只有一个房间,而非由多个腔室组成(当时许多人仍然认为子宫是双腔室的,双胞胎正是由双腔室的子宫孕育的)。他解剖了一具尸体内的胎儿,描绘出脐带由血管组成,并认为月经血通过脐带来滋养胎儿,脐带连接肝脏并通往心脏。在他的手稿中,胎儿的双足交叉,右脚阻塞了尿路,因此他推论脐带这个结构负责将胎儿的尿液输出到子宫外。直到 18 世纪中叶,亨特(William Hunter)于 1751年对足月孕妇尸体解剖的详细研究,首次客观记录了妊娠子宫肌层、血管、蜕膜、胎位、胎盘及胎儿与母体血供的关系。亨特著有《人类妊娠子宫的解剖学图解》。

在对女性生殖系统有了初步认识后,医学家也观察到,一些被切除了子宫的妇女并没有死亡,这说明子宫虽然可以孕育生命,但对于母体生命,倒并非是必不可少的器官。他们也观察到了子宫和乳房之间有趣的同步效应:青春期,子宫会慢慢发育长大,乳房会同时隆起;当子宫内的胚种充分发育,乳房就会准备婴儿营养所必需的奶水;当月经恢复,乳汁就会干涸;若持续哺乳,月经则被抑制;老年妇女子宫萎缩,乳房也随之枯萎;在孕期,乳房的皱缩就意味着胎儿的死亡,也是流产的预兆。这开启了对妇产科内分泌认识的先河。

第二节　妇产科发展中的里程碑事件

一、人绒毛膜促性腺激素的发现与妊娠试验

公元前 1350 年,古埃及的一张莎草纸上描述了一个测试:一个可能怀孕的女人可以

在几天内向小麦和大麦种子小便,如果大麦生长,意味着她怀了男孩,如果小麦长出来了,就意味着她怀了女孩,如果两者都不生长,则未怀孕。1963 年对这一理论的测试发现,70％的情况是,孕妇的尿液确实能促进生长,而非孕妇和男性的尿液则不能。学者们认为这可能是最早用来检测孕妇尿液中的一种特殊物质的方法,并推测孕妇尿液中雌激素水平的升高可能是其检测成功的关键。

中世纪到 17 世纪,利用尿液的视觉特征来检测怀孕已经成为一种流行的方法。在欧洲,所谓的"小便先知"(piss prophets)声称能够通过尿液的颜色来诊断许多不同的病症和疾病。在 1552 年的一篇文章中,怀孕期间的尿液被描述为:"呈清澈的倾向于灰白色的浅柠檬色,表面有一层云。"其他测试包括将葡萄酒与尿液混合并观察结果。事实上,酒精会与尿液中的某些蛋白质发生反应,所以这种方法的成功率并不高。

20 世纪初,弗兰克尔(Ludwig Fraenkel)描述了黄体,即在正常月经周期中在女性体内形成的腺体团块。他确定了一些在女性生殖中起作用的激素,将促进妊娠的激素命名为孕酮(progesterone)。孕酮在 1934 年被分离出来。

20 世纪 20 年代,欧洲几个实验室的科学家分别独立地描述了一种促进兔和小鼠卵巢发育与生长的物质。科学家们逐渐认识到有一种特殊的激素(现在称为人绒毛膜促性腺激素［hCG］)只在孕妇中发现。1927 年,阿西海姆(Selmer Aschleim)和佐德克(Bernhard Zondek)描述了一种测试(被称为 A - Z 测试),该测试确定了尿液中 hCG 的存在。为了测试怀孕,一名妇女的尿液被注射到一只未成熟的大鼠体内。如果受试者没有怀孕,大鼠就不会有反应。若怀孕,大鼠会表现出发情反应(处于发情期),尽管它还未性成熟。这项测试表明怀孕期间某种荷尔蒙的分泌量增加了。在 A - Z 测试的早期研究中,科学家们发现睾丸肿瘤也能产生人绒毛膜促性腺激素。

20 世纪 30 年代,科学家们开发了生物测定法(使用动物或活组织的特殊测试),通过注射样品来诱导兔子、青蛙、蟾蜍和大鼠排卵,从而识别 hCG。这些测试非常昂贵,需要牺牲几只动物,而且很慢,通常需要几天才能得到结果。由于人绒毛膜促性腺激素和另一种物质黄体生成素(LH)之间的相似性,在测量激素水平以诊断妊娠时,这些测试也是不敏感的。直到埃文斯(Herbert Evans)将来自雌性腺体的特定液体注射给雌性大鼠,它们会长出异常大的黄体,才发现这些液体正是现在被称为促性腺激素的物质。1958 年,促性腺激素首次从人类垂体中提取出来。

1960 年,一种用于妊娠的"血凝抑制试验"由怀德(Leif Wide)和詹泽尔(Carl A. Gemzell)开发出来,该试验使用纯化的 hCG,与待测尿液样本和针对 hCG 的抗体混合。在阳性妊娠试验中,红细胞聚集在一起,显示出一种特殊的模式。这种测试比旧的生物测定法要快得多,也便宜得多,但仍然相对不敏感,特别是对于早期妊娠的诊断不够敏感。该测试还可能与各种药物出现交叉反应。

1970—1972 年,美国国立卫生研究院(NIH)的科学家对 hCG 的特性有了更多的了解,确定了 hCG 的两个亚单位,其中 β 亚单位是 hCG 的免疫和生物特异性所在。1972 年,瓦图凯蒂斯(Vaitukaitis J. L.)等人发表了他们的研究,描述了 hCGβ 亚单位放射免疫测定法,该法最终可以区分 hCG 和 LH,因此它有可能作为妊娠的早期检测方法。

1976 年,美国市场上第一个家庭妊娠检测试剂盒获批。20 世纪 90 年代,新型抗体的开发和酶标记代替了放射性标记的使用。2003 年,可丽蓝(Clearblue)数字验孕棒获批。如今,指示器屏幕显示的是"怀孕"或"未怀孕",而不是一条蓝色细线。

二、剖宫产的起源、发展与改良

17 世纪施行剖宫产处理难产时,并不缝合手术切口,仅依赖子宫肌肉之自然收缩力止血,所以剖宫产极少能做到母子平安,死亡的常见原因是出血和感染。故而著名的法国产科医生毛里修(Francois Mauriceau)认为:"施行剖宫产术就等于杀害产妇。"当时还有反对剖宫产的联盟。美国第一个成功的病例是弗吉尼亚的医师本纳特(Jesse Bennett)于 1794 年给他妻子做的,母子均平安。1852 年,美国的波林(F. E. Polin)改用银线缝合子宫切口。然而,直到 19 世纪前半叶,欧洲对难产产妇实施剖宫产手术的死亡率仍居高不下,约为 75%。

19 世纪最后的 20 年,随着外科麻醉、镇痛、缝合技术的进步和无菌观念的增强,剖宫产变得相对安全,手术死亡率已经降到了 20%。1882 年,美国的萨恩格(Max Sänger)首创了"保守或古典式剖宫产",这种术式选子宫底纵切口,取出胎儿并缝合子宫,保留了子宫,这是剖宫产历史上的一个重要转折。然而,宫体剖宫产术因宫壁厚,血管丰富,出血多,子宫切口愈合较差,术后肠胀气、肠麻痹的发病率高,再次妊娠较易发生子宫切口瘢痕破裂等风险依然属于高危手术。

奥西安德尔(Osiander)于 1805 年就发明并倡导子宫下段或低位宫颈剖宫产术,只是未得到重视。1907 年,弗兰克(Frank)首先应用经腹腹膜外剖宫产,横切口切开壁层腹膜,再切开膀胱腹膜返折,将壁层腹膜上缘与脏层腹膜切口上缘缝合关闭腹膜腔,然后切开子宫下段,减少感染性病例并发腹膜炎的机会。1908 年,塞海恩(Hugo Sellhein)详细剖析了子宫下段及其周围组织的关系,指出非收缩部分具有易于缝合、出血少、愈合快等优点。同年,拉兹科(Wilhelm Latzko)设计了从膀胱侧窝剥离暴露子宫下段的方法,后来被诺顿(James Francis Norton)等人改进并描述为侧入式腹膜外剖宫产术。

1940 年,沃特斯(Jonathan Waters)发明了膀胱顶剥离进入子宫下段的途径,即顶入式腹膜外剖宫产术。腹膜外剖宫产虽在防止感染上起了重要作用,但仍有许多弊端,如操作复杂、易损伤膀胱等。克罗尼克(Krönig)经分析发现腹膜外剖宫产的特点是利用子宫下段并用腹膜遮盖切口。他于 1912 年提出切开子宫膀胱腹膜返折,暴露子宫下段而剖宫取胎,缝合子宫膀胱腹膜反折遮盖子宫切口的术式,即现代产科广泛应用的子宫下段剖宫产术。1996 年,以色列 Stark 教授来我国介绍新式剖宫产术(Misgav-ladach 剖宫产术)。它采用腹壁横切口,简化了手术步骤,撕开皮下组织及腹膜,使走行其中的血管、神经借助本身弹性得以保存,组织损伤少,皮肤及皮下组织全层缝合 2—3 针,有利于伤口愈合,减少瘢痕形成,不缝合腹膜,减少粘连。其与以往术式比较有着胎儿娩出快、手术全程短至十几分钟、术后疼痛减轻及排气提前、术后五日拆线、医疗费用相对减少等优点。

至今,剖宫产术在经历了尸体剖宫产、不缝合子宫的剖宫产、Porro 氏剖宫产(子宫切除术)、古典式剖宫产、经腹腔腹膜外剖宫产、腹膜外剖宫产、子宫下段剖宫产及新式剖宫产等几个阶段之后,发展日趋完善,已成为现代产科临床上解决难产的重要手段之一,在我国和世界 20 多个国家得以广泛开展。

三、产钳的发明

17 世纪初,法国钱伯伦(Peter Chamberlen)家族发明了产钳,并对此竭力保密,依靠此技术在产科占据了权威地位,后来为了躲避法国宗教迫害而逃往英国。有趣的是,其家族的男性成员基本都是助产士。1733 年,外科医生查普曼(Edmund Chapman)发表了一篇关于提高助产术水平的论文,论述了钱伯伦家族使用的产钳及之后的各种改进的工具,产钳才被公众所知。

斯梅利(William Smellie)是英国产科界最伟大的人物。他首先在科学基础上教授产科和助产学;首先制定使用镊子的安全规则,并将产科和外科分开。是他将女性产婆从产房里逐渐替换出来,取而代之以那些携带着涂抹了猪板油产钳的男人。斯梅利不愿意使用产钳,并且只允许在骨盆狭窄的最极端的情况下进行剖宫产。对他来说,母亲的生命总是优先于她的后代,所以,当他认为有必要时,他毫不犹豫地为了拯救母亲而刺穿并摧毁胎儿的大脑。斯梅利开发了各种类型的产钳,有些有锁和弯曲的刀片被称为斯梅利氏钳。他开发了一种开颅剪刀——斯梅利剪刀。将孩子放在医生的前臂上分娩后脑勺的方法称为斯梅利法。

四、电子胎心监护仪与产程图的诞生

雷奈克发明了听诊器。1821 年,听诊器开始用于胎心音听诊。1822 年,勒朱莫(Le Jumeau)和德克加拉德克(De Kergaradec)首创听筒听胎心率,并判断胎儿的胎位、多胎妊娠等。1833 年,(Depaul)描述胎儿心动过缓可导致宫内窘迫和死亡。1893 年,冯克尔(Von Winkel)提出胎儿宫内窘迫诊断标准,这一标准延续至 20 世纪中期。得益于荷兰生理学家艾因托芬(Willem Einthoven)于 1895 年发明的心电图描记法(他因此而获得 1924年诺贝尔奖),1906 年,克里默(M. Cremer)首先生产了胎儿心电图记录仪:通过孕妇腹部探头获得胎儿心电图。1917 年,希尔斯(David Hills)发明头部听诊器用来听胎心音。20 世纪 50 年代末至 60 年代,早期世界范围内发明了大量直接将电极放置于胎儿头皮(开大的宫口)记录胎儿心电图的方法。1969 年,电子胎心监护仪制造成功。

1954 年,弗里德曼(Friedman)首先根据 500 例美国初产妇产程特征,将宫颈扩张规律及胎头下降规律用曲线方式描记,阐明了健康初产妇的产程时限,这种描记方式被称为弗里德曼产程图。该产程图可动态地表达产程进展,让医生对产程经过一目了然,便于判断产程的难易程度,从而为正确判断和处理头位难产提供了重要依据,对于提高母婴预后具有重大意义。1972 年,菲尔波特(W. M. Philpott)与卡斯尔(R. H. Castle)推荐在产程图中增加"警戒线"与"处理线",将产程图的概念发展为更具推广性且更标准化的产程监

控工具。20 世纪 70 年代末，产程图传到中国，王淑雯、吴味辛将弗里德曼宫颈扩张与胎头下降的交叉曲线改为平行曲线。

五、计划生育的演变

计划生育本质上是指通过现代或传统（也称为自然）避孕方法的使用，使个人和夫妇能在既定时间、既定间隔获得既定数量的子女。但长期以来，"生育控制"被认为是计划生育的代名词。1994 年开罗国际人口与发展大会上，179 个国家共同签署了《国际人口与发展大会行动纲领》，将宏观人口问题与个体的健康和权利相联系。尽管计划生育在降低儿童死亡率、促进母亲健康、遏制艾滋病、实现普遍享有生殖健康的目标方面具有积极意义，但在生育率不断降低、人口老龄化不断加速、人口流动不断增强的新形势下，计划生育在全球发展议程中的重要性仍有所下降。

国际社会普遍认为，过高的生育率和人口的快速增长不利于经济发展，尤其会阻碍贫困国家的经济发展。20 世纪 60—80 年代，快速的人口增长已经被视为一种迫在眉睫的危机，在这种形势下，联合国人口基金于 1969 年创立并成为支持计划生育的主要阵地。新的避孕措施如避孕药、宫内节育器和新的绝育技术的发展，为在发展中国家推广计划生育提供了技术保障。1982 年，艾滋病病毒被确认并迅速在全球蔓延。20 世纪 80 年代，抗逆转录病毒药物尚未问世，在发展中国家，避孕套一直是限制艾滋病病毒感染传播的最有效方法，也是预防艾滋病病毒和性传播疾病以及非意愿妊娠的唯一方法，计划生育与预防艾滋病相结合。

20 世纪 80 年代中期以来，越来越多的发展中国家开始经历生育率下降。根据《世界人口展望（2015 年修订版）》，全球总和生育率从 1950—1955 年的 4.96‰ 下降到 2010—2015 年的 2.51‰。其中，发展中国家总和生育率从 1950—1955 年的 6.08‰ 下降到 2010—2015 年的 2.65‰；最不发达国家从 1950—1955 年的 6.56‰ 下降到 2010—2015 年的 4.27‰。显然，生育水平的大幅降低标志着计划生育运动的胜利。据统计，全球 15—49 岁妇女的避孕普及率由 1990 年的 55％ 上升到 2013 年的 64％，相比较而言，非洲 2013 年的避孕普及率仅为 28％。因此，消除不平等、普遍获得计划生育和生殖健康服务仍然是部分发展中国家与落后国家的重要国策之一。

然而，避孕并非现代人的发明。3 500 年前的古埃及已经记录了古老的避孕处方：将用阿拉伯树胶、叶子和蜂蜜浸湿的羊毛球塞入体内可以防止怀孕。古希腊人采用明矾、酒、海水或醋冲洗阴道的方式达到避孕的目的。索兰纳斯建议妇女同房后反复跳跃七次以避孕。中世纪的愚昧使得很多迷信方法被用来防止怀孕，比如将装有黄鼠狼睾丸的袋子系在身上等。4 000 多年前，中国妇女饮用或食用汞、砒霜、马钱子碱等来避孕。

史上第一只避孕套产生于 17 世纪末期，由英国医师康德姆（Joseph Condom）用羊的盲肠制成。十年后，意大利的解剖学教授法洛皮斯（Gabrielle Fallopius）发明了用亚麻布制成的避孕套。1883 年，荷兰物理学家雅各布（Arette Jacob）博士发明了第一个乳胶避孕套。1912 年，德国药剂师弗罗默（Julius Frommer）用"浸胶法"制造出了第一批橡胶避孕套,与之前的各种雏形相比这种避孕套更加纤薄,延展性也更好。20世纪30年代,伴随着乳胶工艺的发展,避孕套的生产技术获得改进,乳胶代替橡胶,乳胶避孕套得以批量生产并广泛使用。

宫内节育器的历史可以回溯到阿拉伯时代,牧民将小鹅卵石塞入骆驼的子宫内,以避免它们在穿越沙漠的长途旅行中怀孕。1909年,德国里希特(Richard Richter)医生设计了世界上第一个宫内节育器,将蚕丝弯曲成团状制成。1928年,德国妇科学家格拉芬贝格(Ernst Grafenberg)在此基础上加上银丝制成的避孕环,取得了良好的避孕效果,在当时的欧洲非常流行。1934年,日本典礼太田(Tenrei Ohta)医生设计了金制或镀金的环形宫内节育器。1960年,伴随着塑料工业的发展,出现了以塑料为制作材料的宫内节育器,其中Lippes宫内节育器被称为第一代宫内节育器。1969年,智利杰米·齐珀(Jaime Zipper)和美国塔特姆(Howard Tatum)将铜固定在塑料宫内节育器的表面,大大提高了避孕效果。1976年,芬兰研制了可固定释放炔诺酮的第二代宫内节育器。比利时维尔德米尔恩科(Dirk Wildemeersch)发明了无支架含铜节育器——吉妮固定式宫内节育器,其不仅可以避孕而且可以治疗子宫炎症,被称为第三代宫内节育器。

20世纪40年代,美国化学家马克(Russel Marker)认为合成性激素可以由植物的根部提取,并发现野生山芋可以提取天然孕激素。1944年,德国比肯巴赫(Bickenbach)和保利科维奇(Paulikovics)研究使用孕激素抑制排卵的方法。

1950年,美国计划生育联合会发起人桑格(Margaret Sanger)与生物学家平卡斯(Gregory Pincus)共同研究激素避孕方法。1951年,杰拉西(Carl J. Djerassi)教授首次合成了孕激素炔诺酮——现代避孕药的关键成分,被誉为"避孕药之父"。1956年,平卡斯与同事张明觉(Chang Min-Chueh)博士、哈佛大学妇科学家约翰·洛克(John Rock)尝试将雌激素和孕激素搭配起来,模拟受孕的状态,使卵巢停止排卵,从而起到避孕作用。1960年5月,美国上市了首个口服避孕药"Enovid"。1967年4月,避孕药登上了《时代周刊》(Time)封面。1993年,《经济学人》(The Economist)将避孕药评为世界七大奇迹之一。

如今,低生育水平已经成为全球的人口发展趋势,发达国家的生育率在降至更替水平之下以后还在继续下降,而很多发展中国家的生育率已接近或低于更替水平,全球人口老龄化的趋势愈加明显。根据联合国《世界人口展望(2015年修订版)》,由于全世界范围内平均寿命的延长和生育率下降,估计65岁及以上老年人将在之后25年内增加82%,而新出生的人群仅增加3%。据联合国估计,到2050年60岁以上人口数将首次超过15岁以下儿童数,而且在13个国家中将有10%以上的人超过80岁。

1980年9月25日,中共中央发表了《关于控制我国人口增长问题致全体共产党员、共青团员的公开信》,标志着我国独生子女政策正式出台实施。2004年以来的多次民工荒表明我国青壮年劳动力开始减少,2012年我国15—59岁劳动力人口首次下降,人口红利拐点开始显现。2013年11月,中央正式启动实施一方是独生子女的夫妇可生育两个孩子的政策。2015年10月,党的十八届五中全会决定全面实施一对夫妇可生育两个孩子政策。自此,二孩政策全面放开。

六、近代妇科的形成和独立

18 世纪以后,手术的进步使妇科从产科中分离出来成为独立的学科。1809 年,麦克道尔(Ephraim Mcdowell)医师在没有麻醉和消毒的情况下成功切除了巨大卵巢囊肿(重约 10 千克)。至 1864 年,成功的手术已达 787 例,麦克道尔也因此成为"腹部手术之父"。

西姆斯(J. Marion Sims)被认为是"现代妇科之父"。西姆斯一生的主要贡献在于发明窥阴器、治愈膀胱阴道瘘以及卵巢切除术。其中,最值得称赞也最为人诟病的是,他发明了修复膀胱阴道瘘的手术方式。从 1845 年至 1849 年,西姆斯以七名被奴役的黑人妇女为研究对象开展治疗阴道瘘的相关研究(虽然她们的主人均表示允许,但西姆斯医生因在没有麻醉的情况下对黑人妇女进行了多次手术而遭到后人批评),他发明并制作了多达 71 种手术器械,包括西姆斯窥器(Sims' speculum)。1849 年 6 月,西姆斯使用银线缝合阴道瘘,七名黑奴陆续被治愈并回到奴隶主家中。1876 年,他成为美国医学会(American Medical Association, AMA)的会长,后来创立了美国妇科学会(American Society of Gynecology)。

凯利(Howard Atwood Kelly)1889 年 10 月被任命为约翰·霍普金斯大学的第一位妇产科学教授。他发明了血管钳(Kelly's clamp)和凯利缝合法(Kelly's stitch),也是首先主张以镭治疗恶性肿瘤的医师之一。他创造了一个持续至今的研究生培养模式。他的住院医生名单看起来像是美国妇产科的名人录,其中包括威廉姆斯(John Whitridge Williams),其著作《威廉姆斯产科学》被认为是产科领域的经典巨著。

19 世纪麻醉法的发明、消毒法的建立以及输血技术的突破使得妇科手术学的发展如虎添翼,从 19 世纪中叶开始妇科成为一门完全独立的学科。

七、妇科内窥镜的形成与发展

早在 500 年有关于一种由铅制成的管子"siphopherot"的记载,通过它扩张阴道看到宫颈用以探明阴道出血的来源,可谓妇科内窥镜史上最古老的例子。1807 年,博齐尼发表了第一篇关于内窥镜检查的研究,他用蜡烛照明,结合简单的管状装置对尿道进行了观察。1869 年,潘塔莱奥尼(Commander Pantaleoni)进行了第一例"宫腔镜"(实际使用的是膀胱镜)检查,并诊断出是由于息肉而导致了患者出现不规则阴道流血。1901 年,克林(Georg Kelling)进行了首次内窥镜下腹部探查术:他用过滤后的空气制作了气腹,然后以膀胱镜观察了活着的狗的内脏,奠定了腹腔镜检查的基础。同年,雅克比斯(Hans Christian Jacobaeus)在他的论文中首次创造了"腹腔镜"这一术语,他利用腹腔镜观察了 17 位腹水患者的腹腔。1907 年,戴维(Charles David)描述了宫腔镜。早期的内窥镜检查是在原始镜体、材质较差的镜片和白炽灯光源条件下进行的,采用局部麻醉的方式。腹腔内压力和宫腔内压力均未监测,并采用一个大号的注射器将气体打入腹腔来制造气腹。腹腔镜检查的进入点各不相同,包括脐下、左上腹和阴道。1920 年,奥恩多夫(Benjamin

Harry Orndoff)发明锥形 Trocar 穿刺器,并开始使用氧气制作气腹。1924 年,佐里科夫(Zollikofer)开始将二氧化碳用于气腹,因为其更容易被吸收。1936 年,伯施(P. F. Boesch)实施了第一例妇科腹腔镜手术——腹腔镜下输卵管绝育术。1928 年,歌思(Gauss)首次提出使用膨宫液。1929 年,卡尔克(Heinz Kalk)采用斜角镜、双穿刺孔引入治疗性腹腔镜的概念。1937 年,霍普(Hope)使用腹腔镜诊断了异位妊娠。1938 年,韦赖什(Veress)发明了改良版的弹簧气腹针,管芯针圆钝且突出于尖锐的针尖外,底部装有弹簧,当针尖穿刺腹膜,由于受到阻力,管芯收入而锐利的针尖就可刺透腹膜,一旦进入腹腔,阻力消失弹簧再次将圆钝的管芯针弹出,从而保护脏器不受针尖损伤。

然而,因为小肠肠曲的阻碍,利用腹腔镜观察盆腔脏器存在不便,于是 1944 年德克尔(Decker)和彻里(Cherry)另辟蹊径,让患者采取膝胸卧位,气腹针自阴道后穹隆穿刺制造气腹后再导入腹腔镜观察盆腔,这一技术风靡 20 世纪 70 年代的美国,甚至一度作为妇科内窥镜的标准式样,被称作穹隆镜检(Culdoscopy)。1947 年,帕尔默(Raoul Palmer)发表了 250 例腹腔镜案例的操作过程。他采用头低脚高的截石位体位,利用套管来抬高子宫,并使用卵巢活检钳,他十分强调监测腹内压的重要性。

1952 年,格拉迪(Fourestier A. Gladu)团队率先采取了冷光源,利用石英棒将外界的光源传递进内窥镜的远端从而替代了以往内窥镜远端的白炽灯。这一发明消除了白炽灯烫伤肠管的风险,同时也大大增加了亮度,可谓革命性的发明。霍普金斯(Hopkins)和卡帕尼(Kapany)在此基础上引入了可弯曲的光纤,不仅保留了足够的亮度,还避免了石英棒的僵硬易碎和组装复杂等弊病。1964 年,德国人泽姆(Semm)发明了检测腹压时可以自动充气的自动气腹机。

1971 年,美国妇科腹腔镜医师协会(AAGL)成立,此后每年召开年会,对普及推广腹腔镜及手术起到了重要作用。1987 年,穆雷(Mouret)实施首例电视腹腔镜胆囊切除术,腹腔镜外科发展的新纪元由此到来。随着电外科学的发展,20 世纪 70 年代至 80 年代这短短十年间,妇科内窥镜手术快速替代了大部分的开腹手术,包括输卵管切除术、子宫肌瘤剔除术、卵巢切除术、输卵管整形术、子宫内膜消融术、宫腔镜下子宫成形术等。

中国自 20 世纪 70 年代开始摸索妇科腹腔镜的使用技术,1979 年开始使用诊断性腹腔镜,1980 年北京协和医院郎景和报告了我国首个腹腔镜诊断经验报告。1983 年始,北京协和医院举办了两期全国性的腹腔镜学习班,促进了这一技术在中国的推广。据统计,腹腔镜检并发症的发生率为 1.24%,死亡率为 0.03%—0.14%。

八、宫颈癌与 HPV 疫苗

20 世纪 60 年代,宫颈癌已经被怀疑是由某种传染性病原体所引起的,基于血清流行病学的研究结果,当时的人们主要怀疑是疱疹病毒 HSV－2 导致的。彼时,豪森(Harald Zur Hausen)在从事 EB 病毒(Epstein-Barr Virus, EBV)相关的研究。1973 年,豪森的研究团队通过原位杂交证明 EBV 的 DNA 存在于上皮性肿瘤细胞中。于是,豪森提出用同样的方法检测 HSV－2 的序列是否存在于宫颈癌的活检组织当中,但经反复检测都是阴性的。随后豪森将目光投向了 HPV(人乳头瘤病毒),由于生殖器疣含有典型的 HPV 病毒颗粒,他的团队收集了大量当地皮肤科医院的疣体活检标本。1974 年,他们首先报道了足底疣中可以提取出 HPV 病毒 DNA,但是在生殖器疣与宫颈癌的活检组织中依然是阴性的,这也使得豪森开始怀疑存在不同型别的 HPV 病毒。1979 年底,豪森的同事吉斯曼(Lutz Gissmann)和德维莱尔(Ethel-Michele de Villiers)成功地从生殖器疣中分离并克隆出了第一个 DNA——HPV6。虽然在宫颈癌活组织检查中没有检测到这种 DNA,但 HPV6 DNA 被证明有助于分离出另一种与生殖器疣密切相关的乳头状瘤病毒 HPV11。

通过使用 HPV11 作为探针进行检测,24 例宫颈癌活检中有 1 例呈阳性。1983 年,豪森的团队分离出 HPV16,1984 年分离出 HPV18,并且发现 50% 的宫颈癌活检标本中可以检测出 HPV16 的 DNA,而 HPV18 DNA 的比例略高于 20%,其中包括几种宫颈癌细胞系,HeLa 细胞系便是其中之一。在分离出 HPV16 和 HPV18 后的头两年里,豪森已经很清楚地知道 HPV 病毒在宫颈癌的发展中起着重要的作用,比如:病毒 DNA 通常以整合状态被发现,这表明了肿瘤的克隆性。此外,部分病毒基因组在整合过程中经常被删除。两个病毒基因 E6 和 E7 在癌细胞中持续被转录。宫颈癌前病变中也含有这些病毒,并表达了各自的基因。然而,与制药公司的早期沟通并不顺利,根据制药公司的估计开发 HPV 疫苗并不会有太大的市场空间。

1989 年,正在研究 HPV 病毒的澳大利亚免疫学家弗雷泽(Ian Frazer)在英国剑桥大学遇到了来自中国温州的青年病毒学家周健博士与其妻子孙小依。1990 年,周健和孙小依受邀前往昆士兰大学的免疫实验室与弗雷泽共同研究 HPV 疫苗。然而研制疫苗首先需要获取病毒颗粒,但提取和克隆 HPV 基因非常不易,他们在六个月的时间里一无所获,直到周健夫妇散步时突然想到一个天才的想法:已经有表达和纯化了的 L1、L2(HPV 晚期蛋白、病毒壳膜的主要构成)蛋白,何不把这两个蛋白放在组织液里,看看它们能否自行合成病毒样颗粒(VLP)? 照着周健的想法改进了实验,他们在电子显微镜下看到了难以置信的事实,HPV 十分相似的颗粒被人工合成出来。他们在 1991 年第 185 期的《病毒学》杂志上发表论文详细介绍了制造病毒样颗粒的实验细节。在 1993 年,通过在酵母细胞中重组和表达 HPV16 的衣壳蛋白 L1,自动聚合成"病毒样颗粒"。病毒颗粒在动物实验中被证明可引起有效的免疫反应。2006 年,HPV 疫苗首先在澳大利亚被获准上市。2008 年,豪森因证明"人类宫颈癌是由某些类型的乳头状瘤病毒(HPV)引起的,这些病毒的基因被整合到宿主细胞的 DNA 中,使得开发宫颈癌疫苗成为可能"而获得诺贝尔生理学或医学奖。遗憾的是,1999 年当疫苗的第三期临床研究还在进行时,周健博士却因过度劳累意外去世。

九、试管婴儿技术、胚胎植入前遗传学诊断和筛查

卵子与精子结合形成一枚受精卵,受精卵开始分裂,经过大约 270 天的发育,离开母体来到人世。一个人的诞生过程说起来如此简单,但对于成千上万不孕不育夫妇来说却是一个遥不可及的梦,直到体外受精(IVF)技术的出现,才让他们梦想成真。这项技术还

有一个更为大众所熟知的名字——"试管婴儿"技术。试管婴儿不是在试管里长大的婴儿。"试管"指孕育这些孩子的关键步骤：卵子与精子的结合是在体外的器皿（早期经常使用的是试管）里完成的,受精完成胚胎开始发育后被移植到母体子宫中继续生长,直到出生,于是这项技术就有"试管婴儿"这样一个颇为科幻的俗称。

1985 年以前,没有卵细胞捐赠或手术采集精子的方式,没有低温保存或显微操作技术,没有严密的政府监管以及认证执照许可制度,更没有生殖医学专门的临床与科研教学,在这样一个"四无"时代里,辅助生殖技术的获得可以说是一种师徒制的传承。前辈们白手起家,逐步建立起了现今的国际指南和标准化的操作步骤。

事实上,直到 20 世纪 80 年代末专门用于体外受精的设备仪器才逐步问世。试管婴儿技术硬件设施的从无到有离不开诸多发明创造。1850 年,史密斯（John Lawrence Smith）设计了倒置显微镜。1912 年,钱伯斯（Robert Chambers）发明了可用于细胞显微手术的显微操作台。而最早的培养箱可追溯至古埃及时期,19 世纪的培养箱从孵化小鸡发展到加热钟形玻璃罩（bell jars）,20 世纪 60 年代开始出现二氧化碳培养箱,直到莫蒂默（David Mortimer）设计出台式培养箱,终于使得胚胎培养的环境变得稳定而可控。

1947 年,美籍华人生物学家张民觉在《自然》（Nature）杂志上介绍了成功借腹生下幼兔——世界上第一个"试管婴儿"兔子的案例,随后不断探索完成了兔及人卵的体外受精,为人类试管婴儿的诞生奠定了基础。1958 年,英国妇产科医生斯特普托（Patrick Steptoe）从德国的帕尔默那里学习了腹腔镜技术,当时腹腔镜既可以用于开展绝育手术,也可以帮助诊断,是比较先进的医疗设备。1966 年左右,爱德华兹（Robert Edwards）在实验室用实验动物优化了 IVF 试管婴儿技术。1967 年,爱德华兹看到斯特普托发表在知名杂志《柳叶刀》上关于"腹腔镜与排卵"的文章后,立马联系了斯特普托,开启了两人在IVF 技术方面的长期合作。1969 年 2 月,斯特普托和爱德华兹发表了关于 56 个卵母细胞体外受精的早期文章,引起非常大的伦理争论,人们担心这些"人造生命"可能破坏社会的伦理关系,甚至"培养出畸形的怪物"。1971 年,在华盛顿举行的一次学术会议上,被誉为"DNA 之父"的生物学家沃森就严厉批评了这项工作,认为"错误不可避免"。他们的经费申请也因"不符合伦理"遭到拒绝。这给他们的研究带来了很大的打击,直到得到福特基金会和一些美国富商的资助才有所好转。1972 年,斯特普托和爱德华兹尝试了第一例人体胚胎移植,但植入的胚胎未能在子宫正常着床,经过反复的尝试和改革,世界上第一例"试管婴儿"终于在 1978 年通过剖宫产诞生了。

从此,人类的配子可以在母亲的子宫外受精,并且在母亲体内发育成胎儿,然后出生并存活下来。20 世纪 80 年代阴道超声的发展也为监测排卵和取卵提供了技术支持。1980 年,爱德华兹教授和斯特普托医生联手建立了全球第一个专门用于 IVF 技术的临床工作间和实验室——伯恩霍尔生殖医学中心（Bourn Hall Clinic）,来自世界各地的妇产科医生和生物学家到这里学习并接受培训。这项技术不断被改良,手术创伤减小,培养系统被改进,移植导管的品质和操作技术不断提高,成功率也逐渐提高。

2010 年,爱德华兹教授因创立了 IVF 技术获得了诺贝尔生理学或医学奖,2013 年去世,享年 87 岁。IVF 技术最初每个胚胎的着床率小于 5%,到 2018 年,成功率已超过 50%。

1985 年和 1986 年,我国台湾和香港相继诞生了第一个试管婴儿。张丽珠教授是中国内地首例试管婴儿的缔造者,是"神州试管婴儿之母"。1984 年,北京大学医学部组织工程研究组开展试管婴儿研究项目。在张丽珠教授的带领下,1988 年 3 月我国内地首例试管婴儿郑萌珠诞生于北京。1992 年,比利时诞生了人类首例卵胞浆内单精子注射(ICSI)的试管婴儿。中国首例 ICSI 试管婴儿于 1996 年在广州中山大学附属第一医院诞生,成为治疗男性不育症的重大突破。

传统的产前诊断技术,如孕妇血清学检测、羊膜穿刺、绒毛膜取样等,最终虽可避免患儿出生,但反复流产、被迫终止妊娠给母体带来的生理及精神创伤不容小觑。植入前胚胎遗传学检测(preimplantation genetic testing, PGT)技术,是将子代遗传学诊断提早至孕前的更早期产前诊断技术。在体外受精-胚胎移植(IVF-ET)技术基础上,通过对配子或胚胎进行活检后染色体和基因学检测,选择健康的胚胎植入子宫,解决了传统产前诊断的难题。1983 年,穆利斯(Kary Mullis)发明了轰动世界的聚合酶链反应(PCR),实现了DNA 片段的快速扩增。1989 年,英国汗迪赛德(Handyside)等利用 PCR 技术对 X 连锁隐性遗传病的夫妇成功进行了胚胎植入前遗传学诊断(preimplantation genetic diagnosis, PGD),筛选合适的胚胎性别后种植,1990 年世界首例经 PGT 的健康婴儿诞生。1999 年,我国首例 PGT 试管婴儿于中山大学第一附属医院顺利诞生。2004 年,全基因组扩增(Whole genome amplification, WGA)技术的发明攻克了单细胞水平检测 DNA模板量过少的问题,极大提高了单细胞分析的可靠度。近年来,PGT 相关技术不断发展,除了常用的 PCR 技术、荧光原位杂交技术(FISH)、微阵列技术及下一代测序技术(Next generation sequencing, NGS)之外,包括简并寡核苷酸引物 PCR(DOP-PCR)技术、多重置换扩增(MDA)技术、多次退火环状扩增(MAL-BAC)技术、单核苷酸多态性芯片(SNP array)技术与微阵列比较基因组杂交(aCGH)技术等在内的新技术的完善,将 PGT 诊断的精确度推上新高。近年来,基于 SNP 芯片的核型定位(Karyomapping)技术逐渐兴起,部分解决了单细胞基因分析过程中的等位基因脱扣(ADO)问题。2015 年,北京大学乔杰院士团队在国际上首次建立了基于 NGS 揭示等位基因突变的非整倍体测序与连锁分析方法(MARSALA)技术,进一步解决了核型定位技术对于染色体拷贝数变异检测分辨率不足的缺陷。随着等单细胞染色体和基因分析技术、等位基因映射识别(MaReCs)技术等的陆续完善,中国辅助生殖技术的研究和临床应用目前已达到国际领先水平。

2017 年,国际辅助生殖技术监控委员会对 PGT 进行了新的分类,将其分为三部分:植入前胚胎单基因遗传学检测(PGT for monogenic/single gene defects, PGT-M)、植入前胚胎染色体结构变异遗传学检测(PGT for chromosomal structural rearrangement, PGT-SR)和植入前胚胎非整倍体遗传学筛查(PGT for aneuploidy, PDT-A)。PGT-M 主要用于筛选出不携带致病基因的胚胎并进行移植,从而避免单基因病患者将致病基因传给子代。PGT-SR 可检测出胚胎的拷贝数变异(CNV),从而避免移植携带染色体缺失或重复的胚胎。PGT-A则可快速检测出可能与染色体微缺失或微重复相关的出生缺陷病。

当前关于PGT的其他研究热点还包括：胚胎活检、冷冻复苏的安全性及其对子代的远期影响；减数分裂或有丝分裂来源的嵌合体对胚胎着床与胚胎发育潜能的影响；PGT-A是否确能提高妊娠率及活产率；如何开发更多高效便捷的PGT通用检测方法；等等。令人欣喜的是，伴随着网络信息技术飞速发展的脚步，上海国际和平妇幼保健院已率先开始打造基于5G的基因诊断云服务平台，以实现基因测序数据的高效传输和跨机构、跨地域共享。

十、中医妇产科发展史

(一)夏、商、周、春秋时期(公元前20世纪—前476)

古人认为不育症是鬼神所致，甲骨文与《易经》中均有关于不育的卦辞。殷墟出土的公元前13—14世纪的甲骨卜辞中可见我国有关妇女生育的最早的文字记载，提出了妇女妊娠时的疾病"育疾"。如："乙丑，贞帚(妇)爵，育子亡疾"(乙丑日，卜问武王妃妇爵，妊娠中不要生病)，"贞：子母(毋)其毓(育)？不丼(死)"(临盆时卜问所孕之子是否死亡)。

《史记·夏本纪》与《左传》中均有关于难产与胎儿畸形的记录。彼时，人们认为胎儿畸形的产生是神鬼的谴责。随着人类对医学认知的进步，渐渐了解到近亲婚育与畸形的相关性。《左传·僖公二十三年》中的"男女同姓，其生不蕃"，其大意就是男女同族结成夫妻，生育的后代就不能繁衍。《山海经》中更记载了许多关于生育的药物，也记载了可能引起不育的药物，可见当时人们已经试图防治不育症。

扁鹊自称带下医，"带下"泛指妇科病。可见早在公元前5世纪我国妇产科知识就已经相当丰富，并出现了妇科病专科医生。

(二)战国至三国时期(公元前475—265)

我国第一部医书《黄帝内经》大约是战国时期的作品。其中的《素问·上古天真论》提出"女子七岁，肾气盛，齿更发长；二七而天癸至，任脉通，太冲脉盛，月事以时下，故有子……七七任脉虚，太冲脉衰少，天癸竭，地道不通，故形坏而无子也"，指出月经是妇女的一种生理现象，明确了月经周期：14岁初潮，49岁绝经。《素问》中更明确指出了胎儿的形成是男女之精的结合，是我国最早关于妊娠生理的论述。公元前4世纪，由于切脉法的广泛应用，医生从妇女妊娠后的脉象变化总结出了妊娠脉。《素问》记有"妇人手少阴脉动甚者，妊子也"。《素问》中也记载有关于治疗闭经、月经过多的处方。《素问·腹中论》中制定了妇产科学史上最早的通经方剂：四乌贼骨一蘆茹丸，用于治疗妇女血虚闭经。

到了汉代，妇产科的医疗知识进一步蓬勃发展。《汉书·艺文志》是中国现存最早的目录学文献，其中便记载着已佚的《妇人婴儿方》19卷。这或许是妇产科最古老的文献。

马王堆汉墓出土的公元前 2 世纪医书中已有《胎产书》。公元前 1 世纪的宫廷中已出现"女医""乳医",她们相当于现代的妇产科医生。

3 世纪,张仲景所著的《金匮要略》总结了当时妇产科疾病的诊疗经验,建立了中国妇产科的基本医疗知识,并且针对每种病症都结合辨证施治的原则提出了治疗方剂,其中胶艾汤、温经汤等至今仍是妇产科常用的著名方剂。华佗是我国汉代著名的外科医生,其对妇产科的贡献载于《三国志·华佗传》,书中记有他应用汤药或针刺使死胎产下,甚至能施行手术取出死胎。

（三）西晋至唐朝（265—960）

隋代巢元方所著的《诸病源候论》中最早出现了妇产科关于病因病理的知识,全书 50 卷,其中 8 卷专论妇产科经带胎产疾患（月经不调、痛经、阴道出血、不孕症、子痫、流产、早产、习惯性流产、稽留流产、产后胎盘滞留等）的发病机理。特别对于子宫脱垂（阴挺出、阴脱）的发生,指出了是由平时体质虚弱和分娩用力过度所致。这一判断已十分接近现代医学知识水平。孙思邈更是提出了"禁举重""禁房劳"的防治措施。可见我国妇产科的发展日益趋向专科化。

孙思邈所著《千金要方》,全书 30 卷,特立《妇人方》3 卷。书中引用南北朝时期徐之才的《逐月养胎法》,指出妊娠的全过程为 10 个月,并对孕妇的饮食起居、户外活动、娱乐情志等都按月加以规定。对于新生儿出生后的处理,孙思邈亦有独特的见解。在其《千金要方·少小婴孺方》中指出:"小儿初生,先以绵裹指,拭儿口中及舌上青泥恶血","儿生不作声者,此由难产少气故也……亦可以葱白徐徐鞭之,即啼","断儿脐者,当令长六寸,长则伤肌,短则伤脏",等等。可见当时对于新生儿窒息的抢救,甚至口对口人工呼吸"令气入腹"等科学的急救方法有了相当多的经验。

王焘所著《外台秘要》,全书 40 卷,专列《妇人方》2 卷。该书将唐以前历代医书中有关妇产科的医疗经验进行了系统总结,且均注明了出处,保存了大量古代文献。比如《外台秘要》引用《素女经》记载"八瘕":黄瘕、青瘕、燥瘕、血瘕、脂瘕、狐瘕、蛇瘕、龟瘕,皆胎产经行,气血不调之所生也。其中描述的血瘕和龟瘕类似于子宫内膜异位症与卵巢肿瘤。《外台秘要》引用了多种妊娠得病欲去胎（人工流产）方。可见,早在隋代的巢元方《诸病源候论·妊娠欲去胎候》中就记载有当孕妇患病不宜继续妊娠时的人工流产方法。孙思邈的《千金要方》中亦有断产方,用药物绝育来节制生育。

咎殷所著《经效产宝》,共 3 卷,为我国现存最早的产科专著。咎殷集唐朝以前诸家关于胎产的论述,兼收民间验方,结合个人临床经验,总结验方共 378 首,著成此书。

（四）宋元时期（960—1368）

宋代设立的太医局,是专门的医学教育机构。1078—1085 年,太医局分九科,其中有产科并设教授。从此,产科在我国成为一个独立学科。

11 世纪,杨子建所著《十产论》最早描述了因胎位异常引起的各种难产,并创造了矫正异常胎位的手法,比如,"碍产者(脐带绕肩),言儿身已顺,门路已正,儿头已露,因儿转身,脐带绊其肩,以致不能生。令产母仰卧,稳婆轻手推儿向上,以中指按儿肩,脱脐带,仍令儿身正顺,产母努力,儿即生"。

陈自明所辑《妇人大全良方》,共 24 卷,是我国第一部比较完善的妇产科学专著。书中分八门,其中的调经、众疾、求嗣属于妇科,胎教、候胎、坐月、产难、产后属于产科。该著作系统总结了宋以前的妇产科学成就,理论主要根据《黄帝内经》《诸病源候论》,共参考引用了 30 多种医学文献。

《妇人大全良方·众疾门》明确指出:重症结核(骨蒸)可引起完全闭经,主张应用滋补清热药,反对通经药。这与现今对盆腔结核的诊断相似。《妇人大全良方·求嗣门》主张晚育,记载了月经净后 1—6 日为受孕期,过期即不能受胎,并提出"男虽十六而精通,必三十而娶;女虽十四而天癸至,必二十而嫁。皆欲阴阳完实……育而为子,坚壮强寿",可见当时已总结出卵巢每月排卵 1 次,约为月经周期第 14 天左右,与现代医学的周期性排卵相一致。《妇人大全良方·候胎门》继承和发展了妊娠的诊断与用药禁忌。其中的验胎法采取刺激受孕子宫收缩来验证胎动:"妇人经脉不行已经三月者,欲验有胎。川芎(生,不见火)为细末,空心,浓煎艾汤调下方寸匕,觉腹内微动,则有胎也。"并编《孕妇药忌歌》使医生便于记忆药物禁忌和临床应用。《妇人大全良方》对胎儿的发育也有一定的描述,但并不完全准确。此外,书中对乳腺癌做了生动的描述:"若初起内结小核,或如鳖棋子,不赤不痛,积之岁月渐大,巉岩崩破,如熟榴,或内溃深洞,血水滴沥。此属肝脾郁怒,气血亏损,名曰乳岩。"陈自明对于乳腺癌的诊断、病因、治疗及预后的描述,为后世开阔了前景,提供了思路。

自此,我国妇产科从内科分离出来,成为一门独立的学科。

元代的妇产科学家对疾病的病因主张各有不同,其中以朱震亨贡献最大,其曾记载关于膀胱阴道瘘和子宫脱垂病例的治疗方案。

(五)明清时期(1368—1840)

明代末年我国进入封建社会晚期,封建统治加强,极大地阻碍了我国解剖学、妇产科学的进步,甚至医生诊治妇科病不能进行客观检查,这种情况在 16 世纪更加严重。

明代著名女医谈允贤在其著作《女医杂言》中写道:"妇人医妇人,则以己之性气,度人之性气,犹为兵家所谓以夷攻夷,而无不克。"这显示了女医在医治女性方面往往有更大的成效。与女医相比,产婆在分娩的临床实务中累积了许多经验,以至男性医者明代太医院医士薛己也曾表示:"凡孕家宜预请稳婆,有仁心识见者……"然而,明代社会普遍认为女医、产婆皆是医术不佳的庸医。

萧京在其著作《轩歧救正论》中道:"世间有等痴愚蠢汉,以妻妾子女之性命,付之医婆之手,被其妄治伤生者众矣。夫男子业医,尚且庸谬,况妇人目不识丁,手不辨脉,一凭长舌取悦裙钗,三指藏刀,甘受隐戮,良足鉴耳。……但其所挟下胎之药,自谓最验,故每见闺阁失节之妇,信其诱弄,暧昧隐曲,无所不为。所以先辈着治家训禁,六婆不入门,思之。"由此可见萧京以"医婆"称呼女性医者,更认为女医普遍是不具有充足医学知识、品格卑劣之人。至 18 世纪末,封建禁锢的情况依然存在,甚至出现了"引线候脉"的讽刺漫画。

李时珍首次提出"月经"的概念,先人称"月事""月水""月信"等。3 世纪已有关于不规则月经的记载,王树和的《脉经》中记载,三月一来为"居经",一年一次为"避年"。李时珍于 1578 年所著的《本草纲目》将两月来一次的月经称为"并月"。

万全的《广嗣纪要》约刊于 16 世纪中期。《广嗣纪要·择配篇》中对于先天阴道不完全横膈、先天性阴道狭窄、处女膜闭锁等女性生殖器官先天发育畸形进行了记载,更记载有原发性闭经、两性畸形相关的描述。封建礼教在明代禁锢甚剧,如《医学入门》记载:"……或症重而就床隔帐诊之,或症轻而就门隔帷诊之,亦必以薄纱罩手。贫家不便,医者自袖薄纱。寡妇室女,愈加敬谨,此非小节……"这导致了明代妇产科的"望闻问切"四诊名存实亡,万全能不受时代影响而在不孕不育方面有所发展和提高,是十分难能可贵的。

薛已发明的"烧灼断脐法"较宋代烧灼脐带断面的方法有明显提高,其使用目的、方法步骤也更加明确。清代《达生篇》引《薛氏医案》载:"儿生下时,欲断脐带,必以薪艾为燃,香油浸湿,重烧脐带至焦,方断。其束带需用软帛厚棉裹束,日间视之,勿令尿湿。此预防脐风乃第一要紧事。"可见当时的中医已经掌握了可以预防新生儿破伤风的方法。

王肯堂所著的《女科证治准绳》是明代妇产科水平的代表作,但大部分仍采用《妇人大全良方》的方法。武之望所著的《济阴纲目》为《女科证准绳》基础上的改编,以其选方实用而广为流传。付山所著的《傅青主女科》是清代影响较大的妇产科著作。

(六) 19 世纪中叶

英国医士、传教士合信(B. Hobson)认为中医"不明脏腑血脉之奥",于解剖学茫然无知是中医的最大缺陷之一,于是引入西方医学知识。其于 1851 年出版的《全体新论》,是我国最早的人体解剖学概要。1857 年出版的《妇婴新说》介绍了西医妇产科和儿科的理论与方法,由此西医妇产科学逐步传入我国。

第三节　我国妇产与生殖医学的发展现状与挑战

一、坚持控制孕产妇死亡率与新生儿死亡率

中华医学会围产医学分会自 1988 年成立以来始终致力于减少孕产妇及围产儿死亡率,改善母儿健康。《中国妇幼健康事业发展报告(2019)》指出 2018 年我国孕产妇死亡率已经较 1990 年下降了 79.4%。2017 年我国因产科出血导致的孕产妇死亡率较 2000 年下降了 72.6%,但其仍位居我国孕产妇死亡的四大原因之首。2016 年 10 月发布的《"健康中国 2030"规划纲要》的健康中国指标要求:到 2030 年,人均预期寿命从 2015 年的 76 岁增加到 79 岁;婴儿死亡率从 8.1‰降至 5‰;5 岁以下儿童死亡率从 10.7‰降至 6‰;孕产妇死亡率从 20.1/10 万降至 12.0/10 万。2017 年国务院提出的《国民营养计划

(2017—2030 年)》中的"生命早期 1 000 天营养健康行动"包括：开展孕前和孕产期营养评价与膳食指导，降低低出生体重儿和巨大儿出生率；实施妇幼人群营养干预计划，继续推进农村妇女补充叶酸预防神经管畸形项目，降低孕妇贫血率；提高母乳喂养率，培养科学喂养行为；提高婴幼儿食品质量与安全水平，推动产业健康发展。我国地域辽阔，医学资源分布仍不合理，农村地区相较于城市的医疗资源十分困乏，2013—2017 年的数据表明农村新生儿与婴儿死亡率远远高于城市。

2016 年初，国家调整计划生育政策，高龄孕妇的比例从 2000 年的 4％增加到 2015 年的 11％左右，2017 年更是增长到 15.38％。现阶段我国每年的分娩数量达 1 500 万次，瘢痕子宫导致的子宫破裂、凶险性前置胎盘、胎盘植入等严重威胁孕产妇生命的并发症的发生数量不断增加。

母胎医学的出现，可谓把降低孕产妇死亡率和婴幼儿死亡率的防治工作推到了"根源上"——应当把"母体"及"胎儿"同等作为患者对待。然而，没有真正的母胎医学专家，就不能推动真正的母胎医学发展。英国的尼克拉德斯(Kypros Nicholaides)教授创立了双胎输血综合征(TTTS)的胎儿镜激光手术，发现了胎儿颈项后透明带厚度(NT)并加以应用，提出早孕期唐氏筛查的方案，等等，可谓"胎儿医学之父"。在中国，1978 年北京协和医院罗会元教授等老一辈遗传学家率先开设了遗传咨询门诊，为母胎医学的发展奠基。随后，得益于香港中文大学刘子建教授和中华胎儿医学基金会梁德杨教授的推广工作，胎儿医学在我国得以起步和发展。中华围产学会胎儿医学学组仍致力于制订既适合中国国情又与国际标准接轨的临床指南和专家共识。胎儿医学并不等于产前诊断，其范围涵盖所有胎儿疾病以及这些疾病的诊断、宫内干预、治疗与随访。发展胎儿医学也并非仅仅开展宫内手术，而在于产科医生联合临床遗传医生、儿内科医生、儿外科医生、影像科医生的多学科协作。同时，胎儿医学领域涉及的新技术和试验性技术很多，经常会遇到是否需要终止妊娠的临床决策难题，并且实施胎儿手术往往具有实验性、高风险性和高后遗症发生率的特点，更加需要伦理学的发展以及伦理学委员会的监督与支持。

现今，母胎医学中心如同雨后春笋，在全国遍地开花，但发展水平参差不齐，多数中心仅具备产前诊断的能力，而缺乏真正意义上集诊断、治疗与随访为一体的母胎医学中心。如何建立适合中国国情的胎儿医学、母体医学、普通产科培训体系更加需要进一步探讨；如何完善适合我国母胎医学发展的管理制度及监测制度亦值得深思；母胎医学专家培训计划及考核制度、培训基地的设施条件和要求尚未形成统一标准。这些均为当下面临的诸多挑战。

二、内镜技术全面介入妇科恶性肿瘤诊疗

2000 年，中华医学会妇产科学分会在郎景和院士与其他从事妇科内镜临床的前辈们的带领下，成立了中国妇科内镜学组(CGEG)。2001 年，CGEG 举行了首届全国妇科内镜学术交流大会。

2002 年，郎景和院士在《良好地发展妇科内镜手术》中提到，内镜手术是外科的革命，

它改变了医生的思维观念、感觉途径、技术路线和操作技巧。随着医学的进步,以宫腔镜为代表的经自然腔道内镜手术(NOTES)、以腹腔镜为主体的免气腹腹腔镜技术、微型腹腔镜技术、单孔腹腔镜(LESS)技术和机器人腹腔镜技术日益普及开展。进入 21 世纪以来,妇科手术微创化已成为临床诊疗共识,内镜的器械扩大了手术的可操作范围,镜体的放大作用有助于清除辨认解剖层次和血管走形与分布,减少术中出血与邻近脏器损伤;零切口或微小的腹壁切口以及相对更加密闭的手术内环境使得术后恢复更快,改善了患者的生活质量。内镜技术不仅在妇科良性疾病的应用日臻广泛,在妇科恶性肿瘤的诊疗方面也有着极大的应用空间。

与阴道超声和盲视下诊断性刮宫相比较,宫腔镜对于宫腔内恶性肿瘤的诊断价值更高,联合组织病理学,其对于子宫内膜癌诊断的敏感性、特异性、阳性预测值和阴性预测值分别达 100%、49.6%、81.3% 和 100%。其不仅在一定程度上克服了影像学检查和盲目诊刮的局限性,对于宫腔内病变的范围、形态及宫颈管受侵与否均有着全面的观察能力,为患者术前分期、手术方式与预后评估提供了重要的参考依据。

腹腔镜下分期手术已成为子宫内膜癌诊疗指南中的常规治疗手段,腹腔镜下广泛全子宫切除手术及保留生育功能的宫颈广泛切除手术在早期宫颈癌的治疗中也得以广泛开展,不仅与开腹手术疗效相当,且相对出血量减少、术后感染率减低、住院时间缩短。同时,对于外阴癌、阴道癌的手术治疗,微创手术与开放性手术相比手术时间、术中出血量与术后住院天数均有所减少。对于交界性卵巢肿瘤的分期手术,腹腔镜手术亦有着较好的治疗效果,对于晚期卵巢癌与复发性卵巢癌的二次探查手术或再次减瘤手术,腹腔镜也有着一定的发挥空间,但是对于在卵巢恶性肿瘤治疗中全面推广腹腔镜技术,仍需要大样本的随机对照临床研究数据作为支持。

2005 年,达芬奇机器人腹腔镜获得美国食品与药品管理局(FDA)批准用于临床。相比于传统的腹腔镜,机器人辅助腹腔镜具有高分辨率的全景三维图像处理功能,这使得手术操作更加直观和细致;全方位转动的机械臂大大提高了手术操作的灵活性和准确性;计算机可控摄像与机械臂提高了工作效率和稳定性,也缓解了手术者的疲劳,因而在妇科恶性肿瘤、肥胖人群以及远程会诊中的应用有着突出的优势。

2014 年,美国妇科腹腔镜医师协会(AAGL)全球年会首次开启 CIGA 中国专场,这标志着中国机器人辅助腹腔镜技术达到国际领先水平。

三、精确筛查、风险分层 HPV 与子宫颈癌防治

目前,宫颈癌是人类唯一明确病因、可被早发现并有效预防的肿瘤。据 WHO 统计,全球每年宫颈癌新发病例 52.9 万例,死亡病例约 20 万例,其中 90% 以上来自发展中国家。近年来,我国宫颈癌的发病率居女性恶性肿瘤第二位,且呈持续走高趋势。排除由于宫颈癌筛查普及导致的检出增加外,需重新审视以往的宫颈癌筛查模式,以提高筛查的精确性和有效性,建立适合我国国情的筛查策略,不仅要将筛查的关键点聚焦于高级别癌前病变,还应关注除了 HPV16 与 HPV18 以外的其他高危型别(即拓展分型)HPV 对宫颈

癌前病变与宫颈癌发生过程的作用。

一项基于 1 742 例中国女性长达 10 年的随访研究显示，HPV16 阳性患者的十年 CIN Ⅱ级以上累计风险为 47.5%，HPV31、HPV58 等的累计风险分别为 46.3% 和 34.3%；CIN Ⅱ级以上在 10 年内的累积检出率主要由 HPV16、HPV31、HPV58 所致。研究表明，除了普遍公认的 HPV16、HPV18 外，HPV31、HPV58 在实现更好的风险分层中具有一定的价值。类似的多项研究均提示，使用 HPV 基因分型可对 HPV 阳性妇女进行基于风险的分层管理，从而在不影响宫颈癌筛查真阳性检出率的基础上减少不必要的阴道镜检查，实现节约医疗资源、避免过度的医疗干预的目标。

随着对宫颈癌发生发展的进一步研究及疫苗的广泛应用，"后疫苗时代"下的宫颈癌防治依然有很多亟待解决的问题。HPV 疫苗在中国人群中的应用及预防效果尚待时间的检验，非 HPV16、HPV18 的不同型别 HPV 感染人群有地域、人种的差异性，各自的发病情况及临床意义尚不清楚，如何基于不同型别 HPV 感染实现精准筛查、逐级分流随访及管理都值得进一步探究。对于免疫缺陷患者的 HPV 感染型别与致病特殊性亦缺乏大样本临床试验的数据支持。

四、亚专科化给予女性全生命周期的呵护

(一)妇科泌尿学

妇科泌尿学是妇产科相对崭新的亚专科，主要研究盆底功能障碍性和损伤性疾病。

由于社会、经济与卫生等诸多原因，以子宫脱垂和生殖道瘘为主要病患的盆底功能障碍性及损伤性疾病，曾是 20 世纪 50—60 年代中国妇女中普遍存在的问题。70 年代，我国开展了针对子宫脱垂、生殖道瘘的普查普治。1981 年，以柯应夔教授编著的《子宫脱垂》为代表的专著问世。2005 年成立的中华医学会妇产科学分会妇科盆底学组，在我国著名妇产科专家郎景和院士的引领下，引入了国际上通用的盆腔器官脱垂定量(POP-Q)分度法、国际妇科泌尿协会(IUGA)的国际培训项目、国际尿控协会(ICS)培训班等项目，2011 年主持完成了"女性压力性尿失禁诊断和治疗指南"的制定，并出版了此领域的专著《女性盆底学》，从而使得盆底重建手术在国内得以广泛开展，推动着我国在该领域的诊疗水平逐步与国际接轨，并最终跻身于国际先进行列。

值得一提的是，北京协和医院妇产科朱兰教授、郎景和院士等开展盆底解剖临床应用研究，针对中国人的骨盆特点和盆腔器官脱垂以前中盆腔缺陷为主的特点，开发并研制了盆底缝合器，形成了"协和"全盆底重建术等原创手术。经过全国多中心、前瞻性的临床研究发现，其不仅在疗效和并发症发生率方面等同于国际"手术套盒"手术，且手术花费仅为国外的四分之一。

截至 2012 年，子宫—阴道骶骨固定术仍然是阴道顶端脱垂的"金标准"术式。阴道植入合成网片在前盆底重建中得以应用，但阴道植入网片相关的并发症也不容忽视。治疗方法包括生活方式干预、盆底肌肉锻炼、盆底电刺激、膀胱训练、佩带止尿器和子宫托以及

药物治疗等。盆底肌肉锻炼联合电刺激的康复治疗是应用最广泛、最被肯定的非手术治疗方法。治疗"成功"的定义很难确定,一个患者因尿失禁行手术治疗,手术后不再漏尿,但出现尿急、尿频等症状,也难称之为治疗"成功"。

（二）小儿与青少年妇科

小儿与青少年妇科在中国的历史可谓"源远流长"——600 年至 17 世纪的中医古籍,如《诸病源候论》《医心方》《卫生易简方》《普济方》《女科经纶》和《室女疾病》中,均有对女童或少女外阴炎症、月经异常等诊疗经验的总结和论述,遗憾的是最终并未成专科。1995年,巴克(Barker)提出胎儿起源假说的概念,认为胎儿期的环境因素以及出生后的环境关系到生命发展的全过程。2013 年,中国科学院黄荷凤院士和浙江大学盛建中教授联合主编的 Gamete and Embryo-fetal Origins of Adult Diseases(《成人疾病的配子与胚胎起源》)出版。

考虑到小儿与青少年患者生长发育的内分泌特点、阴道微生态特点、HPV 感染情况、卵巢和生育功能的保护方式、部分手术方式等都有别于成年女性,小儿与青少年妇科学绝非成年妇科的缩小或缩微。我国青春期人群(13—19 岁)约 3 亿人,加上儿童则更多,除去半数男性,女性新生儿、幼儿、儿童、青春期人群十分庞大。并且现今女孩初潮已由过去的 13—14 岁提前到 8—10 岁,小儿与青少年妇科涉及面也超出一般单纯的医学相关问题,包含炎症、内分泌、畸形、肿瘤、乳房和性相关问题。然而,我国目前的小儿与青少年妇科尚在"垦荒"阶段,缺乏概念普及、专门医疗服务、医疗资源,也无专门的学术机构和期刊。浙江大学附属儿童医院开设小儿与青少年妇科已有十余年,其余各地则是小范围地开展门诊服务工作。至今,相比较国际社会,我国在该领域的临床流行病学、教学、科研与培训仍发展迟缓。

（三）围绝经期保健

围绝经期是妇女在绝经前后的一段时期,约 85%—90% 的妇女在此阶段出现轻重不等的症状,多发生在绝经过渡期,持续至绝经后 2—3 年,甚至绝经后 10 年或更长。一项基于 1 000 例 40—65 岁妇女的问卷调查显示,只有 37.31% 的妇女在围绝经期症状发生后主动寻求保健服务,接受激素替代疗法的占 6.88%;围绝经期保健知识知晓率为62.48%,只有 35.29% 的妇女知道有更年期保健门诊,知识来源于医疗机构的只占22.65%。

围绝经期妇女是一类需要特殊关注并有着较高保健需求的人群,面向围绝经妇女推出家庭—社区—医院—社会全方位立体化的保健服务,改善围绝经期妇女对于围绝经期综合征的知晓率和就诊率,提高围绝经期妇女的生活及工作质量,是当前公共卫生管理与妇女保健工作的重点之一。

五、生育力保存与相关伦理

随着辅助生殖技术(ART)临床应用的不断扩大,国家卫健委发布的《中国妇幼健康事业发展报告(2019)》显示：截至 2018 年底,中国经批准开展人类辅助生殖技术的医疗机构达 497 家,覆盖 31 个行政区,经批准设置人类精子库的医疗机构有 26 家;近年来,每年 ART 出生婴儿数超过 30 万人。虽然中国 ART 技术进入了国际先进行列,但 ART 技术的使用也会带来一系列伦理道德和社会法律的问题。2003 年国家卫生部颁布的 176 号文件《人类辅助生殖技术和人类精子库伦理原则》中明确要求,实施 ART 的医疗机构应建立"生殖医学伦理委员会",并将建立生殖医学伦理委员会作为批准从事 ART 业务医疗机构的必要条件。2007 年颁布了伦理审查委员会和伦理审查管理办法,包含七大伦理原则(有利于患者、知情同意、保护后代、社会公益、保密、严防商业化、伦理监督),用于规范科学研究行为,解决有争议性的伦理问题。

目前,因疾病或个人原因需要保存生育力的患者数量不断增加,自 2004 年 1 月至 2017 年 7 月,全球报道的通过卵巢冷冻、复苏及原位移植方法妊娠并活产的数量已超过 130 例。然而,在生育力保存过程中涉及遗传物质改变或调控遗传物质表达的基因转移技术、基因编辑技术、基因调控技术、干细胞技术、体细胞技术、线粒体置换技术等高风险技术,如涉及冷冻技术的卵子冷冻、精子冷冻、卵巢组织冷冻和胚胎冷冻等引起争议的社会问题仍将持续存在。单细胞技术的发展揭示了人类发展的多个"奥秘",PGT 的应用也逐步避免了染色体或基因异常胚胎的移植。然而,PGT 技术可能导致"设计后代"等伦理问题。因此,生育力保存在临床上的进一步应用依然面临技术与伦理的双重考验。

参考文献：

[1] 中国性学会. 中国性科学[J]. 2016(1)-. 北京：中国性科学杂志社,2016-.

[2] GILSON H. Leonardo da Vinci's embryological drawings of the fetus [EB/OL]. [2020-04-01]. http://xueshu. baidu. com/usercenter/paper/show? paperid ＝ 97a89a5a5fa015a7e438c1e72ae0ce 81&site＝xueshu_se.

[3] VAITUKAITIS J L, BRAUNSTEIN G D, ROSS G T. A radioimmunoassay which specifically measures human chorionic gonadotropin in the presence of human luteinizing hormone [J]. American journal of obstetrics and gynecology, 1972(6).

[4] 山东大学. 现代妇产科进展[J]. 2005(3)-. 济南：山东大学现代妇产科进展编辑委员会,2005-.

[5] 吉林大学. 人口学刊[J]. 2016(217)-. 长春：人口学刊杂志社,2016-.

[6] WAILOO K. Historical aspects of race and medicine：the case of J. Marion Sims [J]. JAMA, 2018(15).

[7] DAMEWOOD M D. History of the development of gynecologic endoscopic surgery [M]. AZZIZ R, MURPHY A A. Practical manual of operative laparoscopy and hysteroscopy. New York：Springer, 1997.

[8] SCHENK L M, CODDINGTON C C. Laparoscopy and hysteroscopy[J]. Obstet gynecol clin North America, 1999(1).

[9] 中国医师协会. 中国实用妇科与产科杂志[J]. 1989(1)-. 沈阳：中国实用医学杂志社,1989-.

[10] NIEDERBERGER C, PELLICER A, COHEN J, et al. Forty years of IVF [J]. Fertil steril,

2018(2).

[11] 黄荷凤,徐晨明,王璐璐.我国通过植入前胚胎遗传学检测技术阻断罕见遗传病的发展现状[J].中国实用妇科与产科杂志,2020(1).

[12] 中华医学会.中华围产医学杂志[J].2019(10)-.北京:中华围产医学杂志编辑部,2019-.

[13] 中国医师协会.中国实用妇科与产科杂志[J].2013(8)-.沈阳:中国实用医学杂志社,2013-.

[14] 中国医师协会.中国实用妇科与产科杂志[J].2019(1)-.沈阳:中国实用医学杂志社,2019-.

[15] 中医师协会,四川省卫生健康政策和医学情报研究所.中国计划生育和妇产科[J].2019(10)-.成都:中国计划生育和妇产科编辑部,2019-.

[16] 山东大学.现代妇产科进展[J].2019(4)-.济南:山东大学现代妇产科进展编辑委员会,2019-.

[17] 中华医学会.中华妇产科杂志[J].2013(4)-.北京:中华医学杂志社有限责任公司,2013-.

[18] 中华预防医学会.中国妇幼保健[J].2019(20)-.长春:吉林省医学期刊社,2019-.

[19] 北京协和医院,国家人口计生委科学技术研究所.生殖医学杂志[J].2019(10)-.北京:生殖医学杂志杂志社,2019-.

[20] 中华医学会.中华妇产科杂志[J].2018(11)-.北京:中华医学杂志社有限责任公司,2018-.

（顾　超　杨　烁）

第七章 循环系统医学发展

第一节 寻找医学海洋的罗盘——血液循环理论的发现

黄标通

编者介绍

上海大学转化医学研究院副院长,副主任医师,硕士研究生导师。兼任上海大学绍兴研究院副院长,上海中西医结合学会骨质疏松专委会委员,中国老年学和老年医学学会老年病学分会骨科专家委员会委员,中国老年学和老年医学学会老年病学分会上海骨科专家委员会委员,中国骨质疏松防治联盟理事,上海医师志愿者联盟秘书长,中国科普作家协会会员,上海科普作家协会会员。荣立三等功一次,被评为上海市优秀志愿者。

一、人类早期对循环系统的探索和发现

心脏可以说是古人最早认识的内脏之一,早在甲骨文中就有"心"字,古代中医对心脏已经有了初步的认识,对心脏的形状和位置都有相应的描述。

古代文明中,心脏不仅是生物和医学器官,而且是情感和精神力量的中心。3 500多年前的古埃及时代,人们认为心脏是身体内各种管道的中心,输送空气、尿液、血液和灵魂,也是思想、情感和所有其他神经功能的中心。心脏是人死后得到拯救的必要器官,在木乃伊化时留在身体中,以确保它在审判和来世时都能起到作用。

于公元前1600—公元前1700年完成的古埃及《艾德温·史密斯纸草文稿》(Edwin Smith Papyrus)就清楚地指出人的外周脉搏起源于心脏的跳动,脉搏的异常可能是潜在心脏病的反射:"当心脏患病时……它的血管变得不活跃,以至于你感觉不到它们。"约完成于公元前1550年的《埃伯斯纸草文稿》(Ebers Papyrus)则指出人的血管遍布全身,心脏是血管的中心。

而人类对于血液的认识,源于古希腊时期的体液学说,当时的哲学家们对探索生命的本源充满了兴趣,热衷于用他们基于感官的体验和经验类比来解释自然,了解人类身体的构造与功能,由此也促成了科学医学的诞生。

古希腊医学的黄金时代源于希波克拉底学派的医学成就。希波克拉底(Hippocrates)被公认为现代

医学之父,在他之前,医学治疗是基于宗教或信仰进行的,由牧师、巫医等主导。希波克拉底通过临床观察和推理,首次提出了复杂的医学理论——体液理论,认为人的身体是由四种体液和四种基本条件组成的,健康就是基于这些体液和条件的统一和谐,体液失衡就会导致疾病。

希波克拉底学派指出:生命的元素在于热,左心产热。食物进入身体后,在热的作用下转化为营养物质,继而形成血液,血液储存在肝脏,不断流动,进而提供了左心所必需的热。他们还对"动脉"和"静脉"进行了简单描述,在当时看来,"动脉"是气的血管的总称,而"静脉"是含有血液的血管。

古希腊哲学家亚里士多德(Aristotle)也有类似的描述:食物在心脏内转变成血液,心脏产生"元气",给血液加热。动脉里充满了空气,静脉血和动脉血时涨时落,时而向心脏流入,时而从心脏流出。

赫罗菲拉斯(Herophilus)是古希腊著名的解剖学家,曾当众进行人体活体解剖表演。在此之前,人们的解剖知识都来源于动物。赫罗菲拉斯首次在解剖学上对动静脉进行了不同的描述,他指出动脉的管壁厚度是静脉的 6 倍,动脉可以运输血液,而且是搏动的,但他并未发现动脉搏动与心脏跳动之间的关系。

2 世纪时期的盖伦(Claudius Galenus)是那个时代最伟大的医生之一,对人体循环知识做出了最早的重大贡献。盖伦继承和发扬了希波克拉底和亚里士多德的医学理论与思想,不仅详细观察他所治疗的人体,还对羊、牛、猪、狗、熊、猿等动物进行解剖和研究,在此基础上对之前的医学知识进行了系统化,从而使医学领域发生了革命性的变化,他的理论影响和统治了之后 1 000 多年的中世纪时代。

盖伦指出,动脉里流动的是血液,而非空气。动脉和静脉完全不同,肝脏是静脉的起源及血液形成的器官。人在摄入食物后,经过肝的吸收转化生成血液,血液从静脉中流出,流向身体其他部位,为其补充营养并消耗殆尽。肝脏产生的血液有部分会流入心脏,而心脏是身体"热"的来源,当静脉血液进入心腔,吸收"热"并转化成更为珍贵的动脉血,大部分动脉血通过心脏中隔上的小孔进入左心室(早期的"中隔微孔学说"),这种被转化的血液便成为"精气"。

盖伦第一个认识到心脏是个"泵"一样的器官,血液在血管内单向流动,但他尚未发现血液从右心室通过肺流回左心室的"循环",他只是从动物解剖中推断出心血管系统的解剖学和生理学的一些知识。即便如此,他的理论也远远领先于他所处的时代。他的医学理论受到教会及阿拉伯人、犹太人的广泛接受,任何没有得到盖伦医学认可的医疗实践都受到教会的拒绝和排斥。他的理论因此被奉为真理广为流传,成为盛极一时的权威,引领了整个中世纪的医学理论。

二、中世纪对心血管医学的贡献

中世纪通常被定义为 5 世纪和 15 世纪之间的时间段,从西罗马帝国的衰落到君士坦丁堡的衰落。由于当时宗教占主导地位,诸多知识领域发展缓慢,百姓生活大多不稳定,因此这个时代也常被称为"黑暗时代"。

中世纪的欧洲，由于瘟疫、战争、粮食短缺等原因，人口死亡率居高不下，人均期望寿命只有 20—30 岁。但在当时的宗教主导下，西方医学以新的形式获得了一定的发展。

西方中世纪的医学，特别是心血管系统的医学知识，在盖伦医学理论盛极一时的影响下，在心脏解剖学和生理学知识方面取得巨大进步，心血管系统的解剖学家基本都深受盖伦的影响。

如蒙狄诺(Mondino de Luzzi)著于 1316 年的《解剖学》(Anathomia)中，对心脏的描述就保留了中隔微孔的描述，蒙狄诺还发现了心脏瓣膜的存在，但他并没有说明心脏瓣膜的生理功能。

而在东方，阿拉伯学者将大量哲学和科学著作翻译成阿拉伯语，使阿拉伯语成为许多世纪以来世界上最重要的科学语言之一，并保存了原本可能永远遗失的大量知识。

即使是中世纪时期的阿拉伯半岛，医学也保持了一定的发展和进步。早期阿拉伯人医学概念的基础仍然是盖伦倡导的希波克拉底体液理论，阿拉伯医生对人体的解剖、生理和疾病的治疗做出一定程度的研究与探索。在一些宗教经典中，心脏被认为是情绪、行动、意图、欲望和知识的中心，某些疾病与情绪状态息息相关，而关于心脏肌肉、静脉和动脉等解剖知识在书中也有提及。

推动医学特别是心血管医学最大发展的是中亚大师阿维森纳(Avicenna)，他原名伊本·西纳(Ibn Sina)，阿维森纳是他的拉丁名字，他 18 岁成为一名医生，一生写了 200 多本书，内容涉及天文学、逻辑学、哲学和医学等。

阿维森纳同样接受盖伦中隔微孔的理论，认为左右心腔间有相应的孔道来供血液进出。但他在心脏解剖上取得了很大的进步，他确认了动脉源于心脏左侧而静脉源于肝脏，心脏左右心室壁厚度不同。阿维森纳将患者的脉率变化与疾病和内在感觉联系起来，从而推动了对动脉脉搏的研究，成为第一个测量手腕脉搏的人。

在缺乏现代医疗设备的 1 000 多年前，阿维森纳就能根据当时心脏病及其治疗知识进行归纳整理，修正了古代学者的知识，使医学科学系统化，并引入了许多思想和创新，被欧洲人认为是伊斯兰黄金时代最杰出的医生，与希波克拉底、盖伦并驾齐驱。

另外一位在 13 世纪不太出名的阿拉伯医生，在心脏解剖学和生理学方面却做出了可能是最重要的发现，他就是大马士革的医生伊本·纳菲斯(Ibn al-Nafis)，也是挑战盖伦血液运动学说的第一人。纳菲斯认为动脉系统和静脉系统是两个完全独立的系统，在心脏中隔这一区域是坚实的心脏组织，"来自右心室的血液必须到达左心室，但两室之间并没有直接的通路。心脏的厚壁上没有孔道，也没有像盖伦描述的肉眼不可见的微孔"。

基于解剖学实践和科学性思维，纳菲斯还首次发现并描述了肺循环："……右心室的血必须经过'静脉动脉'(肺动脉)进入肺内，经扩散后，与空气混合，再通过'动脉静脉'(肺静脉)到达心脏左室，形成有生命力的精气。""将血液和空气混合在一起的场所并非在普遍认为的左心室，而是在肺部。"纳菲斯还对肺毛细血管做出了预测，他指出，肺动脉和肺静脉之间必须有细小的交通。而直到约 400 年后，马尔皮基(Marcello Malpighi)才发现了肺毛细血管。纳菲斯的研究成果在当时并没有受到重视。直到 20 世纪初期纳菲斯的手稿被发现,他对发现肺循环的重要贡献才重新被人们认识。

中世纪晚期,各种希腊经典,如希波克拉底、盖伦和亚里士多德的学说,以及阿拉伯人在哲学、算术、医学等领域的新发现逐渐被西方世界所了解,东西方医学理论和思想充分碰撞交融,深刻改变了医学的教学和行医方式。医学院和大学开始建立,越来越多的专业人士进入大学学习医学知识,人体解剖也不再被列为禁忌,欧洲各地大学纷纷开设人体解剖公共课程,标志着医学发展已逐渐迈向科学观察,也标志着欧洲文艺复兴的开始。

三、文艺复兴时期的探索

在古希腊时期,人类对医学的研究已经从实用医学向科学医学转变,通过逻辑和思辨,将科学的理论建立在理性的基础上,人体医学研究的诸多解剖学、生理学理论都是通过理性的逻辑推论出来的,为人类留下了辉煌宝贵的科学财富。尽管到了中世纪,人的理性被封建王朝和教会所压制,但这种理性的思维方式在文艺复兴时期又得到了新的重生,古人的诸多经典理论被重新思考和挑战,更多科学家开始基于临床经验、动物实验以及逻辑推理得出研究成果。这一时期,无论是解剖学还是生理学,都取得了许多历史性的突破。

文艺复兴时期重要代表人物达·芬奇(Leonardo da Vinci)在生物学领域留下了不可泯灭的功绩。他通过仔细观察心脏和血管,对盖伦的血液运动理论产生了疑问。他将高温熔化的蜡液注入心脏,研究心脏各房室的形状,并以蜡液的流动方向推理血液在心脏的运行方向。

比利时布鲁塞尔医生维萨留斯(Andreas Vesalius)为解剖学的发展做出了突出贡献,他打破了当时解剖学教授只动口不动手的教学风气,亲自解剖尸体,为学生讲解各部位的结构和功能,将理论与实践完美地结合在一起,是近代人体解剖学的创始人。

维萨留斯发现,心脏的中隔互不相通。因此,他对盖伦的理论提出质疑,指出盖伦之前解剖的是动物,但限于条件,没有解剖过人体,以致造成许多错误。

西班牙医生塞尔维特(Michael Servetus)被欧洲学术圈认为是第一个描述肺循环的人。他在 1546 年出版的《基督教的复兴》中讨论了肺循环:“肺动脉很粗大,右心室的血液是通过肺脏,从肺动脉进入肺,然后从肺静脉流出,最终流入左心室。”他指出血液是流经肺部的毛细血管而不是室间微孔的,血液与空气的混合是在肺里发生的,血液与空气的混合是被上帝精心安排的,深入了解血液流动可以引导人们更好地理解上帝,“就像上帝通过空气使血液变红一样,基督也使圣灵发光”。尽管有学者认为塞尔维特对肺循环的描述不是科学观察和推理的结果,而是为了满足神学理论发展的需要,是神学的产物,但西方仍普遍将肺循环的发现归功于塞尔维特。

同一时期的意大利解剖学家科隆博(Realdo Colombo)是维萨留斯在帕多瓦大学的接任者,他在 1558 年出版的《解剖学》中提出了与塞尔维特类似的结论,不但详细描述了肺循环,还描述了血液在心脏中的运动:“在心脏扩张时,静脉中的血液会进入右心室,混合了空气的血液会经过静脉性动脉进入左心室，此时瓣膜下降，血液可以自由进入；当心脏收缩时，瓣膜关闭，血液不能回流；这时，大动脉和动脉性静脉的瓣膜都会打开，使混有空气的血液通过，继而流向全身各处，与此同时，静脉血进入肺中。"

正是文艺复兴时期像维萨留斯、达·芬奇、塞尔维特、科隆博等许多科学家基于解剖实践，尊重事实真相，敢于质疑权威，使得人们在盖伦 1 000 多年以后开始重新思考血液运动，为后来血液循环理论的开创奠定了基础。

四、血液循环理论的形成

关于"循环"，早在希波克拉底时期已经有了"血液在血管中呈环形流动"的概念。当然，这在当时只是一个合理性推论，并没有实验结果可以证明。

1603 年，意大利解剖学家法布里修斯（Fabriciusab Aquapendente）提到了静脉瓣的存在，他在《论静脉的瓣膜》中首次阐明静脉瓣的结构、位置和分布，并简单谈及这些瓣膜的存在可能是为了防止血液从心脏倒流回周围血管。他的发现让其学生威廉·哈维意识到静脉瓣膜可阻止血液回流，维持血液单方向流动，为其探索并最终发现和提出血液循环理论提供了思路。

英国医生威廉·哈维（William Harvey）在法布里修斯研究的基础上进一步探究了静脉瓣的作用，发现"心脏瓣膜只允许血液进行单向流动，在瓣膜结构上，主动脉瓣及肺动脉瓣与静脉瓣相似"。

通过总结前人对肺循环和静脉瓣的发现与研究，哈维猜想血液运动应该也是一种循环运动，他以类比的方法把哥白尼的"天体运动学说"移植到人体血液运动中来，认为心脏才是人体的中心，血液围绕心脏做周旋运动，血液循环就是综合了心脏、动静脉、肺和外周组织的功能，从而形成循环运动。

为了验证上述猜想，哈维做了大量的动物实验，初步描绘了血液的运行路径并对其进行验证。经过众多动物实验的观察，哈维得出结论：血液由心脏这个"泵"压出，从动脉血管流出来，流向身体各处，然后再由静脉血管流回到心脏，这样完成了血液循环。

为了证明人的血液循环与动物一样，他把手臂上静脉用绷带扎紧，结果发现靠近心脏的一段血管瘪下去，而另一端鼓了起来；他又扎住动脉血管，发现远离心脏的一段动脉不再跳动，而另一端很快鼓起，证明人与动物的血液循环是完全一样的。

哈维将这些实验过程和结果记录在册，于 1628 年撰写发表了《论动物心脏与血液运动的解剖研究》（也就是著名的《心血运动论》）。在书中，他描述的血液循环过程是这样的：右心房收缩时，三尖瓣开启，血液流到了右心室；紧接着右心室收缩，三尖瓣关闭，肺动脉瓣开启，把暗红色的血液压入唯一的通道主肺动脉。主肺动脉的分支——两条肺动脉，把血液分别送到左右两肺。从肺里出来的肺静脉血是鲜红的，证明它从肺里吸收了氧气，然后流进左心房；左心房收缩，二尖瓣开启，血液流到左心室；紧接着左心室收缩，二尖瓣关闭，主动脉瓣开启，血液被压入唯一的通道主动脉。左右心房与心室的收缩和舒张，在时间上是协调一致的。

正是这本具有重大研究价值和历史意义的科学书籍问世,才彻底推翻了统治医学达1 400多年之久的盖伦的理论。哈维创立了一个相对连贯的血液循环理论,并进行了实验加以证明,现代意义上的心血管科学研究正式开始了。

1661年,意大利生理学家马尔皮基利用早期的显微镜在青蛙肺部中发现了微血管网,并发表了《关于肺的解剖观察》,印证了哈维假设的"神秘网"的存在,解开了血液循环过程中动静脉血的转化问题。至此,血液循环理论终于得以完善。

血液循环理论的发现与完善,是人类生理学史上至今为止最重要的发现,在医学历史上留下了光辉的篇章。血液循环理论在医疗实践中的地位,就像罗盘在航海中的地位一样,没有它,医生就会处于迷茫恍惚之中,无所依据,后人也因此将1628年哈维发现血液循环作为生理学成为实验科学的里程碑。

第二节　用更好的眼睛看心脏——心脏诊断技术的发展

一、"视、触、叩、听"

"望闻问切,四诊合参"是中医诊断学的基本原则。其中:望,指观气色;闻,指听声息;问,指询问症状;切,指摸脉象,合称四诊。四诊最早应源于《难经·六十一难》:"望而知之谓之神,闻而知之谓之圣,问而知之谓之工,切脉而知之谓之巧。"

至于四诊的诊断原则是谁最先提出的呢?国务院新闻办公室2016年12月6日发表的《中国的中医药》白皮书明确认定:"春秋战国(前770—前221)时期,扁鹊总结前人经验,提出'望、闻、问、切'四诊合参的方法,奠定了中医临床诊断和治疗的基础。"

《医宗金鉴》开始明确提倡四诊"合参","望以目察,闻以耳占,问以言审,切以指参。明斯诊道,识病根源,能合色脉,可以万全……医者明斯,更能互相参合,则可识万病根源"。之后,"望闻问切,四诊合参"渐渐成为一种原则。

现代医学对人体的体格检查仍离不开"视、触、叩、听"这四种方法。视诊在患者一走进诊室就开始了,它也是现代医学诊断的最主要方式之一。早在希波克拉底时代,体格检查被进一步正规化,并引入了触诊和直接听诊,甚至开始出现通过观察尿液和痰液来判断病情。而叩诊的方法直到2 000多年后才出现,1761年,奥地利内科医生奥恩布鲁格(Leopold Auenbrugger)在他的著作中第一次介绍了叩诊的方法,但在当时没有引起人们的重视,直到1808年法国医生科尔维萨特(Jean-Nicholas Corvisart)才重新把这项方法发扬光大。

而听诊在希波克拉底时代就出现了,医生通过将耳朵直接放在患者的胸部来直接听诊肺部声音和心音,但在当时希波克拉底只描述了胸膜摩擦的声音,对心音并没有描述。明确提到心音的是罗伯特·胡克(Robert Hooke),他还在书中预见了听诊的重要性:"人们或许可以从它们发出的声音来发现身体内是否出现了故障。"

同叩诊一样,听诊起初也没有引起人们的重视,只有少数医学著作提到听诊的使用,而且这种直接听诊的方法有很多局限,比如听到的声音微弱不清晰。

1816年,当时只有35岁的法国医生雷奈克(René Theophile Hyacinthe Laënnec)在给一位年轻的女子看病时,受到孩童游戏的启发,把一叠纸紧紧卷成圆柱状,纸卷的一端放在女子胸前,另一端放在耳朵边进行听诊。雷奈克惊喜地发现,他不但听到了女子的心跳,而且比之前用耳朵直接听到的更清晰。他马上意识到,这不但可以用来听心跳,还可以用来听胸腔内的其他声音,或许是个不可或缺的检查方法。

雷奈克由此发明了听诊器——一根直径为3.5厘米、长25厘米的空心木管,这就是现代听诊器的先驱。

听诊器的发明使听诊成为体格检查中一项重要的科学方法。通过听诊器,医师用耳朵来代替眼睛,洞察人体内部的奥秘,开创了心脏诊断的一个新时代。雷奈克还描述了心脏的各种心音,并精心为各种心音设计了专门的术语,如杂音、啰音等,这些术语一直沿用至今。

早期的大多数听诊器都跟雷奈克发明的差不多,都是木制的单耳听诊器,无非是在长度和耳片上做些改造,没有太大的变动。

一直到19年代后半期,橡胶传入欧洲,爱尔兰医生亚瑟·里德(Arthur Leared)用橡胶管来连接钟形听诊头和耳件,发明了我们现在熟悉的"双耳"听诊器,并于1851年在世界博览会上展出。而第一个将双耳听诊器进行商业化生产的却是乔治·卡曼(George Camman),他于1852年在纽约开发生产的产品与里德的仪器非常相似。在19世纪晚期,听诊器已经成为心脏诊断的"神器",通过听诊器,医生可以简便而准确地诊断大部分的心脏疾病。

之后几十年,医生们又加长了双耳听诊器的橡胶管,在钟形胸件里加了塑料硬膜,使听诊器的使用变得更加轻便、清晰。

而现代医生使用最广泛的标准化听诊器,是由哈佛心脏病专家利特曼(David Littmann)提出改造的,他的专利"利特曼听诊器"以其听诊的声学性能而闻名于世。

听诊器发明后,被世界各国的医生广为推广,人们利用它对心脏各种杂音及其病理基础进行了分析与研究,大大推进了对各种心脏瓣膜疾病的认识与诊断,一些特殊心音也相继被发现并命名,如奔马律、Gallavardin效应、Austin-Flint杂音等。在胸部X线检查、心导管技术及超声心动图等技术出现后,心音和杂音的临床意义与疾病预后进一步得到揭示及阐释。

听诊器在医学中的重要性毋庸置疑,它开创性地发明了一种诊断方法,成为床边诊断心血管疾病不可或缺的方法。它是诊断医学的基石,成为世界各地医生的象征。

二、血压的测量

格林·特丁顿的平静不见了

哲学的研究开始出现

因为好牧师斯蒂芬·黑尔斯在那里

> 他用天平称量水分
>
> 将马和狗带进无尽的死亡
>
> 从活生生的青蛙身上剥去皮肤
>
> 他热爱大自然，他的工作
>
> 常常在探索，有时却是一种折磨

这是英国特丁顿乡村里曾经流行过的一首诗，诗里的黑尔斯（Stephen Hales）对自然、生物、解剖都有浓厚的兴趣，他没有受过正式的医学训练，但作为一名牧师，他认为自己有义务通过研究上帝的创造来发现上帝的智慧与善良。

1733 年，黑尔斯和他的同伴将一根黄铜管的一端插入结扎的马的左股动脉，另一端接上一根垂直放置的 9 英尺长的玻璃管。解开动脉上的结扎线后，导管中的血液上升到心脏上方 8 英尺 3 英寸的高度。

通过这个方法，他可以测量马的循环血液量、颈静脉压、左心室容量、心脏每分钟输出量以及血管中血流的速度和阻力。他的工作成果是自哈维以来对血液循环生理学最重要的贡献。然而，他的技术是侵入性的，非常不适合临床使用。

法国物理学家、生理学家波塞维尔（Jean Poisseuille）于 1828 年发明了一种 U 型水银压力计，用于直接测量动物的血压。他用装有水银的短管代替了黑尔斯使用的不方便的长管。在动物实验中，波塞维尔观察到血压在呼气时升高，吸气时下降。

他以"mmHg"量化了测量到的动脉压力，从此血压的单位 mmHg 就一直使用到现在。波塞维尔的压力计在临床上的应用非常有限，但他的探索为临床生理学的发展奠定了基础。

1846 年，德国生理学家路德维希（Karl Ludwig）将波塞维尔的压力计进行改造，在水银压力计上加了一个象牙浮子，上面系着一根带羽毛笔的杆子，羽毛笔会将水银波动记录在一个圆柱体上，从而可以永久记录下脉搏频率、呼吸频率、血压等这些生命体征。由于记录脉搏或血压需要直接动脉插管，因此该记录仪也不方便用于临床，仅用于实验室里使用。

间接测量血压是通过脉搏记录仪实现的。它最先是由德国医生维耶罗特（Karl von Vierordt）于 1854 年发明的，这是一种非侵入性的技术，通过机械平衡杠杆来描记脉搏。维耶罗特的脉搏记录仪虽然并不准确，却提供了一种思路：血压可以通过测量消除脉搏所需的外部压力来确定，而目前测量血压仍然采用这个原理。

维耶罗特发明的脉搏记录仪装置笨重、操作烦琐，而且记录不太准确，在临床上难以普及。1859 年，法国医生兼摄影师马雷（Etienne Jules Marey）进一步将维耶罗特的脉搏记录仪进行了大幅改进，用弹簧代替了之前的平衡装置，使仪器体积大为缩小，整个装置可以绑在患者手臂上，这是第一个具有实用功能的血压计，能够以图形方式记录脉搏的特征和血压的变化。它能够精确地测量脉搏，但用来测量血压仍不可靠。这种脉搏记录仪经过一定的改进，目前仍在使用。

1881 年，英国医生道金（Robert Ellis Dudeon）发明了一种新型的便携脉搏记录仪。

这种脉搏记录仪可以绑在手腕上,脉搏可导致一根金属条移动触笔,将脉搏的波动记录到烟熏纸上。这个仪器因为结构小巧,使用方便,很快流行开来。

第一台无创血压测量仪是奥地利内科医生冯·巴施(von Basch)于 1881 年发明的。他的血压计由一个装满水的袋子与一个压力计连接组成,水袋用来阻断手腕的动脉搏动,压力计显示阻断脉搏所需的压力。通过测量,冯·巴施认为正常血压在 135—165 毫米汞柱之间。

虽然冯·巴施发明的血压计是无创的,但当时人们对测量血压的意义认识不足,加上对新技术的怀疑,血压计仍没有被广泛应用。

直到 1896 年,意大利儿科医生里瓦-罗奇(Riva-Rocci)发明了一种新型的血压计(sphygmomanometer,Sphygmo 是希腊语"脉搏"的意思),由一个可伸缩的袖带(在第一个版本中,他使用了自行车的车轮内胎)和一个水银压力计连接而成。袖带绕着手臂,对肱动脉均匀施压,袖带逐渐减压,远端脉搏重现时测得的压力就是收缩压,而舒张压此时尚没有测量的方法。

里瓦-罗奇的技术出现不久,1897 年,英国生理学家希尔(Leonard Hill)和外科医生巴纳德(Harold Barnard)发明了一种仪器,它由一个手臂环绕的充气袖带和一个针式压力计组成,可以通过动脉传递给针式压力计的振荡来测量舒张压。当袖带压力从收缩期上压缓慢下降时,出现明确的振荡表示收缩压,而从最大振荡到较小振荡的变化表示舒张压。

1905 年,俄罗斯医生柯罗特科夫(Nikolai Korotkoff)第一个观察到动脉收缩发出的声音。柯罗特科夫是名内科医生,在中国义和团运动及俄日战争期间,他被分别派往远东地区及哈尔滨进行战地救护。俄日战争时期,许多四肢受伤的士兵患有创伤性动脉瘤或动静脉瘘,因此可以听到相应的血管杂音,用里瓦-罗奇血压袖带阻断流向患肢的动脉血流时,杂音会消失。而随着袖带压力的缓慢降低,听诊器内可听到特定顺序的声音,并最终消失。柯罗特科夫在健康人身上发现了同样的现象。

柯罗特科夫将听到的声音进行区分,与测得的血压进行关联。他认为听诊器内声音第一次出现时测得的血压应该是血压的最高压(收缩压),而在第二次声音消失时的血压应该是血压的最低压(舒张压)。

柯罗特科夫同时使用血压计和听诊器测量血压,首次实现了收缩压和舒张压测量,而且比触诊法更可靠。血压测量技术从触诊法转化为听诊法,并很快成为标准做法。而测量时听到的特定声音也被称为"柯氏音"(Korotkoff sounds),成为新的血压测量方法的基础。

1939 年,美国心脏协会联合英国心脏学会正式推荐柯罗特科夫方法作为测量血压的标准技术。"欧洲高血压管理指南"(2003)指出,血压值应分别以柯氏音的 I 相(音调出现)和 V 相(消失)的参考值来作为收缩压与舒张压。

三、心电图技术

1786 年 9 月 20 日,意大利解剖学家加尔瓦尼(Luigi Galvani)写道:"我跟往常一样,解剖并准备好了一只青蛙，把它放在一张桌子上，桌子旁有一台静电电机，离导体有一段距离。在场的一个人无意中用手术刀轻轻地碰触青蛙的内侧脚神经时，青蛙腿部的肌肉一次一次地收缩，好像剧烈的抽筋一样。"

加尔瓦尼进一步实验证实，肌肉收缩实际上跟电有关。他认为动物的肌肉组织内有自带的电流——"动物电"，"动物电"是除了自然电（闪电）和人工电（摩擦）外的第三种电的形式。他后来还指出，电刺激青蛙的心脏会导致心脏肌肉收缩。加尔瓦尼是第一个发现电的生理作用的人，并通过实验证明了动物组织中生物电的存在。

1820 年，流经电线的电流可使指南针磁针偏转的消息震惊了科学界。借助电磁学的发现，德国化学家施威格（Johann Schweigger）于当年发明了第一个电流计，用来放大和测量电流强度与方向，研究人员由此可以探测到微弱的电流，并开始开发各种电流计来测量体内电流。

1843 年，电生理奠基人德国生理学家博伊斯-雷蒙德（E. Du Bois-Reymond）描述了伴随着每一次肌肉收缩的"动作电位"。他检测到静息肌肉中存在小电压电位，随着肌肉的收缩，这种电位会减少。他因此还设计了当时最灵敏的一种电流计来测量这种电位。

1856 年，英国著名的生理学和组织学教授科利克（Von Koelliker）与穆勒（Heinrich Müller）发现，青蛙的心脏会产生电流，并随着心脏的跳动而变化。由于这种电流难以测量，他们把连接在心脏表面的电线引到青蛙的肌肉上，然后发现，随着心脏的每次跳动，肌肉也开始收缩抽搐。

随后，1908 年诺贝尔物理学奖获得者、法国物理学家李普曼（Gabriel Lippmann）于1872 年发明了毛细管静电计。它是一根细长的玻璃管，里面装有水银，水银随不同的电位上下移动，可以通过显微镜观察水银液面的升降来测量电位。他还开发了一种永久记录电位变化的摄影方法，使研究动物心电图首次成为可能，这种方法被沿用了 20 多年。

英国生理学家桑德森（John Burden Sanderson）和佩奇（Frederick Page）于 1878 年用毛细管静电计记录了青蛙心脏的电流，发现心脏电位呈两相，第一相持续时间短且心尖呈正性，第二相时间长且心尖呈负性（即后来的 QRS 波和 T 波），这也是对心室细胞除复极的第一次描述。

1887 年，英国生理学家沃勒（Augustus D. Waller）用毛细管静电计的两个电极分别与患者胸壁及背部接触，成功记录和发表了第一份人类体表心电图，并将其命名为electrogram，后来又改为 cardiogram。由于毛细血管静电计中水银的流体阻力及迟滞，记录并不精确，沃勒认为它并不能反映心脏电活动的真实波形，因此对其前景并不看好。

1889 年，国际生理学大会在英国伦敦举行，沃勒在会上演示了如何使用毛细静电计记录心脏的"电信号"。荷兰生理学家艾因托芬（Willem Einthoven）观看了演示，深受启发，马上意识到心电图可能是研究心脏功能的有力工具。

艾因托芬重复了沃勒的实验，并用毛细管静电计记录了心脏肌肉收缩引起的电流变化。尽管毛细管静电计的记录并不精确，但在当时，用来记录心电图的只有它。于是艾因托芬花了许多精力，定义了毛细管静电计中的物理常数，用数学的方法对其记录的波形进行校正，从而得出真正的心电波动曲线。

1895 年，艾因托芬将其记录到的心电曲线命名为心电图（elektrokardiogramme），并将其归功于沃勒，以此作为对前辈工作的敬意。

由于曲线校正的计算非常烦琐，艾因托芬意识到面临的挑战仍然是如何开发更好的仪器来记录心脏收缩产生的微小电流，随后的几年，艾因托芬一直致力于电流记录方法的改进及开发。

功夫不负有心人，1901 年，艾因托芬发明了一种用镀银细石英线记录心电图的新电流计。这种名为弦线电流计的仪器重 600 磅，由两个电磁极组成，它们之间有一个狭窄的空间，允许一根细线通过，这根镀银的线（约 3 微米）可根据电流移动。

1902 年，艾因托芬发布了第一个记录在弦线电流计上的心电图。弦线电流计可以检测电流的微小变化，提供了比以前的静电计更精确的测量。它可以记录到五个波形的心脏电位，艾因托芬将其命名为"P、Q、R、S 和 T"，这个波形命名也沿用至今。

经过研究，艾因托芬提出，心电图应该记录三个电极的电活动，并用罗马数字Ⅰ、Ⅱ、Ⅲ来表示。1912 年，艾因托芬将导联排列成等边三角形的形式，从而能够观察这些导联之间的关系，日后"艾因托芬三角"成为用来确定心轴方向的经典。

艾因托芬充分认识到心电图在临床诊断中的作用，他积极对机器进行改进，并将记录到的心电图与临床疾病进行相关研究。他先后识别了心室肥厚、心脏传导阻滞和心律失常等患者的心电图模式，为心脏病学的发展做出了重大贡献，被誉为现代心电图之父，于 1924 年被授予诺贝尔生理学或医学奖，"以表彰他发现了心电图的机制"。

现代医学中，心电图是所有医疗技术中最重要的技术之一，在世界各地的诊所和医院里随处可见，是评估心脏病和非心脏病患者的基础，可以提供心脏功能的重要信息。它无创、简便、快捷，而且比较便宜，是 20 世纪的重大发现之一，为心脏病学领域的进一步发展奠定了基础。

四、心导管技术

之前提到，英国的黑尔斯于 1733 年将一根黄铜管插入马的股动脉并测量了它的血压，他还据此来测量心输出量等。100 多年后，为了探寻动物身上热的来源和产生机制，法国生理学家伯纳德（Claude Bernard）于 1844 年通过马的右侧颈动脉及颈静脉，向心脏内插入温度计以测量心腔的温度，并得出结论：右心室温度高于左心室，支持了动物的热是在组织交换中产生的假设。1847 年，他又将玻璃导管和压力计送入心脏，测量了心脏内的压力。

法国另外两位生理学家肖沃（Jean-Baptiste Chauveau）和马雷继续在马身上进行实验，他们将精心制作的双腔导管插入马的心脏，以记录右心房和右心室的压力。1863 年，他们合作出版了第一本基于心导管术的全面的心血管生理学专著。

1912 年，布莱希罗德（Fritz Bleichroder）、昂格尔（Ernst Unger）和勒布（W. Loeb）在研究心导管术时，起初是打算在狗身上试验通过导管将药物注射到身体病变位置。然而，布莱希罗德改变了主意,决定在自己身上做试验。他让昂格尔将导管通过自己的贵要静脉进到腋窝,或通过股静脉进到下腔静脉。他们总共做了三次试验,其中有一次,布莱希罗德感受到了剧烈的胸痛,研究人员认为他们可能进行了第一次人类的心导管插入术。遗憾的是,他们没有通过 X 光或压力记录来确认导管的位置。

1929 年,年轻的外科住院医师福斯曼(Werner Forssmann)在德国埃伯斯瓦尔德进行了第一次有记录的人类心脏导管手术。福斯曼的自我实验将医学推向了一个新时代,并打开了现代心脏病学的大门。

1928 年,福斯曼在实习时,认为体格检查及 X 光、心电图等都不是客观的检查指标,准确性不够,他希望能直接对心脏生理进行诊断。他研究了之前法国生理学家的工作,认为将导管插入人的心脏与动物一样安全。于是心脏导管术的想法诞生了。

毕业后,在没有事先试验的情况下,福斯曼给自己做了个心脏导管术。在 1929 年发表的文章中,福斯曼描述了这个自我实验:在同事罗密斯的帮助下,他从自己的左肘静脉,将一根润滑良好的输尿管导管插入静脉,并将导管向上推了大约 35 厘米。此时同事认为实验太危险,结束了这个实验。一周后,福斯曼自己又重复了这个实验。他再次通过左肘静脉插入导管,并将其推送了大约 65 厘米——这是到达右心的估计距离。

福斯曼插着导管,自己从楼下的手术室走到 X 光室,移动导管,在导管尖端通过腋窝和进入右心房时分别拍摄 X 光片。由于导管不够长,他无法将导管向前送入右心室。

福斯曼的自我实验证明了这项技术可以安全地应用到人体身上,随后,在人类身上使用右心导管术成为一种流行的方法。生理学家和医生们纷纷使用右心导管术对心脏进行研究。

1931 年,福斯曼尝试着通过导管向右心房注射碘化物来实现右心造影,可惜因浓度不够,并没有形成清晰的图像。其他研究人员随后取得了突破性进展:莫尼兹(Moniz)等人注射了浓度更高的碘化钠溶液,并获得了第一张临床有用的心血管造影图像;1933 年,康特(Conte)和科斯塔(Costa)报道了导管术在血管造影中的应用。

1941 年,库尔南德(Andre Cournand)与理查兹(Dickinson Richards)重新设计和改进了福斯曼实验中使用的导管,他们首次将心导管用作诊断工具,应用导管技术测量右心压和心输出量。他们还开发了可以进入肺动脉的导管,用来研究先天性和获得性心脏病的病理生理学。

右心导管术消除了获取混合静脉血样的困难,从而使心输出量测定成为一种安全的技术。右心导管术成为一种通用的血液动力学测量工具,可在患者中方便地测定血容量、心内压、血气、酸碱度和呼吸气体交换,极大地提高了内科医生的诊断能力。

由于福斯曼、库尔南德和理查兹三人具有里程碑意义的工作,他们于 1956 年共同获得诺贝尔生理学或医学奖。

之后几十年,右心导管技术得到进一步开发,应用场景得到进一步拓展。

1964 年,布拉德利(Bradley)博士发明了可以用于重症患者的微型诊断导管。1965 年,法夫(Fife)博士制作了自导式肺动脉导管。1969 年,谢因曼(Scheinman)、阿伯特

(Abbot)和拉帕波特(Rapaport)使用流动导向右心导管测量右心压。

1970年,施旺(Jeremy Swan)和甘兹(William Ganz)发明了可以在床边使用的气囊漂浮流动导向导管(无须透视),俗称"Swan-Ganz"导管。这种导管被进一步用于测量心输出量(通过热稀释技术)、右房和右室起搏、肺毛细血管楔压测量等。此外,它还加入了输液孔,以便于心脏内给药。

右心导管术的发展为临床医生提供了诊断先天性和获得性右心疾病患者的能力,还可以对重症监护病房中患者的心血管功能进行监测和给药,它成为临床医生重要的诊断和治疗工具,是心脏病学领域重要的技术之一。

五、心脏超声

虽然心脏听诊通常被认为是医生应该掌握的技能,但不可否认的是,随着新技术手段的出现,辉煌了200年的听诊器正逐渐被人们冷落。这一切,都源于70多年前的一项革命性的技术——超声心动图的出现。经胸超声心动图(TTE)是继心电图之后应用最广泛的心脏诊断性检查,使心血管医学有了很大的进步。

第一个发现自然界中存在超声波的人是意大利生理学家斯帕兰扎尼(Lazzaro Spallanzani),他证明,蝙蝠虽然看不见,但可以利用听不见的声音的回声反射来导航。1880年,居里兄弟(Jacques and Pierre Curie)发现石英晶体在受到压力时可以产生电荷,可以用它来产生超声波。这项技术在20世纪30年代被用来开发超声波反射镜,用于检测金属中的缺陷。第二次世界大战之前,美国海军开始使用雷达(无线电探测和测距)技术接收无线电波来探测飞机。

受雷达技术的启发,法国理疗师德尼耶(Andre Denier)在1946年提议,可以将超声波送入人体,并将波记录在有线示波器上,以显示人体的内部器官。

随着X光在医学上取得成功,奥地利神经学家杜西克(K. T. Dussik)博士与他的物理学家兄弟合作,首次成功地将超声波应用于诊断学。他希望超声波能勾勒出脑室的轮廓,从而识别各种病理。但由于颅骨的吸收和反射,他的努力并没有得到相应的回报。

超声心动图的检查是瑞典心脏科医生埃德勒(Inge Edler)和他的物理学家朋友赫兹(Carl Hellmuth Hertz)在1953年发明的。20世纪40年代末,埃德勒是瑞典隆德大学医院的内科及心血管实验室主任,负责对二尖瓣扩张术患者进行筛查。他认为当时的心血管造影技术效果不好,开始考虑是否有非侵入性手段来评估二尖瓣的狭窄或关闭不全。

埃德勒受到雷达应用的启发,想知道无线电是否有可能产生足够高的频率来进行短距离的测量。他辗转找到赫兹,赫兹刚刚完成对超声波及其应用的研究,认为超声波可能可以解决这个问题。于是,年轻的物理学家与擅于思考的心脏病专家一段富有开创性和非凡的合作开始了,他们一起寻找一种可以看到心脏的解决办法。

1953年的一个周末,利用一台从一家专门从事无损检测的公司借来的超声反射镜,埃德勒在隆德大学的心血管实验室里，用探头放到赫兹的胸壁前，他们开心地发现，在距离胸壁8—9厘米的地方，一个回声正沿着显示器的X轴来回移动。他们成功了。

后来他们利用从西门子公司借来的一台超声波反射镜，开始了一系列的实验和探索。很快，他们利用体外心脏模型，证明了心脏壁和充满血液的腔之间的界面可以通过超声波来识别。然后，赫兹确定了2.5兆赫作为检查的频率，这样可以兼顾足够的穿透性和分辨率。而为了连续记录运动时心脏结构回波的变化，埃德勒设计了新的记录模式，即现在的M模式。为了将此记录在纸上，赫兹又发明了喷墨打印机。

经过一番探索，1953年10月29日，他们记录了第一张心脏活动图像，记录了来自左心室后壁及在当时被认为是左心房前壁（后被证明是二尖瓣）的M型超声，埃德勒将其命名为"超声心动图"（ultrasound cardiography，UCG）。因为当时流行的另一项超声检查是检测大脑中线的"回声脑电图"（echoencephalography），美国的费根鲍姆（Harvey Feigenbaum）在后来提出："如果脑的超声检查是echoencephalography，那么心脏的超声检查就应该是echocardiography"，这也是这项技术现在的叫法。

利用超声心动图，埃德勒对心脏瓣膜的狭窄或返流进行了区分，并可以确定狭窄的严重程度，还用它来诊断心房黏液瘤、心房扑动、心房血栓等。他还尝试通过食道来进行超声检查，但因为探头与食管壁间无法耦合而没有实现。

由于M型超声只能提供心脏的锥形视图，不能很好地显示心脏的真实解剖结构，20世纪60年代，埃比那（Toshiaki Ebina）与格拉米亚克（Raymond Gramiak）等人开发了二维超声心动图技术，随后，鹿特丹的鲍姆（Klaas Bom）开发的实时二维超声技术就成为目前超声心动图中的中坚力量。

早在1842年，奥地利物理学家多普勒（Christian Andreas Doppler）在观测天文时发现了多普勒效应，即随着振动源运动而产生的频移现象。大阪大学的佐村重夫（Shigeo Satomora）是在超声中使用多普勒原理的先驱之一，他和同事们在20世纪50年代就使用多普勒频移研究了心脏结构和红细胞的速度。

20世纪70年代，西雅图的著名生理学家拉什默（Robert F. Rushmer）与工程师贝克（Donald Baker）合作开发了第一台脉冲多普勒记录仪并开始应用于临床。随后，霍伦（Jarle Holen）和哈特（Liv Hatle）引入多普勒超声作为血液动力学工具，超声心动图很快变成了"床边非侵入性血液动力学实验室"。

超声心动图是一种全新的革命性的诊断技术，可以探知人体皮肤之下的生命奥秘，为床边心脏解剖和血液动力学的常规评估提供了新的方法。为了获得更好、更详细的图像，超声心动图的技术还在不断发展中，功能心肌成像、三维超声等新技术接连出现，在科技的助推下，它也变得更加智能和小巧。

在埃德勒退休后的1977年，阿尔伯特和玛丽·拉斯克基金会（Albert and Mary Lasker Foundation）授予埃德勒和赫兹临床医学研究奖，"以表彰在心脏异常的医疗诊断中开创了将超声波作为一种非侵入性工具的临床应用，这可能是自心电图机以来最重要的非侵入性心脏诊断工具"。埃德勒也因此被称为"超声心动图之父"。

第三节　挽回不该逝去的生命——心脏骤停的急救

一、心肺复苏术

在我国,每年约有 55 万人发生心脏骤停,而在美国,每年发生心脏骤停的也有 35 万人左右,相当于每天有 3—5 架飞机在美国机场坠毁,无人生还。心脏骤停最常见的潜在原因是心脏节律的突然紊乱,即心室颤动。它可以由心肌梗死触发,也可以表现为严重的心律失常。60%—70%的心脏性猝死发生在医院以外,而且死者大部分是没有心脏病史或症状的年轻人。心脏骤停的黄金抢救时间仅有 4—6 分钟,因此心肺复苏措施的早期实施非常重要,复苏的关键技术就是如何给予呼吸心搏骤停者继续提供足够的氧气及维持必要的血液循环。

最早关于人工呼吸的记载出现于《圣经》,先知以利沙(Elisha)通过口对口呼吸恢复了一名婴儿的生命,他将嘴放在孩子的嘴上"向婴儿的嘴里吸了一口气,让婴儿哭了"。这是最早的口对口通气的"案例报告"。1732 年,英国外科医生威廉·托萨奇(William Tossach)使用人工呼吸成功地复苏了一名煤矿工人,"我紧靠着他的嘴巴,竭尽全力地呼出一口气来"。

但人工呼吸直到 1740 年才得到正式承认,当时巴黎科学院大胆建议对溺水者进行口对口复苏。随后在 1767 年,荷兰成立了名为"阿姆斯特丹救助会"的救援组织,旨在帮助溺水的受害者,他们通过将溺水者倒挂或将其倒置于桶上滚动的方法进行复苏。

然而,在 17 世纪 70 年代,当卡尔·威尔海姆·舍勒(Carl Wilhelm Scheele)发现氧气后,人们了解到其与呼吸的相关性,认为空气经过一个人的呼吸已经失去了氧气的有效作用,利用呼出气体进行人工呼吸的复苏办法不再受到欢迎。人们开始探索呼吸的替代办法。

1857 年,霍尔(Marshall Hall)提出了压胸法,1861 年西尔维斯特(Henry Silvester)对其进行了改进,成为仰卧位的压胸提臂法。这些方法及俯卧压背法等人工呼吸方法都是通过人工压迫胸部或背部,间接地挤压肺部,造成呼气效果,实际上通气量十分有限,效果并不确切。

20 世纪中期,萨法尔(Peter Safar)等人研究了气道管理技术。萨法尔证明,当仰卧位时,伸展颈部并抬起下颌,可以使气管达到最佳的通畅状态。他们还证明人体呼出的气体可以为人工呼吸提供足够的氧气。随后萨法尔极力推介口对口人工呼吸办法,认为其在呼吸心搏骤停的急救上有重要作用。

口对口人工呼吸方法由此得到广泛接受,并成为一种有效的通气支持手段。1957 年,美国军方采纳了人工呼吸的方法,并推广用来救治呼吸心搏骤停的战士。

而对循环的支持技术同样源远流长。胸部按压的概念是在狗的模型中偶然发现的,1874 年,德国生理学家希夫(Moritz Schiff)在手动挤压犬心脏后注意到颈动脉搏动,由此产生了心脏按压一词。

1878 年,博姆(Rudolph Boehm)通过双手抓住猫的胸部并施加有节奏的压力来增强猫的血液循环,这被认为是第一个胸外心脏按压的方法。马斯(Freidrich Maass)被誉为成功实施了第一个人体胸外心脏按压的人,1892 年,在使用氯仿麻醉后,他对患者胸骨中部进行按压,按压速度约每分钟 120 次,成功复苏了一名 9 岁的男孩和一名 18 岁的男子。

由于对胸外心脏按压效果的不确定,一直到 1958 年前,心脏骤停都是通过开胸心脏按压来抢救的,这项技术由挪威医生伊格尔斯鲁德(Kristian Igelsrud)于 1901 年第一次成功地实施。

1958 年,电生理学家库文霍温(William Kouwenhoven)在对狗进行研究后,重新发现了胸外心脏按压的有效性。他们在 1960 年对胸外心脏按压进行了里程碑式的描述,证明了单独的胸外按压可以有效地维持血液循环,而且这种按压方法简便易行,很快成为心搏骤停的标准救治方法。

至此,气道管理、人工呼吸和胸外按压等现代心肺复苏中的主要因素都已发展成熟。不久之后,萨法尔等人将口对口人工呼吸与胸外心脏按压结合起来,组合成基础心肺复苏法(CPR),并于 1961 年首次公开进行了推广。

受萨法尔对心肺复苏法推广的启发,挪威人雷达尔(Asmund Laerdal)在其指导下制作了第一个 CPR 培训人体模型"安妮",以方便心肺复苏的培训教育,人体训练模型有力地促进了 CPR 在全球的普及。1961 年,在克利夫兰举办了非专业救援人员的心肺复苏培训。1966 年,美国国家科学院召开了首届心肺复苏会议,制定了第一个心肺复苏术指南,要求医学、保健等专业人士学习 CPR,但并未向公众推荐使用。1970 年,西雅图举行了大规模的社区培训课程,超过 10 万人参加学习了 CPR。他们证明,旁观者实施心肺复苏术可以明显增加心脏骤停者的存活率。因此美国在 1974 年开始建议对非专业人员进行培训,随后在 1976 年提供了第一个高级心脏生命支持(ACLS)培训课程,这使得专业救援人员可以在现场实施药物救治。

美国国家科学院制定第一部心肺复苏术指南后,美国心脏协会和欧洲复苏理事会分别改进了各自的 CPR 指南,并于 1992 年成立了复苏问题国际联络委员会(ILCOR),以制定国际准则。8 年后,ILCOR 制定了"2000 年国际 CPR 指南",成为全球各种 CPR 方法标准化的基石。该指南既有面向非专业人员的基本内容,也有面向医疗保健提供者的高级内容。"生存链"的概念成为提高心脏骤停存活率的一种重要方式。

2000 年以来,CPR 指南每 5 年更新 1 次,至今已更新了 3 版,每版都在循证医学证据的基础上做出相应修订。2005 年,新修订的指南建议,由 1 名救援者进行 CPR 时,所有受害者的新的按压/通气比为 30∶2;当有 2 名救援者时,成人和儿童患者的按压/通气比应该是 30∶2,婴儿的比例应该是 15∶2。2008 年,指南建议非专业救援者只使用手按压。2010 年,新的指南将 CPR 整体顺序做了修改,由经典的"A—B—C"(气道—呼吸—按压),改成了"C—A—B",进一步强调了胸部按压在心肺复苏术的关键作用,另外在"生存链"原有的 4 个环节后增加了"心搏骤停后综合护理"的环节,以降低死亡率和保护大脑功能。

最新版的 CPR 指南是由来自 39 个国家的 250 名证据审查员在 2015 年制定的。基于智能手机的普及，新的指南建议接到求救电话的人增加使用社交媒体通知周边潜在救援人员的方式。而最主要的变化是把之前每分钟至少 100 次的胸外按压频率提高到每分钟 100—120 次。另外，对于未经训练的普通人，只按压的心肺复苏术再次被强烈推荐。

尽管医疗技术不断进步，但心搏骤停的发生率依然很高，随着复苏技术的发展，对公众和急救人员进行心肺复苏的频次大幅增加，心搏骤停的整体存活率也在不断提高。尽管如此，科学家仍没有找到最合适的 CPR 方法来拯救心脏骤停者。随着指南的更新，CPR 程序中越来越强调胸部按压的作用，除此之外，在公共场合普及自动体外除颤仪（automatic external defibrillator，AED）的建议也屡屡被提及和强调。

二、自动体外除颤

心脏骤停的治疗除了及时的心肺复苏，最成功的治疗方法之一是教育公众使用 AED。AHA 的事实表明：在 CPR 培训广泛、紧急医疗服务反应迅速的城市，当急救人员获得 AED 时，存活率可以从 7％上升到 26％。在 5—7 分钟内提供除颤的城市，心脏骤停的存活率甚至高达 49％。

关于心脏除颤的实验和描述早已有之。早在 1775 年，阿比尔加德（Peter Christian Abildgaard）就可以通过给母鸡施加电击使之"失去生命"，然后再用胸部电击让母鸡恢复心跳。1849 年，路德维希（Carl Ludwig）和霍法（Mauritius Hoffa）首次描述了阿比尔加德的实验，并由此定义了"心室颤动"这一术语。1900 年，普雷沃斯特（Prevost）和巴特利（Batelli）发现，微弱的交流或直流电击会使狗产生室颤，而需要更强的电流才能"除颤"。

20 世纪 20 年代，由于电击导致的事故和死亡人数不断增加，纽约联合爱迪生公司开始出资进行除颤器的开发。1947 年，一名 14 岁的男孩在择期胸部手术期间发生了心搏骤停，贝克（Claude Beck）等人使用特制的体内电极板，成功地进行了第一次人体体内心脏除颤，使用两次 110 伏、1.5 安的交流电击让男孩恢复了心跳。这时候，人们已经认识到大部分的猝死是由心室颤动引起的，通过电击心脏可以有效地治疗心室颤动。1956 年，佐尔（Paul Zoll）等人使用 710 伏、15 安的交流电，在胸壁电击了 0.15 秒，成功地实施了第一次人体体外除颤。

20 世纪 60 年代中期，急救医学之父、北爱尔兰医生潘特里奇（Frank Pantridge）意识到，心脏骤停导致的死亡率非常高，患者往往来不及入院就死亡，如果能将设备配置到院前急救中，则可以大幅提高院前复苏的成功率。1965 年冬天，他与技术员一起，通过变频器将两个 12 伏汽车电池的直流电转换为除颤器所需的 230 伏交流电，然后将改装后的除颤器装配到救护车上，这个仪器重约 70 千克，可以让患者在救护车内进行除颤，也可以搬运到患者家里使用。通过实践，在之后送往医院的 312 名患者中，没有一人在运输途中死亡，10 人在医院外成功复苏。

对于心脏骤停，虽然潘特里奇也支持进行心肺复苏，但他认为立即纠正心室颤动更加重要。他坚持认为,心肺复苏的同时应该进行心脏除颤,而且任何会做 CPR 的门外汉都有能力使用除颤器。经过与女王大学生物工程师安德森博士(John Anderson)合作,他们于 1968 年设计了第一个便携式除颤仪——潘特里奇除颤仪,外观色彩明亮,重 3.2 千克,相当于一台大型晶体管收音机大小。

当时的除颤仪尚不能识别患者是否有心室颤动,人们担心会对没有室颤的患者造成误伤害,因此,潘特里奇认为应该有一个类似于手枪保险的安全设计,只有在确保患者存在心室颤动,仪器才会产生电击。尽管有人认为这不可能,但潘特里奇仍坚持不懈,并与西雅图的科布(Leonard Cobb)博士合作,很快证明了他的想法是可行的,终于产生了现在的 AED。

早期除颤在世界范围内已被公认为是心脏性猝死的最重要的治疗方法。体外自动除颤仪的出现,使除颤这个曾经是医疗急救人员才可以实施的救命措施,发展到非专业的普通公众即可使用,AED 遍布于全球的机场、火车站、商场、运动场馆等地方,让公众随手可及,每年拯救了无数人的性命。

第四节   破除外科之父的魔咒——在心脏上跳舞

一、早期心脏手术的探索

心脏内充满血液,而且心脏需要永不休止的跳动以维持生命,因此心脏的手术风险极高,一直是外科手术中的禁区。1880 年,被后世称为"外科之父"的奥地利医生西奥多·比尔罗特(Theodor Billroth)就曾为心脏外科说过这样的"魔咒":"在心脏上做手术,是对外科艺术的亵渎。任何一个试图进行心脏手术的人,都将落得身败名裂的下场。"

但是人类历史上永远不缺少勇敢的挑战者,为了挽救生命,部分外科医生仍然对心脏创伤的患者进行了救治的尝试。第一位修复人类心包伤口的外科医生是 1891 年的道尔顿(Henry C. Dalton),1893 年,威廉姆斯(Daniel Hale Williams)在芝加哥取得了类似的成功。1896 年 9 月 7 日,德国法兰克福的雷恩(Ludwig Rehn)更是迈出了大胆的一步,用 3 根丝线缝合了伤者右心室刺伤的伤口。1906 年,他又汇总了 124 例心脏伤口修复病例的报告,存活率高达 40%。

在 19 世纪末 20 世纪初,人们仍普遍认为心脏不是外科医生应该做手术的器官,心脏手术是外科医生的禁忌,即使是因为救命,医生对心脏进行手术也会被瞧不起,通过手术来治疗心脏疾病更是不可能的事情,在 1957 年出版的颇受欢迎的《外科医生的世纪》中,甚至都没有提到心脏手术。

早期人们对心脏的操作仅仅局限于创伤的急救或在心脏外进行手术。1938 年,格罗斯(Robert E. Gross)结扎了一名 7 岁女孩的未闭动脉导管;克拉福德(Clarence Crafoord)于 1944 年 10 月通过切除狭窄的主动脉段并直接吻合,修复了一名 12 岁男孩的主动脉狭窄。

法洛四联症患儿因为缺氧导致发绀，皮肤呈淡蓝色，被称为"蓝色婴儿"，其中一半会在 3 岁之前死亡。在当时，法洛四联症被认为是不可治愈的。外科治疗的想法来自霍普金斯大学的儿科心脏病专家塔西格（Helen Taussig）。她认为患儿的主要问题在于通往肺部的动脉阻塞了，解救他们的唯一希望就是通过外科手段让肺得到更多的血液。她把想法告诉了外科医生布莱洛克（Alfred Blalock）和托马斯（Vivien Thomas）。1944 年 11 月 29 日，他们在右锁骨下动脉与右肺动脉之间进行连接，为血液进入肺部创造了另一条通道。当手术结束后，婴儿嘴唇的颜色由深蓝色转变为粉红色，整个医学界被震惊了，而这项手术也最终以布莱洛克、塔西格的名字命名为 Blalock - Taussig 分流术。此后短短的 5 年间，陆续有 1 000 多名符合手术条件的儿童接受了这种分流术，心血管外科得到了迅速推广，心脏外科正式成为现代医学中的一个重要分支。

英国的布洛克（Russell C. Brock）也尝试为法洛四联症患者的肺动脉狭窄进行矫正，减少了从右向左的心内分流。

以上这些尝试都为此类患者缓解了病情，为后续体外循环出现后的根治矫正提供了机会。

对心内结构的手术首先是从二尖瓣狭窄开始的。二尖瓣位于左心房与左心室之间，由于风湿性心脏病等原因会导致瓣膜出现狭窄，出现心功能不全。1923 年 5 月 20 日，卡特勒（Elliott Cutler）在波士顿进行了第一次成功的二尖瓣狭窄手术。患者为 23 岁女孩，合并严重二尖瓣狭窄，手术切开了二尖瓣狭窄环，患者病情得到了缓解，但由于继发的二尖瓣返流，患者于 4.5 年后死亡。

之后类似的尝试均未成功，使得该项技术一直到 20 多年后才重获使用。1945—1948 年，费城的贝利（Charles Bailey）、波士顿的哈肯（Dwight Harken）、南卡罗来纳州的史密斯（Horace Smithy）、伦敦的布洛克以及加拿大的默里（Gordon Murray）等都分别成功进行了闭式二尖瓣交界分离手术。

这些使用闭式技术的早期经验证明，在心脏进行手术是可行的，但闭式手术对二尖瓣关闭不全、主动脉瓣等病变无能为力。随着闭式手术的成功，在直视下进行心脏内手术的需求变得越来越明显。

为了安全地在心脏内手术并进行心内修复，人们发明了许多巧妙的技术。如哈佛大学的沃特金斯（Elton Watkins）向格罗斯（Robert Gross）推荐了一种后来被称为格罗斯心房井的手术方法，他们通过缝合在心房壁切口上的橡胶漏斗，在跳动的心脏内部进行手术。但该手术需要通过用缝合针和手指配合来确定缝合位置，医生的手指常常被刺伤。

1952 年 9 月 2 日，刘易斯（John Lewis）和他的团队［包括一助瓦科（Richard L. Varco）、二助陶菲克（Mansur Taufic）和利勒黑（Walton Lillehei）］在明尼苏达大学成功地进行了世界上第一例心内直视手术。他们采用深低温停搏技术，通过右心房入路，为一名 5 岁女孩成功修复了房间隔缺损，成功开创了心脏外科治疗的新纪元。

深低温技术利用冰水或冰袋降低患者体温，然后阻断上下腔静脉流向心脏的血液。但该技术要求医生要控制在 8—10 分钟内完成心内修复，以避免脑部并发症，因此只能修复一些简单的间隔缺损,对更复杂的病变仍无法进行手术,心脏外科医生需要更长的安全操作时间及无血的操作空间。受同事妻子怀孕的启发,明尼苏达大学的利勒黑想到可以用一个人的循环支持另一个人(胎儿),于是有了交叉循环的概念。经过前期动物试验后,利勒黑和他的同事在 1954 年对人类患者进行了第一次交叉循环下心内直视手术,在患儿父亲血液循环的支持下,患儿成功地进行了室间隔缺损修补术。这一手术在当时极具争议,因为它是"唯一有可能达到 200% 死亡率的手术"。

接下来的一年多时间里,利勒黑采用交叉循环,为 45 名儿童进行了交叉循环手术,包括室间隔缺损、房室管畸形、肺动脉狭窄等。1954 年 8 月 31 日,他首次成功地矫正了法洛四联症,这在当时被认为是心脏手术中的珠穆朗玛峰。

而自从 18 世纪末体外循环的概念出现以来,不同领域的科学家,包括生理学家、化学家、物理学家、工程师和医生等纷纷在各自的专业里取得了开拓性和协作性的成果,为体外循环机的研制及心脏直视手术的蓬勃发展奠定了坚实的基础。

二、体外循环机的研发

血液循环在维持生命中的重要性毋庸置疑,科学家很早就对人体单个器官进行了实验,试图通过灌注血液来维持它们的存活。17 世纪中叶,理查德·洛尔(Richard Lower)进行了第一次有记录的成功的直接输血,然而,因为凝血问题,研究无法继续深入。18 世纪末,人们开始发现氧气在维持生命中的重要作用,体外循环的概念由此出现。1812 年,勒加洛瓦(Jean César Le Gallois)首次记录道:"如果一个人能用动脉血代替心脏,无论是自然的还是人工的,都能成功地维持身体任何部位的生命。"

众多科学发现和技术成果,包括血型和输血、肝素和鱼精蛋白以及硅胶消泡剂的使用,为体外循环的最终出现做了最基本的铺垫。

布朗-斯奎德(Brown - Sequard)在 1858 年通过将饱和血液快速"搅打"成泡沫,使其动脉化,这样可使血液去纤维化,从而阻止血流在体外凝结。路德维希等人在 1869 年首次报道了人工氧合器,他们让血液在气体中摇晃以让血液进行氧合。1885 年,冯·弗雷(von Frey)和格鲁伯(Max Gruber)使用他们自己的氧合器,从容器底部向静脉血液中注入氧气,使血液起泡。然而,由于空气栓塞,他们不得不停止这种方法。

1890 年,雅各布(Jacobj)设计了一台心肺机,它将鼓泡式氧合器与气囊泵结合,鼓泡式氧合器将空气直接引入静脉血液中,然后将血液泵入螺旋罐消泡。1915 年,胡克(D. R. Hooker)报告了一种使用转盘组件的薄膜氧合器,血液被泵过转盘,然后通过离心形成薄层,气体吹到转盘上,与薄膜直接接触进行氧合。胡克的装置成为盘式氧合器的先驱,在接下来的 50 年里发挥了重要的作用。

1916 年,约翰·霍普金斯医学院的学生麦克莱恩(Jay McLean)提取了肝素。由此血液的抗凝问题得到解决,成为约翰·吉本(John Gibbon)发明体外循环机的关键因素之一。

为了模拟人体正常循环的脉动血流,戴尔(Dale)和舒斯特(Schuster)于 1928 年开发了一种泵送仪器，成为主要的体外灌流装置。

1930 年，约翰·吉本正在马萨诸塞州总医院当一名外科医生，当时一位肺栓塞患者的抢救失败对吉本影响深远，他开始思考研究开发一种机器，可以连接心脏和肺部来中断循环，让外科医生可以安全地去除肺动脉中的血栓，再恢复正常血液循环。

1931 年，吉本和其妻子开始研究设计体外循环机。他们为体外循环机设计了四大组件：静脉储血器、氧合器、动脉泵和体外血液温度调节器。经过不断尝试和调整，第一台体外循环机于 1934 年底研制成功，使用了 Dale‑Schuster 型泵和立式旋转圆形氧合器。他们首先在猫的身上进行了试验，分别于颈静脉和股动脉进行插管，静脉血在重力作用下被虹吸到储血器中，并在氧合器内发生气体交换，含氧血液被泵回股动脉。

1935 年 5 月 10 日，他们首次证明，在心脏停止跳动的情况下，活体动物可以进行一段时间的体外循环，术后动物可以恢复循环并存活数天。在随后几年的工作中，吉本和其他科学家又共同克服了血液预充、溶血、血栓过滤及增加氧合等难题。他们与 IBM 的工程师们一起合作，于 1949 年由 IBM 制造了第一台体外循环机器，并用其进行了一系列试验，进一步解决了凝血、低氧合及流速调整等问题，并在机器上增加了显示屏，于 1951 年研制生产出第二代体外循环模型机。

1953 年 5 月 6 日，吉本利用他发明的体外循环机为一名 18 岁女孩进行了房间隔缺损修补手术，女孩顺利康复，这是第一次真正成功的体外循环下心脏直视手术，术中进行了 26 分钟体外循环，震惊了整个世界。而在此之前的 1951 年 4 月 5 日，丹尼斯（Clarence Dennis）在明尼苏达大学进行了世界上第一例使用泵式氧合器进行的心脏直视手术，手术没有成功，6 岁的患儿死在了手术台上。

从最初诞生研制体外循环机的想法到最终研制成功并用于人类患者的心脏手术，吉本整整花费了 22 年，这是其在 1931 年几乎做梦也想不到的事情。

体外循环的成功应用，使心脏直视手术成为常规手术，这是 20 世纪医学上最重要的进步之一，为许多被认为无法治愈的心脏疾病提供了治愈的可能性，开创了现代心脏外科的新时代。随着诊断和术前准备的改进，新型体外循环设备的研发，以及术后护理技术的提高，心脏外科在 20 世纪 50 年代末、60 年代初开始蓬勃发展，各种复杂先心病矫治手术、心脏瓣膜手术、大血管手术、冠脉搭桥手术等纷纷走上舞台。

三、心脏瓣膜手术

在 20 世纪初，由于卫生条件差、缺乏抗生素等原因，风湿病发病率非常高，由风湿性心脏病而导致的二尖瓣狭窄非常普遍。英国心脏病专家布伦顿（Lauder Brunton）于 1902 年提出，严重的二尖瓣狭窄应该采用外科手术来解除狭窄，以改善心脏血流的输出。

1923 年卡特勒（Elliot Carr Cutler）最先成功实施了闭合性二尖瓣狭窄扩张术，他用手指或器械将二尖瓣狭窄的狭窄口进行扩张或切开，以打开瓣膜改善血流。虽然卡特勒和他的团队对二尖瓣狭窄的外科治疗进行了一系列改进，但其引起的二尖瓣返流仍不可避免。

　　1925 年,英国外科医生苏塔尔(Henry Souttar)通过左胸切开,进行了现在被认为是第一例的手指分离二尖瓣交界成形术,将狭窄的二尖瓣交界用手指分开,使之转变为有效的瓣膜,而且不会产生严重的二尖瓣返流,这个术式也在 20 年后成为二尖瓣成形的标准做法。

　　第二次世界大战以后,哈肯(Dwight Emery Harken)对闭式二尖瓣成形进行了一系列的研究,他先是使用心脏瓣膜刀来分离狭窄,很快意识到由此产生的二尖瓣返流太严重,于是改用苏塔尔的手指分离方法。然后他和埃利斯(Lawrence Ellis)一起对闭式二尖瓣成形的患者进行了长期的随访和跟踪,由此证明该手术可以在二尖瓣狭窄患者中安全而广泛地进行,其中的死亡率、再手术率等观察指标也成为心脏手术结果研究的标准。

　　1954 年,随着机械扩张器的出现,二尖瓣狭窄的治疗发生了革命性的变化。机械扩张器是一种相对简单的设备,由杜博斯特(Charles Dubost)设计并首次使用。它有两个平行的叶片,可以进入心房和瓣膜。事实证明,机械扩张阀门比手指分离更有效。

　　而在中国,1954 年,上海第二医学院的兰锡纯和他的同事们用食指穿过左心耳,进行了第一次闭式二尖瓣连合切开术。这一手术也成为中国心脏手术开始的标志。

　　随着体外循环的成功问世,二尖瓣返流的手术治疗也被提上议程。1956 年,利勒黑进行了第一次直视下二尖瓣修复术。但二尖瓣返流更难处理,修复后容易形成瓣口过窄,失败率高,而且大部分病变比较严重,不适合修复,瓣膜置换成为二尖瓣返流的首选。

　　第一个人工二尖瓣由布劳恩瓦尔德(Nina Braunwald)于 1960 年植入。这是一种双叶瓣,没有商品化,仅在少数患者中植入。第一个商业化的人工二尖瓣是 Starr - Edwards 球笼瓣。它由斯塔尔(Albert Starr)和爱德华兹(Lowell Edwards)于 1960 年发明,1965 年正式生产,它可以恢复正常血液动力学,很快成为人工二尖瓣的标准,并在世界各地数以万计的患者中使用。

　　斯塔尔和爱德华兹的开创性工作开启了瓣膜置换手术时代,经过早期的探索,瓣膜置换手术的死亡率显著下降,效果明显,二尖瓣手术成为心脏外科的常规手术。

　　而主动脉瓣手术的起源可以追溯到 1952 年,当时赫夫纳格尔(Charles Hufnagel)在主动脉瓣关闭不全患者的降主动脉中成功植入一个球形瓣,以阻止血液向左心室回流。体外循环出现后,哈肯等人首先于 1960 年为患者置换了主动脉瓣人工瓣膜。1962 年,罗斯(Donald N. Ross)植入了第一个同种主动脉瓣生物瓣,开创了应用生物瓣膜治疗的新纪元。

　　自 1960 年以来,人类已经开发了 70 种不同的机械心脏瓣膜。除了 Starr - Edwards 球笼瓣,近 60 年来,还有两种类型的机械瓣膜在临床中得到广泛应用。一种是侧倾瓣,包括 1969 年应用于临床的 Bjork - Shiley 瓣和美敦力公司于 1981 年获得 FDA 批准的 Medtronic - Hall 瓣,它们的体积较小,不易形成血栓,但血液动力学较差。还有一种是 St. Jude 公司生产的双叶瓣,该瓣膜于 1977 年生产,具有更好的开口面积和更低的血栓率,已成为应用最广泛的人工机械瓣膜。

　　机械瓣膜置换术后,为了避免形成血栓,需要终生服药进行抗凝,由此产生的血栓栓塞问题也引起心脏科专家的注意。他们进行了大量的研究工作，希望能找到与人体相容的瓣膜。

1964 年，法国卡潘提尔（Alain Carpentier）在对各种动物瓣膜解剖的研究中发现，猪瓣膜最接近人类瓣膜。同年，英国的杜兰（C. G. Duran）等为一名患者置换了猪主动脉瓣，自那时起，猪主动脉瓣被认为是合适的生物心脏瓣膜替代品，并在最近几十年内被广泛使用。另一方面，艾纳斯科（Marian Ion Ionescu）使用牛心包设计了一款异种生物瓣，并于 1971 年 3 月首次在患者身上使用。1976 年，Shiley 实验室开始生产这种瓣膜。

生物瓣膜组织相容性好，有更好的血液动力学表现，不需要终生抗凝，然而它容易钙化而导致瓣膜功能不全，耐久性差。对于无法手术者和高危患者对治疗选择的巨大需求，微创瓣膜手术于 20 世纪 90 年代初问世，代表着现代心脏外科的最新重大进展。

第一个经皮植入的心脏瓣膜是由戴维斯（Hywel Davies）等人于 1965 年描述的，用于治疗犬主动脉瓣关闭不全。1992 年，安德森（Henning Rud Andersen）报道了用导管在猪主动脉位置成功安装了带支架瓣膜的成果，该瓣膜可以在不需要心内直视手术的情况下，经导管放置到瓣膜位置上，对于那些无法接受开放手术的患者来说，这是向前迈出的一大步。

在 2002 年，法国查尔斯·尼科莱大学医院（Charles Nicolle University Hospital）的克里比尔（Alain Cribier）和他的同事通过静脉为一名 57 岁的主动脉瓣狭窄患者进行了世界上第一例经导管主动脉瓣置换术（TAVR）。随后，韦伯（Webb）和利希滕斯坦（Samuel V. Lichtenstein）分别经股动脉及心尖入路，进行了经导管主动脉瓣植入术，证明了其可行性及安全性。

过去的十几年中，微创心脏瓣膜手术发展迅速，不仅可以取得与传统手术相同的手术结果，还可能减少术后发病率、住院时间和康复时间，成为越来越多瓣膜疾病患者的首要选择。

四、缺血性心脏病的治疗

冠状动脉阻塞导致的心肌缺血，会导致患者心绞痛发作或心肌梗死，严重时会有生命危险。最初的心脏外科医生只能采取一些方法让病情得到缓解。早期手术都是让心包与心外膜产生炎性粘连，从而刺激建立新的心外血管侧枝。如往心包内注入粉状石棉、滑石粉、二氧化硅或苯酚等异物，或者磨损心外膜表面，还有就是将血管接入心外膜使之重新获得血供，1935 年，克利夫兰诊所的贝克（Claude Beck）就将胸肌瓣移植到暴露的心外膜上以创造新的血液供应治疗心脏缺血。

1957 年，贝利（Bailey）和同事对两名患者成功进行了回旋支冠脉内膜切除术，开创了直接治疗冠状动脉阻塞的时代。该技术操作复杂，死亡率高。加拿大外科医生维内伯格（Arthur M. Vineberg）于 1946 年提出了将乳腺内动脉直接植入左心室以减轻心肌缺血的方法。20 世纪 60 年代，这项手术在临床上得到了相当广泛的应用。但不到 10 年，由于其手术效果的争议性及主动脉冠状动脉旁路移植术的迅速崛起，这项手术很快被淘汰。

　　1958 年,一个偶然的意外,带来了一个伟大的突破。当时,克利夫兰诊所里,23 岁的儿科心脏医生索恩斯(Mason Sones)正在为一名患者进行左心室造影,无意中将造影导管送入右冠动脉并推注了造影剂,这个意外使外科医生第一次能够看到冠状动脉病变。索恩斯随后设计了一种专门的冠状动脉导管,并成功地用于选择性冠状动脉造影。1967 年,俄勒冈大学的贾金斯(Melvin Judkins)进一步改进了导管形状、弧度和插入技术,经股动脉穿刺进行选择性冠状动脉造影,使选择性冠状动脉造影技术得到广泛应用,并成为冠心病诊断的“金标准”。

　　冠状动脉造影术的出现,让外科医生可以看到冠状动脉阻塞的位置,再加上体外循环和心脏停搏技术的应用,心脏外科医生能够在安静、无血的手术区域内进行冠状动脉搭桥术。

　　1962 年,约翰·霍普金斯大学的萨维斯顿(David C. Sabiston)首先在心脏搏动下应用大隐静脉完成了主动脉-右冠状动脉的移植,这是人类身上第一次搭桥手术。不幸的是,患者 3 天后死于中风。

　　第一次成功实施的冠状动脉搭桥术是由德贝克(Michael Debakey)团队的加勒特(Edward Garrett)和他的同事在 1964 年进行的,当时他们在进行动脉内膜切除术时遇到了困难,被迫从患者腿上取了一小段静脉,为左前降支进行了搭桥手术。1967 年 5 月,法瓦洛罗(René Favaloro)首次将大隐静脉移植到一位 51 岁女性的右冠状动脉上,几天后复查冠状动脉造影显示血运良好。这项技术很快完善成为现在仍在应用的主动脉—冠状动脉搭桥术,医生们在该领域做出了许多开创性工作,使新的手术得到了广泛的传播,到 1974 年已经实施了 10 万多次手术。

　　1967 年,俄罗斯外科医生科列索夫(Kolessov)在没有体外循环的情况下,将一名 44 岁的男子的左乳内动脉移植到左前降支动脉上。患者在 3 年的随访中无心绞痛复发。

　　1972 年,安肯尼(Jay Lloyd Ankeney)报道了非体外循环下的冠脉搭桥术;1975 年,哥伦比亚大学医学院的特拉普(William G. Trapp)报道了一系列在不停跳心脏上进行冠脉搭桥术的病例。不停跳冠脉搭桥术虽然可避免因使用体外循环而引起的各种并发症,但它的成功率更依赖于外科医生的经验,因此仍存在一定的争议。随着体外循环技术的广泛应用以及心肌保护水平的提高,体外循环下进行冠状动脉旁路移植便成了常规技术。

　　随着冠脉搭桥技术的成熟和胸腔镜技术的出现,1995 年,阿根廷的贝内蒂(Federico Benetti)将腔镜辅助下乳内动脉获取与不停跳冠脉搭桥术相结合,发明了微创下冠状动脉搭桥术,使冠脉外科手术进入微创时代。

　　尽管冠脉搭桥术定义了新的时代,但随着基于导管的冠状动脉血运重建术的出现,医生们迅速改变了缺血性心脏病的治疗方法。1977 年,格鲁恩齐格(Andreas Gruentzig)对一名患有稳定型心绞痛的男子进行了首例经皮冠状动脉成形术(PTCA),该男子冠脉左前降支严重狭窄,经球囊扩张后,狭窄和心绞痛消失了,这证明了基于导管的血运重建术的可行性,开创了经皮冠状动脉血运重建的现代时代。

闭塞的血管经球囊扩张后,实现了缺血心肌再灌注,但该技术还远远不够完善,术后大部分患者发生了再狭窄。为了提供更持久效果,1994 年,美国 FDA 开发并批准了 Palmaz - Schatz 支架,这是一种裸金属支架(BMS),可以对狭窄血管壁提供一个持续的支撑,避免了血管短期内的再狭窄。

裸金属支架优于单纯的球囊扩张,但支架部位却出现了内膜增生,导致血管内径逐渐减少。为了解决这个问题,减少血管再狭窄,科研人员将抗增殖药物涂在支架上,减少血管内膜的增殖。由此发明了以 Cypher 西罗莫司洗脱支架和 Taxus 紫杉醇洗脱支架为代表的第一代药物洗脱支架(DES),其代表了冠状动脉支架技术的重大进步,分别于 2003 年和 2004 年在美国上市。

但是,后续研究表明,与 BMS 相比,接受 DES 的患者由于晚期支架血栓形成而发生心肌梗死或死亡的风险更高。科研人员又进一步对支架进行改进,采用钴铬或铂铬制成更轻巧的支架,并采用西罗莫司的新衍生物,如依维莫司和唑达莫司制作支架涂层,第二代 DES 降低了支架内血栓形成率和再狭窄率。随后,为了克服对材料的超敏反应,又开发了具有可生物降解的非聚合第三代 DES 和西罗莫司的半合成类似物比奥莫司 A - 9,并于 2015 年获得 FDA 批准。而第四代 DES 由完全可吸收的生物支架构成,由于发生心肌梗死和支架血栓的风险增加,于 2017 年被撤出全球市场。

随着冠脉介入手术的成熟,冠脉外科的数量逐渐下降,但两者均有其相应的适应证,对患者进行精确的区分并选择合适的治疗方法非常重要,目前也有分阶段或同时进行搭桥和介入的 hybrid 技术,可以使病情复杂的患者得到合适的治疗。同时,随着干细胞疗法和分子医学在其他领域的成功,非手术治疗缺血性心脏病也显示出巨大潜力。随着手术和患者的情况变得越来越复杂,人们将对不同的手术和非手术策略提出更高的要求。

五、心律失常的外科治疗

心律失常的类型很多,在消融等微创手术出现之前,外科手术是快速型心律失常的主要治疗手段,各种设计巧妙的外科手法在阐明这类心律失常的解剖和电生理异常方面发挥了巨大的作用,促进了心导管技术的发展。

心律失常外科手术的探索首先需要从对预激综合征的探索开始。

预激综合征又叫 WPW 综合征,指的是 Wolff-Parkinson-White syndrome(Wolff、Parkinson、White 分别是三个人的名字),常合并室上性阵发性心动过速发作,是一种较少见的先天性心律失常,原因是在心房、心室间有异常心电通路。发作时通常不致命,但往往会引起心脏功能障碍,治疗方面主要是防止或阻止心跳的快速发作。

1883 年,盖斯克尔(Walter Holbrook Gaskell)对海龟的心脏电活动进行了研究,第一次发现心脏电活动由心房传递到心室是通过心肌而不是通过神经的。10 年后,肯特(Stanley Kent)发现在哺乳动物的心房与心室间存在肌肉连接,当时肯特并没有意识到这是异常的,他认为这是正常的结构,实际上这正是导致预激综合征的异常传导通路,而这肌肉连接也因此被命名为 Kent 束。

　　20 世纪 20 年代,怀特(Paul Dudley White)博士首先注意到一小部分表面上正常的年轻患者的标准心电图上有心室预激,经常发作阵发性心动过速,后来他到伦敦旅行,发现英国医生帕金森(John Parkinson)博士也收集了类似的一系列患者病例。于是怀特博士就将此发现告诉了同事沃尔夫(Louis Wolff),并建议他把资料整理后发表。1930 年他们三人报道了 13 例正常年轻人具有特征性的心电图[窦性心律,P - R 间期缩短,QRS 综合波变宽,以及心室激动波(δ 波)]并合并室上性心动过速,后人称之为 WPW 综合征。但当时三人并没有对其心室预激及心动过速的原因做出解释。直到 1933 年,沃尔弗斯(C. C. Wolferth)和伍德(F. C. Wood)提示该心电图异常可能是由于右室游离壁上的房室异常旁路所致,即类似于肯特之前描述的那些肌肉连接。而这些异常通路是否就是预激的原因,人们一直存在怀疑,直到 1967 年,阿姆斯特丹的杜雷尔(Dirk Durrer)医生对一名 WPW 综合征患者进行术中标测,并显示电信号由心室预激区域的房室沟传导过去。同年,梅奥诊所的伯切尔(Howard Burchell)正在对一名合并有 WPW 综合征的房缺患者进行修补手术,他在可能存在异常旁路的房室沟位置注射了普鲁卡因,术中的心室预激因此消失了,尽管术后又复发了,但这一操作首次证明外科技术可能能够永久中断旁路的传导,从而治愈 WPW 综合征。几个月后,杜克大学的威尔·西利(Will Sealy)成功地在一名 31 岁的渔民身上切断了右心室游离壁上的异常传导旁路,这一操作得到了广泛推广。1990 年,华盛顿大学的考克斯(Jamas Cox)报道应用外科技术切断房室旁道的成功率已达 100%,手术病死率为≤0.5%,经心内膜切断房室旁路者无复发,经心外膜切断复发也很少。预激综合征的外科手术治疗由此风行了 20 余年。

　　房室结折返性心动过速(AVNRT)是阵发性室上性心动过速中最常见的一个类型。房室结双径路或多径路被认为是发生 AVNRT 的电生理基础。1982 年以前,难治性 AVNRT 的唯一外科治疗方法只能在心内直视手术下切断希氏束,阻断房室结折返性病变的电信号向心室传导。1982 年,谢因曼(Scheinman)等描述了一种消融希氏束的技术,以取代心内直视手术的方法。

　　由于希氏束的切断或消融,原有的心动过速变成了完全性的传导阻滞,术后患者都需要植入永久性心脏起搏器。于是心脏病专家们又开始尝试其他方法来治疗 AVNRT。1982 年,考克斯使用冷冻技术对结周组织进行冷冻,罗斯等人使用外科技术分离房室结周边组织来治疗。这些方法都成功消除了房室结的折返通路,并保留了房室结—希氏束复合体的正常传导。

　　缺血性室性快速心律失常是由于心肌梗死后发生的室性心动过速,室性快速心律失常是冠状动脉狭窄心脏病的首要死亡原因。急性心肌梗死早期发生的室性快速心律失常,往往经内科治疗效果满意。慢性心肌缺血或梗死所产生的室性快速心律失常可能对药物无效,需寻找有效的外科治疗方法。1906 年刘易斯(Thomas Lewis)首次认识到室壁瘤与室性心动过速的关系,经系统研究提出控制室性心动过速的方法。1959 年库奇(O. A. Couch)应用单纯室壁瘤切除术治疗顽固性室性心动过速。1975 年医生开始采用术中心外膜标测下指导外科手术消除缺血性室性快速心律失常。

1978年桂罗（Guiraud）等首次报道应用环形心内膜切开成功治愈5例室性心动过速。术中环绕心肌梗死或室壁瘤之外正常心肌的整个一圈做心内膜和心肌切开。此切口较深，在左心室游离壁切口延伸靠近心外膜，在室间隔深度约1厘米。治疗室性心动过速非常有效，但损害较多的正常心肌，术后低心排出量综合征和手术死亡率甚高，现已为临床上弃用。

1979年约瑟夫森（Mark E. Josephson）等首次应用心内膜标测确定心律失常的起源部位，然后切除致心律失常区域的心内膜纤维化组织。此手术又称局部心内膜切除术，约切除10厘米×12厘米心内膜纤维化组织和室壁瘤的1/4纤维化组织。1982年莫兰（John M. Moran）等扩大了局部心内膜切除，不管致心律失常起源所在部位，切除全部心内膜纤维化组织，称为广泛性心内膜切除术。1982年考克斯等采用心内膜切除术＋冷冻消融术。这些手术的病死率和术后复发率高，现已改为标测指导下施行心内膜切除术。

巴西心脏外科医生贾廷（Adib Jatene）和摩纳哥医生多尔（V. Dor）均报道在室壁瘤切除术后，意外地发现绝大多数合并的室性心动过速治愈了。多尔与波士顿的拉斯特加（Hassan Rastegar）分别报道在标测指导下做室壁瘤切除和修复，可以提高缺血性室性心律失常的治疗效果。近年来，由于术中开展计算机支持多点电极阵列标测系统做心内膜标测，可迅速获得两心室心内膜的三维等电位图，并在直观下显示心律失常的除极和复极过程，从而发现缺血性心律失常的起源部位和传导途径，术中心内膜切除术加冷冻消融以及心律转复除颤器（ICD）结合使用，外科治疗效果不断提高。

随着各种消融技术的出现，目前只有极少数类型的心律失常需要外科手术治疗，如心房颤动的迷宫手术和缺血性室性心动过速的Dor手术等。

六、心脏移植

随着人口的老龄化，糖尿病患病率的增长，以及心肌梗死存活率的升高，心力衰竭的发病率大大增加，机械性循环支持和心脏移植将是晚期心力衰竭患者的重要治疗方法。

1905年，卡雷尔（Alexis Carrel）等人在血管吻合的实验中，将一颗狗的心脏移植到受体狗的颈部，并建立了与颈动脉和颈静脉的吻合，心脏在手术后1小时开始跳动，并持续跳动了约2小时。这是第一例心脏移植手术，证明了心脏可以移植，并能保持稳定的心律。卡雷尔也因此于1912年被授予诺贝尔生理学或医学奖。

1933年，曼恩（Frank C. Mann）博士实现了狗的异位心脏移植，移植的心脏保持了长达8天的功能跳动。他观察到有些心脏移植失败的原因是"某些生物因素可能与阻止其他同种移植组织和器官存活的因素相同"，这就是在当时尚未引起关注的免疫排斥反应。曼恩的异位移植技术为研究移植的生理和免疫学提供了一个有用的模型，至今仍在广泛使用。

接下来的40、50年代，不同的研究人员对心脏移植进行了一系列的研究，德米霍夫（Vladimir P. Demikhov）建立了一种胸腔内异位移植的犬模型，移植心脏可存活长达32天。在他的实验中，他能够将受体心脏排除在循环之外长达15天。除了这些异位移植实验外,戈德伯格(M. Golberg)等人还研究了狗的原位移植技术。然而,如果不能有效控制免疫系统,心脏移植虽然在外科上可行,却无法真正付诸实施。

20世纪60年代,斯坦福大学的沙姆韦(Norman E. Shumway)博士和洛尔博士完善了利用体外循环进行狗原位心脏移植的技术。随着手术技术的完善,他们提升了对移植心脏的信心,开始关注移植的免疫学研究,发现使用皮质类固醇和硫唑嘌呤可以使狗在原位心脏移植后长期存活。

1963年,哈迪(James Hardy)和他的同事开始尝试第一例人类心脏移植,他们"将一颗黑猩猩的心脏放在一名垂死的68岁男子身上",这颗心脏维持了大约1小时。1967年12月,第一例人与人之间的心脏移植是由巴纳德(Christian Barnard)博士完成的,患者在术后存活了18天。虽然这只是个短暂的成功,但作为现代心脏外科手术史上最激动人心的时刻,巴纳德的创举引起了全世界的关注。1个月后,他又进行了一次尝试,这次移植的患者存活了19.5个月。

在巴纳德成功后的一年里,全世界有64个外科团队共进行了101例心脏移植手术,但由于缺血再灌注损伤等原因,这些手术的结局都不理想,患者的寿命基本没有得到延长。

由于早期心脏移植手术的结局不佳,从1974年开始,巴纳德让同事洛斯曼(Jacques Losman)设计了一种异位心脏移植手术,保留患者原有心脏,将移植心脏作为辅助心脏放置于右侧胸腔。这样一来,如果移植心脏发生严重排斥反应,患者原有心脏可提供一定辅助,也不至于必定死亡,而在移植心脏辅助下,原有心脏可以得到充分休息,既有心肌疾病等也有可能得到一定程度的恢复。

异位心脏移植在原位心脏移植效果不佳的早期发挥了明显的作用。1981年,随着环孢素首次被用于心脏移植,大多数威胁生命的严重排斥事件发生率大大降低,生存率显著提高。异位心脏移植也因为并发症多再次被原位心脏移植所取代。

心脏移植的成功,使有条件的医院纷纷开展移植手术,等待移植心脏的患者急剧增加,但可供移植的捐赠者心脏却远远不足,如何利用异种心脏进行移植或开发令人满意的植入式循环支持装置(人工心脏或心室辅助泵)变得迫在眉睫。

异种心脏移植采用了异位心脏移植为衰竭的自体心脏提供临时循环支持的理念。1977年,当患者在常规心脏直视手术后左心室急性衰竭,且没有人类供体器官时,巴纳德分别用狒狒和黑猩猩的心脏进行了异位移植,但前者只维持了6个小时,后者在4天后发生了严重的排斥反应,患者原有心脏在此期间均未有恢复,巴纳德由此放弃了进一步的尝试。

作为移植前的临时辅助或永久的循环支持,人工左心室辅助装置也开始进入临床。1963年,一位名叫乔治·华盛顿(George Washington)的患者在主动脉瓣置换后心脏骤停,德贝克和利奥塔(Domingo Liotta)为其在左胸腔植入第一台心室辅助装置,连接左心房和胸主动脉,以缓解患者的肺水肿,患者存活了4天,最后死于心搏骤停导致的脑部并发症。1966年,一名妇女在进行主动脉和二尖瓣置换后无法脱离体外循环机,德贝克为其植入了气动体外左心辅助泵,将血液从左心房泵出,送入右腋动脉,患者成功脱离体外循环机,10 天后停泵并成功出院。

左心室辅助装置的研究使用了带旋转叶轮的连续流血泵,研究人员试图将这项技术集成到现代全人工心脏(TAH)中。

1964 年,德贝克成功地向美国时任总统约翰逊(Lyndon B. Johnson)申请资金支持 TAH 项目,希望在人类登上月球之前制造出功能齐全的人造心脏。

利奥塔长期从事 TAH 的研制,被招募到德贝克实验室后,研制了 Liotta-Cooley 全人工心脏,并由得克萨斯心脏研究所的库利(Denton A. Cooley)第一次在人体中植入作为移植前辅助。患者使用该装置保持血液动力学稳定 64 小时,直到进行移植为止,但患者在移植后 32 小时死亡,患者的死亡与早期人工心脏的不完善有关,因此此次人工心脏植入被认为是不成功的。

直到 1982 年,科尔夫(Willem Johan Kolff)和贾维克(Robert Jarvik)经过 20 余年的研究,开发了第一个成功的全人工心脏 Jarvik 7。Jarvik 7 是一种气动全人工心脏,由两个独立的球形聚氨酯腔组成,每个腔代表一个心室,由外部控制的气动系统提供动力。美国犹他州大学医学中心的德弗里斯(William Castle DeVries)将 Jarvik 7 植入一名自愿接受创新设备的慢性心力衰竭患者体内。患者在手术后存活了 112 天。Jarvik 7 经过一系列的技术改进并集成了经过专门设计改良的美敦力侧倾瓣,于 1999 年获得 CE 标志批准,是 FDA 于 2004 年批准的首个 TAH。

1984 年,第一台电动搏动型左室辅助装置开发成功,作为患者移植前的桥梁设备使用。

2001 年,REMATCH 研究表明,晚期心力衰竭患者接受左室辅助装置植入可将单纯采取最大限度药物治疗的 1 年生存率从 25% 提高到 52%,这直接促使 FDA 将左室辅助装置批准为推荐方法。

美国国家心肺血液研究所在 1988 年增加了资金,用于开发完全可植入的 TAH,目的是生产一种实用的长期的心脏替代装置。尽管有诸多如 Sarns‑3M、Nimbus、AbioCor 及电动液压心脏等产品相继被研发,但由于体积过大、机械故障等原因,完全植入性永久机械心脏替代装置的前景似乎还很遥远。

循环支持系统已经成为全世界公认的治疗等待心脏移植患者的替代策略,人们对其充满了期待,但其机械故障、感染等不良反应仍显示该类装置具有较大的局限性。

在过去的半个世纪里,持续进步的技术使顽固性心力衰竭患者的情况得到显著改善。尽管与设备相关的并发症持续存在,但患者的存活率年复一年地提高。即使不是心脏移植的候选者,心衰患者也可将其作为终身支持的一个选择。

七、机器人辅助心脏手术

微创手术方式可以减轻疼痛、缩短住院时间、加快患者康复。在心脏外科领域,除了胸部手术切口的优化、结合腔镜技术的方法,机器人手术系统的引入也使当今心脏手术的方式发生了改变。

机器人手术系统由远程操纵器组成,在这些操纵器中,心脏外科医生可以通过非常小的切口,用操纵台远程操作末端执行器或微型仪器进行手术。当前,机器人心脏手术主要被应用于两个领域,即心内手术和冠状动脉血运重建。心内手术包括二尖瓣、三尖瓣手术,及某些情况下封闭缺损和清除心脏肿瘤。

1998 年,法国外科医生卡彭特(Alain Frederic Carpentier)利用达·芬奇(da Vinci)手术机器人系统的早期原型进行了首次机器人辅助的心脏手术,进行二尖瓣修复。

2000 年 4 月 28 日,纽约大学医学中心胸心外科主任科尔文(Stephen Colvin)和心脏外科主任格罗西(Eugene A. Grossi)使用宙斯(Zeus)机器人外科系统对一名 50 岁的男性进行了微创二尖瓣修补手术,但没有置入人工瓣环成形。数天后,东卡罗来纳大学的奇特伍德(Randolph Chitwood)等人在北美用达·芬奇手术机器人系统进行了首次完整的机器人二尖瓣修复,包括小叶切除、重建和瓣环成形术,为达·芬奇手术机器人系统 2002 年最终通过 FDA 试验铺平了道路。

多个大规模试验表明,机器人二尖瓣手术可以达到传统手术的修复标准,且并发症较少,住院时间最短,是安全有效的方法。

机器人冠脉手术除了能分离获取内乳动脉,还可以进行全内镜下冠状动脉搭桥术。1998 年,洛尔梅特(Didier Loulmet)等进行了人类的第一台机器人辅助下全内镜冠状动脉搭桥术,他们使用达·芬奇手术机器人系统进行了左内乳动脉与左前降支冠状动脉吻合术。福克(Volkmar Falk)于 2000 年报道了一种采用计算机增强技术的全内镜下机器人辅助冠状动脉搭桥术。随后多个团队进行了各种机器人辅助小切口开胸的冠脉搭桥、多支血管搭桥及机器人辅助下不停跳搭桥等手术,大部分手术的患者都要经过严格筛选,主要以前壁的血管重建为主。随着 hybrid 技术的出现,可以将左前降支的搭桥与其他血管的支架介入良好结合,以最小的创伤让更多的患者受益。

机器人心脏手术还可以用于先天性心脏病的缺损修补、心脏肿瘤切除及房颤手术及左心室导线置入等。尽管机器人心脏手术需要更长的手术时间,但与传统方法相比,部分手术可以缩短住院时间、减少并发症,已被证明是安全有效的。国际上许多医学中心都开始了机器人心脏外科手术计划。尽管需要进一步的改进,但机器人心脏外科手术仍然是一个有前途的医学领域,随着技术的进步和经验的积累,其应用范围将继续扩大,并且在可预见的将来,在心脏外科手术中占有重要的地位。

参考文献:

[1] 廖育群. 中国古代医学对呼吸、循环机理认识之误[J]. 自然辩证法通讯,1994(1).

[2] KARAMANOU M, ANDROUTSOS G, TSOUCALAS G. Landmarks in the history of cardiology I. From pre-historic times to Galen's medical authority [J]. European Heart Journal,2014(11).

[3] BOISAUBIN E V. Cardiology in ancient Egypt [J]. Texas Heart Institute Journal,1988(2).

[4] MAVRODI A, PASKEVAS G. Morphology of the heart associated with its function as conceived

by ancient Greeks [J]. International Journal of Cardiology, 2014(1).

[5] RANHEL A S, MESQUITA E T. The Middle Ages Contributions to Cardiovascular Medicine [J]. Brazilian Journal of Cardiovascular Surgery, 2016(2).

[6] CHAMSI-PASHA M A, CHAMSI-PASHA H. Avicenna's contribution to cardiology [J]. Avicenna Journal of Medicine, 2014(1).

[7] WEST J B. Ibn al-Nafis, The Pulmonary Circulation, and The Islamic Golden Age [J]. Journal of Applied Physiology, 2008(6).

[8] MESQUITA E T, SOUZA JÚNIOR C V, FERREIRA T R. Andreas V esalius 500 years — A Renaissance that revolutionized cardiovascular knowledge [J]. Brazilian Journal of Cardiovascular Surgery, 2015(2).

[9] AZIZI M H, NAYERNOURI T, AZIZI F. A brief history of the discovery of the circulation of blood in the human body [J]. Archives of Iranian Medicine, 2008(3).

[10] AIRD W C. Discovery of the cardiovascular system: from Galen to William Harvey [J]. Journal of Thrombosis and Haemostasis, 2011 (Suppl 1).

[11] ARIEL R. Rene Theophile Hyacinthe Laënnec (1781 – 1826): The man behind the stethoscope [J]. Clinical Medicine & Research, 2006(3).

[12] IBRAHIM R H, MARK E S. A history of cardiac auscultation and some of its contributors [J]. American Journal of Cardiology, 2002, 90.

[13] LITTMANN D. An approach to the ideal stethoscope [J]. The Journal of the American Medical Association, 1961, 178.

[14] MARIA R M, SERGIO M. The first 200 years of cardiac auscultation and future perspectives [J]. Journal of Multidisciplinary Healthcare, 2019, 12.

[15] BOOTH J. A short history of blood pressure measurement [J]. Proceedings of the Royal Society of Medicine, 1977, 70.

[16] PASKALEV D, KIRCHEVA A, KRIVOSHIEV S. A Centenary of Auscultatory Blood Pressure Measurement: A Tribute to Nikolai Korotkoff [J]. Kidney & Blood Pressure Research, 2005(4).

[17] ROGUIN A. Scipione Riva-Rocci and the men behind the mercury sphygmomanometer [J]. International Journal of Clinical Practice, 2006(1).

[18] CANTWELL J D, NICOLAI S. Korotkoff (1874 – 1920) [J]. Clinical Cardiology, 1989(4).

[19] KARAMANOU M, PAPAIOANNOU T G, TSOUCALAS G, et al. Blood pressure measurement: Lessons learned from our ancestors [J]. Current Pharmaceutical Design, 2015(6).

[20] PÉREZ-RIERA A R, MARCUS F I. Evolution of the major discoveries in electrocardiology [J]. Journal of Electrocardiology, 2015(5).

[21] CAJAVILCA C, VARON J. Willem Einthoven: The development of the human electrocardiogram [J]. Resuscitation, 2008(3).

[22] BAROLD S S. Willem Einthoven and the birth of clinical electrocardiography a hundred years ago [J]. Cardiac Electrophysiology Review, 2003(1).

[23] NOSSAMAN B D, SCRUGGS B A, NOSSAMAN V E, et al. History of right heart catheterization: 100 years of experimentation and methodology development [J]. Cardiology in

Review，2010 Mar‒Apr（2）．

［24］CHATTERJEE K．The Swan-Ganz catheters：past，present，and future．A viewpoint［J］．Circulation，2009(1)．

［25］DI FRANCO A，OHMES L B，GAUDINO M，et al．Serendipity and innovation：history and evolution of transthoracic echocardiography［J］．Journal of Thoracic Disease，2017（Suppl 4）．

［26］SINGH S，GOYAL A．The origin of echocardiography：a tribute to Inge Edler［J］．Texas Heart Institute Journal，2007(4)．

［27］O' CONNOR R E．Heart arrest and cardiopulmonary resuscitation．Introduction［J］．Emergency Medicine Clinics of North America，2012(1)．

［28］ALZAGA-FERNANDEZ A G，VARON J．Open-chest cardiopulmonary resuscitation：past，present and future［J］．Resuscitation，2005(2)．

［29］BOCKA J J．Automatic external defibrillators［J］．Annals of Emergency Medicine，1989(12)．

［30］KWON O Y．The changes in cardiopulmonary resuscitation guidelines：from 2000 to the present ［J］．Journal of Exercise Rehabilitation，2019(6)．

［31］ALEXANDER R E．The automated external cardiac defibrillator：lifesaving device for medical emergencies［J］．Journal of the American Denttal Association，1999(6)．

［32］BASKETT T F，BASKETT P J．Frank Pantridge and mobile coronary care［J］．Resuscitation，2001(2)．

［33］WEISSE A B．Cardiac surgery：a century of progress［J］．Texas Heart Institute Journal，2011(5)．

［34］COOLEY D A，FRAZIER O H．The past 50 years of cardiovascular surgery［J］．Circulation，2000（20 Suppl 4）．

［35］WILLIAM S S．Evolution of Cardiopulmonary Bypass［J］．Circulation，2009，119．

［36］FOU A A，JOHN H G．The First 20 Years of the Heart-Lung Machine［J］．Texas Heart Institute Journal，1997(1)．

［37］COHN．Fifty years of open-heart surgery［J］．Circulation，2003(17)．

［38］STAMMERS A H．Historical aspects of cardiopulmonary bypass：from antiquity to acceptance ［J］．Journal of Cardiothoracic and Vascular Anesthesia，1997(3)．

［39］CIUBOTARU A，CEBOTARI S，TUDORACHE I，et al．Biological heart valves［J］．Biomedizinische Technik（Berl），2013(5)．

［40］COHN L H，SOLTESZ E G．The evolution of mitral valve surgery：1902‒2002［J］．American Heart Hospital Journal，2003(1)．

［41］JONES J W，SCHMIDT S E，RICHMAN B W，et al．Surgical myocardial revascularization［J］．Surgical Clinics of North America，1998(5)．

［42］SMILOWITZ N R，FEIT F．The History of Primary Angioplasty and Stenting for Acute Myocardial Infarction［J］．Current Cardiology Reports，2016(1)．

［43］CANFIELD J，TOTARY-JAIN H．40 Years of Percutaneous Coronary Intervention：History and Future Directions［J］．Journal of Personalized Medicine，2018(4)．

［44］SCHEINMAN M M，MORADY F，HESS D S，et al．Catheter-induced ablation of the atrioventricular junction to control refractory supraventricular arrhythmias [J]. Journal of the American Medical Association，1982，248.

[45] ROSS D L，JOHNSON D C，DENNISS A R，et al. Curative surgery for atrioventricular junctional ("AV Nodal") reentrant tachycardia [J]. Journal of the American College of Cardiology，1985，6.

[46] FUJIMARA O，GUIRAUDON G M，YEE R，et al. Operative therapy of atrioventricular node reentry and results of an anatomically guided procedure [J]. American Journal of Cardiology，1989，64.

[47] COOPER D K C. Christiaan Barnard — The surgeon who dared：The story of the first human-to-human heart transplant [J]. Global Cardiology Science & Practice，2018(2).

[48] COHN W E，TIMMS D L，FRAZIER O H. Total artificial hearts：past，present，and future [J]. Nature Reviews Cardiology，2015(10).

[49] HARKY A，CHAPLIN G，CHAN J S K. The Future of Open Heart Surgery in the Era of Robotic and Minimal Surgical Interventions [J]. Heart Lung and Circulation，2020(1).

[50] ISHIKAWA N，WATANABE G. Robot-assisted cardiac surgery [J]. Annals of Thoracic and Cardiovascular Surgery，2015(4).

（黄标通）

第八章 免疫系统医学发展

第一节 免疫学定义

免疫是由拉丁文 immunitas 而来,原意为免除赋税或徭役,为免疫学借用引申为免除瘟疫,即抵抗传染病的能力。免疫学是研究免疫系统的结构和功能、免疫系统的遗传发育以及免疫与神经内分泌等基本生理过程的关系的学科。

第二节 免疫学发展历程

免疫学发展简史分三个重要时期: ① 经验免疫学时期(公元前 400—18 世纪末);② 免疫学科建立时期(19 世纪—1975);③ 现代免疫学时期(1975 年至今)。如今免疫学作为重要的基础医学学科,在消灭传染病及理解人类感染与非感染性疾病方面获得了巨大成效;作为生命科学的重要组成部分,免疫学在揭示生命基本规律和发展生物学方面具有重要作用。

一、经验免疫学时期(公元前 400—18 世纪末)

(一)天花的危害

天花是一种曾流行的古老烈性传染病,死亡率很高,可达 25%—40%。患天花痊愈后身体会留下永久的瘢痕,但可获得终身免疫。16 世纪西班牙殖民者将天花传播到美洲,墨西哥土著人从 1518 年的约 2 000 万人减少到 16 世纪末的 100 万人左右。

高 洁

编 者 介 绍

上海大学转化医学研究院副教授,肿瘤学博士,美国密歇根大学安娜堡分校访问学者,荣获上海市"青年科技启明星",上海市"晨光学者",上海市"青年教师培养资助计划",第二军医大学"优秀青年学者"和第二军医大学 5511 人才库"优秀青年人才库";荣获上海市自然科学奖二等奖、上海市药学科技奖二等奖、上海市优秀博士论文、上海市"明治乳业生命科学奖"和个人三等功等奖励。

（二）人痘苗接种

1. 人痘苗接种实践

中医称天花为"痘疮"，据史书记载人痘苗接种预防天花方法是在公元前约 400 年由我们中华民族发明的。16—17 世纪我国发明了用人痘痂皮接种造成轻度感染来预防天花。清康熙二十七年(1688)俄国曾派医生到北京学习种痘技术，并东传至朝鲜等国家，西传至欧亚、北非及北美各国。1700 年种痘技术传入英国，1721—1722 年天花在英国暴发流行期间，英国皇家学会主持进行了用犯人和孤儿做人痘苗接种的试验，均获得了成功。

2. 人痘苗接种意义

第一，能有效预防天花。第二，在接种方法、痘苗的制备和保存上建立了一整套完整的科学方法，为以后疫苗的发展奠定了很好的基础。清代吴谦所著的《医宗金鉴·幼科种痘心法要旨》(1742)中介绍了 4 种接种法：痘衣法、痘浆法、旱苗法、水苗法。清代朱奕梁编著的《种痘心法》中写道："其苗传种愈久，则药力之提拔愈清。人工之选炼愈熟，火毒汰尽，精气独存，所以万全而无害也。若'时苗'能连种七次，精加选炼，则为'熟苗'，不可不知。"第三，"以毒攻毒"的思想对防治疾病意义深远。首届诺贝尔生理学或医学奖获得者贝林(Emil Adolf von Behring)说："中国人远在两千年前即知'以毒攻毒'的医理，这是合乎现代科学的一句古训！"

3. 牛痘接种

英国乡村医生琴纳(Edward Jenner)于 1796 年首次接种牛痘并获得成功，并于 1798 年公布了研究论文。1804 年牛痘接种传入中国。牛痘接种是一种划时代的预防天花的安全有效的方法。1979 年 WHO 宣布"天花已在全世界被消灭"，牛痘接种在消灭天花中扮演了至关重要的角色。

二、免疫学科建立时期(19 世纪—1975)

这个时期免疫学的研究主要是以实验研究为基础开展的，这是免疫学系统从形成至成为一门独立学科的阶段。该阶段的工作包括以下方面：

（一）抗感染免疫的研究

1. 病原菌的发现

德国细菌学家科赫(Robert Koch)于 1881 年发明了琼脂固体培养基，解决了分离培养纯菌种的问题，发现了绝大多数人类致病菌，奠定了抗传染免疫研究基础。

2. 减毒疫苗的研究

法国科学家巴斯德(Louis Pasteur)制成了多种减毒活疫苗，如鸡霍乱减毒活疫苗(1880)、炭疽减毒活疫苗(1881)和狂犬病减毒活疫苗(1884)，用于动物和人传染病的预防，为疫苗的发展起到了承前启后的作用，巴氏减毒菌苗的发明为实验免疫学奠定了基础。

3. 体液免疫的发展

(1) 体液免疫的定义。

历史上的体液免疫的概念是指机体利用体内液体各种成分来进行的各种免疫反应，如抗体、补体或其他蛋白组分。历史上的体液免疫的概念与如今的体液免疫概念有所不同，现在的体液免疫概念指的是浆细胞产生抗体来达到保护目的的免疫机制。

(2) 抗体和补体的发现。

贝林和日本学者北里柴三郎(Shibasaburo Kitasato)于 1890 年在科赫研究所应用白喉外毒素给动物免疫，发现白喉外毒素抗体，并将这种含白喉外毒素抗体的免疫血清转移给正常动物，发现也有中和外毒素的作用。贝林于 1891 年应用来自动物的免疫血清成功地治疗了一名白喉患者，这是第一个被动免疫治疗的成功病例。为此他于 1901 年获得了首届诺贝尔生理学或医学奖。法伊弗(Richard Pfeiffer)于 1894 年用新鲜免疫血清在豚鼠体内观察到对霍乱弧菌的溶菌现象。博尔代(Jules Bordet)发现如将新鲜血清加热 60℃ 30 分钟可丧失溶菌能力。他认为在新鲜血清中存在两种不同物质与溶菌作用有关：一种对热稳定的物质称为溶菌素即抗体，有特异性；另一种对热不稳定的物质，可存在于正常血清中，为非特异性成分，他称之为补体。

(3) 血清学方法的建立。

在抗毒素发现以后的 10 年中，人们相继在免疫血清中发现了溶菌素、凝集素、沉淀素等特异性组分，并能与其相应细胞或细菌发生反应，其标志性的事件有：

1896 年，格鲁伯(Max von Gruber)和道汉姆(Herbert Edward Durham)凝集反应；

1897 年，克劳斯(Rudolf Kraus)建立了沉淀反应；

1900 年，埃利希(Paul Ehrlich)提出了抗体形成概念；

1906 年，沃斯曼(A. P. von Wassermann)提出了补体结合反应。

(4) 免疫化学的研究。

兰德斯坦纳(Karl Landsteiner)于 1910 年以芳香族有机分子耦联到蛋白质分子上，以此为抗原免疫动物，研究芳香族分子的结构与基团对抗体特异性的影响，认识到决定抗原特异性的是很小的分子，结构不同决定抗原性不同，从而揭示了抗原—抗体反应特异性的化学基础，开拓了免疫化学的领域，使以抗体为中心的体液免疫在 20 世纪上半叶占据了免疫学的主导地位。

海德堡(Michael Heidelberger)于 1923 年进行肺炎球菌荚膜多糖抗原—抗原和抗体反应的定量研究。

马拉克(J. R. Marrack)于 1934 年提出了抗原抗体反应格子学说。

蒂塞利乌斯(Arne Wilhelm Kaurin Tiselius)和卡巴特(Alvin Kabat)于 1938 年用电泳鉴定，证明了抗体是 γ-球蛋白，并建立了血清蛋白电泳技术。

格鲁伯(Grubar)于 1953 年建立了免疫电泳技术。

(5) 抗体生成理论的提出。

埃利希在贝林工作的基础上提出了关于抗体产生的学说。20 世纪 30 年代布赖因林格(Breinlinger)和豪若威兹(Haurowitz)等提出了抗体生成的模板学说,认为抗原分子是模板,抗体是直接按抗原分子的特点形成的。

1940年,鲍林(Linus Carl Pauling)等提出可变折叠学说。这一学说不承认产生抗体的细胞在其膜上有识别抗原的受体,而是抗原为主导,决定了抗体的特异结构,即抗体是按抗原分子特点进行结构互补折叠形成的。这一学说比较片面地强调了抗原对机体免疫反应的作用,而忽视了机体免疫反应的生物学过程。

（6）抗体分子结构揭示。

1959年,英国的波特(Rodney Robert Porter)用木瓜蛋白酶水解法获得了具有抗体活性的片段和可结晶的片段。

1961年,美国的埃德尔曼(Gerald Maurice Edelman)用化学还原法证明抗体是由四条肽链经二硫键连接组成的。

20世纪60年代初,医学界统一了抗体球蛋白的名称,并建立了免疫球蛋白的分类,即IgG、IgM和IgA三类;1965年罗(D. S. Rowe)自骨髓瘤患者的血清内发现了IgD;1966年石坂公成(Kimishige Ishizaka)自豚草超敏患者的血清中发现了IgE。

4. 细胞免疫的发展

（1）细胞免疫的概念。

广义的细胞免疫包括所有细胞对外界入侵抗原的免疫反应,细胞免疫是清除细胞内寄生微生物的最为有效的防御反应,也是排斥同种移植物或肿瘤抗原的有效手段。狭义的细胞免疫仅指T细胞介导的免疫应答,即T细胞受到抗原刺激后,分化、增殖、转化为致敏T细胞,当相同抗原再次进入机体,致敏T细胞对抗原的直接杀伤作用及致敏T细胞所释放的细胞因子的协同杀伤作用。T细胞介导的免疫应答的特征是出现以单核细胞浸润为主的炎症反应和/或特异性的细胞毒性。

（2）超敏反应和自身免疫病。

1798年,杰尼发现第二次接种牛痘苗的人,在接种的皮肤部位可出现超敏反应现象。

1890年,科赫在对结核杆菌感染的豚鼠的研究中发现了迟发型超敏反应现象,这一现象被命名为科赫现象。

1902年,里歇(Charles Richet)和波提尔(Paul Portier)用海葵浸液给狗静脉注射,对速发型超敏反应现象作了详细的研究。当相隔数周第二次注射相同剂量的海葵浸液后,狗出现了急性休克死亡现象,这一现象被称为无保护作用(anaphylaxis)。

1907年,奥特(Otto)证实将速发型超敏反应动物的血清给正常动物注射,能转移超敏反应性。

1921年,普劳斯尼茨(Prausnitz)和屈斯特纳(Küstner)将引起速发型超敏反应的抗体称为反应素。

1925年,津泽(Zinsser)首先提出了速发型和迟发型超敏反应的两型概念。

1942年,蔡斯(Merrill Chase)和兰德斯坦纳对科赫现象进行了深入研究,用致敏豚鼠血清给正常动物注射后做结核菌素试验,没有出现反应,当转输淋巴细胞后,结核菌素反应出现阳性。

1958 年，梅达沃（Peter Brian Medawar）证实移植排斥反应的机制与迟发型超敏反应类似。

1963 年，盖尔（Philip Gell）和库姆斯（Robin Coombs）根据反应机制及临床表现提出了超敏反应的四型分型方法。

1966 年，石坂公成首先从豚草超敏患者血清中分离出了 IgE，从而揭示了反应素的本质。

1904 年，多纳特（Donath）和兰德斯坦纳首先发现了抗自身红细胞抗体。

1938 年，多姆斯西克（Domeshek）再次发现自身溶血性贫血时提出自身免疫现象。

（3）免疫耐受。

1945 年，欧文（Owen）发现天然免疫耐受现象：一对异卵双生小牛的体内存在有两种不同血型的红细胞，互不排斥。这是一个十分重要的发现，向人们提出了在胚胎期接受异体抗原为什么不发生免疫应答而产生免疫耐受的重大问题。

针对这一现象，澳大利亚学者伯内特（Frank Macfarlane Burnet）和芬妮尔（Finner）于 1949 年提出获得性免疫耐受性理论。他们认为：体内存在识别多种抗原的细胞系，其细胞表面具有识别抗原的受体；抗原进入体内后，选择相应受体的免疫细胞使之活化，增殖形成抗体产生细胞及免疫记忆细胞；胎生期免疫细胞与自己抗原相接触则可被破坏，形成耐受状态；免疫细胞系可突变，产生出同自己抗原发生反应的细胞因子，可形成自身免疫。

根据这一假说，1953 年，梅达沃等将同种异型脾细胞注入小鼠胚胎，待其出生长大之后接受供体品系小鼠的移植皮肤，不发生排斥，从而证实了伯内特的推测。

5. 免疫学理论的成熟

（1）体液和细胞免疫学派的统一。

俄国的动物学家梅奇尼科夫（Ilya Ilyich Mechnikov）于 1884 年提出了以吞噬细胞为中心的细胞免疫学说。

19 世纪 80 年代，随着抗体、补体和抗毒素的发现，以埃利希为代表的学者提出了体液免疫学说。

1903 年，赖特（Almroth E. Wright）和道格拉斯（Stewart R. Douglas）发现补体能促进白细胞的吞噬作用。

1904 年，诺伊费尔德（Fred Neufeld）证明抗体也能增强白细胞的吞噬作用。

1942 年，卢里（Max B. Lurie）证明来自免疫动物的巨噬细胞，在无抗体存在的情况下，吞噬和杀灭结核杆菌的能力高于正常巨噬细胞。

（2）抗体产生理论的成熟。

1955 年，杰尼提出了自然选择学说，他认为，各种特异性抗体预先存在于体内，抗原和这些特异性抗体结合后，形成的复合物在抗体分泌细胞上，刺激产生特异性抗体。

伯内特于 1957 年系统提出了克隆选择学说。其主要观点：一是体内存在识别各种抗原的小淋巴细胞，每个细胞表面的抗原受体只具单一特异性。抗原受体（抗体）的多样性是由某些随机遗传过程产生的。二是抗原进入机体选择结合具有相应受体的细胞,使之活化、成熟后产生抗体。三是应答期间发生抗体基因体突变,高亲和力体突变细胞经抗原选择使抗体亲合力逐渐成熟。四是抗体形成的记忆应答是由于再次进入机体的相同抗原,与更多数量带有相应抗原受体的细胞相互作用的结果。五是不成熟动物的淋巴细胞接触自身抗原,相应细胞被清除,形成免疫耐受。六是自身免疫反应细胞清除的某些失败,可导致"禁忌细胞系"(指受抑的自身反应的细胞系)的产生,"禁忌细胞系"复活或突变,可与自身抗原起反应,引起自身免疫病。伯内特的学说修正了杰尼的自然选择学说;不仅阐明了抗体产生的生物学机制,而且对许多重要的免疫生物学现象,如抗原识别(抗原受体的多样性)、免疫应答的特异性等一系列问题都给予了解释,奠定了现代免疫学的理论基础,推动了免疫学的全面发展。

杰尼于1974年提出了免疫网络学说,强调免疫系统各细胞克隆之间存在着相互联系、相互制约的网络关系。

(3) 免疫系统发现和其他研究进展。

早在1898年,法伊弗和马克斯(K. H. F. Marx)就认为抗体主要是由脾脏、淋巴腺和骨髓产生的。

1948年,法格拉斯(Astrid Fagraeus)证明抗体是抗原刺激后由淋巴细胞转化成浆细胞产生的。

从克隆选择学说到20世纪70年代是免疫学最终成为独立学科的重要发展阶段。

第一,中枢免疫器官及其功能的发现与研究。

1956年,格里克(Bruce Gliek)提出腔上囊是抗体产生细胞的中心,并将这类淋巴细胞称为B细胞。

1961年,米勒(Jacques Francis Miller)等发现T细胞。其他的研究还发现,切除雏鸡腔上囊,不仅浆细胞严重缺少,而且所有外周淋巴组织缺乏生发中心;切除新生小鼠或大鼠的胸腺,脾和淋巴结的T细胞区消失。

1968年,米勒(A. P. Miller)和米切尔(G. F. Mitchell)发现了B细胞。

第二,免疫应答机制的研究。

1966年,克拉曼(Henry N. Claman)证明抗体的产生需要T、B细胞的协作。

1968年,莫西耶(Mosier)和柯普森(Coppleson)通过体外细胞培养实验发现:脾脏中的T和B细胞、巨噬细胞协作产生SRBC抗体。

1970年,米奇森(Mitchson)发现一类淋巴细胞识别半抗原决定簇,另一类淋巴细胞识别载体决定簇,两类细胞必须协同作用才能产生抗体。

1974年,辛克纳吉(Rolf M. Zinkernagel)和多尔蒂(Peter C. Doherty)证实小鼠效应Tc细胞的病毒杀伤机制包括特异性识别抗原和MHCⅠ类分子。

6. 现代免疫学的发展(1975年至今)

现代免疫学时期是从1975年科勒(Georges Jean Franz Köhler)和米尔斯坦(César Milstein)建立单克隆抗体技术开始的。与之同时,分子生物学技术也有了前所未有的进展,应用这些技术及其他实验技术可以从基因、分子、细胞、整体水平对免疫学问题进行不同层次的系统研究,极大地推动了免疫学的发展,也促进了医学和生命科学的进步,使免疫学的学科地位越显重要,免疫学已成为生命科学和医学中的领头学科之一。

(1)推动现代免疫学发展的生物学技术。

第一,单克隆抗体技术。

应用这一技术生产的单克隆抗体,为免疫学的研究和临床应用提供了强有力的工具。单克隆抗体在免疫学研究中最有意义的应用之一是用于鉴定免疫细胞膜表面大分子,如分化抗原、组织相容性抗原、受体分子等,这是过去研究可望而不可即的事情。这一技术在临床被广泛用于疾病的诊断和治疗。

第二,分子生物学技术。

1974—1976 年,基因工程技术问世。它的基本原理是将目的基因与载体(如质粒、噬菌体)连接,克隆化后再导入受体细胞(如大肠杆菌、酵母菌和哺乳动物细胞)中,让目的基因表达相应蛋白产物。1980 年高登(Gordon)等用显微注射法给小鼠胚胎注射克隆化单纯疱疹病毒胸苷激酶的 DNA,实现了动物的遗传转化,建立了转基因技术。转基因技术是将目的基因导入受精卵中,再植入假孕小鼠的输卵管内,或体外发育至桑椹期,再植入其子宫内。发育出生的动物体内的部分细胞的染色体,将携带有整合的目的基因,经近交繁殖,可培育出纯系的转基因动物。

1987 年,托马斯(Thomas)等建立了基因打靶或称基因剔除技术。基因打靶技术利用基因同源重组的原理,将某一有缺陷的靶基因导入体外培养的胚胎干细胞(embryonic stem cell, ES)中,它会定向地与细胞内同源性 DNA 序列重组、整合,从而达到目的基因的失活。再将此种 ES 细胞注入早期小鼠胚泡内,植入子宫,最终获得不表达目的基因的小鼠。

1985 年,穆林(Kary Mullin)建立了 PCR(polymerase chain reaction)技术,它是一种模拟天然 DNA 复制过程,体外扩增目的 DNA(或 RNA)片段的新技术,又称为无细胞分子克隆技术。它可用于目的 DNA 或 RNA 片段的检测及基因重组片段、探针和引物的制作,也可用于 DNA 测序、基因定位和多态性分析及基因组文库的构建。该技术在免疫学研究和检测中也被广泛应用。

近年发展起来的生物芯片技术是一项高效率、高通量的生物样品的检测技术,是大规模获取生物信息的重要手段,为人类基因组学从理论研究向实用研究过渡以及生命科学从分子水平研究向细胞乃至整体水平研究的回归架起了一座桥梁。

第三,抗体库技术。

抗体库技术是用细菌克隆取代 B 细胞克隆来表达抗体库(repertoire)。由于 RT-PCR 技术的发展,大肠杆菌直接表达有功能性抗体分子片段的成功以及噬菌体显示技术(phage display)的问世,在 20 世纪 90 年代初出现了噬菌体抗体库(phage antibody library)技术。该技术使得人们从应用 DNA 重组技术改造现有的单抗发展到用基因工程技术克隆新的单抗,从而使抗体工程进入一个全新的时期。

第四，其他生物技术。

包括各种试验动物模型的建立、各种细胞培养系统的建立和应用、各种免疫生化分析技术。

（2）现代免疫学研究的发展。

第一，抗体多样性遗传控制的研究。

1978 年，日本学者利根川进（Susumu Tonegawa）等应用分子杂交技术证明并克隆出 Ig 分子 V 区和 C 区基因。同时应用克隆 cDNA 片段为探针，证明了 B 细胞在分化发育过程中编码 Ig 基因结构，阐明了 Ig 抗原结合部位多样性的起源，以及遗传和体细胞突变在抗体多样性形成中的作用。

第二，T 细胞亚群的研究。

1980 年，刘尔翔（E. L. Reinherz）和斯基洛斯曼（S. F. Schlossman）根据分化标志与功能将人的 T 细胞分为 CD4＋T 细胞和 CD8＋T 细胞两个亚群。

1986 年莫斯曼（Timothy R. Mosmann）和科夫曼（Robert L. Coffman）根据分泌细胞因子及介导免疫功能的不同，又将小鼠 CD4＋T 细胞分为 Th1 和 Th2 两个细胞亚群。

第三，对 T、B 细胞分化发育的研究。

通过对细胞发育分化过程的研究，人们对自身免疫耐受的形成机制有了较全面的认识，这是对伯内特克隆选择学说的发展。

第四，对抗原加工、提呈机制的研究。

进入 20 世纪 90 年代，对抗原加工处理和提呈机制的研究是基础免疫学研究的热点之一，并取得了巨大进展。此外，研究发现 T 细胞单有抗原刺激不足以使其活化、增殖、分化，还须有抗原提呈细胞（APC）提供的辅助刺激信号和细胞因子的作用才能转化成效应细胞，发挥免疫作用。

第五，模式识别的研究。

单核吞噬细胞等具有吞噬功能，但是它们如何天然识别病原体及衰老死亡、变性的细胞，长期以来人们却知之甚少。近年来对单核吞噬细胞识别病原体和凋亡细胞模式识别受体（pattern recognition receptor, PRR）的研究取得了令人瞩目的进展，人们发现它们通过识别病原体和凋亡细胞特有的共同成分，发挥吞噬、清除作用，在免疫应答中发挥重要作用。

第六，NK 细胞（自然杀伤细胞）的研究。

NK 细胞是于 20 世纪 70 年代初被发现的不同于 T、B 细胞的另一类淋巴细胞，具有天然杀伤靶细胞的作用，但人们对其如何识别靶细胞的机制一直不了解。

1990 年，永格伦（Hans-Gustaf Ljunggren）和卡乐（Klas Kärre）发现正常表达 MHC - I 类分子的细胞，不能被 NK 细胞杀伤，而丢失或降低表达 MHC - I 类分子的病毒感染的细胞或转化的肿瘤细胞则变得敏感。此后对 NK 细胞受体的研究进入崭新阶段。随后人们发现 NK 细胞主要依靠两类受体家族识别靶细胞，调节天然杀伤作用，一类是 C -型凝集素样受体超家族（C-type lectin-like receptor superfamily），另一类是免疫球蛋白超家族(immunoglobulin superfamily，IgSF)。近年确定编码它们的基因组合分别定位于人的第 12 号(12p13)和第 19 号染色体(19q13.4)上,并分别命名为 NK 细胞复合体(natural killer complex，NKC)和白细胞受体复合体(leukocyte receptor complex，LRC)。

第七,NKT 等细胞的研究。

NKT 细胞既表达 T 细胞的 T 细胞受体又表达 NK 细胞的一些标志,是一类属天然免疫的淋巴细胞。最早由里茨(Jerome Ritz)等于 1985 年发现人体 NK 细胞有的表达 γδ T 细胞受体。近年来对它在免疫当中的作用研究得比较深入。

第八,CD 抗原的研究。

1982—2000 年,已先后举行过七次人类白细胞分化抗原的国际协作组会议。第一次会议确定的人 CD(cluster of differentiation)抗原序号是 CD1—15,到最后一次会议的命名已达 CD1—247,这促进了对免疫细胞分化发育、相互作用、迁徙及生物学功能的研究。

第九,细胞因子的研究。

细胞因子是一组异质性肽类细胞调节因子。对细胞因子及其受体的基因分析、分子结构、生物学功能以及它们相互作用、信号传导机制的研究已成为免疫学研究的热门课题。目前许多细胞因子已用于临床疾病的治疗。

第十,MHC 的研究。

MHC 一直是免疫学研究的重点之一,对 MHC 基因结构和功能是解决许多免疫学重大问题(如免疫识别、免疫耐受等等)的一把钥匙,具有重大临床应用价值。

第十一,补体系统的研究。

补体是天然免疫中的重要防御系统,近 20 年来,近 40 种补体成分、亚单位、调节蛋白、受体等的分子结构及其生物学作用已经被阐明,补体系统的重要性也日益被研究者所重视。

第十二,核酸疫苗和基因工程制剂的研究发展和应用。

核酸疫苗和其他基因工程制剂是继减毒和灭活疫苗等疫苗之后的第三代新型疫苗,核酸疫苗是在 1990 年由沃尔夫(Wolff)等创建的。许多核酸疫苗已经正在临床试验,非常有希望用于各种传染病、肿瘤等免疫性疾病的防治。

第三节　21 世纪的免疫学

1990 年启动人类基因组计划,2003 年 4 月人类基因组序列图绘制成功,人类基因组计划全部完成。生命科学的研究开始转入后基因组学时代,即蛋白组研究时代,其研究结果将会极大地推动免疫学的发展。

21 世纪免疫学的研究近期可能会注重以下几个方面的研究：基因表达调控、顺序及其表达产物功能的研究;整体水平免疫机理的研究;防治及诊断疾病的研究;免疫系统及功能的生物进化的研究。

免疫学已成为生命科学的领头学科之一,由从事免疫学研究获得诺贝尔生理学或医学奖的科学家名单中也可看出免疫学的重要性。免疫学的许多重大问题尚待深入探讨，许多领域的研究有待开展。

第四节　免疫学总结和展望

在免疫学的经验时期，中国医学家发明了人痘接种预防天花；1798 年牛痘苗的发明，最终使得天花在地球上被消灭。

在巴斯德时代，由于病原微生物的发现，人工主动免疫、人工被动免疫和三大血清学技术(沉淀、凝集、补体结合反应)使免疫学的应用扩大到对多种传染病的预防、诊断与治疗，极大地促进了医学的发展。

20 世纪 70 年代以来，由于胸腺功能和淋巴细胞功能的发现，人们阐明了免疫系统的存在；克隆选择学说的建立则奠定了现代免疫学的理论框架。

现代免疫学是生命科学中的重要领头学科之一，其研究领域涉及生命的发生与发育、机体内外环境平衡、肿瘤发生与发展、老化等重要生命科学问题，其学术成果既可满足现今重大医学需求，为肿瘤、器官移植、心脑性疾病、过敏性疾病、自身免疫病、免疫缺陷病的诊断、治疗与预防提供重要的理论指导和技术支持，并且可能成为最终解决上述疾病的重要策略与手段来源。

近年来，免疫学的迅速发展主要表现在：对免疫系统结构与功能的认识进一步深入；神经—内分泌—免疫网络的发现，深化了对机体内环境稳定的认识；免疫学向医学其他各学科的渗透产生了许多新的分支学科；促进了以单克隆抗体和细胞因子基因工程为标志的生物高技术产业的出现。

参考文献：

［1］曹雪涛. 医学免疫学［M］. 北京：人民卫生出版社，2015.

［2］张荣波，邹义洲. 医学免疫学［M］. 北京：中国医药科技出版社，2016.

［3］WILLIAM E P. Fundamental Immunology［M］. Philadelphia：Lippincott-Raven Publishers，2008.

［4］MURPHY K M，TRAVERS P，WALPORT M. Janeway' Immunobiology［M］. New York：Garland Publishing，2007.

［5］ABBAS A K，LITCHTMAN A H，PILLAI S. Cellular and Molecular Immunology［M］. Philadelphia：W. B. Sauders Company，2007.

［6］DELVES P J，MARTIN S J，BURTON D，et al. Roitt's Essential Immunology［M］. Oxford：Blackwell Publishers，2006.

（高　洁）

第九章 内分泌与代谢医学发展

于明香

编者介绍

复旦大学附属中山医院内分泌科,博士,主任医师,硕士研究生导师。曾赴澳大利亚西澳大学访问学者;中国研究型医院学会糖尿病学专业委员会器官移植与代谢性疾病学组委员;上海市内分泌学会骨质疏松学组委员;第四、第五届上海市骨质疏松学会委员;上海市中西医结合学会内分泌学组委员;上海市康复学会骨质疏松学组常委。

内分泌学与代谢学是研究内分泌腺及代谢功能的医学分支。内分泌腺或细胞分泌的各种激素和因子可调节靶细胞的新陈代谢,通过改变人体内各种内环境因子来适应外部环境的变化。随着细胞生物学、分子生物学、遗传性、免疫学、检测及检查技术等学科发展的突飞猛进,内分泌及代谢系统的概念得到了不断的深化和扩展,临床内分泌与代谢疾病的诊疗水平也在不断提高。

第一节 古代内分泌学萌芽

我国古代人民对内分泌系统的认识开始于公元前 11 世纪,人们对动物和人进行阉割以达到抑制生殖能力的目的。随着时间的推移,人们不断积累的经验逐渐催生了古代内分泌学的萌芽:2 世纪末,人们认为饮用尿液可用来强身健体;7 世纪,孙思邈推荐用尿沉渣治疗小儿疾病;8 世纪,人们用胎盘组织来治疗某些疾病。虽然那时人们不了解这些现象的机理,却为将来认识内分泌系统和人体的关系提供了基础。

西方国家对动物进行阉割最早记录于公元前 4 世纪的希波拉底(Herophilus)学说。最早记录对内分泌学进行研究的人是亚里士多德,他发现公鸡被阉割后会出现性行为和第二性征的退化,并将这种现象与人阉割后所产生的变化进行了对比,这一研究拉开了内分泌学研究的序幕。最早的医学实践开始于中世纪,那时战争的胜利者认为食用敌人的器官可强身健体。随着经验的积累和科学家的研究,人们发现用健康器官的提取物可治疗同类器官的疾病,这就是替代疗法的萌芽。但最近两个世纪才是内分泌学研究真正迅速发展的时期。1848 年,德国哥丁根城的伯索尔德(Amold A. Berthold)研究发现,切除睾丸的公鸡出现鸡冠萎缩,但再次植入异体睾丸后鸡冠恢复正常生长。由此伯索尔德得出结论:睾丸可能会向血液释放出维持雄性行为及第二性征的物质。

第二节 现代内分泌学起源——激素的发现

现代内分泌学概念的建立与生理学研究的进展有密切联系。最初人们认为,人体很多分泌物如汗液、唾液、胃液,可肉眼看到或者从导管样的腺体释放出来。但自 1848 年起,著名的法国生理学家、实验医学的奠基人之一伯纳德(Claude Bernard)发现人和动物的肝脏均具有生成糖原的功能,却看不见有任何导管样的腺体。1851 年,伯纳德在论文《人和动物肝脏的新功能》中对此问题进行了阐述:人体内可能存在看不见的腺体,正是这些腺体产生了"内分泌"作用。这是生理学领域的文献中首次使用"内分泌"这个术语,为生理学开辟了一个新领域,伯纳德也因此第三次获得了实验生理学奖。1969 年欧洲糖尿病学会为纪念伯纳德,设立克劳德·伯纳德奖(Claude Bernard Award),用于奖励在糖尿病及代谢疾病领域做出巨大贡献的学者。

所谓"内分泌"现象随即引起了法国科学家布朗·塞加尔(Brown Séquard)的兴趣,他开始集中研究人体内这些看不见的腺体系统。实验初期,塞加尔发现在肾脏顶端的左右两侧各有一小的内分泌腺,如果将其摘除,人就会逐渐出现心力衰竭、血压下降等症状,直至数小时后快速死亡。到了 1869 年,他想到如果切除睾丸会导致衰老及性功能下降,那么反之摄入睾丸提取物会使人返老还童吗? 于是他立刻投入实践,将睾丸提取物注入动物体内,但都未达到预期效果。20 年过去了,塞加尔并未就此放弃,他给自己注射了动物睾丸提取物并亲自记录身体的变化。1889 年 6 月 1 日,他将自己怎样一步步恢复活力的过程做了报告。当然他"恢复青春"的效果多半是心理作用,不久后他就恢复了以往的状态,实验最终还是失败了。但谬误也可能引导真理,在生理学家们对他的实验结果进行检验的过程中,延伸出对其他内分泌器官的研究,促进了内分泌与代谢学的发展。塞加尔的实验在生理医学史上留下了令人难忘的一页,并将"内分泌学"这门现代新学科带入人们的视野。科学史家把塞加尔做报告的日期 1889 年 6 月 1 日定为"内分泌学"的诞生日。

1902—1905 年,贝利斯(William Bayliss)和斯塔林(Ernest Starling)通过实验指出了激素的存在和作用方式。当酸性食物进入十二指肠时,其黏膜细胞可释放出一种物质,这种物质可通过血液循环到达胰腺,并刺激胰腺经胰管分泌胰液。这个刺激胰液分泌的化学物质被命名为促胰液素。他们的实验第一次明确地证实了某些看得见或看不见的腺体可产生特定的化学物质,这些物质通过血液循环对靶器官和靶组织起调节作用。贝利斯和斯塔林将这类化学物质命名为"激素"。促胰液素是历史上第一种被发现的激素。从此,国际上寻找激素的一个热潮开始了。另外,20 世纪 40 年代是医学发展的重要时期,内分泌学也得到了发展。当时,科学家们对放射性同位素及电子显微镜很感兴趣,其中一个重要的突破是萨耶洛(Rosalyn Sussman Yalow)开发的用于测定物质浓度的放射免疫分析方法,该方法至今仍用于激素分析。

第三节 临床内分泌与代谢病学的发展

一、经典内分泌疾病

(一)甲状腺疾病

最早对甲状腺疾病的描述可以追溯到 1000—1110 年,当时已有对甲状腺疾病和眼球突出之间联系的阐述。但是直到 19 世纪,关于甲状腺疾病的知识还是微不足道的。随着时间的推移和研究的不断深入,人们发现海洋食物中的某些成分可以预防甲状腺肿,紧接着,甲状腺的结构也被发现,这就为甲状腺的研究提供了解剖学基础。在 1802—1840 年间,来自不同国家的 4 位科学家都对甲状腺相关疾病进行了阐述,其中包括毒性弥漫性甲状腺肿(Graves 病),他们发现 Graves 病可引起心动过速和甲状腺肿,并且其中 3 个人都发现了 Graves 病常合并眼球突出。1811 年,人们发现放射性碘元素可对甲状腺起到抑制作用,为 Graves 病的放射碘治疗提供了基础。19 世纪初,甲状腺肿的唯一有效治疗方法是甲状腺切除,但经过一段时间的研究后,科学家们发现将从绵羊甲状腺肿提取的物质注射入人体后可治疗甲状腺功能减退及黏液性水肿。1912 年,日本外科医生桥本策(Hakaru Hashimoto)发表了 4 例慢性甲状腺炎的病例分析,发现慢性甲状腺炎存在淋巴细胞浸润伴纤维化和甲状腺正常组织的缺失。20 世纪初科学家们首次从牛甲状腺中分离出甲状腺素,并于 10 年后首次进行了人工合成,50 年代发现了三碘甲状腺氨酸,1970 年发现了 T4 到 T3 的外围转化,20 世纪中期,放射性碘治疗和抗甲状腺药物相继出现。

(二)肾上腺疾病

1894 年,研究者通过肾上腺髓质静脉采血提取出一种物质,这种物质可引起顽固性高血压和心动过速。他们认为这是肾上腺产生并分泌到血液中的一种物质。1899—1901年阿贝尔(John Abel)和 1901 年塔卡米尼(Jokichi Takamine)从肾上腺中分离出了肾上腺素。1927 年类固醇激素被发现,伦敦和慕尼黑的研究者同时发现类固醇激素的环结构。可的松于 1948 年被发现并迅速开始用于治疗原发性慢性肾上腺皮质机能减退症(Addison 病)、风湿性疾病和炎症性疾病。人们陆续发现可的松对某些过敏性、免疫性、皮肤性、呼吸道和消化道疾病均有很好的效果。20 世纪上半叶人类对库欣综合征(Cushing's syndrome)进行了深入研究。第二次世界大战结束时,各项研究得出结论:库欣综合征是由肾上腺疾病引起的。1950 年,朱利叶斯·鲍尔(Julius Bauer)指出,库欣综合征也可能是由于垂体功能障碍引发的。20 世纪 20 年代是关于肾上腺研究的迅猛发展期。在那段时期,人类进行了首次肾上腺切除术和垂体切除术。

（三）性激素

早在远古时代，人类就已经注意到内分泌失调引起的差异。阉割后的人是被当时的社会所唾弃的，人们如果在街上看到一个被阉割的人，会认为是不好的预兆。《圣经》也对阉人有记载，阉割有时是由高级官员决定的。几个世纪以来，太监一直存在于君王的后宫之中。在某些社会中，他们扮演着非常重要的角色，经常担任法警、将军和外交官的职位并会影响君王的许多决策。巴洛克时期是一个人们特别推崇天使般美妙声音的时代，那时有三位著名的阉人歌手法里内利（C. Farinelli）、卡法雷利（G. Caffarelli）和塞内西诺（F. B. Senesino），他们因自己清脆的声音、精彩的表演而受到人们的喜爱。然而，鲜花和掌声的背后是他们因此而付出的巨大代价。若要从事此职业，大多数男孩在10岁之前就被阉割，从而引起身体的变化，如体毛不足、阴茎发育不良和性欲下降等。据估计，仅在意大利，每年就有约4 000名男孩接受过该手术。阉人在音乐上铸就成功的时代结束于18世纪末，最后一个阉人歌手是莫雷斯奇（Alessandro Moreschi），他于1912年经教皇庇护十世（Pope Pius X）的批准退役。然而关于女性性腺的历史研究并不多。1935年，有报道讨论了七例月经不调、多毛症和不育症妇女的病历。报道指出这些妇女的卵巢为珍珠白色并伴有肥厚的楔形缺口，这些症状的并发被称为多囊卵巢综合征。女性内分泌系统引起研究人员的兴趣，主要是由于其与生育能力有关。研究人员从怀孕母马的尿液中分离出了激素，例如早孕二醇和雌酮。在20世纪20年代末，哈伯兰特（Ludwig Haberlandt）尝试制造激素避孕药，在"计划生育联合会"平库斯（Gregory Pincus）的支持下，第一种药丸于1957年投放美国市场。但是直到1960年，含有孕酮（炔诺酮）的孕激素Enovid才被FDA注册为避孕药。

（四）肢端肥大症

关于巨人症的最早记载出现在《圣经》中。1864年意大利的韦尔加（Andrea Verga）首次将肢端肥大症描述为"Prosopo-ectasia"。在尸体解剖中，他发现了一个移动视神经的肿瘤，但未显示出正常的垂体结构。1877年，研究者发布了该肿瘤的显微照片。首次提出肢端肥大症的是玛丽（Pierre Marie），1886年她对该疾病进行了详细阐述。一年后，明科夫斯基（Oskar Minkowski）在肢端肥大症患者的尸检中观察到垂体增大。首次将垂体功能增强与肢端肥大症联系起来的是马萨隆戈（Roberto Massalongo）。1877年，亨利·亨罗特（Henri Henrot）发现巨人症患者常伴垂体腺瘤。人们最初认为垂体腺瘤是与肢端肥大症完全不同的疾病。然而，在1894年，弗里奇（Christian Fritsche）和阿尔布雷希特（Theodor Albrecht Edwin Klebs）认识到，肢端肥大症是一种在生长过程完成后才开始出现的继续生长的巨人症。斯特恩伯格还注意到这两种疾病之间有许多相似之处，随后的研究者也得出了类似的结论。20世纪的科学家已完全认识到了这两种疾病的发病机制。

（五）下丘脑神经激素

1954 年，迪维尼奥（Vincent du Vigneaud）发现了催产素并首次进行了催产素的人工合成，另外他还发现了血管升压素。随后，吉尔曼（Roger Guillemin）和沙利（Andrew Schally）陆续发现了下丘脑分泌的各种神经激素。

（六）神经—体液学说

人们曾经认为内分泌系统和神经系统是互相独立的调节系统，下丘脑只是神经系统的一部分。然而 1928 年德国一位博士生在一条小硬骨鱼的下丘脑中发现有一些有腺体细胞特点的神经细胞，并给它们命名为"神经内分泌神经元"，同时提出了"神经分泌"的概念。1945 年，英国生理学家哈里斯（Geoffrey Harris）经过研究后提出了下丘脑调节腺垂体分泌的神经—体液学说：神经性传入作用于下丘脑具有神经分泌功能的神经元，后者将神经信号转变为神经分泌，经门静脉血液传送至腺垂体从而调节垂体细胞分泌，他的这一学说具有划时代意义。哈里斯经过一系列深入研究，于 1955 年出版了《垂体的神经控制》一书。此书的问世立即引起世人瞩目，随后许多科学家相继进入这一领域进行深入探索，并取得了丰硕成果，截至 1968 年的十余年间，相继证明了下丘脑可分泌 10 种释放或释放抑制激素（或因子）。

垂体分泌激素的种类很多，如果其中有些激素是由下丘脑激素控制的话，那么相应地可能存在某些下丘脑激素。于是 1955—1962 年间，吉尔曼和沙利不约而同地试图从猪与羊的脑中分离出促肾上腺皮质激素释放因子（CRF），但都未成功。而后他们又不约而同地选择了促甲状腺释放因子（TRF）为研究的目标。终于在 1969 年，吉尔曼从羊的丘脑中分离出 1 毫克的 TRF。他通过红外线分光光度测定法确定了 TRF 的结构，并于 1969 年 6 月 30 日发表了这一报告，随后于同年 10 月 29 日发表了质谱分析的结果。沙利很快获得启发，并于 1969 年 8 月 8 日宣布其团队也合成了 TRF，同年 9 月 22 日其团队发表论文宣布：从猪和羊的下丘脑中分离出的 TRF 结构是相同的。吉尔曼和沙利的实验证明脑激素是客观存在的，但他们并没有止步于此，而是选择黄体生成素释放因子（LRF）为下一个进攻的目标。很快沙利研究组首先发现了 LRF 的十肽结构。随后沙利和吉尔曼又一起瞄准了第三个目标：CRF。其实早在 1968 年就有生理学家指出，下丘脑不分泌 CRF，而是通过一种促生长激素释放抑制因子（GIF）来调节垂体释放生长激素。刚开始吉尔曼和沙利都不相信这一结论，沙利经过长时间探索并未成功，吉尔曼由此获得启发而转向分离 GIF。1973 年，吉尔曼终于发现了 GIF 的结构并将其命名为"生长抑素"（Somatostatin, SS）。到了 1976 年沙利发现了猪下丘脑中的 GIF，不出意外，其结构与羊是一致的。后来研究证明 CRF 是存在的，只不过它的分离鉴定技术较复杂，1981 年研究人员从羊的下丘脑中分离鉴定出了促肾上腺皮质激素释放激素（CRH）。最终沙利和吉尔曼因杰出的医学贡献一起被授予 1977 年诺贝尔生理学或医学奖，同时获奖的还有开创了放射免疫法检测微量激素的耶洛（Rosalyn Sussman Yalow），她也是少数获得诺贝尔奖的女科学家之一。此后，下丘脑的其他释放激素和释放抑制激素也陆续被发现。这些结果都使哈里斯的学说得到了充分的验证，推动了内分泌学研究的进展。

二、非经典内分泌疾病及其学说

（一）心钠素

伴随着下丘脑激素研究的热潮，20 世纪 80 年代一个新激素——心钠素的发现再次引起全世界内分泌领域乃至整个医学领域的关注。心脏一直以来被认为是单纯的血液循环动力泵。早在文明古国如埃及、希腊等用"水浸"来治疗水肿，就是将颈部以下的身体浸泡于水中来治疗水肿，但其原理并不明确。有研究认为水浸可通过增加回心血量、扩大心房、舒张血管引起血压下降、尿量增多，从而达到消肿目的。但扩张心房与尿量增加之间的相互作用究竟是如何实现的，这一问题一直困扰着研究者们。终于 1956 年凯什（Kisch）在心房细胞发现了一些特殊的颗粒，这些颗粒可能就是心钠素。1981 年迪博德（Debold）研究显示心房的提取液具有利尿消肿的效果，这一提取液实现了心脏与肾功能之间的相互影响。心钠素的发现是一个新的里程碑。

（二）脑—肠肽

与心脏一样，最初人们认为消化系统与内分泌系统也是完全独立存在的两大系统，但伴随着两大领域的研究进展以及各种分离鉴定方法、放射免疫测定及免疫组化等技术的进展，人们逐渐发现了潜在其中的千丝万缕联系。研究发现有些原来认为仅存在于胃肠道中的激素，如血管活性肠肽、胰酶素等，也在脑中被发现，同时原来认为仅存在于脑中的激素，如生长抑素、脑啡肽、P 物质等，也在胃肠道中被发现，这些存在双重分布的肽类物质被命名为脑—肠肽（brain-gut peptides）。研究发现这些脑—肠肽有诸多重要的生理功能，例如发现了肽类可能起到神经递质的作用以调控突触传递。

（三）神经—内分泌—免疫网络

以往人们并不会将内分泌系统与免疫系统联系起来。然而，1980 年研究人员发现干扰素中有促肾上腺皮质激质（ACTH）及内啡肽活性片段，此研究开启了内分泌另一新领域的大门，截至目前已发现免疫细胞能产生 20 多种激素。研究还发现免疫细胞不仅可分泌激素，其还存在着各种激素和递质的受体。同时，研究发现神经及内分泌细胞也存在各种细胞因子的受体，而且这些细胞也能分泌多种细胞因子。

因此，神经、内分泌系统与免疫系统存在着重要的且相当复杂的多向调节作用，从而提出了神经—内分泌—免疫网络的概念。相信随着研究的不断深入和广泛开展，神经—内分泌—免疫网络的内涵和范畴会不断扩充与发展。

（四）精神神经内分泌学

内分泌学的一个较年轻的分支是精神神经内分泌学,研究人员正在寻找生化紊乱与精神疾病之间的联系。在此基础上进行的研究怀疑内分泌疾病可能导致精神障碍的发展。也有关于抑郁症或精神分裂症病例的报道,认为这些病例发生的原因是内分泌紊乱。

（五）异位激素分泌综合征

异位激素分泌综合征的发现可追溯至近一个世纪以前,1928 年布朗(W. H. Brown)首次报告肺癌患者可伴有库欣综合征。其后陆续有报道发现非内分泌组织肿瘤的患者可出现各种激素分泌异常,伴或不伴相关临床表现,如高血压、高钙血症、低血糖症等。但对这些病例进行全面尸检后并未发现内分泌组织肿瘤或相关病变。随着相关文献报道的增多,涉及肿瘤和激素综合征的类型也逐渐增多。这些引起了内分泌学、肿瘤学和基础医学领域研究者的广泛关注。

研究者们推测库欣综合征患者可能容易诱发肿瘤。1962 年,利德尔(G. W. Liddle)和米德(C. K. Meador)经详细的临床和实验研究否定了这一观点,并发现可能是某些肿瘤组织分泌了 ACTH 或其类似物。利德尔等人于次年从瘤组织中检测到高浓度的ACTH,从而证实了非垂体组织发生的肿瘤确实能分泌 ACTH,并将这种非内分泌组织肿瘤产生激素或激素样物质导致多种临床表现的症候群命名为异位激素分泌综合征。

随着肿瘤治疗的不断进展,癌症患者生存期逐渐延长,加上激素检测手段的改进、诊断警惕性的提高,异位激素综合征的临床发现率越来越高,其概念也不断更新,不仅限于肿瘤组织产生的激素,还包括其他生物学活性物质所引起的综合征。目前发现的较为常见的异位激素分泌综合征包括 ACTH 综合征、异位抗利尿激素综合征等,两者均最常见于肺燕麦细胞肺癌。另外,许多产生异位激素的肿瘤组织在正常时也可产生微量的相关激素,因而"异位激素分泌综合征"这一词并不十分确切,但一直沿用至今。

异位激素分泌综合征在临床上具有非常现实的意义,它的早期诊断、合理治疗可缓解症状、延长生命。另外有些异位激素分泌综合征可在肿瘤本身显示症状之前出现,构成隐蔽的肿瘤信号,有助于肿瘤较早发现。

三、代谢性疾病

（一）糖尿病

人们一直对糖尿病深怀恐惧,患上糖尿病的人会随着身体各项机能的下降逐渐死亡,尤其是儿童、老年人、孕妇、进行外科手术的人、身体虚弱的人病情进展更快,他们更容易死于各种无法控制的并发症,如全身感染、肾脏功能衰竭、心脏衰竭、脑血管病等。另外,任何外科手术对于糖尿病患者来说风险都很高,他们更容易死于感染等并发症,当时的医生对糖尿病谈虎色变、一筹莫展。

第一次提出"糖尿病"这一概念并对其症状进行描述的是来自希腊卡帕多西亚的阿雷特乌斯(Aretaeus)医生。1642 年,怀森格(J. G. Wirsung)研究发现了胰腺导管,这就为胰腺的研究提供了解剖学基础。1671 年格拉夫(Regnier de Graaf)研究发现胰腺其实是内分泌器官,它有成簇的胰岛素分泌细胞,这些细胞被称为德国保罗朗格汉斯细胞。在此以前,生理学家们曾怀疑糖尿病可能与胰腺有关,但一直未能得到证明。1889 年,两名医学生梅林(Joseph Mehring)和明科夫斯基(Oskar Minkowsky)进行了一项实验,他们将狗的胰腺摘除,结果发现这些摘除了胰腺的狗患上了糖尿病,至此这一猜想得到了验证,也为胰岛素的发现提供了基础。

胰岛素发现的历史性突破出现于 20 世纪 20 年代。为此做出突出贡献的是加拿大医生班廷(Frederick Grant Banting)。班廷在实验室任职期间,一次偶然的机会激起了他对糖尿病研究的兴趣,他怀疑胰腺小岛可能会分泌某些与糖尿病有关的物质。1921 年 5 月16 日,班廷与他的助手贝斯特(Charles Herbert Best)开始着手对他的猜想进行验证。7月 27 日,班廷和贝斯特将一只健康狗的胰腺提取物注入另一只被切除胰腺患了糖尿病并处于昏迷状态的狗的体内。两个小时后,他们检验这只糖尿病狗的血糖时发现不仅血糖明显下降,症状也显著改善。后来,班廷和贝斯特又多次重复实验验证了该结果。

班廷的第一位患者是他的挚友,后者患了严重的糖尿病,他非常支持班廷的工作并自愿让班廷在自己的身上进行临床试验,结果非常令人兴奋,他的血糖得到了很好的控制。从此,班廷开始对胰岛素进行更加深入的研究,他发现胰岛素是胰脏胰岛细胞分泌的一种激素,可使糖类被充分利用进而转化成水和二氧化碳,对碳水化合物的代谢起至关重要的作用。但要使更多糖尿病患者获益,胰岛素的需求量会很大,他要面临更多棘手的问题:胰岛素提取液的制备程序十分复杂,胰岛素含量少、杂质多,根本无法大量用于临床。但班廷很快发现通过酸化酒精抑制胰蛋白酶的活性可提取胰岛素。随后在班廷的老师——英国生理学家麦克劳德(John James Richard Macleod)的帮助下,胰岛素提取液的纯化得到进一步提高。第一个接受纯化胰岛素治疗的是一位 14 岁糖尿病患者,胰岛素将他从死神的手中夺出并开启了他生命的新篇章。

胰岛素的发现立即震惊了世界,1923 年美国的礼来公司开始大量生产胰岛素并应用于临床。从那时起,胰岛素拯救了无数糖尿病患者的生命,直至今天,它在糖尿病治疗中的地位仍无可取代。1923 年,班廷和麦克劳德获得诺贝尔生理学或医学奖,以表彰他们对人类战胜疾病所做出的巨大贡献,班廷也成了当代最年轻的诺贝尔生理学或医学奖获奖者。1926 年阿贝尔从天然的物质中分离出了结晶状态的胰岛素,进一步推动了这一课题的研究。随后,卡佐亚尼斯(Panayotis Katsoyannis)首次进行了人工胰岛素的合成,其致敏性大大降低,为更多糖尿病患者带来了福音。

(二)代谢性骨病

1961 年研究者们首次发现降钙素,次年激素受体学说被提出,随后近 60 年来代谢性骨病的研究与发展十分迅速。在骨和软骨的发育与代谢方面进行的研究主要有:

（1）发现骨组织的多种功能是相互耦联（骨细胞—成骨细胞—破骨细胞耦联）的。

（2）有关调节骨代谢的各种激素的作用机制被阐明或基本阐明。

（3）阐明了一大批代谢性骨病的分子病因，如 Gs 亚基基因突变所致的 McCune-Albright 综合征和假性甲旁减、维生素 D 受体（VDR）基因突变所致的维生素 D 抵抗性佝偻病/骨软化症、雌激素缺乏性绝经后骨质疏松症和 FGFR 基因突变所致的软骨发育不良综合征等。

（4）双能 X 线吸收测定仪（DXA）使骨密度测量的敏感性和特异性出现了质的飞跃，并同时涌现了骨超声、定量 CT（QCT）、定量 MRI（QMR）及微 CT（micro CT）等诊断技术。另一方面，大量骨代谢生化标志物的发现和应用，也使代谢性骨病的病情观察有了更为可靠的评价依据。除测量骨密度（BMD）外，有些仪器还可对骨的"生物质量"（如脆性、力学强度与韧性等）进行非创伤性观察。

（5）在代谢性骨病的治疗方面，以二磷酸盐、降钙素、选择性雌激素受体调节剂和甲状旁腺激素相关肽 1 - 34 为标志的新的制剂已广泛应用于临床，Denosumab（RANKL 抑制剂）、硬骨抑素抗体（Scl - Abs）等新一批靶向抑制剂的出现也标志着代谢性骨病的治疗进入了精准医疗时代。

随着激素研究的不断进展，传统的激素概念已不能解释某些生理现象，激素的概念一直在不断更新。目前激素新的定义为：激素是由某些特殊细胞所分泌的能够传递信息的化学物质，它不仅可实现细胞间的传递，还能进行细胞内的传递。激素的新定义更加强调了激素传递信息的作用，激素可通过内分泌、邻分泌、并列分泌、自分泌、腔分泌、胞内分泌和神经内分泌等方式进行信息传递。在寻找这些看不见的腺体及其分泌的激素并发现它们的作用途径和机制的历史过程中，人们陆续了解了下丘脑、垂体、甲状腺、甲状旁腺、肾上腺、性腺等内分泌腺体和组织。但并不能确定人体内所有的内分泌组织和器官都已被发现，对已知内分泌组织和器官的研究也并非完全透彻。因此，在寻找内分泌代谢系统新大陆的航程中，还有许多工作等待着科学家们去做。

参考文献：

［1］SCOTT R V，TAN T M，BLOOM S R. Can Bayliss and Starling gut hormones cure a worldwide pandemic？［J］. Journal of Physiol，2014（23）.

［2］ZÁRATE A，SAUCEDO R. On the centennial of hormones. A tribute to Ernest H. Starling and William M. Bayliss［J］. Gaceta Medica de Mexico，2005（5）.

［3］MAJUMDAR S K. Glimpses of the history of insulin［J］. Bull Indian Inst Hist Med Hyderabad，2001（1）.

［4］SACHS M. Study of the pancreas and its inflammatory diseases from the 16th - 19th century［J］. Zentralbl Chir，1993（11）.

［5］NABIPOUR I，BURGER A，MOHARRERI M R，et al. Avicenna，the first todescribe thyroid-related orbitopathy［J］. Thyroid，2009（1）.

［6］WEISSEL M. Highlights in thyroidology：a historical vignette ［J］. Wiener Klinische

Wochenschrift，2014(910).

［7］BÜRGI H. Thyroid eye disease：a historical perspective［J］. Orbit，2009(4).

［8］HERDER W W. Familial gigantism［J］. Clinics (Sao Paulo)，2012 (Suppl 1).

［9］ZEGERS R H. Voices from the past：castrate singers［J］. Ned Tijdschr Geneeskd，2009，153.

［10］SIMMER H. Biosynthesis of steroid hormones［J］. Endokrinol Inform，1982(2).

［11］CHRISTIN-MAITRE S. History of oral contraceptive drugs and their use worldwide［J］. Best Practice & Research. Clinical Endocrinology & Metabolism，2013(1).

［12］DEN HERTOG C E，DE GROOT A N，VAN DONGEN P W. History and use of oxytocics［J］. European Journal of Obstetrics & Gynecology & Reproductive Biology，2001(1).

［13］LEPAGE R，ALBERT C. Fifty years of development in the endocrinology laboratory［J］. Clinical Biochemistry，2006(5).

［14］BRAMBILLA F. Psychoneurendocrinology：a science of the past or a new pathway for the future? ［J］. European Journal of Pharmacol，2000(1－3).

［15］于明香,石凤英. 代谢性骨病［M］//陈灏珠,王吉耀,葛均波. 实用内科学(下). 北京：人民卫生出版社,2017.

（于明香　吕朝阳）

第十章　神经系统医学发展

王晓梅

编者介绍

同济大学附属第十人民医院神经内科主任医师，教授，博士研究生导师。综合诊疗科主任。毕业于白求恩医科大学临床医学系，吉林大学神经病学博士，上海交通大学神经病学博士后，美国 BUCK Institute for Age Research 访问学者。曾就职吉林大学中日联谊医院、上海市华山医院。从事神经病学临床、教学、科研工作 35 年。承担国家自然科学基金、吉林省科委，上海市科委、上海市卫生局等多项课题研究。

人类之所以能成为地球上一切资源的主宰，能创造出文学、艺术的不朽之作，不是因为人类具有最发达的筋骨，而是人类拥有最发达的大脑。人脑有上千亿个神经细胞，按不同层次组合，下至简单的反射活动，上至创造性的思维活动。脑的结构高度复杂，人类对自身脑的认识走过漫长道路。

3700 年前，古埃及建筑师、医生印何阗（Imhotep）用象形文字记录下 48 例外伤患者的发病及治疗经过，描述近 100 个解剖名词，这是人类史上最早对神经疾病的记载。古希腊和罗马时代，随着历史文明的进步，解剖学开始萌芽，以希波克拉底（Hippocrates）为代表的西方医学开始创立。中世纪由于宗教束缚，医学发展出现停滞和倒退，再度回到魔法和法术之中。文艺复兴时期，人们思想解放，开始摆脱中世纪的愚昧和桎梏，鼓励探索自然，自此人体解剖学、神经生理学、病理学、神经电生理学和神经组织学开始系统发展。有关脑的科学研究也随之兴起，翻开了近代医学史上崭新的一页。从人类起源至 19 世纪是神经病学相关基础学科的萌芽准备期，19—20 世纪之交，是神经科学作为一门学科萌芽、发育的重要时期。脑的细微结构逐步清晰，神经元学说建立，突触概念提出，神经元传输机制的阐明，脑功能定位研究等神经科学成果，带动了对神经疾病的探索，标志着现代神经病学诞生。

20 世纪是神经科学发展最迅猛的时期，一方面神经电生理技术发展迅速，神经递质、神经营养因子被陆续发现，使得神经系统疾患诊治有了质的飞跃；另一方面电子计算机 X 线断层扫描（CT），磁共振成像（MRI）和正电子发射计算机断层扫描（PET）发明，对神经病学定位、定性诊断及无创脑功能研究具有划时代意义。20世纪最后十年是"脑的十年",细胞分子遗传工程成功地完成了转基因动物及克隆动物,发现了一系列神经元和神经系统发育、发展、死亡的相关基因,确定了50多种神经系统遗传性疾病的病变基因和在染色体上的定位,基因治疗作为一种新的治疗手段也被广泛关注。21世纪神经介入技术的发展,为许多疾病提供了更多的治疗手段。神经干细胞研究为神经损伤,功能重建带来希望。新世纪已开启对情绪、记忆及退行性疾病本质探索的新一轮挑战。

第一节 神经科学和神经病学的起源与发展

神经认知和发展的历史,源于人类的起源、进化。最早的人类是440万年前从东非"南方古猿"演化的,之后这些远古人类踏上旅程,足迹遍布世界,形成了具有不同特征的古人类。考古学家考证了位于欧洲和西亚的尼安德特人;位于东方亚洲的直立人;居于西伯利亚的丹尼索特人等。这些同属不同种的古人类经过长时间的演变、进化,约在5万年前形成了我们直接的祖先"智人"。在相同体重情况下,哺乳动物平均脑容量是200立方厘米,智人脑约为1 200—1 400立方厘米。智人会用火烹调,这样能缩短肠管,利于让大脑更大。人类之所以征服世界归功于大脑的发育和独特的语言。人类对神志与脑关系的认知历程充满曲折,对脑的研究是在艰难摸索中前行。

一、古埃及时期——埃德温·史密斯纸草文稿

据考察,最早的医史文献是3700年前(公元前1700)古埃及建筑师、医生印何阗第一次用象形文字记载了48例不同类型的外伤病例。病史内容涉及检查、诊断、处置,提及脑损伤后身体其他部位功能变化,有偏瘫、痉挛、颈椎脱位后截瘫、尿便障碍。病史中描述了近100个解剖名词,如颅缝、脑膜、脑表面、脑脊液、颅脑波动、脊髓等。这份记录出现在西方医学之父希波克拉底出生前2200年,是人类史也是神经病学史上第一次记载的医学文献,是人类认识神经系统疾病的开端。

二、古希腊时期——"脑思"还是"心思"

尽管我们还不能解释大脑思维的机制,但今天我们毫不怀疑思想来自大脑。在古希腊时期,是"脑思"还是"心思",一直是人们争议的焦点。公元前4世纪,几位古希腊学者认为"脑是感觉的器官",最著名的代表者是希波克拉底。他认为脑不仅参与对环境的感知,而且还是智慧的发源地,但这一观点当时并未被普遍认可。古希腊哲学家亚里士多德(Aristotle)则认为"心脏是智慧之源",认为脑是一个散热器,被"火热的心"沸腾了的血液在脑中降温。这两位都是那个时代杰出的哲学家和医者。

古希腊哲人、医学之父希波克拉底出生医学世家,他的学识、艺术、医德被广为赞誉。在纪元前5世纪一篇论癫痫的医学论文中他这样描述人脑:"人类应该知道,因为有了脑,我们才有了欢乐、嬉笑、欣喜和嬉戏,以及烦恼、哀伤、绝望和无尽的忧思。因为有了脑,我

们才以一种独特的方式拥有了智慧、获得了知识;我们才能看、能听;我们才能辨别美丑、善恶、憎爱;我们才感受到甜美与无味……同样,因为有了脑,我们才会发狂和神志昏迷,才会被畏惧、恐怖所侵扰……我们之所以会经受这些折磨,是因为脑有了病恙……由于这样一些原因,我认为,脑在一个人的机体中行使了至高无上的权利。"据记载,最早将钻颅手术用于治疗疾病的是希波克拉底。他用钻颅术治疗颅骨骨折、癫痫、失明和头疼。相传,我国三国时期名医华佗也给患者做过"开颅手术",遗憾的是未见确切文字记载。

三、古罗马时期——脑室中心论

罗马医学史上最重要的一位人物希腊医师和作家盖伦(Claudius Galenus)认同希波克拉底关于脑的观点,并进行了实验证明。盖伦分别对动物脑和心脏进行夹捏实验,发现夹捏心脏时,动物表现呼吸急促,四肢挣扎;而夹捏大脑时,动物很快出现昏迷,进入无意识状态,失去全身各种有意识的活动,他得出结论:感觉思维和随意运动由脑产生。盖伦的实验证明了是"脑思"而非"心思"。盖伦解剖了绵羊的大脑和后端的小脑以及中间迷宫一样的脑室,发现脑室里充满了水样物质并包围着脑和脊髓,它会不断吸收和产生,且在不断循环中。他认为体液通过神经到达脑室,形成了当时的"脑室中心论"。现在我们知道,脑室中的液体是脑脊液,它不过就是含少许盐、糖和某些蛋白。它的成分也会受脑部疾病变化的影响,通过腰穿取样,可以协助诊断疾病,而非"灵魂之泉"。盖伦认为大脑是感觉的接收装置,小脑支配肌肉。那时的人们认为:感知被大脑记录,运动被大脑启动。盖伦有关脑室中心论的观点延续了近 1 500 年。直到终结者维萨留斯(Andreas Vesalius)出现。

四、文艺复兴时期——奠定了人体解剖学的基础

在中世纪,由于宗教的束缚,解剖被视为禁忌,医学发展停滞不前。虽然欧洲已经有医学院和综合大学的医科专业,但讲授的是空头理论,医学再度回到魔法和法术之中。文艺复兴解放了人们的思想,人们开始摆脱中世纪的愚昧和桎梏,提倡对自然进行系统观察和思索,近代医学开始萌芽。我们都知道列奥纳多·迪·皮耶罗·达·芬奇(Leonardo Di Ser Piero Da Vinci)是文艺复兴时期的三杰之一,他涉猎的领域有绘画、雕塑、建筑、科学、音乐、数学、解剖、天文等,你一定知道他著名的画作《蒙娜丽莎》《最后的晚餐》,可你知道他还画过脑室吗?他最早画的脑室是 3 个,通过给牛脑室灌注蜡模,发现了侧脑室。而文艺复兴时期对医学发展贡献最大的是维萨留斯。

维萨留斯是人体解剖的创始人,比利时著名解剖学家兼医生。维萨里出生于布鲁塞尔的一个医学世家,1533 年进入巴黎大学就读医学。他学习盖伦的医学理论,对解剖学发生兴趣,毕业后他去帕尔瓦多教授外科和解剖学。维萨留斯不拘泥于书本知识,亲自解剖、观察人体构造,创立了当时少见的理论联系实际的生动教学局面。1543 年维萨留斯编写了《人体之构造》一书,当时他年仅 30 岁。该书详细展现了脑室、颅神经、垂体、脑膜、眼睛、脑及脊髓的血供、周围神经的图像,基本完成了今天神经解剖教科书对脑的描述,开

创了神经解剖学。但是维萨留斯当时对交感和副交感神经起源的描述是错误的。此外，维萨留斯还坚持认为脑室与智力没有明显关系，这种观点在当时算是离经叛道，但确实是真知灼见，被后人证实。

五、17—18 世纪——近代神经病学的诞生

(一) 神经病学奠基人

托马斯·威利斯(Thomas Willis)是 17 世纪英国著名的神经解剖学家。1664 年出版了他的《大脑解剖》，书中详细描述了大脑的解剖结构和功能。1667 年又出版了《大脑病理》，讨论了脑的生理、解剖、化学和临床神经学，发现了脑基底部的血管环。我们今天在脑 CTA、MRA 或 DSA 上看到的"威利斯环"就是 350 多年前由他描述的。威利斯一生对神经病学的贡献卓著，不仅提出了一些脑功能的概念，同时对定位和反射有了初步的定义。他开始使用英文名词"neurology"。威利斯被认为是神经病学真正意义上的奠基者。

(二) 神经电生理的诞生

意大利医生加尔瓦尼(Luigi Galvani)生于意大利博洛尼亚，1759 年获得医学和哲学学位。毕业后在大学任教。他于 1786 年发现蛙腿在起电机放电时出现收缩，1791 年他又设计了青蛙的神经肌肉装置，发现蛙腿收缩是由于神经肌肉组织呈现瞬间电流的缘故。经过多年的实验测试，他得出结论：动物组织含有"动物电"，被视为电生理学发展的起点。当时许多学者对加尔瓦尼的观点持不同意见，直到 19 世纪中叶被誉为神经电生理学之父的德国生物学家雷蒙德(Emil DuBois-Reymond)再次证明神经受到电刺激，会引起肌肉颤动，同时脑本身也能产生电流。刺激沿神经冲动方向产生电位变化，证实了神经动作电位、静息电位及运动神经离心传导，感觉神经向心传导的电生理特性。这一发现取代了神经通过液体流动而与脑联系的观点。德国物理学家、生理学家赫尔姆霍兹(Helmholtz)在 1850 年测定了神经传导速度，进一步证明了神经细胞之间是靠电信号传递的。

六、19—20 世纪之交——神经科学萌芽、发育的重要阶段

(一) 神经元学说的确立

1. 神经细胞染色

我们知道神经系统主要包括两大类细胞：神经元和神经胶质细胞。在人脑中大约有1 000 亿个神经元，而神经胶质细胞数量是神经元的 10—50 倍。神经元的发现得益于两种技术的发明：显微术和细胞染色法。19 世纪后期德国神经病理学家尼斯尔(Franz Nissl)发明了一种细胞染色方法，后人称为尼氏染色法(Nissl stain)。尼氏染色中尼氏体清晰可见，胞核、胞仁也非常清晰。在生理情况下，尼氏体大而数量多，反应细胞合成蛋白质能力强，在神经元损伤时，尼氏体数量减少甚至消失。所以可以通过尼氏染色观察神经元的大致结构，了解神经元是否有损伤。但尼氏染色仅能将细胞核和核周部分染色，无法

看清细胞轮廓及细胞之间的关联,如此也就无法研究神经细胞之间的关系。意大利杰出的神经组织学家、神经解剖学家、神经病理学家高尔基(Camillo Golgi)在帕维尔大学执教期间,致力于寻找新的染色技术。虽然当时已有组织固定,苏木精染色,但这些方法不能满足研究复杂神经系统的要求。1873 年,他创立了著名的铬酸盐—硝酸银染色方法,后称高尔基染色法(Golgi stain),能将神经元染黑,此时人们在显微镜下才看到神经元和神经胶质细胞。此后,高尔基还发现脑和脊髓的细微构造及细胞中的高尔基体,并发现了大脑中的海马体—大脑存储记忆的重要区域。当时高尔基认为神经细胞之间原生质相通,是一种合胞体的网状结构。与高尔基同时代的西班牙神经解剖学家、神经组织学家卡哈尔(Ramn Cajal),从马德里大学毕业后,受高尔基启发创建了还原硝酸银染色法,能显示最细的神经末梢。此法可用于研究胚胎和幼小动物脑和脊髓神经细胞的微细结构以及细胞间的连接、关系。经过大量系统的研究,卡哈尔认为神经细胞都是独立的,细胞间没有原生质联系仅有接触,神经细胞终端可以围绕下一个细胞但不融入其中。他发现小脑 Purkinje 细胞消失后,原与其相连的细胞继续存在,也证明每一个神经元都是独立的。19 世纪 80 年代他提供了很多证据,证明神经细胞是神经系统的基本结构单位。卡哈尔提出神经元的极性:神经细胞轴突末端以不同的形态与其他神经细胞接触,由树突和胞体接收信息,通过轴突传出信号至末梢,阐明神经细胞之间的关系,对神经元学说的确立做出了重大贡献。为此高尔基和卡哈尔分享了 1906 年的诺贝尔生理学或医学奖。他们开创了神经系统微观研究的先河,自此后神经科学技术取得突飞猛进的发展。

2. 施旺氏细胞

西奥多·施旺(Theodor Schwann)是德国生理学家,末梢神经施旺氏细胞的发现者。1839 年发表了代表性的著作《关于动植物结构和生长一致性的显微研究》。阐述细胞是构成动物的基本单位,动物细胞基本构成大体相同。动物和植物一样也是由细胞组成的;植物细胞和动物细胞都含有细胞膜、细胞内含物和细胞核。施旺是细胞学说的创立者之一。

(二)脑区功能定位的初现——人类用左脑说话

19 世纪中期,科学家们意识到不同脑区的功能差异。1870 年德国生理学家弗里奇(Fritsch)和精神病学家希奇格(Hitzig)利用高级动物大脑皮层切除法,研究脑功能定位。以布罗卡(Pierre Paul Broca)为代表的临床学者开始了对人类脑区定位功能的探索。布罗卡发现一个患者能理解别人的语言,自己却无法正确发音。1861 年当这个患者去世后,布罗卡仔细解剖了他的大脑,发现左额叶下部区域有损伤,经过更多病例资料的积累,布罗卡提出人脑语言中枢在左侧额下回后部。为了纪念布罗卡,大脑半球这个区就命名为 Broca 区,这样的失语被称为运动性失语,也叫 Broca 失语。随后德国神经病及精神病学家卡尔·韦尼克(Carl Wernicke)在 1874 年提出一种新型失语症。此病的患者能够滔滔不绝的讲话,但语无伦次,不能理解语言的含义,甚至包括他自己讲话的内容。韦尼克指出病变部位在左颞叶后部。此种病症今天我们称为感觉性失语或 Wernicke 失语。不管是运动性失语还是感觉性失语,均出现在左侧大脑半球损伤时,看来人类是用左侧大脑控制讲话的。还有一个著名的患者盖奇(Phineas P. Gage),25 岁的盖奇是一名铁路筑路领班,他为人风趣、睿智、勤劳、有责任感。1848 年 9 月 13 日,施工时炸药意外爆炸,铁夯从其左眼下方穿过头骨,破坏了其大部分前额叶皮层,但他并没有丧失意识并奇迹般地活下来。盖奇仍能讲话、走路,严重的脑损伤似乎对他没有什么影响。康复后,盖奇回到工地,工友们发现,他的性格发生了巨大改变,他变得粗俗无礼、冲动缺乏耐心、顽固任性、反复无常,不再能胜任领班的工作,后来终于被辞退。之后盖奇换了一个又一个工作,他的朋友说他再也不是以前那个盖奇了。13 年后盖奇死于癫痫。他的颅骨被保存在哈佛大学医学博物馆。他的意外脑损伤,没能影响他的运动及语言功能,但却改变了他的性格甚至人格,当然他还患了外伤后癫痫,这都是前额叶皮层损伤的结果。不同脑区损害产生不同认知功能缺损,有的干预了语言的表达(Broca 失语);有的影响了对语言的理解(Wernicke 失语);有些脑区损伤影响了视觉或形状知觉;也有干预记忆储存或随意运动,这些发现使人类对脑功能定位有了进一步的认识。

(三)条件反射的发现

巴甫洛夫,(Ivan Petrovich Pavlov),俄国生理学家、心理学家、医师、高级神经活动生理学的奠基人、条件反射理论的构建者,诺贝尔生理学或医学奖获得者。1903 年以后巴甫洛夫用 30 年致力于高级神经活动的研究,他的第二信号系统论,即人对外部世界直接影响产生的反应(第一信号系统),会引起人脑高级神经活动发生重大变化。这对以后认识神经科学的萌芽产生深远的影响,为记忆、学习研究奠定了基础。

人类大脑由于结构和功能的复杂性,使人们对它的研究远远落后于其他学科领域。19 世纪科学家们走过了从微观的细胞染色、神经细胞电活动的观察到宏观大脑功能区的初步认识,开始神经科学萌芽、发育的重要阶段。1872 年第一个神经病学学会在美国成立,开启了现代神经病学的里程。我国于 1952 年成立中华医学会神经精神科分会。

七、20 世纪——现代神经病学快速发展

(一)神经突触概念提出

通过细胞染色人们对神经细胞的形态和细胞之间的接触有了直观的了解,神经电生理学家的研究,也证实了神经细胞的生物电特性。新的问题是,神经细胞之间只有电信号一种传递方式吗?雷蒙德认为神经细胞之间可能存在着空隙,除电子传递方式外,也可能有化学传递越过神经细胞之间的空隙。但当时他没有拿出确凿的证据,因此他的化学传递主张很快被人们遗忘。可是总有一些事实与单一的电传递假说相驳,英国生理学家查尔斯·斯科特·谢灵顿(Charles Scott Sherrington)在研究中发现无法用单一电信号解释的现象:(1)电子传递是无方向性的,但从未观察到导致反方向的动作电位;(2)神经传

递既有抑制性也有兴奋性,由电位改变的传递方式不可能两者同时存在;(3)信息在细胞之间传递总有明显的延迟现象,无法解释。有鉴于此,就正式提出"突触"这个名词与概念。他认为突触是神经细胞之间相互传递信息的一个调控关键,而且很有可能是通过化学方式进行调控。谢灵顿主要从事神经系统结构和功能的研究,他首先发现支配肌肉的神经是由感觉神经纤维将兴奋传至大脑,大脑做出反应决定肌肉的紧张度。他在1906年出版了论著《神经系统的整合作用》,介绍了他的一些重要的研究成果。由于谢灵顿在研究神经系统功能上的杰出贡献,他获得了1932年的诺贝尔生理学或医学奖。

(二)中枢神经递质乙酰胆碱的发现

尽管谢灵顿和雷蒙德二人提出了神经元之间可能有"突触"存在,神经细胞之间可能通过化学物质传递信号,但是,直到奥地利—德国—美国药理学家勒维(Otto Loewei)发现了第一个神经递质——乙酰胆碱,才真正证实了突触的存在和化学递质在神经信号传递中的重要位置。这个被后人传为佳话的发现始于1921年的复活节之夜。这天夜里勒维进入梦乡,关于神经细胞之间如何传递信息的问题已经困扰他20年之久。正所谓"日有所思,夜有所梦",他梦到解决这个问题的方法,猛然醒来匆匆记在纸上,然后倒头又睡。第二天醒来后他拿起那张纸竟一个字也认不出,实在是太潦草了。勒维在后来回忆时说,那是他一生中最沮丧的一天。没想到,第二天晚上他又做了同样的梦,这次他不敢大意,立刻起身去实验室。勒维取出两颗蛙心,然后把依然跳动的心脏分别放在两个盛有生理盐水的烧杯中,通过电流刺激一颗带有迷走神经的心脏,使其心率变慢,然后取出变慢心脏的灌注液,施加给另一颗未被刺激迷走神经的心脏,结果发现,另一颗心跳也变慢了。由此可知,一定是第一颗心脏受刺激后产生了某些化学物质(乙酰胆碱)流入心脏灌注液中,当把它们施加给第二颗心脏时,才使其心跳变慢。这个实验证实了化学突触的存在,也让勒维获得了1936年的诺贝尔生理学或医学奖。这大概是最"轻松"拿到诺奖的学者吧。直到1954年,电子显微镜的应用,突触才第一次被肉眼观察到。

(三)神经电生理学蓬勃发展

1. 神经控制肌肉收缩的机制——神经细胞不再平凡

在神经元学说和突触概念引导下,随着电子技术的进步,阴极射线示波器、电子管放大器的相继发明,人们开始从细胞水平和细胞内化学变化的角度来认识大脑。赫尔姆霍兹在1850年测定了神经传导速度,德国生理学家伯恩斯坦(J. Betnstein),在1902年提出神经元膜学说,即神经细胞和肌肉细胞等细胞膜是半透明膜,只允许细胞内某种阳离子透出,于是产生了细胞内负电,细胞外正电的双电层。在两位学者工作的基础上,人们逐渐认识到神经元兴奋是细胞膜去极化与复极化的反复进行。英国生理学家和细胞生物学家霍奇金(Alan Lloyd Hodgkin)同英国生理学家赫胥黎(Andrew Fidlding Huxley)完整探明神经细胞轴突脂膜表面发生化学兴奋的本质是动作电位的产生,并进一步探明了神经冲动的离子理论。对神经冲动传导,神经突触传递做出重要贡献。澳大利亚神经生理学家埃克尔斯(John Carew Eccles)发现兴奋性和抑制性突触传递诱发的化学反应。他们的贡献揭示了神经信号控制肌肉收缩的机制，并共同分享了 1963 年的诺贝尔生理学或医学奖。

在获得突触这项神器之后，这些具备电位变化和化学递质传递技能的细胞正式成为"神经细胞"。神经细胞从此不再平凡，开始拥有操控其他细胞的能力。它可以操控另一个神经细胞，也可以控制非神经细胞。比如大脑皮层的运动神经元的轴突，联结到脊髓前角细胞，它把神经冲动传递到脊髓前角细胞的下运动神经元，它操控了另一个神经元。而前角细胞的神经元又与肌肉细胞联结，通过释放神经递质到神经肌肉突触间隙，操纵肌肉的运动。神经细胞彼此相连，形成了中枢神经系统。而其他肌肉、骨骼等只能听从于神经系统的命令。

2. 离子通道的鉴定和离子通道病——成药开发的靶点

离子通道是细胞膜上具有特殊功能的跨膜蛋白质，由于带电的离子不能自由通过磷脂双分子层，只能通过细胞膜上的离子通道进行转运。因此，离子通道在生物的生命活动中起到至关重要的作用。德国生理学家内尔(Erwin Neher)和萨克曼(Bert Sakmann)经过 13 年的艰辛探索，终于在电压钳技术的基础上，发展了膜片钳技术，证明离子通道存在，阐明了离子通道控制正负离子通行的机制，1991 年共享诺贝尔生理学或医学奖。目前研究的主要离子有钾、钠、氯、钙离子通道，1998 年在解析了其中的钾离子通道三维结构后，人们逐渐开始阐明离子通道蛋白是怎样在分子水平工作的，对由基因突变引起的离子通道病也逐渐认识。比如钾离子通道病有良性家族性新生儿惊厥、1-型发作性共济失调、癫痫等。钠离子通道病有正常和部分低钾型周期性麻痹、先天性肌无力等。钙离子通道病有低钾型周期性麻痹、家族性偏瘫型偏头痛、Lambert-Eaton 肌无力综合征、癫痫等。离子通道是第二大成药开发的靶点，在神经及心血管疾病的药物研发中占有重要的位置。

（四）神经心理学和认知神经科学诞生

20 世纪初爆发的两次世界大战为人类研究自身大脑提供了许多机会，很多大脑受弹伤的士兵资料被整理出来，神经心理学就是在这样的背景下诞生的。苏联学者，神经心理学创始人鲁利亚(Alexander Romanovich Luria)在 1973 年发表专著《神经心理学原理》，标志着这一学科的建立。然而一直到 80 年代中期，研究的方法还限于临床神经病或神经外科检查、神经心理测验以及尸体病理解剖检查。80 年代后期，由于 CT 应用于临床诊断和研究，可以更精确地确定脑损伤的位置和性质，使人脑及认知的研究向前迈了一大步。然而 CT 无法研究和探索正常人脑功能活动。随后 PET 和 FMRI(functional magnetic resonance imaging，功能核磁共振成像)技术的发明，发展了脑功能认知研究的理论，美国 1992 年出版了《认识神经科学》专著，标志着认知神经科学的产生。

（五）分子遗传学和发育生物学革命

20 世纪最大的突破是利用分子遗传学手段，研究神经发育和神经元信号传输。孟德尔(Gregor Johann Mendel)被公认为现代遗传学之父,他通过对豌豆的杂交实验,发现生物遗传因子控制生物的遗传性状,形成今天科学遗传学的基础。克里克(Francis Harry Compton Crick)和沃森(James Dewey Watson)一同发现了脱氧核糖酸(DNA)的双螺旋结构,并提出 DNA 复制、转录、翻译的遗传学中心法则,使遗传学进入了分子遗传学时期。人类基因组计划的实施奠定了现代分子遗传学基础,科学家们通过转基因、基因敲除等染色体工程技术,制备了基因过度复制、突变、染色体缺失等动物模型。人们以此为工具识别了阿尔茨海默氏病、帕金森综合征、肌萎缩侧索硬化、亨廷顿病等 50 多种遗传性疾病的病变基因。神经发育的基本步骤在逐步理清,包括神经系统的诱导、神经细胞分化、突起的走向、神经元的存活和凋亡等。发现了许多诱导神经发育的分子,如神经生长因子(NGF)、脑源性神经生长因子(BDNF)、睫状神经营养因子(CNTF)、胶质细胞源性神经生长因子(GDNF)、成纤维细胞生长因子(FGF)以及神经干细胞,可以为最终推翻"中枢神经细胞损伤后不能修复和再生"的论断提供理论依据,为神经再生和脑组织再造提供了前所未有的机遇。

20 世纪世界各国都意识到人类的未来在于对大脑的认识和开发,美国首先提出 20 世纪最后十年为"脑的十年",各国都加大了对脑(神经)科学研究的投入,取得了丰硕的成果,为 21 世纪神经科学大发展打下了基础。

第二节　神经系统疾病诊断技术的起源和发展

一、神经电生理

电生理学是研究生物电的发生机制、条件以及机体的内外环境中各种变化对这些生物电的影响,生物电与机体功能之间的内在联系,同时也研究电、磁对机体的作用及机制。

(一)脑电图的发明和应用

脑电图是脑生物电活动的检查技术,通过测定自发的、有节律的生物电活动,了解脑功能状态,是证实癫痫和其分类最客观的手段。加尔瓦尼在 1791 年发现肌肉收缩时有电流发生。那么脑在活动时是否也有电流产生呢?首先在家兔和猴脑记录到直流电位的是英国的外科医生卡顿(R. Gaton),此后世界各地相继有科学家记录到神经电流活动。首次发现并精确记录人脑电活动的是德国精神科医师伯格(Hans Berger)。伯格 1897 年从 Jana 大学医学院毕业后在宾斯旺格(Otto Binswanger,是白质脑病的发现者)的大学精神科诊所做助手。1929 年伯格发表了第一篇人类脑电图文章,并命名为脑电图。为了完善脑电图记录,伯格在他儿子克鲁兹头上做了 73 次脑电图,在自己头上做了 56 次脑电图,并相继发表了 14 篇脑电图文章,涉及正常人、癫痫患者、脑瘤患者和其他精神疾病患者的脑电图。这种执着奉献的精神促成了他成为脑电图之父。

虽然伯格能记录脑电波,但他无法解释这些电信号的机理,直到 1934 年,英国生理学家艾德里安(Edgar Douglas Adrian)证实了伯格的观察,脑电图才受到关注。特别是1936 年吉布斯(F. A. Gibbs)、戴维斯(H. Davis)和雷诺克斯(W. G. Lennox)等哈佛学派在癫痫小发作患者的大脑记录到 3 赫兹棘慢综合波以后,癫痫脑电图的研究有了迅速的发展,在 1937 年巴黎的一个心理学会议上脑电图终于被承认和接受。

最初的脑电图机没有一定的规格,主要有记纹鼓、电磁示波器、墨水笔记录等,也只能记录 1—2 导程的现象。现在脑电生理检测技术已形成了一整套可以彩色直观显示、自动快速进行频谱及功率谱定量分析、时空定位、自动打印成像、大容量储存、无纸描记及 24 小时有线或无线长期监测、较强的抗干扰装置等完整监测系统。

1945 年第一届国际脑电图会议在伦敦召开,1949 年第二届国际脑电图会议在巴黎召开,并成立国际脑电图学会联盟。1949 年创刊《脑电图学和临床生理学杂志》。1951 年我国南京精神病院首次引进脑电图仪,描记出国内第一份癫痫患者的脑电图。1955 年协和医院成立脑电图室,两年后成立培训班。现在国内综合性医院都有脑电图、脑地形图、脑诱发电位、脑磁图检查等。脑电图主要应用于癫痫的诊断、分类、病灶定位及治疗随访;也用于脑炎、中毒性代谢性脑病的辅助诊断。脑电图及脑诱发电位检查也是判断脑死亡的主要依据。脑干诱发电位对多发性硬化有辅助诊断作用。

(二) 肌电图(Electromyography,EMG)

肌电图是研究肌肉静息和随意收缩及周围神经受刺激时的各种电特性的一门科学。广义肌电图包括常规 EMG、神经传导速度、重复神经电刺激、运动单位计数、单纤维 EMG 及巨 EMG。1929 年英国生理学家艾德里安用同心针电极并借助示波器首创了感觉及运动性单个神经纤维插入和记录技术,并发现感觉性轴突的感觉与神经冲动频率的简单相关性,他因此与谢灵顿共摘 1932 年诺贝尔生理学或医学奖桂冠。加之 1928 年普雷斯特(Pester)第一个分析了患者肌肉动作电位,研究了周围神经损伤、脊髓灰质炎的肌电图,使肌电图检查技术得到了突飞猛进的发展。霍德斯(Hodes)1948 年测定了运动单位的传导速度;道森(Dawson)1949 年测定了感觉神经传导速度以及反射机能。20 世纪 60 年代后,肌电图已经广泛的用于临床及科学研究领域。我国最早研究肌电图是在 20 世纪 30 年代至 40 年代,冯德培教授研究神经肌肉接头传递的肌电图变化。肌电图主要用于肌源性、神经源性疾病的鉴别,如肌炎与进行性脊肌萎缩鉴别;重症肌无力和副肿瘤综合征鉴别;病变阶段性定位,如腕管综合征,等等。

二、腰椎穿刺术和脑脊液检查

腰椎穿刺术起源于 19 世纪。德国医生奎肯(Heinirich Quincke)开始实施腰椎穿刺术时,单纯是为了缓解脑积水患者头疼的症状。1891 年奎肯为一名 21 岁男子行腰椎穿刺,放出适量脑脊液,挽救了该患者生命。不久他意识到腰穿检查脑脊液的诊断价值,而使其成为一种诊断的新工具。许多神经系统疾病使脑脊液的生理、生化特性发生了改变,特别是中枢神经系统感染如脑炎、脑膜炎。脑脊液检查不仅可以进行常规和生化检查,还可以行脑脊液细胞学检查，发现中枢神经系统细菌、真菌及肿瘤细胞等；也可行脑脊液中的蛋白电泳、寡克隆带检测；还可以行病原学检查。腰穿后脑脊液检测已经广泛用于中枢神经系统感染性疾病、脱髓鞘性疾病、颅内转移瘤等疾病的诊断和鉴别诊断。

三、放射诊断技术

在 CT 发明以前，神经科疾病主要是根据神经系统查体，进行定位诊断。比如 babinski 征阳性，我们就会判断是上运动神经元损伤；又根据是左侧还是右侧肢体的感觉或运动障碍来判断病灶是在大脑或脊髓哪一侧；再根据脑功能定位原则大致判断病变部位；根据发病缓急，有否感染史等判断病变性质。对神经疾病的诊断费时、费力，重要的是误诊率高。在脑手术上基本就是开颅探查。1979 年英国工程师豪斯菲尔德（Godfrey Newbold Hounsfield）发明了 CT，这是临床神经病学检查技术的里程碑，使人类第一次观察到活体脑内不同部位的结构、正常及异常时的改变，使神经内、外科医生对神经系统疾病的诊断从推理、分析到直观判断，大大提高了疾病诊断水平、手术治疗的精准性。美国科学家劳特布尔（Paul Lauterbur）和英国科学家曼斯菲尔德（Peter Mansfield）分享了 2003 年诺贝尔生理学或医学奖，因为他们在核磁共振成像技术上的贡献。磁共振比 CT 更清楚观察到中枢神经系统结构和病变，比如弥散加权像能够显示急性缺血超早期病灶，这有助于选择恰当的治疗手段，极大改善患者预后。磁共振对脊髓病的诊断，是 CT 无法替代的技术。功能磁共振的应用，对神秘大脑的认识逐渐深入。数字减影血管造影（DSA），可以判断颅内血管的病变，如动脉硬化狭窄、动脉瘤、动静脉畸形等。血管内治疗也是 DSA 独有的功能，动脉瘤的填塞、血管内支架治疗、脑血管内取栓等。

第三节　神经疾病的认识历程

神经病学的发展凝聚着世代科学家的心血和患者的奉献。通过对疾病的认知过程，我们看到了历代神经病学家的付出和努力。据记载 3 700 年前古埃及医者印何阗记录过 48 例士兵的伤情和治疗情况，描述了颅缝、脑膜、偏瘫等术语和症状。尽管那时的"治疗"以魔术和符咒为主，但已开启了对神经病学的最初的认识。而古希腊时期希波克拉底已认识到脑与神智的联系，并通过钻颅术治疗癫痫、头疼等脑部疾病。直到 1664 年威利斯出版了《大脑解剖》，19 世纪中期通过对损伤大脑的研究，人类对大脑功能和定位才有了初步的认识，开启了近代神经病学。

现代神经病学的开创人是法国神经病学家夏科特（Jean-Martin Charcot）。夏科特 1825 年出生于巴黎，1853 年获巴黎大学医学博士学位，早年潜心于风湿症、痛风、老年病的研究，1862 年在拉萨尔帕蒂里尔医院开始神经病临床研究。1882 年建立首个欧洲神经科病房、门诊、病理学及常规实验室，他首先把临床和病理检查结合，诊断疾病。夏科特对医学的贡献包括对多发硬化、肌萎缩侧索硬化症、关节病、脊髓病以及催眠术治疗癔症患者等方面的研究。此外他对教学有极大的热情，世界各地的医生都来听他的临床讲座，著名心理学家弗洛伊德也专程去巴黎听他讲课。今日我们熟知的帕金森病就是当时夏科特医生命名的,通过对一些疾病的认识、诊断、治疗的不断完善,让我们来认识神经病学的发展历程。

一、帕金森病

对帕金森病的认知已经走过 200 年的路程,随着人类寿命的延长,这种神经系统退行性疾病也在逐年增多,目前患者约占全球人口的 1%。英国医生帕金森(James Parkinson)在 1817 年对 6 位患者的症状进行了详细的观察,包括静止性震颤、运动迟缓和姿势步态异常等,称其为"震颤麻痹",发表了《An Essay on the Shaking Palsy》。在当时并未引起广泛关注,直到 60 年后(1877)夏科特医生将该病以发现者帕金森医生的名字命名为帕金森病(Parkinsion disease,PD)才被广为认知。尽管当时医生们尝试用各种方法治疗此病,但效果不佳,直到 1867 年,夏科特医生的学生德国神经科医师奥登斯坦(Leopold Ordenstein)发现这类患者表现流涎等副交感神经兴奋的症状,对症给予颠茄生物碱治疗,使部分患者症状有所减轻。目前临床使用的盐酸苯海索即是此类药物的代表,成为此后 100 年治疗帕金森的主要药物,沿用至今。但究竟大脑出了什么问题才使人僵硬、行动迟缓,走起路来慌张不稳,安静休息时手又有节奏的震颤呢?

瑞典神经药理学家卡尔森(Arvid Carlsson)发现了多巴胺并证明其是大脑中重要的神经递质。卡尔森在 20 世纪 50 年代后期发明了一种高敏感性测定多巴胺的方法,发现多巴胺集中于脑部基底核,基底核是脑控制运动机能的重要部位。卡尔森在实验中利用"利血平"来降低实验动物脑内神经递质的浓度,使受试动物丧失自主运动的能力,但当给予左旋多巴治疗后,受试动物的运动能力又得到了恢复。他的创举推动了帕金森病发病生化机制的阐明,并带来帕金森病治疗上的重大突破——多巴胺替代治疗。多巴胺替代治疗是改善 PD 症状最有效的方法,极大地提高了患者的生活质量,卡尔森因确定多巴胺为脑内信息传递者的角色,而赢得了 2000 年的诺贝尔生理学或医学奖。

多巴胺神经递质具有很多重要的功能,不但对运动控制起重要作用,如能改善 PD 患者的各项运动障碍,还传递兴奋及开心的信息。此外,多巴胺也与各种上瘾行为有关。大脑中多巴胺浓度升高,就能让人兴奋,开心有一种幸福感。多巴胺带来的激情会给人一种错觉,爱会永远狂热。不幸的是,我们的大脑无法一直承受这种刺激,多巴胺的强烈分泌可能会很快代谢,也可能维持 3—4 年,随着多巴胺的减少,激情也会归于平淡。另外,中脑边缘多巴胺系统与药物成瘾包括阿片、可卡因、安非他命和乙醇等造成的精神运动效应以及奖励机制的控制有关。此外多巴胺在学习记忆及脑老化中都扮演了重要角色。

基于大脑基底节区多巴胺神经递质对帕金森病的影响,人们近年开发了大量的治疗药物,比如替代多巴胺递质的美多巴、息宁;阻止多巴胺降解的单胺氧化酶 β 抑制剂司来吉兰;多巴胺受体激动剂普拉克索、罗匹尼罗;恢复乙酰胆碱与多巴胺递质平衡的安坦,等等。本质上讲这些药物是治标不治本,他们仅能改善帕金森患者的生活质量,但不能治愈帕金森病,甚至不能延缓该病的进展。也就是说 PD 的病因和发病机制至今仍未彻底明确。针对病因和发病机制的探索一直没有停歇。

(一)病因及发病机制的探索

1. 基因变异——遗传性帕金森病

20世纪90年代,戈尔贝(Larry Golbe)首先报道了来自意大利的帕金森病大家系,四代60多患者,呈常染色体显性遗传,后发现致病基因在4号染色体。随后近20年发现了更多的基因突变,继续寻找相关基因是了解其发病机制的重要途径。此外针对基因变异的靶向药物开发,也提高了治疗的精准性。GBA1基因突变是帕金森病的最常见遗传危险因素,GBA1突变导致产生畸形的GCase酶,使得有毒蛋白在产生多巴胺的神经元内积聚,随着这个神经元群体死亡,患者就会出现震颤、运动缓慢等症状。尽管给予多巴胺替代治疗能缓解症状,但没有任何方法可以阻止或减缓这种疾病。而针对GBA1开发药物,起到稳定化GCase并限制其有害作用。这也是基因治疗的一种方式。巴布拉(Lena F. Burbulla)等来自美国西北大学的研究人员,开发了一系列新的可稳定化和扩大正常GCase的化学激活剂,针对这种基因变异。

2. 帕金森病的起源——肠道还是大脑

来自丹麦奥尔胡斯大学医院的研究认为,近年PD发病起源的热点有两种亚型:肠道优先型,即肠道自主神经系统损害优先于大脑;反之,大脑明显损害优先于肠道周围自主神经。因此针对肠道干预措施仅对某些肠道优先型PD患者有效。德丝贾丁斯(Michel Desjardins)首先发现小鼠肠道革兰氏阴性菌感染可诱发Pink1 -/- mice小鼠脑黑质内多巴胺神经元减少,并产生运动障碍等PD样改变,补充左旋多巴后症状恢复。在分子层面揭示了肠道菌群与神经变性病的关联。也有学者发现常用口服抗生素会增加PD发病风险。

3. 其他病因及发病机制探索

丹麦学者研究发现,免疫细胞表面CD163受体,迁移到脑内有助于清除大脑内α-突触核蛋白积累,未来有可能开发出药物调节免疫系统,至少减缓PD患者大脑神经元退化。来自伦敦国王学院的研究人员发现,PD患者在发现症状之前很多年,大脑中的化学物质血清素系统就出现了预警信号,这一研究可开发出早期筛查工具,识别最危险的人群。

(二)治疗方法探索

从100多年前的胆碱酯酶抑制剂盐酸苯海索,到左旋多巴替代治疗,再到近年开发的多巴胺受体激动剂等各种药物的开发,确实改善了该类患者的生活质量。人类还在不断探索副作用小、效果持久的各种治疗方法,如神经干细胞移植治疗、自体重编程细胞移植治疗、胎脑黑质移植治疗等,当然还有伦理等需要解决的问题。康复治疗对任何患者都是适用的。随着对PD病因及发病机制认识的深入,相信针对性的精准个体化治疗会更有效的预防和改善疾病的预后。

二、重症肌无力

重症肌无力是临床表现为骨骼肌极易疲劳,活动后加重,休息和应用乙酰胆碱酯酶抑制剂治疗后症状减轻的一种神经肌肉接头传递障碍的获得性自身免疫性疾病。

1672 年英国医生威尔斯(Thomas Wills)描述了一例肢体及延髓肌极度无力患者,1878 年威尔亨梅布(Wilhem Erb)、1893 年金佛兰(Goldflam)更详细地阐述了肌无力患者的主要临床表现即肌疲劳波动性特点,称为 Erb-Goldflam syndrome。1895 年乔利(Jolly)通过重复刺激运动神经复制出肌无力的表现,并首次命名这种肌无力为"重症肌无力"(myasthenia gravis,MG)沿用至今。1973 年帕特里克(Patrick)和林德斯特罗姆(Lindstrom)证实神经肌肉突触后膜的乙酰胆碱受体(Acetylcholine receptor,AChR)的自身免疫作用,导致 MG 的发生。自此揭示了 MG 发病的自身免疫机制。但引起自身免疫应答的环节并不清楚。1966 年卡斯尔曼(Castleman)首先详尽描述了 MG 患者的胸腺病理,在正常和增生的胸腺存在肌样细胞,具有横纹并载有 AChR。当某些病因导致胸腺肌样细胞上 AChR 构型发生变化,使其成为新的抗原,就会刺激免疫系统产生抗 AChR 抗体(Acetylcholine receptor antibody,AChR–Ab)。这种 AChR–Ab 即可作用于胸腺的肌样细胞,也会交叉反应作用骨骼肌突触后膜,破坏 AChR,使其绝对数减少。因此,当连续神经冲动到来时,随着突触间隙乙酰胆碱含量浓度下降,不足以引发可产生肌纤维收缩的动作电位,从而出现临床上易疲劳的肌无力。随着对 MG 发病机制的不断认识,20世纪 50 年代,胆碱酯酶抑剂新斯的明被广泛用于缓解 MG 的波动性肌无力症状。60 年代皮质类固醇及其他免疫抑制剂使用,减少突触后膜 AChR 破坏,使 MG 实际上成为一种可以治疗的疾病。80 年代及 90 年代血浆交换及免疫球蛋白应用抢救肌无力危象,使病死率显著下降。

第四节 展望 21 世纪神经科学和神经病学发展

神经科学和神经病学就像一对孪生兄弟,彼此独立又共同成长。20 世纪神经元学说的确立,使我们在微观层面了解了神经细胞电活动的产生、电信号在突触间隙的传递及传递过程的调控。突触前、突触后及突触间隙对神经电信号、化学信号传递的影响,对脑疾病的细胞和分子层面上发生的变化有了相当深入的了解。在宏观层面上,无创伤脑成像技术的应用,能使科学家及临床医生在无创情况下研究脑不同区域神经元的活动和动态变化。两者结合使人类对脑和神经工作原理、运行机制的认识不断深化。那么我们已经解开大脑的奥秘了吗? 答案并非肯定。神经元在神经系统中不是孤立存在的,它必须通过突触相互连接形成神经回路才能实施某种功能。那么这个中间层次回路中的神经元是如何组合、编码、加工,最终实现功能的? 我们现在仍缺乏对组成神经回路的大群神经元活动同时记录的手段。

2014 年的诺贝尔生理学或医学奖就颁发给研究中间层次神经回路的科学家约翰·

奥基夫(John O' Keefe)、梅·布里特·莫泽(May-Biritt Moser)和爱德华·莫泽(Edvard Moser)。现代的交通我们有北斗、高德地图等多种导航系统，可是你知道大脑里也有导航系统吗？我们如何知道自己的位置？我们怎样从一个地方找到另一个地方？我们如何存储此类信息以便我们下次能找到同一条路？2014年的诺奖得主发现了脑内的定位系统。约翰·奥基夫在20世纪60年代发现海马体中定位细胞产生了大量地图，梅·布里特·莫泽和爱德华·莫泽找到大脑内嗅皮层"网格细胞"，与海马体中定位细胞形成定位系统，是大脑中的GPS。阿尔兹海默病患者的海马体和内嗅皮质在早期阶段容易受到影响，这类人常常迷失方向。他们的研究帮助我们了解这类患者的空间记忆是如何丧失的。这为其他研究开辟了新的途径。

神经心理学家不满足于心理现象的行为主义解释，而寻求心理的脑内过程。苏州大学生物钟研究中心王晗教授团队，在生物钟调节注意力缺陷多动症发病机制的研究上，取得了突破性成果，获得国际同行的好评，《Nature Reviews Neuroscience》进行了专篇评述。2017年的诺贝尔生理学或医学奖授予了在生物钟研究中做出贡献的科学家杰弗里·霍尔(Jeffrey C. Hall)、迈克尔·罗斯巴什(Michael Rosbash)和迈克尔·杨(Michael W. Young)，以表彰他们发现了生物体昼夜节律的分子机制。生物钟一旦紊乱想恢复，大脑需要一周、肝脏及胃肠需要两周。不仅如此，多动症、抑郁症、代谢性疾病、生殖健康等都与生物节律有关。基因突变带来作息异常，但不仅是基因，光照、饮食等环境因素也会影响生物钟变化。生物钟研究将给患者提供更精准的治疗方案，比如调整检查或用药时间，以获得更佳疗效。我国生物钟研究已接近世界前沿。

神经损伤修复和神经重塑是21世纪新的挑战。20世纪中叶以前，人们认为大脑不同于其他组织器官，成年后脑细胞发育停止，即神经细胞不能再生。20世纪60年代，麻省理工学院的约瑟夫·奥尔特曼(Joseph Altman)发现成年哺乳动物大脑内存在新生神经元。1988年洛克菲勒大学费尔南多诺特博姆实验室在禽鸟身上发现类似现象。直到1998年，科学家们第一次在成年死亡癌症患者脑中发现了5-溴脱氧尿苷(BrdU)标记的新生神经元。2013年卡罗林斯卡研究所研究者们也证明了人类大脑海马齿状回中每天能产生700个新生神经元，推翻了大脑不能改变的教条，也打开了神经可塑研究的新篇章。但关于成年神经是否能再生也有不同的声音，加州大学洛杉矶分校的阿图罗·阿尔瓦雷斯·布拉团队2018年在《自然》杂志撰文，显示成人海马区神经再生几乎不可能。那么脑损伤后是否有神经再生呢？2006年加州BUCK老年病研究所格林伯格团队在人类脑梗死标本中发现有新生神经元再生证据，而抑制内源性神经再生导致实验性卒中鼠的预后更差。那么在什么条件下神经再生是可实现的？如何干预神经再生，使其为脑病患者带来希望？这些是21世纪需要解决的关键科学问题。

尽管神经科学及神经病学已经取得了前所未有的成绩，科学家在为已经取得的研究进展欣欣鼓舞的同时，又清楚地意识到对脑功能的认识还存在很多不足。比如学习、记忆、行为和情感的物质基础，脑活动的机制；神经系统退行性疾病如帕金森、阿尔兹海默病的发病机制和有效的预防治疗手段，脑重塑，等等。我们还不知道有什么物质结构比人脑还复杂,人脑还有多大的潜力? 我们还面临着巨大的挑战,但今天迎接挑战的不仅是神经科学及其分支学科的专家,还有来自数学、物理、化学、信息学、计算机学等各个领域的专家,这使得我们距离认识神智、知觉、动作、记忆、注意及情绪的本质就更近了一步。

参考文献:

[1]赫拉利. 人类简史[M].北京:中信出版社,2014.

[2]JOSHUA J M. A ancient history (Encyclopedia) [M]. 2016.

[3]品菲尔德. 语言和脑的机制[J].自然辩证法通讯,1964(3).

[4]WALKER A E. The dawn of neurosurgery [J]. Clin Neurosur, 1959(6).

[5]SHERRINGTON C S. The integrative action of the nervous system [M]. New Haven, CT: Yale University Press, 1906.

[6]ALEXANDER H F. Circumstances influencing Otto Loewi's discovery of chemical transmission in the nervous System [J]. Pflugers Arch, 1971, 325.

[7]GOLDMAN Y E, FRANZINI-ARMSTRONG C, ARMSTRONG C M. Andrew Fielding Huxley (1917 - 2012) [J]. Nature, 2012, 486.

[8]王玢. 切除大脑皮层不同区域对动物高级神经活动的影响[J].北京师范大学学报(自然科学版), 1962(1).

[9]MEDINA J. Brain Rules [M]. Pear Press, 2008.

[10]刘磊,岳文浩. 神经肌电图原理[M].北京:科学出版社,1983.

[11]FREDERICKS J A M, KOEHLER P J. The first lumbar puncture [J]. Journal of the History of the Neurosciences, 1997(2).

[12]HUANG J, ZHONG Z M, et al. Circadian modulation of dopamine levels and dopaminergic neuron development contributes to attention deficiency and hyperactive behavior [J]. Journal of Neuroscience, 2015(6).

[13]吴江. 神经病学[M].北京:人民卫生出版社,2011.

[14]LENA F B, et al. A modulator of wild-type glucocerebrosidase improves pathogenic phenotypes in dopaminergic neuronal models of Parkinson's disease [J]. Science Translational Medicine, 2019 (514).

[15]DIANA M, et al. Intestinal infection triggers Parkinson's disease-like symptoms in Pink1 -/- mice [J]. Nature, 2019.

[16]PATRICK J, LINDSTROM J M. Autoimmune response to acetylcholine receptor [J]. Science, 1973, 180.

[17]CASTLEMAN B, NORRIS E H. The pathology of the thymus gland in myasthenia gravis [J]. Ann NY Acad Sci, 1966, 135.

[18]HOCH W, MCCONVILLE J, HELMS S, et al. Auto-antibodies to the receptor tyrosine kinase MuSK in patients with myasthe nia gravis without acetylcholine receptor antibodies [J]. Nat Med, 2001(7).

[19]GUPTILL J T, SANDERS D B, EVOLI A. Anti-MuSK antibody myas-thenia gravis: clinical findings and response to treatment in two large cohorts [J]. Muscle Nerve, 2011, 44.

[20] EL-SALEM K，YASSIN A，AL-HAYK K，et al. Treatment of MuSK-associated myasthenia gravis [J]. Curr Treat Options Neurol，2014，16.

[21] RICHMAN D P. Antibodies to low density lipoprotein recep-tor-related protein 4 in seronegative myasthenia gravis [J]. Arch Neurol-Chicago，2012，69.

[22] YUMOTO N，KIM N，BURDEN S J. Lrp4 is a retrograde signal for presynaptic differentiation at neuromuscular synapses [J]. Nature，2012，489.

[23] ALTMAN J，DAS G D. Autoradiographic and histological evidence of postnatal hippocampal neurogenesis in rats [J]. J. Comp. Neurol，1965，124.

[24] SORRELLS S F，et al. Human hippocampal neurogenesis drops sharply in children to undetectable levels in adults [J]. Nature，2018，555.

[25] JIN K，WANG X M，XIE L，et al. Evidence for stroke-induced neurogenesis in the human brain [J]. PNAS，2006(8).

[26] JIN K，WANG X M，XIE L，et al. Transgenic ablation of doublecortin-expressing cells suppresses adult neurogenesis and worsens stroke outcome in mice [J]. PNAS，2010(17).

（王晓梅）

第十一章　肿瘤学科发展

井莹莹

编者介绍

上海大学转化医学研究院副研究员、硕士研究生导师。第二军医大学肿瘤学博士，哈佛大学牙医学院博士后。上海市细胞生物学学会会员。主要从事肿瘤微环境对肿瘤发生发展影响及机制研究，承担国家自然科学基金面上项目、青年项目及上海市自然科学基金等课题研究编写肿瘤学相关专著4部，发表论文30余篇并获得上海市科学技术奖、上海市医学科技奖及江苏省科学技术奖等奖项。

肿瘤被认为是一种现代病，是工业社会的产物，与病毒性疾病、老年性疾病并称为"现代医学的三大挑战"。但肿瘤从人类出现的时期就已存在，在古代文献中也留有记录，之所以在现代社会发病率如此高，可能与以下因素有关：

（1）现代人寿命增加。目前人类平均预期寿命超过60岁，但在20世纪初，人类平均预期寿命只有30岁。中世纪古埃及人平均寿命是39岁，而当时人类的平均寿命是远远低于这个文明古国的。早期人类主要死于包括肺结核在内的传染性疾病，而如今癌症则成为人类的主要"杀手"之一。据流行病学统计，大多数肿瘤是年龄增长的必然结果，年龄越大，患肿瘤的风险就越大。

（2）临床诊断水平提高，恶性肿瘤确诊病例增多。影像学技术、内窥镜检查、活检以及组织学和细胞学研究的改进都大大增加了肿瘤确诊病例的数量。直至19个世纪末，结核病都是一种常见的临床诊断，但由于缺少影像学、支气管镜、活检、痰液细胞学等临床辅助手段检测，目前看来其中一些病例实际上很可能是肺癌患者。

（3）接触致癌物（如油、烟草、石棉和辐射）机会增加。随着现代工业的迅速发展及科学的不断进步，大量的致癌物已被明确，还有许多新的化学物质与日俱增，其致癌性还有待研究。因此，现代文明本身就增加了致癌物的数量，从而增加了患肿瘤的风险。

目前，世界上约有1/3的人患有肿瘤，并且有1/4的人死于肿瘤，发病率和死亡率也呈逐年上升趋势。从最初的局部病变到现在的全身性疾病，人类对肿瘤的认识也在不断地更新。

　　肿瘤的定义可以概括为：机体在各种致瘤因子包括遗传、情绪等内因和物理性、化学性等外因作用下，局部组织细胞增生所形成的新生物。根据新生物的细胞特性及对机体的危害性程度，又将肿瘤分为良性肿瘤和恶性肿瘤两大类。来源于上皮组织的恶性肿瘤称为癌，白血病是一种血液系统的恶性肿瘤，所以俗称为血癌。对于间叶组织（包括纤维结缔组织、脂肪、肌肉、脉管、骨和软骨组织等）来源的恶性肿瘤统称为肉瘤。不管是良性肿瘤还是癌和肉瘤，其本质都是细胞无限制的增殖，无法分化为具有功能性的成熟细胞，对机体造成了局部及全身性的损伤。

　　在"谈癌色变"的今天，重视肿瘤治疗固然重要，但也不能忽视肿瘤发展的历史，肿瘤学历史一直在深入塑造着肿瘤治疗的现在及未来。一般来说，对某种特定疾病的认知可以通过以下几种来源获得：可以追溯到数百万年前的动物化石；保存完好的早期人类整体或部分骨骼；通过宗教仪式防腐处理的尸体（如古埃及的木乃伊），或由于偶然的自然灾害在沙子或沼泽中存在的尸体；还有相对较新及较全面的文字资料。根据以上几种资料的相关研究，我们在本章节中将简要回顾有关肿瘤的认识发展历程，并总结肿瘤研究的现状及治疗概况。

第一节　肿瘤学认识发展史

一、肿瘤学认识初萌阶段（15 世纪及以前）

　　对于肿瘤的认识，人们最早期望从恐龙化石中寻找。据报道，一种食肉恐龙的尾巴化石上长有两个椎节，穆迪（Moodie）早在 1918 年就怀疑这是一种恶性肿瘤，但由于恐龙尾巴的特殊作用，不能排除这个团块是由于受伤导致的。埃斯珀（Esper）在 1774 年描述了一只穴居熊股骨的骨肉瘤，但后来也证实是由于骨折未愈合形成的硬结，不是真正意义上的瘤。因此，目前在化石遗迹中并没有发现肿瘤存在的证据。

　　在距今约 45 万年前的中更新世时期，保存下来的直立猿人股骨内侧病变曾一度被认为是肿瘤，但由于这是第一个直立行走的人，其病变更可能是骨化性肌炎。直到古埃及木乃伊的出现，才保留下有关肿瘤的宝贵信息。2800 年前的颅骨经现代 X 线扫描后，发现有多个不规则的病灶，目前最有可能的诊断是多发性骨髓瘤。1825 年，一具女性木乃伊的解剖显示，其卵巢存在广泛病变，并有腹部蔓延，认为是双侧恶性囊腺瘤。1967 年，科学家们对 88 具成人和 55 具儿童古埃及木乃伊进行研究，推测出中东地区可能存在骨损伤病，偶见鼻咽癌和口腔肿瘤，而如今耳、鼻、喉肿瘤发病率在这些国家中仍然比较高。由于诱导肺癌、乳腺癌、大肠癌的致癌物在古埃及并不存在，所以这些常见的肿瘤类型在木乃伊标本中并没有发现。

　　直至距今约 3 500 年前的文字资料出现，才有了关于肿瘤的最早记载。古埃及人以象形文字的形式在草纸上简要记录了当时第一例体表肿瘤资料——乳房肿块；古印度书籍表明，早在公元前 2000—2500 年肿瘤就被正确诊断出来，并认为是无法治愈的。

希腊文明的出现给全世界带来了一种新文化，尤其是医学上的巨大进步。希波克拉底作为古希腊的"医学之父"，首次描述了恶性肿瘤与良性肿瘤的区别，并详细阐述了身体各部位的肿瘤，认为肿瘤是血管隆起，周围伴有炎症。他把处于发展期和发生溃疡的肿瘤命名为karkinos，在希腊语中指有爪样突起、横行侵犯的螃蟹。约47年，古罗马哲学家塞尔苏斯（Celsus，Aulus Cornelius）将karkinos翻译为拉丁文cancer，用以命名癌症。一个世纪之后，罗马皇帝的御医盖伦（Claudius Galenus）在描述乳腺癌时发现癌性淋巴管炎的形状像螃蟹"crab"，将其机制解释为"难以治愈的、不可容忍的身体的一部分"，更科学地阐释了希波克拉底理论，并提出对肿瘤新的认识——黑胆汁淤积而成。黑胆汁油腻又黏稠，淤积在人体内无法排泄，最终凝结成了肿块。有趣的是，在盖伦看来，除了癌症以外，抑郁症也是由这种黑胆汁引起的，癌症和抑郁症这两种疾病，首次被关联起来，这就是著名的盖伦"黑胆汁"理论。

我国的中医药学对肿瘤也有大量的论述和记载。殷商时期殷墟的甲骨文中记载有"瘤"的病名，即留聚不去之意，赋予了这一类疾病的内在词义。先秦时期的《周礼》一书中也有肿瘤的记载，称之为"肿疡"，至今日本和韩国的文字中仍在使用。

对于肿瘤类疾病较系统的认识，中国是从春秋战国时期最早的医书《黄帝内经》开始的，该书奠定了中医肿瘤学形成与发展的基础。秦越人所著的《黄帝八十一难经》则最早论述了某些内脏肿瘤的临床表现和生成原理。中医对肿瘤的病因学也有较早地认识，战国时期的医书《灵枢经》就认为肿瘤起因于"营卫不通""寒气客于肠外与卫气相搏""邪气居其间"。

1170年，宋朝东轩居士的《卫济宝书》第一次提及"癌"字，并把"癌"列为痈疽五发之一。"癌"字中的"嵒"字意为山岩，形容恶性肿瘤形状如山岩，坚硬如山岩的意思。《仁斋直指附遗方论》对癌的症状、病性也进行了较为详细地描述，认为癌症是"毒根深藏"造成的，为后世的苦寒解毒法治疗癌症提供了理论依据，还提出了癌有"穿孔透里"和易于浸润、转移的性质。窦汉卿在《疮疡经验全书》中对乳岩进行了细致地观察，"捻之内如山岩，顾名之"，并描述其早期可治，晚期难治。南宋陈言的《三因极一病证方论》对肿瘤进行系统的分类，首次提出了肿瘤有良性和恶性之分。

由此可见，中医药学在宋元时期之前对肿瘤就有了比较明确的认识，其阴阳平衡理论对理解肿瘤的发生、发展有着独特的作用。

二、肿瘤学探索阶段（16—18世纪）

随着文艺复兴的到来，曾经停滞的医学开始蓬勃发展，这一时期的医生包括托马斯·利纳克尔（Thomas Linacre）、安德鲁·布尔德（Andrew Boorde）、帕拉塞尔苏斯（Paracelsus）和维萨留斯（Andreas Vesalius）等，他们对患者进行更全面的临床观察，仔细记录了临床特征，并解剖人体，深入了解人体的生理功能，尤其是英国的托马斯·西德纳姆（Thomas Sydenham），他被称为英国的希波克拉底。

当时人们对疾病越来越感兴趣的原因之一可能是新大陆出现了一种新疾病——梅

毒,这种有着多种并发症的新疾病吸引了许多医生在其他疾病状态中寻找相似的模式,但癌症可能不是一种常见疾病,相关参考文献并不多。维萨留斯关注的是肿瘤的分化,帕尔(Parr)强调了肿瘤转移的重要性。直到 1793 年,伦敦解剖学家马修·贝利(Matthew Bailey)出版了一部名为《人体重要部位的病态解剖》的教材,人们才发现肿瘤中并没有盖伦所描述的黑胆汁,这才结束了对肿瘤学影响长达一千多年的黑胆汁假说。

解剖学的发展将患者的疾病特征和临床症状结合起来,带动了医学的快速发展。18世纪,英国的医学教育才从大学转向临床,临床医生开始带着学生实践。这一时期是医学发展的活跃时期,肿瘤学研究也取得了许多进展,各种理论被提出,包括病毒诱导癌症发生的可能性和局部刺激生瘤的影响等。鉴别诊断也取得快速进展,与其他病变如感染、囊肿、增生等均可以进行鉴别诊断。1779 年,约翰·亨特(John Hunter)发表了关于肿瘤的长篇论述,他认为女性肿瘤通常发生在乳房、子宫和胃部等,而且有些肿瘤是有遗传性的,他赞成手术摘除肿瘤,但只有在没有淋巴结转移时手术才会成功。他首次描述了肿瘤可以通过淋巴系统和血液传播,并得出结论"目前还没找到治愈的方法"。此外,环境因素诱导肿瘤发生也是在这一时期被认识。早在 1700 年,拉加齐尼(Ramazzini)发现修女患乳腺癌的风险过高,并将其归因于她们的生活环境,而不是职业或宗教信仰;1761 年,英国内科医生约翰·希尔(John Hill)提出鼻烟是导致鼻息肉和鼻癌的原因;1775 年,同为英国内科医生的珀西瓦尔·波特(Percival Pott)发现长期清扫烟囱的清洁工易患阴囊癌。阴囊癌曾一度被认为是由梅毒引起的病变。希尔提出肿瘤发生与环境因素密切相关,这也是化学致癌学说的雏形。

三、肿瘤起源学说"百家争鸣"阶段(19—20 世纪)

这一时期肿瘤学研究得到迅猛发展,各种关于肿瘤的起源学说陆续出现。

(一)"种子—土壤学说"

古病理学正式形成于 19 世纪中叶至第一次世界大战期间,当时有许多医学家与人类学家在探究古生物与疾病的关系,而病理学也随着显微镜的出现、细胞学说的确立以及血清学技术手段的不断发展逐步完善,并在揭示肿瘤演化过程中确立了学科地位。1801 年比夏(Mari Francois Xavier Bichat)创立了组织学说,并能够区分局部肿瘤及周围正常组织。德国病理学家魏尔啸(Rudolf L. K. Virchow)认为细胞的结构改变和功能障碍是肿瘤疾病的基础,因而首创了细胞病理学学科,进一步克服了唯心论对医学的影响。1863年,魏尔啸又提出肿瘤起源于慢性炎症部位,组织损伤和随后的炎症是肿瘤发生的重要原因。

肿瘤病理学的建立促进了肿瘤病因学的快速发展。陆续出现了许多新的肿瘤学起源理论,其中以 19 世纪末英国外科医生佩吉特(Stephen Paget)提出的"种子—土壤学说"较为著名。佩吉特在分析了 735 名死于乳腺癌的妇女解剖记录后发现,癌症转移的目的地不是随机的,比如在这批标本中,有 241 例肝脏转移,但只有 30 例肾脏转移、17 例脾脏转移,为此,他提出了一个名为"种子与土壤"的假说。该学说将肿瘤细胞比作"种子",将人体微环境比作"土壤",认为决定肿瘤是否转移的关键是该"土壤"是否满足"种子"的生长条件,即充分认识到了肿瘤所处的微环境对于肿瘤的进展与转移的重要作用。

"种子—土壤学说"与 19 世纪中叶的普遍认知并不相符,因为当时肿瘤病理学最重要的工作都是由研究"种子"的人完成的,他们认为肿瘤转移的机制是肿瘤细胞通过血液和淋巴扩散到身体的不同地方,是种纯物理行为,与周围环境无关。直到一百年后,哈特(Ian Hart)和费德勒(Isaiah Fidler)在黑色素细胞瘤的动物实验中,用放射性标记技术证明癌细胞需要从环境中得到合适的营养才能生长。这才使癌细胞转移的种子和土壤假说重新得到重视。

(二) 病毒致癌学说

电子显微镜技术的出现帮助人们认识了 Rous 肉瘤病毒。1910 年,美国病理学家劳斯(Francis Peyton Rous)在一只母鸡身上发现了一个梭形细胞肉瘤病毒,并证实这种病毒可以使母鸡的肉瘤经无细胞的滤液而传染给健康鸡,从而确立了病毒致癌学说,劳斯也因该研究获得了 1966 年的诺贝尔奖。

1970 年,许伯纳(Robert Huebner)和托达洛(George Todaro)证实劳斯病毒的遗传信息是一条 RNA,而且是逆转录病毒,这些突破性工作使这两位病毒专家也荣获了诺贝尔生理学或医学奖。1962 年伯基利(Burkitt)根据流行病学调查结果推测高发于东非地区的淋巴瘤具有传染性,首次证实人体肿瘤和病毒的关系;1964 年艾普斯坦(Epstein)和巴尔(Barr)通过培养肿瘤组织,在电镜下发现疱疹样病毒颗粒,命名为 EB 病毒,后来证实该病毒不仅和淋巴瘤有关,还能诱导鼻咽癌。到了 20 世纪,乙型肝炎病毒(HBV)和人乳头瘤病毒(HPV)的发现明确了 DNA 病毒也可以致癌,并使肝癌和宫颈癌成为病因比较明确的肿瘤。

(三) 化学致癌学说

19 世纪下半叶,随着冶金工业的发展,接触煤焦油的工人中癌症发病率极高。1915 年,日本的 Yamigawa 第一次成功地制造出了化学致癌物诱导肿瘤产生的动物模型,将煤焦油涂在兔的耳朵上引起皮肤癌,从此开创了化学致癌研究的新纪元。1933 年,肯纳威(kenaway)和库克(Kuck)等人从煤焦油中分离出一种属于多环芳烃的化学物质,有很强的致癌作用。1954 年,三名化学家用二甲亚硝胺溶剂做实验,不久两人发生了肝硬化。1956 年,马吉(Magee)等人研究表明:各种亚硝胺,随着结构的不同,可在实验动物的不同部位引起癌变。

从 20 世纪 50 年代开始,科学家们陆续开展有关化学致癌学说的机理研究,法国普尔曼(Pullman)教授夫妇的"K 区理论"、美国杰林纳(Jenna)的"湾区理论"以及中国的科学工作者在上述基础上提出"双区理论",化学致癌机理研究在这时期有了重大突破。

（四）物理致癌学说

1898 年,居里(Curie)夫妇在沥青铀矿石中提炼出放射性元素钋(Po)和镭(Ra),并因此获得 1903 年的诺贝尔物理学奖及 1911 年的诺贝尔化学奖,有效地推动了放射化学的发展,但同时钋和镭的致癌作用也得到了确认,居里夫人和她的女儿因长期接触放射线都死于白血病。这种物理射线致癌学说起因于很早以前对长期暴晒的海员皮肤癌发病率高的调查,1928 年,芬德利(Findlay)等用紫外线照射小鼠,也成功建立皮肤乳头状瘤和皮肤癌。

早期医疗用的 X 射线,由于没有注意防护,导致放射学家患白血病机会较一般人高;开采含有放射性物质的矿井,可引起矿工肺癌发病率明显升高;美国三哩岛压水堆核电站事故以及苏联切尔诺贝利沸水堆核电站事故都导致大量放射物质外泄,使受害人群中癌症发病率比普通人群高 7 倍。不仅是物理性射线辐射,长期的热辐射以及长期的机械性刺激都曾被证实过可以诱导肿瘤发生。这些报道和事件都强有力地支持了物理致癌学说。

（五）染色体不平衡学说

肿瘤的遗传学特性也是在这一时期得到关注。1866 年,法国外科医生、神经病理学家布洛卡(Pierre Paul Broca)报道了他妻子家族中的 24 名女性成员中有 10 例乳腺癌患者及其他癌症患者多人,这种癌症在一个家族中的聚集现象可以一直延续几个世代。此后的一系列癌家族的报道引起了人们对恶性肿瘤的遗传背景的注意,随之出现了染色体不平衡假说,1890 年,汉泽曼(David von Hansemann)详细描述了 13 种不同腺癌组织细胞的有丝分裂情况,发现每个样本都存在着癌细胞的异常分裂象,于是他推断这些异常分裂的癌细胞染色质会发生变化。

到 20 世纪初,荷兰植物学家弗里斯(Hugo De Vries)和德国动物学家博韦里(Theodor Boveri)发现染色体的不正确联合会产生能够遗传的、有无限增殖能力的恶性细胞,认为异常分裂导致染色体不平衡分离,这在多数情况下会产生有害基因。同时,博韦里还用自己的观点解释了和肿瘤相关的许多现象,并提出了很多大胆的设想和推测,诸如目前我们所知的细胞周期检查点、肿瘤抑癌基因和癌基因。他甚至认为毒药、射线、物理损伤、病原体、慢性炎症和组织修复都可能会间接促进染色体异常分离或导致染色体不平衡的其他情况,进而与癌症的发生密切相关。另外,博韦里还阐明了在一种组织中会出现不同类型的肿瘤、隐形染色体等位基因丢失、癌症易感性的遗传度、癌症在发生和进展上的步骤相似、癌细胞对放疗敏感等。目前这些观点已经被广泛接受。

（六）癌基因学说

1953 年美国的沃森(James Deney Watson)和英国的克里克(Francis Harry Compton Crick)发现 DNA 双螺旋结构,促进了分子生物学的迅猛发展。到了 20 世纪后期,癌基因学说的提出也使肿瘤学研究进入了分子肿瘤学时代。

　　1969 年美国科学家罗伯特·许布纳（Robert J. Huebner）和乔治·托达罗（George J. Todaro）认为在细胞内存在一种"癌基因"。如果癌基因受到阻遏，则细胞可以保持在正常状态，一旦这种阻遏被打破，细胞就会发生恶化。化学物质、射线辐射等致癌因素都可以激活癌基因，促使正常细胞转变为癌细胞，而且细胞内的这种原癌基因与病毒癌基因有着同源性，是病毒癌基因。1971 年霍华德（Howard，逆转录酶的发现者之一）提出相反看法，他认为癌基因可由正常细胞基因通过体细胞突变和遗传而产生。1972 年，毕晓普（Bishop）和瓦默斯（Varmus）用核酸分子杂交法首次在人和动物体内证实了 Rous 肉瘤病毒癌基因 SRC 的存在，并将其称为"前癌基因"或"原癌基因"，至此人类开启了癌基因研究的大门，毕晓普和瓦默斯也因此获得了 1989 年的诺贝尔生理学或医学奖。

　　1981 年，人类第一个癌基因 Ras 被温伯格（Robert Allan Weinberg）和库珀（Geoffrey Cooper）在实验室中发现，他们用从人肿瘤中提取的 DNA，转染培养小鼠成纤维细胞，成功地诱发出肿瘤，Ras 与细胞内的正常基因唯一的差别仅仅是一个 DNA 碱基突变，目前在膀胱癌、乳腺癌、结肠癌、肾癌、肝癌、肺癌、胰腺癌、胃癌及造血系统肿瘤中均检测出 Ras 癌基因的异常。由于肿瘤与基因突变关系密切，自然而然有了"癌症基因理论"，把肿瘤视为"基因病"。经过几十年的发展，上百种癌基因先后被分离出，癌基因学说被逐步丰富和完善，并用以解释其他致癌学说的机理。如吸烟和肺癌之间的关联，研究人员发现烟草中含有 250 多种有害的化学物质，其中至少有 69 种是致癌物。分析肺癌患者的细胞中有上万个基因发生突变，并计算出吸烟者每抽 15 只香烟就会导致一个基因突变的可能。物理射线诱发的白血病患者中也证实有染色体断裂，癌基因激活。20 世纪后期，由癌基因研究引发的对肿瘤病因的研究已扩展到整个细胞生物学领域，癌基因的出现成为肿瘤学研究中的一个里程碑。

　　1971 年，"二次打击"学说的提出使人们对儿童视网膜母细胞瘤的病因有了新的认识。克努森（Knudson）认为此病的发生是两次突变的结果，第一次突变发生于生殖细胞，第二次突变发生于出生后的体细胞。后来分子生物学层面的结果证实了这一假说。"二次打击"学说也揭开了抑癌基因 Rb1 的面纱，1986 年温伯格和撒迪厄斯（Thaddeus）成功地将视网膜母细胞瘤致病基因 Rb（视网膜母细胞瘤英文名称 retinoblastoma 的缩写）克隆出来，这是人类第一个抑癌基因，是一类存在于正常细胞内可抑制细胞生长并具有潜在抑癌作用的基因。抑癌基因在控制细胞生长、增殖及分化过程中起着十分重要的负调节作用，它与癌基因相互制约，维持正负调节信号的相对稳定。当这类基因在发生突变、缺失或失活时可引起细胞恶性转化而导致肿瘤的发生。目前已被克隆的抑癌基因和未被克隆的候选抑癌基因已达 30 余种，其中在肿瘤中突变率最高的是抑癌基因 P53，同时也是最为复杂的基因。自从 1979 年英国莱文（Levine）发现 P53 基因以来，先后经历了癌蛋白抗原、癌基因到抑癌基因的三个认识转变。研究显示人类 50% 以上的肿瘤组织中均发现各种各样的 P53 基因突变，这些突变均可以丧失其抑癌功能，P53 一度成为本时期的"明星分子"。

抑癌基因的出现进一步补充了癌基因学说在肿瘤病因学中的地位,但随着研究工作的不断深入,也有报道称抑癌基因存在癌基因功能,如野生型 P53 基因与不同的"合作者"在一起能够促进肝癌发展,因此有科学家对癌基因学说也产生了质疑。生命科学具有一定的复杂性及不确定性。

四、肿瘤学基因革命阶段(21 世纪)

(一)解码人类基因组

2003 年,科学家公布成功定位 30 亿人类基因组密码,这标志着人类基因组计划完成。

早在 20 世纪 80 年代,诺贝尔奖获得者杜尔贝科(Dulbecco,Renato)在《Sciences》上发表文章指出,"如果我们想更多地了解癌症,就必须深入研究细胞的基因组",这一观点被视为癌症研究的转折点,直接促成了 1990 年"国际人类基因组计划"的启动,该计划由美国、英国、日本、法国、德国和中国等多国合作,被称为"生物界的阿波罗计划"。

21 世纪初,人类基因组草图绘制完成,这套由 DNA 语言写成的巨著标志着肿瘤研究进入了基因组学阶段。2005 年,第一个基于焦磷酸测序原理的高通量基因组测序系统推出,人类庞大的基因测序技术可以在数天之内全部分析完毕,这是核酸测序技术发展史上里程碑式的事件,极大地推动了各种基因组研究计划陆续开展。英国桑格研究院启动"癌症基因组计划",美国癌症研究所和美国人类基因组研究所共同启动"人类癌症基因图集"计划,美国圣犹大儿童医院——华盛顿大学启动儿童癌症基因组计划,2005 年,包括中国在内的九个国家成立了国际癌症基因组联合会,针对 50 余种癌症进行基因组学研究,旨在绘制 500 例癌症患者的基因图谱。

中国作为 21 世纪初 DNA 测序的领跑者,也开启了肿瘤基因组学研究。2012 年,我国以华大基因研究院为主的科研团队,采用"单细胞外显子组测序技术"对血癌、肾癌等肿瘤开始了基因组学研究;2017 年,启动"中国十万人基因组计划",这是我国在人类基因组研究领域实施的首个重大国家计划,也是目前世界最大规模的人类基因组计划。

基因组计划的展开,是人类解决肿瘤问题的过程中一个里程碑式的进步。庞大的肿瘤基因数据库还需要人类一一解密,即使这些研究离临床治疗还有距离,但也是人类在征服癌症中的积累式进步。"人类基因组草图"的测绘成功仅仅预示着肿瘤研究的一个新开端,真正的工作还只刚刚起步。

(二)肿瘤干细胞学说

体细胞突变形成的肿瘤细胞可以无限增殖。美国科学院院士温伯格,也是第一个人类癌基因 Ras 和第一个抑癌基因 Rb 的发现者。他提到无限增殖是肿瘤的六大特征之一,但并非所有的肿瘤细胞都能无限制地增殖,只有极少的肿瘤细胞具有自动再生、增殖和诱导肿瘤形成的能力。

于是，2001 年瑞亚（Reya）提出"肿瘤干细胞"学说，认为肿瘤中存在肿瘤干细胞，所占比例不高，和普通干细胞类似，它们也携带特异性的表面抗原，具有自我更新能力，既能分化形成一般的肿瘤细胞，又能形成新的干细胞。2003 年，哈吉（Al－Hajj）利用细胞表面特异抗原从乳腺癌瘤组织中分离纯化出 2% 的细胞，发现其致瘤能力是其他肿瘤细胞的 50 倍，这是首次从实体瘤组织中证实肿瘤干细胞的存在，与 1997 年约翰（John）和邦尼特（Bonnet）在白血病中鉴定的无限增殖细胞特性一致。至此，在血液系统与实体瘤中都发现这样一种数量稀少但致瘤性极强的肿瘤干细胞。随后，脑胶质瘤、前列腺癌、肺癌、胰腺癌、鼻咽癌等肿瘤中均发现了肿瘤干细胞，奠定了肿瘤干细胞理论的研究基础。

肿瘤干细胞被认为是导致肿瘤治疗复发的根源，即使大部分肿瘤细胞经过化疗或放疗被杀死，只要肿瘤干细胞还在，就可以分化成肿瘤细胞。根据这一学说可以重新认识肿瘤的起源和本质，并为临床肿瘤治疗提供了新的方向。癌症研究的泰斗罗伯特·温伯格也提出靶向治疗这些特异性的肿瘤干细胞，或许可以使癌症得到有效控制。寻找肿瘤干细胞鉴定和分离的方法成为研究热点。科学家们试图通过把肿瘤干细胞表面的特异性蛋白作为标记物，把它们从实体瘤中分离出来，然而研究表明，并非所有肿瘤干细胞表面都具有这些标记物，而且有些标志物也存在于正常细胞表面，如乳腺癌干细胞表面标志物似乎并不能完全代表肿瘤干细胞，在乳腺细胞正常分化过程中也会出现。在分选肿瘤干细胞的过程中也存在一些技术问题，一个实体瘤并不仅有肿瘤细胞，还有各种正常细胞、血管和细胞外基质，这些微环境对肿瘤干细胞的基因表达，包括表面标志物都有很大影响。有研究人员对肿瘤干细胞学说提出质疑，他们认为无法通过一些功能实验来证明肿瘤起源于这一小群具有致瘤性的细胞。据报道黑色素瘤、前列腺癌等实体瘤中，致瘤性是一个较为普遍的细胞特性，其生长模式也不符合肿瘤干细胞模型。因此，必须进一步优化肿瘤干细胞的研究方法，否则无法排除所有肿瘤干细胞都有可能形成肿瘤这一假说。

（三）癌症代谢疾病学说

癌基因学说的出现使肿瘤研究聚焦在细胞和基因，研究成果也围绕着细胞基因突变。2009 年，英国科学家斯特拉顿（Stratton）在《Nature》杂志上提出"司机突变—乘客突变"学说。他将肿瘤细胞比作高速公路上飞驰的汽车，能够直接导致癌变的体细胞突变称之为"司机突变"（Driver Mutation）；而与癌症发生相关，但不是起主导作用的突变，则被称为"乘客突变"（Passenger Mutation）。

2012 年，斯特拉顿教授通过对 100 名乳腺癌患者的基因组进行研究，发现的乳腺癌中有数亿个肿瘤突变基因，其中司机突变累积达 40 种，更为复杂的是，这 40 种司机突变在不同的患者体内出现不同组合，即相同病理类型的肿瘤在不同个体之间，其基因突变谱有很大差异。从目前的研究结果看，无论使用人工智能系统或更高级的机器学习，都无法找出癌细胞中究竟有多少基因突变。而且这种随机性突变积累到什么程度才会诱发正常细胞成为癌细胞，也是个悬而未决的问题。作为肿瘤基因学家的美国波士顿大学赛弗里德（Seyfried）教授，一直关注和验证那些发表的癌症研究项目和数据信息，但他发现许多研究结果并不支持"癌症基因学说"。他认为基因突变只是肿瘤发展中的一个现象,并不是肿瘤细胞生成的"原因",其本质是细胞内外环境改变,导致细胞代谢异常,引起细胞周期的紊乱。赛弗里德在实验中发现如果将正常细胞核移入癌细胞质中,便会得到死亡细胞或癌细胞,但如果置换细胞内线粒体,癌细胞中的线粒体能让正常细胞快速生长,而正常线粒体也可以让癌细胞生长缓慢或根本不生长了,甚至变为正常细胞了。该现象被许多科学家独立验证过,结论一致。线粒体好比是人体的能量生产工厂,在一些环境因素刺激下(辐射、致癌物、压力、化学试剂等)线粒体功能异常,导致细胞呼吸功能障碍,正常细胞无法获取能量,最后衰竭死亡,而肿瘤细胞则可以通过特殊的代谢方式——有氧糖酵解生存下去。糖代谢异常可以视为肿瘤发生的始动因素,增强的糖酵解代谢及代谢产物乳酸增加的现象在肿瘤中普遍存在,并被称为 Warburg Effect,这是德国科学家沃伯格(Warburg)在 20 世纪初期提出的"有氧糖酵解理论"。

随着代谢组学和肿瘤代谢产物分析的快速发展,人类肿瘤相关基因中绝大多数都在细胞代谢中发挥关键作用,主要涉及的代谢途径除了有氧糖酵解,还有谷氨酰胺分解、一碳代谢、磷酸戊糖通路及脂肪酸合成通路等,这些通路都可以促进肿瘤细胞有单纯的产生 ATP 转变为产生大量氨基酸、核苷酸、脂肪酸以及细胞快速生长与增殖需要的其他中间产物。这些代谢产物反过来服务于上述代谢通路,从而促进肿瘤生长、抑制肿瘤凋亡。20 世纪应用的许多抗肿瘤药都称为"抗代谢剂"。PET - CT 的发明、大剂量维生素 C、二甲双胍、二氯乙酸及生酮饮食在肿瘤中的应用也都是肿瘤是代谢性疾病的佐证。

越来越多的证据表明细胞代谢在肿瘤的发生和发展中起着非常重要的作用,加上细胞信号通路研究的突破和实验手段的创新,尤其是蛋白组学研究手段的大量应用,肿瘤代谢调控的研究重新成为国际研究的热点,但这一领域还有许多问题亟待研究,特别是其分子机制及其针对肿瘤代谢的治疗。

(四)种子和土壤学说之外泌体

自从 19 世纪末英国医生斯蒂芬·佩吉特针对肿瘤转移的器官特异性提出肿瘤转移的"种子—土壤"学说以来,越来越多的研究证实来源于特定位点的肿瘤细胞能够表现出更强的转移到特定器官的能力,例如乳腺癌细胞首先转移到肺,结肠癌细胞更倾向于肝转移等。因此,近年来,肿瘤转移的器官趋向性成为"种子—土壤"学说的研究热点,最有代表性的成果应该是外泌体在肿瘤研究中的应用。

1983 年,外泌体首次在绵羊网织红细胞中被发现,1987 年约翰斯通(Johnstone)将其命名为"exosome"。多种细胞在正常及病理状态下均可分泌外泌体,其主要来源于细胞内溶酶体微粒内陷形成的多囊泡体,经多囊泡体外膜与细胞膜融合后释放到胞外基质中。陆续的研究结果表明,肿瘤产生的外泌体在引起肿瘤转移、营造适合肿瘤转移的条件以及帮助肿瘤逃避免疫系统监视等方面都发挥着重要的作用。

外泌体可能是癌症播散的真正的种子。西班牙国家癌症中心、威尔康乃尔医学院和纪念斯隆-凯特琳癌症中心共同研究证实肿瘤细胞会释放数百万的外泌体携带着蛋白质和遗传物质,作为先遣部队,使转移的靶向器官做好迎接肿瘤细胞的准备,具体说来,就是促进炎症、形成血管等,将靶向器官营造成适合"种子"生存的"肥沃土壤"。

不仅如此,肿瘤释放的外泌体可以替代肿瘤细胞承受免疫系统的攻击,从而帮助肿瘤细胞逃过免疫系统的识别或通过削弱免疫效应细胞的反应,营造免疫抑制微环境,促进肿瘤转移和恶性发展。目前,通过液体活检对遗传物质进行测序有望成为癌症诊断的最重要的方法之一,而外泌体中包含的大量遗传物质使其成为肿瘤基因组测序很有吸引力的目标。

作为细胞间通信的"桥梁",外泌体在肿瘤中的作用和功能也在不断揭示,靶向肿瘤释放外泌体的治疗策略将对改善癌症患者的命运发挥举足轻重的影响。

第二节　肿瘤治疗概况

一、中医治疗发展史

中医对肿瘤治疗的认识早在先秦时期的《周礼》中就有记载。秦汉时期的《神农本草经》《伤寒杂病论》都明确记载了治疗肿瘤的药方。东汉时期华佗首创手术切除内脏肿瘤,《后汉书》中的《华佗传》有关于我国外科手术割治胃肠肿瘤类疾病最早的记载,开创了人类手术治疗内脏肿瘤的先河。中医传统针灸法也可以根据肿瘤部位不同而采取不同的针刺方法来治疗。可见,中医主张内外结合治疗肿瘤在秦汉时期较为明确。

东晋时期葛洪发明了红升丹、白降丹等升华药品,开创了化学治疗肿瘤的先河,并认识到肿瘤病有其发生、发展、恶化的典型过程,对于肿瘤疾病要预防为主,防止其传变和转移。清末前后,西方医学大量传入,对肿瘤的认识就开始了中西医的汇通时期,肿瘤医学也有了显著的进步,使中医学对肿瘤的认识更趋深化。高秉衡在《疡科心得集》中对肿瘤杂病提出"有外内合证之医案,临证时应内外合诊",认为应该既治疗肿瘤的原发灶,又治疗肿瘤引起的并发症。新中国成立以来,祖国传统医学对肿瘤的认识有了很大的提高,中医肿瘤学的发展也非常迅速,在有关肿瘤的基础研究、流行病学及预防方面的研究、临床诊断和治疗的进展等多方面都有了长足的进步。

在我国的肿瘤临床治疗中,逐渐形成了一套中西医结合取长补短、相辅相成、相互协调的独特治疗方法。从预防到治疗,从基础到临床研究,中医治疗都显示出了独特的优势和潜在的威力,对肿瘤治疗的效果产生了明显的作用。

二、西医治疗发展史

(一)手术切除

早在3 600年前的古埃及文献中就已有手术切除肿瘤的记载。但由于缺少麻醉及术后感染等条件限制,直到1809年才出现第一例现代肿瘤切除手术,这是一例卵巢肿瘤切除术,患者术后存活了30年,开辟了手术治疗肿瘤的新时代。19世纪中叶以后,手术切除成为肿瘤治疗的主要手段,成熟的术前麻醉大大减轻了患者的痛苦,术中无菌操作及术后抗生素的应用提高了手术的成功率。处于萌芽阶段的肿瘤外科主要采取单纯切除肿瘤。1894 年，作为最早掌握麻醉技术的外科医生之一，美国约翰霍普金斯医院的第一任外科主任霍尔斯特德（William Steward Halsted），创立了乳腺癌根治术，通过对乳腺进行局部广泛切除并对区域性淋巴结进行"清扫"，极大提高了乳腺癌的治愈率。这种方法在今天仍然被广泛用于乳腺癌的治疗中，同时也奠定了肿瘤外科的治疗原则，即肿瘤连同周围组织及区域淋巴结的广泛切除，进而也促使肿瘤的手术治疗方式逐步从单纯肿瘤切除发展到肿瘤整块切除根治术。

随着化疗、放疗技术的发展，到了 20 世纪 50 年代以后，对恶性肿瘤的治疗已逐步从肿瘤整块切除根治术发展为功能保全肿瘤根治术。这是主要通过术前、术后的放化疗控制，从而缩小肿瘤的切除范围，再加以手术修复，尽最大可能保全器官生理功能。这也为现代肿瘤外科医学的发展奠定了基础。

目前，手术仍然是大多数实体瘤最有效的治疗方法，大约 60% 的肿瘤仍然以手术为主要治疗手段，其优势主要如下：手术可治愈许多早期肿瘤，对一些中晚期肿瘤，手术也可迅速消除或减少肿瘤负荷，为其他治疗创造有利条件；手术可立即解除肿瘤导致的梗阻、压迫、出血等症状，改善患者的全身状况；手术切除的肿瘤标本可供进一步病理检查，以明确肿瘤类型及分子遗传学特性，为制定个体化综合治疗方案提供可靠依据。

但手术治疗也有其局限性，手术给机体带来的创伤会引发不同程度的器官功能障碍，还有可能立即引发严重后果。此外，对于多发病灶（如恶性淋巴瘤）及非实体瘤（如白血病），手术也是无计可施。近几年，陆续有研究报道，手术切除范围与术后肿瘤复发成正相关，可见，手术也会有治疗后促复发潜力。20 世纪 90 年代，微创外科发展到了肿瘤领域，也改变了外科医生"手术范围越大，治疗越彻底"的观点。虽然现在单纯靠手术切除肿瘤的观念已成为过去，但在多学科综合治疗方案中，手术切除仍占主导地位。

（二）化学药物治疗

化疗最早并非应用在肿瘤。德国内科医生埃利希（Paul Ehrlich）在寻找化学物质治疗传染病时创造了"化疗"一词，他因此被称为"化疗之父"。

1 世纪，希腊医生、药理学家、植物学家狄奥斯科里迪斯（Dioscorides）发现一种由秋番红花（秋水仙属）制成的药物可以溶解肿瘤和生长物，该种秋番红花与比利时医生达斯汀（Albert Pierre Dustinl）研究过的秋水仙碱是同一种植物。1937 年，美国学者布莱克斯利（Blakeslee Albert Francis）发现秋水仙碱可以抑制有丝分裂过程中微管的聚集，揭示了抗肿瘤的机制。到 1946 年，现代化学药剂——氮芥及其衍生药物的出现标志着现代肿瘤内科治疗的开端。

到了 20 世纪 60 年代，完善的抗癌药物研究体系初步建立，此时，许多新的化疗药物不断涌现，并取得初步临床疗效，如 1958 年，赫兹（Hertz）和李（Lee）用甲氨蝶呤治疗生殖细胞恶性肿瘤绒毛膜癌，这是首例人类实体瘤经药物治疗而治愈，具有标志性意义；从夹竹桃科植物长春花中分离得到的长春碱类药物，如长春碱（VLB）、长春新碱（VCR）、长春地辛(VDS)和长春瑞滨(NVB)也被广泛应用于临床;治疗乳腺癌、子宫癌等十几种癌症的紫杉醇也是这个时期开发出来的,并被称为过去十五年开发最好的抗癌药物;罗森伯格(Rosenberg)在研究电磁场对微生物的效应时,偶然发现铂电极周围的培养液可抑制大肠杆菌的裂殖而不影响其生长,在此启示下,铂类化合物的抗肿瘤作用被发现,目前顺铂是临床上抑瘤效果最好的;多柔比星,又称阿霉素,是一种抗肿瘤抗生素,对各种生长周期的肿瘤细胞都有杀灭作用,属周期非特异性药物,抗瘤谱较广。除此以外,阿糖胞苷、博来霉素、甲氨蝶呤、甲基苄肼等也都被发现并单独或联合广泛应用于各种肿瘤治疗中。20世纪80年代,各类化学合成的抗癌药物出现,不但极大地提高了药物的疗效,还能有效地改善治疗中的副作用。随着化疗药物种类的增多,在临床中的应用也建立了相应的规范和指南。根据对肿瘤细胞的毒性作用,化疗药物可以分为以下几类:作用于DNA化学结构的药物(如烷化剂、铂类药等)、影响核酸合成的药物(5-氟尿嘧啶等)、作用于核算转录的药物(阿霉素等)、作用于微管蛋白合成的药物(如紫杉醇类药等)。但随着化疗药物的多次应用,越来越多的临床病例显示出耐药性,即对药物的敏感性下降甚至消失,导致药物的疗效降低或无效。

(三)放射性治疗

肿瘤放射性治疗有100多年的历史。1895年伦琴(Wilhelm Konrad Rontgen)发现X射线,第二年X射线就被用于治疗第一例晚期乳腺癌。随着1896年贝克勒尔(Antoine Henri Becquerel)发现放射性核素铀、1898年居里夫妇发现放射性元素镭,放射性治疗便开启了在肿瘤中的全面应用。1899年,第一例皮肤癌经放射治疗痊愈,1922年,一例喉癌患者经首台深部X射线治疗机治愈;1930年镭元素被用于治疗宫颈癌,至此放疗在肿瘤中的应用飞速发展。

20世纪四五十年代,X线治疗机处于全盛时期。1951年,第一台钴60远距离治疗机问世,所产生的Y射线具有较强的穿透力,适用于治疗深部肿瘤,1953年以后,直线加速器纷纷亮相,这些加速器的产生逐渐取代了钴和镭元素,降低了辐射暴露风险。针对颅内肿瘤,Lekshell发明了伽马(Gamma)刀,这是第一个用于治疗颅内良、恶性病变的立体定向放疗装置。目前伽马刀已发展到第四代,适应证也由颅内扩展到颅外,如脊髓肿瘤、肺癌等。随着第一个应用计算机算法的放疗计划系统(TPS)的引入,肿瘤放疗进一步提高了剂量分布的准确性。21世纪初期的调强放疗,可以使射线更好地适应靶区的形状,提高局部治疗效果,缩短治疗时间。从20世纪80年代的三维放疗到21世纪的四维放疗,精准放疗时代到来,机体的功能得到更好的保护、肿瘤也得到了有效的控制。

尤其是质子治疗的出现,其原理是利用氢原子通过加速器高能加速,成为穿透力很强的电离放射线。作为"精准治疗"的新一代代表,质子治疗利用质子射线所具有的独特物理特性,实现以最大的照射剂量杀伤肿瘤组织的同时,又最大限度地避免了周围组织及器官的损伤,弥补了传统治疗过程中的缺陷。质子治疗在过去十年中已经得到了广泛的深入发展,目前在北美洲、亚洲和欧洲的30个中心已经治疗了超过70 000名患者。除了质子治疗,重离子治疗也越来越受人们的青睐,其中碳离子是明星分子,经由同步加速器加速至约 70% 的光速时,这些离子射线被引出射入人体,在到达肿瘤病灶后,射线会瞬间释放大量能量,整个治疗过程好比是针对肿瘤的"立体定向爆破",能够对肿瘤病灶进行强有力的照射,同时又避开照射正常组织,实现疗效最大化。

但是,不管是光子射线治疗,还是质子、重离子射线治疗,都有或多或少的并发症,而且有些肿瘤的放疗效果并不好,尤其是晚期肿瘤。

(四) 生物治疗

18 世纪肿瘤生物治疗出现雏形,大量关于感染后肿瘤痊愈的文献记载,促使人们开始尝试在肿瘤病灶中诱发感染,以达到治疗的目的。1893 年美国骨科医生威廉·克莱(Willam Coley)以注射细菌进入瘤内的方法治疗肉瘤,创立了"科莱霉素"疗法,从而开启了肿瘤的免疫治疗,被公认为"癌症免疫疗法之父"。此后肿瘤的免疫治疗迎来了长达半个世纪的沉寂,直到 20 世纪 60 年代初细胞免疫疗法作用才开始明确。

1958 年,澳大利亚免疫学家提出"免疫监视理论"。该理论认为机体内癌细胞是经常出现的,但由于免疫系统会及时清除肿瘤细胞,所以不易患癌。该理论为 2002 年提出的"免疫编辑理论"打下了基础,即肿瘤发生需要经过免疫监视、免疫平衡和免疫逃逸三个阶段。根据该理论,同年 WTO 发布了免疫疗法肿瘤治疗指导原则:"快速提高免疫细胞数量和活性,清除癌细胞周围抑制免疫的活性物质;平衡癌细胞膜异常电位,揭开爱心的伪装保护层。"在这期间,生物治疗也逐步走向临床。

1984 年,美国国家癌症中心罗森博格(Steven A. Rosenberg)成功利用高剂量 IL - 2 治愈了首例转移性黑色素瘤患者,这是人类历史上第一个被免疫疗法治愈的癌症患者。同年,美国食品药品监督管理局(FDA)批准了 IL - 2 用于治疗成人转移性肾癌,这也是人类历史上首个获批的免疫疗法药物,1998 年,该药再次获批用于治疗转移性黑色素瘤。

1987 年 CTLA - 4 首次被发现参与免疫系统杀伤作用后,2011 年第一个靶向 CTLA - 4 的抗体 Yervoy(伊匹单抗)获批上市,用于治疗不可切除或转移性黑色素瘤,2015 年获批并与 PD - 1 抑制剂 Opdivo 合用于治疗 BRAF 突变的不可切除或转移性黑色素瘤。

1992 年日本京都大学本庶佑(Tasuku Honjo)教授首次发现了 T 细胞上的程序性死亡受体 PD - 1,七年后,PD - 1 的另一半 B7H1(PD - L1)也被美国耶鲁大学的陈列平教授克隆出来。这一发现为后续的 PD - 1 和 PD - L1 药物的研发打下了坚实的基础。2006 年,陈列平教授开启了第一个 PD - 1 药物的临床试验,2014 年,PD - 1 抑制剂 Opdivo 在日本获批准用于治疗恶性黑色素瘤,同年,FDA 加速批准 Opdivo 用于治疗不可切除或转移性黑色素瘤。随着临床试验在各种肿瘤中的展开,目前该药已获批应用在转移性非小细胞肺癌(包括鳞状和非鳞状非小细胞肺癌)、晚期或转移性肾细胞癌(RCC)、索拉非尼治疗后的肝细胞癌(HCC)等。Keytruda 是 FDA 批准的第一个 PD - 1 免疫检测点抑制剂,被证实在多种肿瘤治疗方面疗效显著,包括黑色素瘤、非小细胞肺癌、头颈癌、膀胱癌、胃癌、结肠癌、晚期霍奇金淋巴癌等晚期癌症。2018 年这两种 PD－1 抑制剂均在中国获批上市。

1997 年,瑞士罗氏公司研发出了第一个通过 FDA 批准上市的单抗药物 Rituximab(与不成熟 B 细胞表面的 CD20 结合),用于治疗非霍奇金淋巴瘤,这是全球第一个获批的单克隆抗体药物,由此揭开了单抗类药物的抗癌之旅。

1998 年,单克隆抗体 Trastuzumab(靶向 HER2 基因)获得 FDA 批准用于治疗转移性乳腺癌,这是人类历史上的一个里程碑事件,因为这是第一个获批的分子靶向抗癌药物。

第一代 CAR－T 疗法,即嵌合抗原受体 T 细胞免疫疗法,由以色列免疫学家于 1989 年开发出来,首次开创性地解决了回输的 T 细胞无法靶向解决肿瘤细胞的难题。2012 年,患有急性白血病的 Emily 在经过两轮化疗后病情无好转的情况下,接受了 CAR－T 疗法,病情迅速得到改善,至今无复发,这是全球首例接受 CAR－T 治疗的患者。2017 年诺华的 CAR－T 药物 Kymrich 获 FDA 批准上市,用于治疗复发或难治性 B 细胞急性淋巴细胞白血病的儿童或 25 岁以下的成人患者。这是全球首例获批的 CAR－T 疗法。同年,Kite Pharma 公司的 CAR－T 药物 Yesearta 也获 FDA 批准上市,用于治疗大 B 细胞淋巴瘤的成年患者。2018 年中国国家食品药品监督管理总局(CFDA)正式批准国内开始第一款 CAR－T 产品临床试验,自此 CAR－T 研发开始全面进入临床试验阶段。

2010 年,FDA 批准了首个也是全球唯一的一个治疗性肿瘤疫苗——Provenge。这是利用树突状细胞(DC)的自体细胞免疫疗法。Provenge 的获批开启了疫苗引领癌症治疗的时代。

21 世纪是肿瘤生物治疗的时代。2012 年,《新英格兰医学》杂志刊出文章"肿瘤研究 200 年",明确提出:肿瘤治疗方法已由手术、放疗、化疗三足鼎立转变成手术、放疗、化疗、生物免疫治疗四足鼎立。目前,大多数肿瘤生物标志物尚处于临床前验证、转化和产业化过程,到临床应用还有段距离。

(五)其他辅助性治疗

1. 肿瘤介入治疗

肿瘤介入治疗是 20 世纪 80 年代新兴起的一门临床多学科交叉的新学科,集放射技术、外科方法、内科药物于一身的跨学科、跨领域的新型治疗方式,通过穿刺针、导管等器械,在影像设备(如 X 光、B 超、CT 等)的引导下,经皮穿刺到肿瘤的范围之内,靶向治疗肿瘤。目前肿瘤介入治疗主要包括灌注化疗、血管栓塞治疗、物理消融治疗及基因介入治疗等。该技术可以提高肿瘤局部化疗药物浓度,促进化疗药物杀伤肿瘤细胞,同时减少化学药物浓度,降低对全身的毒副作用。

利用介入切断或栓塞肿瘤的供血动脉,肿瘤细胞会因失去营养而死亡,如果栓塞血管的同时给予化疗药物,则肿瘤杀伤效果更加显著。当介入给予射频消融术时,高频振荡下的离子相互摩擦并与其他微粒相碰撞会产生生物热作用,由于肿瘤散热差,温度高于其邻近正常组织,癌细胞对高热敏感,短时间内会被杀伤。放射性粒子碘 125 经介入技术植入肿瘤内部,可最大限度降低射线对正常组织的损伤,却又能达到杀死肿瘤的目的。由此可见,介入治疗有其自身的优势:创伤小、简便、安全、有效、并发症小。但针对体积比较大的肿瘤,介入治疗不能一次性去除,而且治疗效果也不是很好,有时还会出现腹痛、发热、恶心、呕吐或肝功能损害等状况,临床应用需谨慎。

2. 肿瘤电化学治疗

电化学治疗肿瘤是在肿瘤组织中心及其周围插入若干电极,通上直流电,在电场作用下,改变肿瘤组织的生存、增长的扩散微环境,产生促使肿瘤组织消亡的电化学、电生理反应,从而达到治疗目的。电化学治疗恶性肿瘤起始于 1953 年,雷斯(Reis)和亨宁(Henninq)报道了应用直流电治疗鼠的晏森氏瘤的实验工作。20 世纪 70 年代末,瑞典放射学专家诺登斯特罗姆(Bjorn Nordenstrom)教授将铂金电极针穿刺入患者的肿瘤组织,通直流电治疗肺癌并讨论了电化学治疗恶性肿瘤的研究工作,明确地阐述了电化学用于治疗肺癌的具体方法,开拓了利用直流电在小范围内治疗恶性肿瘤的有效途径。

电化学疗法的特点是所用仪器设备比较简单,技术容易掌握,安全性大,疗效高,容易被接受。此法适用于除神经系统、循环系统及空腔脏器以外的肿瘤治疗,以治疗体表肿瘤收效最佳,如皮肤癌、恶性黑色素瘤、甲状腺癌和乳腺癌等。目前,电化学疗法已成为癌症综合治疗的有效补充手段之一。

3. 肿瘤热物理治疗

肿瘤热物理疗法是泛指用加热来治疗肿瘤的一类治疗方法,基本原理是利用物理能量加热人体全身或局部,使肿瘤组织温度上升到有效治疗温度,并维持一定时间,利用正常组织和肿瘤细胞对温度耐受能力的差异,达到既能使肿瘤细胞凋亡、又不损伤正常组织的治疗目的。肿瘤热疗已成为继手术、放疗、化疗和免疫疗法之后的第五大疗法,是治疗肿瘤的一种新的有效手段。

热疗除可以单独治疗肿瘤外还可使与化疗、放疗、生物免疫治疗等产生有机的互补,增加患者对化疗、放疗、生物免疫治疗的敏感性。热疗能够更有效地杀伤恶性肿瘤细胞,提高患者的生存质量,延长患者的生命,同时热疗副反应很轻,与放、化疗结合还能减轻放、化疗的毒性,因而被国际医学界称之为"绿色疗法"。

4. 肿瘤光动力治疗

肿瘤光动力疗法(Photodynamic therapy,PDT)是 20 世纪 70 年代末开始形成的一项肿瘤治疗新技术,是利用靶向肿瘤的光敏剂,在激光照射下,生成大量活性氧自由基,以摧毁肿瘤组织。与放、化疗等肿瘤常规治疗方法相比,光动力疗法具有空间选择性高、不易产生耐药性、系统毒副作用低等特点,近年来被广泛用于食道癌、膀胱癌、皮肤癌等多种癌症的治疗。目前,在美、英、法、德、日等不少国家光动力疗法已经获得国家政府相关部门的正式批准,成为治疗肿瘤的一项常规手段。

第三节　肿瘤学发展趋向

一、肿瘤是疾病综合体

肿瘤不是一种疾病，而是一组疾病，即使是同一部位同一组织分期分型的肿瘤也不尽相同。肿瘤的异质性造就了肿瘤在生长过程中，经过多次分裂增殖，其子细胞呈现出分子生物学或基因方面的改变，从而使肿瘤的生长速度、侵袭能力、对药物的敏感性、预后等各方面产生差异。究其本质既可能起因于遗传上的基因突变，也可能源于表观遗传上的基因修饰（如甲基化、乙酰化等）。目前来看，不管是良性肿瘤还是恶性肿瘤，都会出现基因突变和表观修饰的不稳定性。周围环境因素分布及作用的不均一性使得肿瘤微环境错综复杂，无法将其简单地概括为一种疾病。哈佛大学诺维娜（Carl Novina）教授曾说过"肿瘤是多个疾病长在同一个肿块里"。因此，将肿瘤作为一个疾病综合体是肿瘤学研究的发展趋向。

二、多学科综合治疗

肿瘤复杂的发病机制决定了临床上肿瘤很难被治愈。降低肿瘤的恶性程度，包括恶性增殖、侵袭转移等，保持肿瘤和机体免疫共处的稳态可能是肿瘤治疗的最终目标。21世纪是肿瘤治疗的重大变革时期，多学科综合治疗肿瘤越来越被临床医生所重视。

肿瘤综合治疗是指根据患者的机体状况、肿瘤的病理类型、肿瘤细胞侵犯范围和发展趋势，有计划地合理应用现有的治疗手段，以期大幅度地提高治愈率。多学科综合治疗主张各个学科合作的同时相互补充的将手术、化疗、放疗、生物治疗及其他辅助疗法，依照不同病例特点，进行有机组合，以期达到最佳的治疗效果。在提倡规范化治疗、个体化治疗、中西医结合治疗的基础上，将局部治疗和全身治疗、生存时间和生活质量统一起来，及时、准确、全面地判断肿瘤的病因及分期，制定多学科综合治疗方案。这是一种前瞻性的、领先时代的治疗理念。

三、防胜于治

对肿瘤来说，预防胜于治疗。现代医学的重点不完全遵从临床现状"就病论病"，从某种意义上讲，应更加重视肿瘤发生、发展的全过程。中医讲究"上工治未病"。对引发癌症的因素进行有效防御，可以通过降低肿瘤的发病率来降低肿瘤的死亡率。具体包括通过远离各种环境中的致癌风险因素，预防肿瘤发病相关的感染因素、改变不良生活方式、适当的运动、保持精神愉快以及针对极高危人群或者癌前病变采用一定的医疗干预手段来降低肿瘤的发病风险。

世界卫生组织（WHO）认为40%以上的癌症是可以预防的，并提出通过合理的生活习惯来预防癌症。恶性肿瘤的病因预防称为一级预防，通过筛查早期诊断肿瘤而提高肿瘤治疗效果称为二级预防。恶性肿瘤的发生是机体与外界环境因素长期相互作用的结果，因此肿瘤预防应该贯穿于日常生活中并长期坚持。

未来需要进一步重视癌症教育，加强肿瘤预防，来降低恶性肿瘤的发病率和死亡率，减少恶性肿瘤对国民健康、家庭的危害以及对国家医疗资源的消耗，减轻家庭和社会的经济负担。

参考文献：

［1］MOODIE R L. Studies in paleopathology［J］. Annals of Medical History，1918(1).

［2］GRAY P H K. Radiography of Ancient Egyptian mummies［J］. Medical Radiography and Photography，1967(43).

［3］THOMAS J, et al. A brief history of cancer［J］. Clinical Radiology，1983(34).

［4］THARIAT, et al. Past，Present，and future of radiotherapy for the benefit of patients［J］. Nat Rev Clin Oncol，2013(1).

［5］张积仁,刘端祺.肿瘤物理治疗新技术［M］.北京：人民军医出版社,2006.

［6］刘静.肿瘤热疗物理学［M］.北京：科学出版社,2008.

［7］李开华.电化学治疗肿瘤基础与临床［M］.北京：人民军医出版社,2009.

［8］曾益新.肿瘤学［M］.北京：人民卫生出版社,2003.

（井莹莹）

第十二章　中医学发展简史

第一节　中医学的发展与成就概述

顾　伟

编者介绍

海军军医大学中医系主任，教授，硕士研究生导师，临床医学博士。兼任军队中医药学会常务委员。入选上海市教委优秀青年教师、上海市科委青年科技启明星人才计划。荣立个人三等功一次，获得国家科技进步二等奖1项、上海市科技进步一等奖2项，主编出版中医药类教材、专著6部。

一、中医学的发展过程

中华民族作为世界上唯一保持了延续性的民族，拥有漫长而又精彩的历史。在有文字记载的3 000年历史中，中华文化一次又一次的经受历练，并在历练中不断丰富，展现出旺盛的生命力。伴随着中华文化的不断发展，中医学也在不断发展。从纯粹的医药经验的累积，经过系统地理论总结逐步形成体系，再到体系的丰富和完善，每一段历史都为我们展现了不同的内容与特点。让我们来回顾一下中医学的历史发展过程。

（一）学术体系形成时期（夏至三国　公元前21世纪—265）

中医学体系的形成不是一蹴而就的，它经历了漫长的经验累积过程。从远古到春秋时期，就是中医学逐渐累积经验、摸索规律的时期。这个时期的医学知识以个别和零散为特征，并没有明确的体系。这种原始的经验累积促使中医在战国到汉代时期发生了由经验的集合上升为理论的转变，形成了中医特有的学术体系。体系建立的标志就是《黄帝内经》《黄帝八十一难经》《神农本草经》《伤寒杂病论》四部经典著作的问世。

"四大经典"将中医学的理、法、方、药学术体系支撑了起来，对中医学的基本理论、诊断方法、辨证原则、治疗原则、药物理论、组方原则、预防理论进行了明确而又具体的论述。尤其是《伤寒杂病论》成就特别明显。《伤寒杂病论》是将中医学的理、法、方、药运用到临症实践的完美示范,也是对辨证论治体系的有力支撑。伴随着体系的建立,中医的学术体系也随之形成,在后面的历史发展过程中,它伴随着体系不断演化和发展。

（二）实用经验发展时期（两晋至五代 265—960）

以中医学学术体系已被建立为背景,中医实用经验在晋唐时期得以大力发展。这一时期的主要特色是以总结实用方药为主要内容的临证著作大量问世。该特色表现了中医学重视临证使用的倾向,这一倾向一直延续至今。因此,在"四大经典"发挥着巨大影响力的晋唐时期,关于纯中医理论的著作较少,直接陈述病、症、方、药的著作则是层出不穷。这些临证方书大多以临证专科著作的形式面世,便于后人查阅与总结。这些专著的内容包括诊断学、病源症候、药物方剂、儿科、妇科、骨伤科等,五官科也在综合方书中设有专篇加以描述。在医政管理与医疗教育方面,唐代的太医署对医疗教育的专业设置进行了分科,包括体疗、少小、疮肿、耳目口齿、针灸、按摩、角法等分科。尽管医疗的分科在周代《周礼》中就有记载,但是晋唐时期的分科显然在形式和内容上都优于周代的分科。

（三）理论总结与探索时期（宋至元 960—1368）

经验和理论之间的关系就像螺旋上升的阶梯,即经验的累计促进理论的发展,新发展的理论又会催生新的经验,如果没有形成良好的循环,经验就会停留在师徒授受、口耳相传的层面,无法得到大规模的验证与推广,这一点在中医体系内也不例外。为了吸收与继承先代中医在晋唐数百年间积累下的丰富经验,宋金元时期的中医进行了大量针对理论的总结与创新,并取得了可喜的成果。

宋金元时期的中医学发展的第一个特点是其著作风格与晋唐时期著作风格不同,开始进行医学理论的探讨。大部分著作都不满足于单纯记载临床经验与方药的做法,而对医学理论的探讨表现出极高的热情。在宋代官修医药著作中,以《太平圣惠方》和《圣济总录》为例,医学理论的探讨出现在全书的各个部分。即使是个人著作,也出现了大量的理论陈述和分析。此外,宋金元时期的著作还延续了晋唐时期著作专科化的特点,甚至发展为专病化、专题化,由博反约的倾向十分明显。

宋金元时期中医发展的第二个特点是出现了百家争鸣的学术局面。百家争鸣的出现在进行经验总结的过程中是具有必然性的。进行理论讨论不像进行经验描述,认识角度、认识方法、经验差别以及师承的指导思想都会对所总结的理论产生或深或浅的影响,从而得到不一样的结论以至于"争鸣"的出现。"百家争鸣"正是宋金元时期中医发展的特点之一。

（四）传统的传承与发展（明至鸦片战争 1368—1840）

自从"四大经典"将中医学术体系建立以后,中医学一直在沿着这一方向进行发展。在经历了晋唐的经验累积以及宋金元的理论爆发后,传统学术体系指导下的中医学达到了一定程度上的巅峰。物极必反是我国的传统哲学思想之一,对于传统学术体系而言也是如此。中医内部一股革故鼎新的力量在慢慢壮大。

因此,明清时期的医学发展特点是两股力量齐头并进:一方面,传统医学还在顽强延续;另一方面,新生力量在向近代科学靠近,表现出了革新趋势。革新趋势的体现如下:

1. 药物学开始向近代自然科学靠近。共有三部明清时期的药学专著反映了这一倾向:明代李时珍的《本草纲目》、清代赵学敏的《本草纲目拾遗》和吴其濬的《植物名实图考》。尽管三部著作在内容上大部分属于传统的实用药学,但是其分类方法则显示出了明显的进步性。生物分类学、生物进化论、植物学的理论体系正在建立,而这些是不同于前人以及传统医学体系的。其独特的思维方式得到了国际上的重视。

2. 传染病学透露出近代科学的倾向。从甲骨文时期开始,我国就有关于“疾年”的描述,意为疫病流行的年份。我国对于传染病的认识从中医诞生之初就开始了,千百年间出现了大量有效的治疗方药。但是在明清以前,所有对传染病的认识都是以传统中医学术体系为指导的。明末清初的医学家吴有性则认识到了六淫学说的局限性,在对传染病进行系统地观察以后,提出了“戾气学说”。他认为,传染病是由戾气引起的,戾气致病从口鼻而入,戾气不同产生的疾病就不同,戾气具有生物选择性“人病而禽兽不病”“牛病羊不病”,外科化脓性疾病也与戾气有关。他认为的戾气和传统六淫区别在于,戾气是具有物质性的,且有传染性。尽管在他的著作《温疫论》中,传统医学的内容还是占大多数,但是他在没有显微镜的情况下总结出来的理论与现代医学的病原微生物理论如此相似,并将其运用到临床实践当中,实属医学创举。

3. 解剖学的常识为医学指引了新方向。关于解剖学知识的记载在我国医学史上并不少见。但是,以传统自然观以及有机整体观为指导的中医学并不以解剖学知识作为理论基础,而是以功能的宏观表现创立了自己的理论体系。

然而,解剖结构的客观存在是无法否认的。生理功能和病理变化也是以客观存在为基础的。因此,以越过解剖的方式去解释生命问题无异于以地心说来衡量宇宙运动,虽然可行,但是过程和结果会极其复杂,并且总会有解释不清楚的问题。

清代医学家王清任在实践中发现《黄帝内经》记载的解剖数据和客观事实存在一定差距,于是决定自己进行解剖学研究,以三十余年的时间著成《医林改错》。王清任在书中记录了自己的解剖学经验,并试图阐明解剖知识和人体生理过程的联系。如果从内容的正确性去判断这本书,可以说这本书充满错误,也不足以支撑起现代生理病理体系。但是,如果从研究方向去评判这本书,这本书就是有别于传统中医学的新的开端。尽管王清任对中医学既定的学术体系没有改变,但其中的革新倾向还是十分明显的。

(五)中西医的交汇与碰撞(鸦片战争至今 1840 年至今)

西医学和中医学无论是在观念、理论还是具体操作上,都存在着重大的差别,这是无可否认与回避的。这种差别即使是在两者尝试进行融合多年后的今天,也依然存在。

虽然西医学在明代就已经进入中国,但并没有引起人们普遍关注,因此没有与当时的中医形成摩擦与冲突。这种关系一直持续到鸦片战争以后，西方医学以开办学校、医院、出版书刊的方式大规模进入中国，并且迅速传播开来，产生了巨大的影响力。此时，中医同西医之间的矛盾才得以显现，中西医如何相处的问题被客观地提出。

现在大部分人都认同，只就西医的本质而言，西方医学是具有普遍性的，是全世界人民的共同知识宝藏。但在当时的情况下，中国的西方医学是以西方列强对中国进行军事入侵、政治压迫、经济掠夺与文化奴役为背景而进入中国的。可以说，当时中西医学术之争也是当时中西政治、思想、文化之争。

传统的中医学面对新鲜而又陌生的西方医学，该如何与其相处？在西方医学以其内容的客观性与效果的实用性向中医发难时，中医该如何面对？两者都是医学，在具体观念上的差异无法调和时，又该如何处理？以上种种问题困扰了中西医学工作者百余年，中西医的碰撞与交融出现了种种困难。在近代，中国曾经给出过国粹主义、虚无主义和改良主义等不同的观点和态度。国粹主义和虚无主义都太过极端与偏激，所做出的选择近乎回避，对中西医的关系并没有起到改善的作用。有着平正态度的改良主义由于没有发现中西医问题的本质，结果也没有解决中西医关系的问题。随后，改良主义中一部分人主张成为中西医汇通派，也出现了一批中西医汇通派的医家。但是，限于中西医汇通派的思想和知识，他们没能指出处理中西医关系的正确方向和途径，也没有完成他们汇通中西医的任务。中西医关系的问题仍然现实地摆在我们面前，需要我们继续探索和研究。

二、中医的历史成就

在漫长的发展过程中，中医创造了许多伟大的历史成就。这些成就是多方面、多层次的，就其内容而言可以说内容极为丰富。

在周代出现了我国的医学分科。据《周礼·大官》中记载，医生被分为食医、疾医、疡医和兽医四种。这反映了当时的医学经验已经发展到需要分科才能完全继承前人的经验的程度。

《列子·汤问》中记载了药物麻醉。《汤问》中扁鹊让患者喝下毒酒，患者随即出现了无知觉的状态。在这种状态下，扁鹊对其进行了手术。尽管《汤问》并没有载明毒酒的成分，整个内容的可信性也值得商榷，但是至少反映了当时人们对麻醉的需求，甚至有可能进行了相应的探索。

我国于1975年12月在湖北省云梦县睡虎地秦墓中发掘出了大量秦简。其中记载的"疠迁所"，是世界上最早的麻风患者隔离所。

在睡虎地秦简中还有关于世界上已知最早的法医鉴定书格式和样本，被称为"封诊式"。"封诊式"中详细记载了死者的死因推测、伤口情况、身高以及周围现场情况等内容。

战国时期，《五十二病方》中就记载了外伤创口的药物使用、用酒剂进行消毒的方法以及使用水银制剂治疗癣疥等外科病的手段。此外，《五十二病方》中还有关于手术治疗痔瘘病的记载。针对痔疮，用小绳子把痔疮结扎起来，然后用小刀把它割掉。针对肛瘘，把狗杀死后，取出其膀胱，套在竹管上，把竹管插入大肠（直肠），然后向管中吹气，随后把管子慢慢抽出，再用刀把瘘管割掉。以上成就均为目前已知世界医学史上最早的记载。

长沙马王堆汉墓出土的帛书《足臂十一脉灸经》是我国目前已知最早的经脉学著作。书中记载的"循脉如三人参春，不过三日死"是世界上关于三联律脉搏最早的记载，也是预后判断最早的记载。

马王堆汉墓还出土了目前已知最早的妇产科著作《胎产书》。书中详细记录了胎儿在母体中发育的过程，并对十月怀胎期间不同阶段的胎儿形态变化加以描述，从一月为"流形"直至九月时胎儿长出胎毛，细致入微。

马王堆汉墓出土的帛画导引图是世界上已知最早的医疗体操示意图。该图共有 44 幅人物图像。图中的人物，有老年、中年；有男性、女性，显示出这套体操的适用范围之广。据图注中介绍，这是一套医疗体育锻炼方法，可以防病健身、治疗多种疾病。

《黄帝内经·灵枢·四时气》中有关于腹腔穿刺放腹水的方法，是世界医学史上已知最早的关于腹腔穿刺的记载。

在武威出土的汉简中载有《治百病方》。《治百病方》中详细记载了"大风方"的制作过程。把一些矿物药置于瓦器中密闭后以火加热，然后就可得到外科用的丹药。这一制作过程同东汉郑玄所注的《周礼》关于外科用丹药的制作过程十分相近。郑玄的注释是："今医方有五毒之药，作之合黄堥，置石胆、丹砂、雄黄、矾石、慈石其中，烧之三日三夜，其烟上著以鸡羽扫取之以注疮，恶肉破骨则尽出。""五毒之药"是指化学腐蚀药。通过这种方法得到的丹药应该是后世外科名方"白降丹"的前身。这里所运用的化学升华法，应该是化学制药的开端。

三国时期的著名医家华佗，以其独特的外科成就名留青史。他发明的麻沸散是世界医学史上已知最早的全身麻醉剂。

东汉时期的名医张仲景，被后世尊称为医圣。他的著作《伤寒杂病论》中关于用蜜煎导法治大便秘结、用人工呼吸法抢救自缢之人以及对胆道蛔虫症症状及其治疗的描述，在世界医学史上都是相当先进的。

晋代医家葛洪曾取得许多领先全世界的成就。在其著作《肘后救卒方》（又名《肘后方》）中，除载有青蒿汁治疗疟疾的方法外，还有许多同样伟大的成就。其中有关于器械加药物灌肠疗法的记载："治大便不通，土瓜根捣汁，筒吹入肛门中，取通"。有符合现代腹腔穿刺要求的腹腔穿刺放腹水的方法："若唯腹大，下之不去，便针脐下二寸，入数分令水出，孔合需腹减乃止"；书中还有世界上最早的关于天花病、脚气病、恙虫病、疥虫以及食道异物的治疗，并提出以狂犬脑组织敷贴创口以防治狂犬病的方法。

南北朝时期记载于《僧深集方》的"五瘿丸"是世界上最早的、有效的脏器疗法治疗药物。"五瘿丸"是由鹿的甲状腺制成的用于治疗甲状腺肿大的药物。如果其用于治疗甲状腺素缺乏引起的甲状腺肿大，一定是有效的。

隋朝，在《诸病源候论》中记载了肠吻合手术、漆过敏症、天花与麻疹的鉴别、结扎血管止血的方法等多项发明发现。

唐代《外台秘要》中有关于消渴患者尿液味道发甜、黄疸的尿检验法、金针拨障治疗白内障的记载。唐代还有珠制的义眼的制作方法以及世界上第一部国家药典——《新修本草》。

宋代创办了世界上最早的药局。其中,包括管理制剂的和剂局;管理收购、检验和鉴别药材的药材所;销售药物的卖药所以及慈善机构惠民局。宋代还为刊发医书而成立了世界最早的国家卫生出版机构——校正医书局。世界上最早的医学教学模型——针灸铜人也是在宋代得以发明。宋代在医药研究方面的成就包括用烧烙断脐和烙脐饼子贴敷防止脐风,从人尿中提取秋石(从历史文献记载其功效判断,其作用与性激素相同),用全兔脑制作药物以催生等。宋代还有世界上已知最早的法医学著作——《洗冤集录》。

元代的成就是在骨伤科和外科领域,发明了脊椎骨折的悬吊复位法和外科缝合用的缝合曲针。

我国于明代时发明了用于预防天花的人痘接种术。传说中我国从宋代起就有"神人"在峨眉山为宋代丞相王旦的儿子接种人痘,但是并没有可靠的材料来证明。有可靠材料证明的人痘接种术最迟出现在明代隆庆年间。这种接种方法从安徽太平县开始,慢慢推广到全国范围。人痘的接种是十分重要的医学尝试。它一方面保护了中国的人民,另一方面它流传到国外,影响了人接种牛痘预防天花的发明,保护了更多的人。

回顾中医的发展史和成就史,我们可以发现,中医学作为一个伟大的经验宝库,值得我们用毕生实践加以钻研。其中内容之丰富,奥秘之无穷是只有接触他的人才能够体会到的。相信我们目前所揭示的内容只是其中的一小部分,更多的内容还在等待我们去发掘。随着科学技术的不断发展,我们必定能更上一层楼。

第二节　中医学的起源(远古至公元前 21 世纪)

一、中国的医学传说

上古时期,由于可书写文字还没有被发明,因此祖先的医疗经验与成就只能以神话的形式通过口耳相传保留下来。虽然如此,其中很多内容在经过辩证的思考以后仍然值得细细体会。

(一) 燧人氏与火

火可以说是远古人类最伟大的发明。传说人类学会钻木取火是从鸟啄树发出火花得到启示的。据说在上古时期,燧明国有一棵名为"燧"的大树。有一位圣人在树下休息时,看到鸟啄树发出的火花,便受到启发,也用树枝钻木取火,此人被称作"燧人氏"。火可以驱逐野兽、取暖保温、烹饪食物,对当时的医疗条件是非常大的改善。

(二) 神农尝百草

我国古代社会一直以农业为本,故在我国神话故事中,农神具有很高的地位,而农神多与医神联系在一起。农神中最出名的一位便是传说中的神农氏,也称炎帝,长于姜水,牛首人身。神农氏为了解决当时人民的粮食来源问题,四处寻找可以果腹的食物。据《淮南子·修务训》的记载:"尝百草之滋味,水泉之甘苦,令民知所避就。当此之时,一日而遇七十毒。"意为神农氏在寻找种子的过程中,发现了很多有毒的植物。当然,除了发现了植物的毒性,也发现了草木的药性。神农氏发现茶可以解毒,每次准备服下未知的植物之前都会准备好茶叶,因此神农被称为"茶祖"。但最后当他尝到断肠草,刚一咽下肠子便寸寸断了,来不及喝茶解救而死。

尝百草的故事其实不仅仅出现在神农氏的故事里,在黄帝与岐伯的故事中,也有黄帝让岐伯尝百草的桥段。这说明在当时,通过尝百草来辨别毒性和药性是很常见的医疗实践,因为尝百草而死亡的案例也时有发生。这更突出了先人发现药物的艰险及后世人们对其献身精神的敬仰。

（三）黄帝的传说

黄帝是我国古代神话中著名的英雄神。后人在称颂黄帝时,往往将许多功绩放在黄帝的名下,但其实很多功绩都是黄帝的臣子建立的。《通鉴外记》说:"(黄)帝以人之生也,负阴而抱阳,食味而被色,寒暑荡之于外,喜怒攻之于内,夭昏凶札,君民代有,乃上穷下际,察五色,立五运,洞性命,纪阴阳,咨于岐伯而作《内经》,夏命俞跗、岐伯、雷公察明堂,究息脉;巫彭、桐君处方饵,而人得以尽年。"这里提到了很多黄帝的臣子:岐伯、雷公、巫彭等。其中最有影响力的当属岐伯。

《帝王世纪》中记载:"黄帝使岐伯尝味草木,典主医药,经方、本草、素问之书咸出焉。"这也就意味着,中医体系可能是在黄帝和岐伯的共同努力下建立起来的。清代医学启蒙书籍开篇第一句为:"医之始,本岐黄。灵枢作,素问详"。"岐黄"一词就是岐伯和黄帝,现在"岐黄"用于指代中医。"岐黄"二字,"岐"在前,"黄"在后,其中之意耐人寻味。当时虽处于原始社会,但是社会秩序已经建立,帝王与臣子之间是有明确的等级关系的。后世仍然以"岐黄"二字来代指医学,可见后人对岐伯贡献的认可,也侧面反映了黄帝虚怀若谷的美好品德。

（四）伏羲的功绩

伏羲氏,姓风。传说中,伏羲氏指导臣民制造工具,结网打鱼,投矛狩猎,开创了人类历史上通过劳动主动获取食物的新纪元。他在中医学领域的传说包括对中国医学理论的贡献、中医医学器具的发明以及指导人民进行锻炼等方面。

在中医学理论上,伏羲氏推演了先天八卦,丰富了阴阳学说。阴阳学说是中医理论发展的基础,可以说,它贯穿于从诊断到治疗的各个层面。伏羲氏所推演的八卦除了丰富了阴阳学说,还使历代中医拥有了对于疾病的认识论,解决疾病的方法论,功不可没。此处推演的八卦被称为先天八卦,要与后世周文王所推演的文王八卦（也称后天八卦）相区别。

中医医疗器具方面上,伏羲氏发明了九针。九针是九种针具的统称,包括:镵针、员针、鍉针、锋针、铍针、圆利针、毫针、长针和大针。这九种针形态不同,功能也不同。圆头的针可以按压止痛;尖锐的针可以点刺放血;带刃的针可以切开皮肉用以排脓清创,等等。九针对后世的针灸学影响深远。

在保健体育方面,伏羲氏创立了传统体育活动和导引的雏形。在原始社会时期,为了躲避野兽和取暖,伏羲氏带领大家围绕火堆跳舞。慢慢的,伏羲氏发现这种舞蹈可以强身健体,驱逐疾病,于是逐渐发展起来,形成了传统体育活动和导引的雏形。

神话传说一方面寄托了人们对美好生活的向往,另一方面也反映了当时生活的基本情况。可能神话故事中的情节不一定出现在神话中描述的上古时期,但神话中勇于对抗自然,积极探索生命规律的信念却传承至今。

二、中医学起源的假说

(一)中医源于圣人

这里所提到的圣人多指具有明显传说和神话色彩的人物,比如伏羲、神农和黄帝等。如前所述,在我国远古神话传说和古籍记载中,有许多圣人发明医药的内容。以《通鉴外纪》为例,书中记载由于"圣人出"才有"医方兴"和"医道立"。

但是,如果真正去考证这些神话故事,我们会发现,远古时期的英雄其实是原始社会时期对应部族的代称。也就是说,神农不是神农本人,而应该是炎帝部族。所谓黄帝时代,应该是一个广泛的时期,至少包括了整个新石器时期。

各种关于圣人发明中医药的传说其本质应该是早期人类医疗活动的缩影。医学经验只能由大量的试验和漫长的时间来完成积累的过程,个人的聪明才智在自然的复杂法则面前永远只是沧海一粟,单纯个人经验来推测自然规律无异于盲人摸象。人们只有经历数代人的尝试,接受无数次痛苦的失败,甚至是付出生命的代价才能接触到生命的本质。但"中医源于圣人"之说,在历史上产生了颇为深远的影响,后世一些医药著作托名于黄帝、神农,如《黄帝内经》《神农本草经》等,正是受了这种思想的影响。

(二)中医源于巫

持有"中医源于巫"的观点的人认为,早期的医学实践是从巫术发展而来的。

这种想法从其理论层面上看就存在本质上的矛盾。巫的发明是需要以一定的物质发展与文明进步为基础的。只有当人类拥有一定的劳动技能和经验,生活较原始时期更加安定,外加语言和思维想象能力发展到一定层次时,"神灵"的概念才有可能出现。如何同幻想的神灵进行沟通,如何让沟通变得有效,让神和人互相理解、互相交流,这才是"巫"的职责。而发展到这一时期的人类一般处于氏族公社时期。

但人类最早的医学活动(包括中医)从原始社会时期就已经存在。医学经验是靠人类的长期实践积累起来的,而巫是人类发展到一定阶段后的产物。所以,医学不可能起源于巫。

此外,巫所掌握的医疗技能也是从远古继承而来的。巫只有通过继承和实践才能掌握医疗知识。《山海经》中描述的巫医在灵山"从此升降,百药爰在",实际上是巫医到险峻高山采药的神话化。因此,更不能说医学起源于巫。

但我们也不能否认中医史上曾经有过医巫混淆的历史阶段,这符合人类对自然的认知规律。但是,中医学的发展总是在实践中慢慢修正自我的,总会在经历足够的尝试之后逐渐排除迷信与荒诞,抛弃附着在医学知识内的巫术成分,实现医与巫的分离。以《史记·扁鹊仓公列传》中的扁鹊为例,关于扁鹊六不治的记载,其中第六条就明确地提出了"信巫不信医者,不治"。我们可以说在历史上中医和巫曾经相互影响,但中医绝不会起源于巫。

(三)中医源于动物本能

这种观点认为,人类患病后寻求缓解病痛的方法是人类的本能,就如同动物在伤病时自我保护的本能是一样的。该观点认为,中医学是以动物行为为基础的。

在自然界中,野生动物在受伤或生病的情况下进行自我救护的行为是存在的。当蝮蛇的头部被其他蛇咬伤后,蝮蛇会选择大量的喝水,两小时后头部的肿胀会自然消退,就如同现代医学中对危急患者大量输液以维持血容量一样。野兔在患肠炎后会主动寻找周围的马莲草,用以治疗肠炎。如果是猫患肠炎,猫会选择吃青草以催吐的方法进行治疗。热带的猿猴患疟疾时则会主动寻找金鸡纳树,咀嚼树皮以获得治疗,这些做法可能和人类的原始医疗相同。

(四)医食同源

食物的摄入是人类维持生存的首要条件。根据神农尝百草的传说我们可以推断出,人类对植物药最初的认识开始于寻找食物的过程中。由于饥不择食,食用了某些有毒的植物而导致机体产生一系列反应,或因食用某些有药用作用的食物使身体的病痛得以减轻,人们根据经验,从而总结与归纳出了基本的医药知识。

医食同源的观点在理论层面似乎是行得通的,但这一观点并不完善。在早期的医疗实践中我们就有对动物药、矿物药甚至非药物疗法的尝试,而这些做法是与寻找食物无关的。因此医食同源的理论并不能完整的解释医学的起源。

关于祖国医学起源的论述,最可靠的说法还是源于生活源于实践。只有通过反复的实践才能够认识到经验的价值。中医学知识其实就是生活知识的一部分,只是在社会出现了分工以后由专人负责。

第三节　早期经验累积与理论创立(夏至春秋时期)

从夏代开始,中国从原始社会进入了奴隶制社会。随着社会主要生产模式的改变,生产力有了一定的提高。铜器出现、物质财富不断增长、社会分工不断细化、数学天文学等基础学科知识不断丰富以及哲学思想逐步发展，这些都在不同程度上影响和促进了医学的发展。在这一时期，医学经历了从愚昧与懵懂开始迈向朴素唯物主义萌芽的阶段，为后期医学理论体系的建立打下了基础。

一、对疾病的认识与诊治

（一）对疾病的认识

甲骨文中存在目前已知最早的对疾病的记载。殷墟出土的甲骨片共计约 16 万片，其中有 323 片与疾病相关，共计 415 辞。通过甲骨文，殷商时期关于人体、疾病以及诊治过程的认识得以保留了下来。

首先当时人们已经认识到了许多疾病："疾首"就是头部得了病；"疾目"就是眼病；"疾耳"就是耳病，可能是外伤导致的鼓膜穿孔或者中耳炎；"疾自"，"自"是"鼻"，"疾自"就是鼻子生病，此外还有"疾口""疾齿""疾腹""疾手""疾胸""疾胫"。有些疾病还能根据症状等给予命名："耳鸣""盲目""疾言""龋"等。

此外，甲骨文中还有关于流行性传染病的记载："贞屮（有）疾年其丼（死）。""疾年"指的就是流行性传染病。这是一条卜辞，意为向神询问在有疾病流行之年，是否会死。

（二）对诊治的尝试

我国的诊治过程在奴隶社会后期就已经具有一定的雏形，对于这些内容的描述可以在先秦时期的文化典籍中寻找到。

《周礼·天官》中记载道："疾医：掌养万民之疾病"，"以五味、五谷、五药养其病，以五气、五声、五色视其死生。两之以九窍之变，参之以九脏之动。"这里提到的五味是指醯、酒、饴、姜、盐；五谷为麻、黍、稷、麦、豆；五药为草、木、虫、石、谷。这一记载的出现说明当时的医生已经掌握了以上内容的药用区别，并能够从患者的气味、语言声音、容貌颜色来判断患者的预后，并知道九窍的变化与脏腑之间的关系。此记载的文字虽然不多，但揭示的问题是十分丰富的。至少我们可以明确地说当时的医生已经学会从多方面收集患者信息来进行诊断，而不是只依靠某一依据进行分析。这为诊断学的产生奠定了十分重要的基础，是非常突出的进步。

二、医学理论的萌芽

理论是对经验的总结与提高，是经验累积到一定程度的必然结果。促使理论形成的原因包括很多方面，其中有实践的作用，也有相关的其他因素的影响。

（一）哲学思想的萌芽

中医学之所以会对生命和疾病形成有别于西医学的特殊理论认识，与中国古代哲学中的世界观密切相关。世界观是影响一个文化对世界进行描述的重要因素。我国古代的

"精气神""阴阳五行"和"天人关系"等哲学理论对中医产生了深远影响,以至于以上哲学观念成了中医理论体系中密不可分的一部分。

"精气神"是中国古代的宇宙本体论思想。精和气都是构成世界的有形精微物质,神虽然是物质的但无形。精气神被古代哲学思想阐述为构成世界的基本元素以及事物发展变化的物质基础与内在动力。

"阴阳五行"则是我国古代朴素唯物主义的自然观与朴素辩证法的集中体现。阴阳本意是人们对日光向背的认识,最后逐渐引申为万事万物对立的两个方面。五行则是从表示世界构成的五种基本物质"五材"的概念中引申出来的。通过将五种物质的功能加以概括并类比在别的事物上,使用相生相克的基本规则用以归纳和推演。

"天人关系"主要包括两方面内容,一方面是顺应天地,另一方面是追求天人合一从而达到天人同构。天人关系在理论上重视天人相应,在实践上强调养生、诊断和治疗要顺应自然、审时度势。天人关系也可以理解为尊重客观事实,并在客观事实的基础上积极发挥主观能动性。

"精气神""阴阳五行""天人关系"作为中医学哲学理论的核心,在后面漫长的历史中持续地为中医工作者提供着理论总结的基础与方法。

(二)病因学说的萌芽

病因学萌芽的出现与社会生产力的发展和科学的进步密切相关,早期天命鬼神的观念被逐步动摇。虽然早期典籍没有大段的关于病因观的描述,但是我们能从中发现发展的萌芽。

《周礼》载有:"天有五星,故有五行,以为寒、暑,以为阴、阳、风、雨、晦、明,分为四时,序为五节,淫则为灾,以生塞热少腹惑心之疾;人有四肢五藏,化为五气,一觉一寤,吐纳往来,流为荣卫,章为气色,发为声音,以生喜、怒、爱、恶、欲之情,过则有伤。夫天之寒、暑、阴、阳、风、雨、晦、明,即足以伤形;而人之喜、怒、阴、阳,运于荣卫之间,交通则和,有余不足则病。"说明了四时气候以及情志对健康的影响。《礼记·月令》记载的"孟春行秋令,则民大疫","季春行夏令,则民多疾疫","仲夏行秋令,则民殃于疫",说明气候出现异常变化,是引起疾病流行的原因。

更为重要的,此时中医的病因观开始由实物病因向泛化病因转变。早期文献中对病因的描述多有实物,如"蛊""龋",意为由虫致病。但后期的病因探索开始向非实物的或者泛化的季节、水土、饮食等进行转变。这种转变以"外感六淫"学说最为明显。该转变与中医的哲学观密不可分,中医的气一元论哲学观在本质上是排斥实物病因的。因此,即使是在西医学如此发达的今天,在西医已有明确诊断的情况下,中医还是需要用传统的方法去分析疾病的症候表现才能得出用于指导用药的结论。

(三)预防思想的萌芽

在与疾病抗争了多年以后,人们自然而然会产生"防患于未然"的思想与愿望,以期避免疾病带来的痛苦与死亡。在这种思想的指导下,预防思想的萌芽出现了。老子的"无为自化,清静自正"思想,对后世注重养生,追求长寿有着深远影响。在婚配制度方面,《礼记》载:"三十曰壮,有室";《周礼》载:"男三十娶,女二十嫁","礼不娶同姓。"《左传》载:"男女同姓,其生不蕃"对遗传病的预防有积极的影响。在养生方面,在中医"天人相应"思想的指导下,中医学体现出了顺应自然的思想倾向。食养也好,药养也好,都强调与四时相调,与节令相应,动静结合,不偏激。这与古希腊的健身理念是截然相反的。

三、药物知识的发展

在这一时期,人们接触到的药物的种类不断丰富,积累的用药经验也日益增加,这为药物学的总结与发展打下了良好的基础。

(一) 药物的种类与数量

1973年,我国在河北省藁城县台四村发掘出商代遗址。在该遗址中,共发现蔷薇科梅属种子30余枚。经鉴定这些种子以桃仁为主,还有郁李仁、杏仁等,都是剥掉壳后储存下来的。这些种子既可医用,也可食用。这是我国春秋时期以前关于药学的考古证据之一。

与文物相比,书籍中的记载还是更丰富一些。《诗经》和《山海经》中也有关于药物知识的记载。《诗经》记载了许多植物,其中植物药50余种。《山海经》中的药物共126种,包括动物药67种,植物药52种,矿物约3种,水类1种,不详3种,可以分为补药、种子药、避孕药、预防药、美容药、毒药、解毒药、杀虫药、醒神药、治牲畜药等多种不同类别。

这一时期的药物记载以记录药物的使用功能为主,很少描述药物的自然属性。在后世的很长一段时间里,我国药学工作一直延续着这个特点。

(二) 酒对医疗的介入与意义

酒作为医学中不可或缺的一部分,一直在中医里扮演着重要的角色。少量的酒可以作为兴奋剂"通血脉""行药势";大量可以做麻醉剂、溶剂;酒还可以炮制药物,如酒军(酒炙大黄)。在《后汉书》中,酒被尊为"百药之长"。"酒"这个字在甲骨文里是以"酉"出现的。在"医"字的变化过程中,先从巫(毉),后从酉(醫),体现了酒发明以后对医学的影响,也体现了酒在医药发展史上的重要地位。

酒的酿造与引用从新石器时代就已经开始。在龙山文化中发掘过很多与酒有关的陶器,如尊、斝(甲)、盉(和)、杯等。酒真正开始介入医疗过程可能源于殷商时期。甲骨文中有"鬯其酒"的记载。汉代班固《白虎通义·考黜》注释,"鬯者,以百草之香,郁金合而酿之成鬯",意为用制造芳香药的酒。可能用以祭祀,但当时巫医不分,也可能是药用。

到汉代时,酒就已经全面介入医疗过程。以长沙马王堆汉墓出土的《五十二病方》为例,酒是各种药物中使用最多的药物。《五十二病方》全书共记283方,包含酒的方子共有33个。其主要用于治疗"诸伤""胫"(痉)、蝮蛇咬伤、"癫"等。且当时就有关于饮酒与其他治疗手段先后顺序的论述。

（三）汤液的发明与意义

汤液的发展也是起始于夏到春秋的时期。

汤液，也称汤剂，是中药的重要剂型之一。所谓剂型，就是中药方剂的制剂形式。目前有汤、酒、茶、露、丸、散、膏、丹、片、锭、胶、曲，以及条剂、线剂等多种内服、外敷剂型。

历史上最早出现的剂型可能为"咬咀"，指将生药直接放入口中咀嚼。这种方法患者难以下咽，副作用大，药效发挥不充分且限制了药量。汤液的发明，使服药变得容易，还扩大了药物范围及用量，减弱了副作用，从中药学的角度而言，是一项重要的发明。

关于汤液的发明者，历史上并没有定论。有传说是商汤的宰相伊尹创制了汤液。一方面伊尹的父亲、妻子都精通厨艺，他本人也精于此道。伊尹因发明了五味调和说与火候论被封为"厨祖"。另一方面，伊尹对养生也颇有造诣。《吕氏春秋·本味》记载商汤向伊尹问长生之法，伊尹回答："用其新，去其陈，腠理遂通，精气日新，邪气尽去，及其天年。"因此，兼备医学与厨艺知识的伊尹是有可能创制汤液的。

当然，也有医家对此采取保守的态度，如《黄帝内经·素问·汤液醪醴论》中只说："上古圣人作汤液醪醴。"清代徐大椿则认为汤液并不是伊尹发明的，而是至商代伊尹时开始盛行而已。他认为，《内经》中所载半夏秫米等数方是已，迨商而有伊尹汤液之说，大抵汤剂之法，至商而盛，非自伊尹始也。

历史上是谁创制的汤液其实并不需要得出一个明确的答案，汤液的出现有其必然性，理由就在于中医是以传统文化为指导的，中华传统文化中的"和"文化必然会对中医产生影响。此外，中医认识疾病是以证候作为模块进行的，证候不断变化，单一的药物是无法满足治疗需求的，因此汤剂这种形式是必然会出现的，它从一定程度上揭示了中医的本质特色。

第四节　学术体系的建立（战国至三国时期）

战国至三国时期是我国封建制度确立、巩固和发展的时期，也是中医学学术体系建立的时期。诸多汉墓出土的大量文物以及中医"四大经典"的问世反映了此时期的中医学经历了脱胎换骨的发展，实现了由实践经验转化为理论著述的巨大飞跃。

在这一时期中医发展的考古证据为大量的汉墓医书。在20世纪70年代以后，我国在马王堆汉墓、张家山汉墓以及武威汉墓相继出土了大量医书，包括：《足臂十一脉灸经》《阴阳十一脉灸经》甲本《脉法》《阴阳脉死候》《五十二病方》《却谷食气》《导引图》《养生方》《杂疗方》《胎产书》《治百病方》。以上文物反映了当时的医药水平，也为今天部分中医对于理论的困惑进行了答疑，是不可多得的医学财富。

在医学著作方面，《黄帝内经》《黄帝八十一难经》《神农本草经》和《伤寒杂病论》"四大经典"的问世标志着中医学术体系已经形成。

一、中医理论体系的形成——黄帝内经

《黄帝内经》简称《内经》,是我国现存的第一部医学理论专著包括《素问》和《灵枢》两部分,每一部分各9卷81篇,全书合计18卷,162篇,内容极为丰富。

（一）《黄帝内经》成书年代

关于《黄帝内经》的成书年代,历史上争议较大,主要有三种观点:

1. 先秦时期:持这一观点的人认为,《黄帝内经》内容丰富,非古代大贤人不能著,必定是黄帝所作。

2. 战国时期:认为《黄帝内经》是战国时期著作的理由较为丰富。同战国时期的《周礼》相比,《黄帝内经》无论在思维方式还是语言体系上都与《周礼》有很多相似之处。此外,同《史记·扁鹊仓公列传》相比,《黄帝内经》中的医学理论较《扁鹊仓公列传》中的医学理论更为朴素,故认为《黄帝内经》是扁鹊、仓公时代以前的作品,即战国时代。

3. 西汉时期:认为《黄帝内经》成书于西汉时期的理由有如下几点:首先,《黄帝内经》作为一部20万字的巨著,想要在战乱频发的战国时期是不太可能的。完成一部20万字的书籍需要大量的人力、物力和财力,这些条件和资源不存在与战国时期的任何一个国家。其次,《黄帝内经》在书名和思想内容上与"黄老学派"的密切联系,也为只有在西汉"黄老学派"鼎盛时期才能成书提供了佐证。另外,在《史记·仓公列传》中记载了西汉名医淳于意的成长经历。在淳于意的老师给淳于意介绍医学书籍时,其中没有《黄帝内经》,但东汉张仲景在《伤寒杂病论序》中明确提出了《素问》,证明《内经》可能成书于西汉至东汉之间。

综上所述,《黄帝内经》的具体成书时间其实并不确定。但有一点是可以肯定的,本书绝不是由黄帝所著。单从其学术思想上就可以看到从战国到两汉不同时代的思想分别存在于不同的篇章。一般认为,《黄帝内经》是由多位作者在不同时期分别著成,再由后人总结而完成的。

至于为何《黄帝内经》要托名黄帝,其原因其实与我国古代文人的习惯有关。《淮南子·修务训》有云:"世俗之人,多尊古而贱今,故为道者必托之于神农、黄帝而后能入说。"当时作者为了能让自己的作品更为大众所接受,故托名黄帝。《神农本草经》亦托名神农。

（二）《黄帝内经》的学术思想

《黄帝内经》之所以会成为所有中医研究者绕不过去的一座大山,就在于它奠定了中医理论体系的基石。其主要学术思想有以下三点:统一整体观念、阴阳五行同人体相应、永恒运动观。

统一整体观念。《黄帝内经》认为,人体是一个整体,任何一个组成部分都是与整体紧密相连,不可分割的,牵一发即动全身;人又与自然环境构成一个密切的整体,人的生、长、壮、老、死都与人所生活的环境密切相关;人又和人的情绪、社会环境相关,所以存在各种

情志病,不同社会阶层所生疾病的种类、治疗方法都各不相同。

将阴阳五行理论应用于人体。在《黄帝内经》中,阴阳五行学说作为古代朴素唯物主义和自发辩证法指导着医疗的全过程。《黄帝内经》灵活的运用阴阳来解释生理过程和病理变化中的对立与统一、消长与平衡,用五行学说解释生命过程的相生相克。由于其涵盖内容十分广泛,故阴阳五行成了中医学的基本理论之一。

《灵枢·阴阳系日月》中对阴阳的存在进行了一定的解释:"阴阳者有名而无形。"名,可以理解为概念;形,可以理解为具体的形象。有名而无形是指阴和阳是一种抽象的存在,不指代任何具体的形象。《素问·阴阳应象大论》中关于阴阳的解释最经典的一句莫过于:"阴阳者,天地之道也,万物之纲纪,变化之父母,生杀之本始,神明之府。"这一句话阐述了阴阳在《黄帝内经》中的地位,即阴阳是天地间万事万物发生、发展、变化的规律。《素问·天元纪大论》也指出:"夫五运阴阳者,天地之道也。"在这里,五运(即五行)被提到了同阴阳相同的高度,用以说明生命的规律。在实践过程中,人们将五行同五脏相对应(木、火、土、金、水分别对应肝、心、脾、肺、肾),再以整体观念为指导将五脏和身体各个部分相结合,实现了对身体各部位的划分以及对生理过程、病理变化的认识。

《黄帝内经》对于运动观的认识体现在《素问·六微旨大论》中:"岐伯曰:成败倚伏生乎动,动而不已,则变作矣。帝曰:有期乎? 岐伯曰:不生不化,静之期也。"从这里可以看出,《黄帝内经》认为万事万物是永恒运动着的。假如静止不动,则不会生长、不会变化,生命因此就会毁灭。在阴阳五行理论中,阴和阳、木火土金水也都是处于一种动态演变的过程。在阴阳和五行的动态作用与调节下,维持着生命微妙的平衡。

(三)《黄帝内经》的理论体系

《黄帝内经》的主要理论体系包括脏象(含经络)、病机、诊法和治则。

脏象是研究人体脏腑、十二经络、精气神等的生理功能和相互联系的学说。脏腑包括五脏(肝、心、脾、肺、肾)、六腑(胆、胃、小肠、大肠、膀胱、三焦)和奇恒之腑(脑、髓、骨、脉、胆、女子胞)。五脏的功能是"藏精气而不泻",六腑的功能是"传化物而不藏",奇恒之腑形态上与腑相似但功能上却有五脏储存精气的作用"藏而不泄"。脏腑之间虽然因功能不同而被分成两类,但彼此之间不是孤立存在,而是相互联系的。

经络系统包括经络与腧穴。《灵枢·本脏》说:"经脉者,所以行气血而营阴阳,濡筋骨利关节者也。"正经共有 12 条,分别以其对应的脏腑、阴阳属性和位置来命名,分别是:手三阴经(手太阴肺经、手厥阴心包经、手少阴心经)、手三阳经(手阳明大肠经、手少阳三焦经、手太阳小肠经)、足三阳经(足阳明胃经、足少阳胆经、足太阳膀胱经)、足三阴经(足太阴脾经、足厥阴肝经、足少阴肾经)。另外还有不包括在正经中的任脉、督脉、冲脉、带脉、阴跷脉、阳跷脉。在后世著作《黄帝八十一难经》中,这六条经脉外加阴维脉、阳维脉合称"奇经八脉"。腧穴,也称穴位,是经脉上精气出入的处所。《灵枢·气穴论》和《气府论》都说全身一共有 365 个穴位,但气穴论实际为 342 穴,气府论为 386 穴。这证明了穴位的数目并非 365 个。到目前为止已知的穴位为 720 个。

《黄帝内经》在病机学说的建立上也做出了伟大的贡献。《黄帝内经》认为,人的发病与环境、情绪、外邪、体质等均有关。"精神内守,病安从来""邪之所凑,其气必虚"都是关于发病的经典论述。关于病因,《黄帝内经》中指出:"夫邪之生也,或生于阴,或生于阳。其生于阳者,得之风雨寒暑;其生于阴者,得之饮食居处,阴阳喜怒。"在这里,外邪、七情、饮食都被概括进去了。对于病变的分类,《黄帝内经》从"阴阳、内外、寒热、虚实"结合脏腑进行分类,逐渐发展成为后世常用的八纲辨证和脏腑辨证体系。

在诊法上,望、闻、问、切,在《黄帝内经》中都有相应的论述。《素问·阴阳应象大论》提道:"善诊者,察色按脉,先别阴阳;审清浊,而知部分;视喘息,听音声,而知所苦;观权衡规矩,而知病所主;按尺寸、观浮沉滑涩,而知病所生。以治无过,以诊则不失矣。"这里的"察色"为望诊、"按脉"为切诊、"听声音"为闻诊。这句话是嘱托医生在进行诊断的过程中,要做到四诊合参,以减少误诊的发生。

《黄帝内经》还为中医的治疗提供了几条原则,且这些原则沿用至今:防微杜渐,要防止疾病传变;三因制宜,治疗要因时间、因地点、因患者自身特质而采取不同策略;注意标本先后,急则治其标,缓则治其本。

总体而言,《黄帝内经》作为我国第一部医学理论专著,系统的、全面地总结了我国汉代以前的医学成就。它包含了极为丰富的理论知识和实践经验。千百年以来,无数中医工作者都从这本书中汲取到了丰富的医学知识。它为中医学的发展奠定了理论基础。后世大部分医学经典著作,如《黄帝八十一难经》《伤寒论》等,都是在他的基础上发展而来的。可以说,《黄帝内经》对后世产生了无比深远的影响。尽管《黄帝内经》中也存在由于时代限制所导致的具有局限性的内容,但其中大多数内容在今天还是值得深入研究的。

二、《黄帝八十一难经》

《黄帝八十一难经》,简称《难经》或《八十一难经》。据前人推测,该书多成书于东汉以前,大约编撰于西汉时代。传说此书为秦越人即扁鹊所著,但《史记·扁鹊仓公列传》中并没有记录扁鹊完成了这部书,所以这种说法有待考证。

《黄帝八十一难经》的内容是以阐释《黄帝内经》的重点难点为主的。全书共分81篇,以问答的形式进行。每篇即是对《黄帝内经》中一个难点的发问与解答。其中1—22难论脉学,23—29难论经络,30—47难论脏腑,48—61难论疾病,62—68难论腧穴,69—81难论针法。

《黄帝八十一难经》的出现推动了中医理论的进一步发展。它在解释《黄帝内经》的问题时多有自己进一步的发挥,这丰富了中医学的内容。在脉诊部分,《黄帝八十一难经》开创了"独取寸口"(即桡动脉)诊脉的先河。在经络部分,《黄帝八十一难经》将经脉的长度、流注次序与奇经八脉进行了详细的论述。在脏腑部分,《黄帝八十一难经》提出了消化系统的"七冲门",即"唇为飞门,齿为户门,会厌为吸门,胃为贲门,太仓下口为幽门,大肠小肠为阑门,下极为魄门。"《黄帝八十一难经》还提出了五脏六腑与声、色、臭、味、液的关系以及三焦与命门的位置与功能。其中对命门与三焦的论述成了后世三焦命门学说的基础。

三、中药学理论的建立——《神农本草经》

《神农本草经》简称《本草经》，是我国现存最早的药物学专著。它的成书年代目前并没有定论，但一般认为成书于西汉。《神农本草经》之所以称为"本草经"，是因为古代药物以植物药为主。五代韩保昇解释道："按药有玉石草木虫兽，直云本草者，为诸药中草类药最多也。"书名中的"神农"，同《黄帝内经》一样，均为托名。

《神农本草经》共载药 365 种，其中植物药 252 种，动物药 67 种，矿物药 46 种。《神农本草经》将每一种药的性味、主治、异名、产地等描述得十分清楚。365 种药包括了内、外、妇、眼、鼻、喉等多科的药物。且经过千百年的验证，其中大部分是正确的。《神农本草经》将 365 种药分为上、中、下三品，上品 120 种主养命以应天，无毒，多服久服不伤人，可以轻身益气不老延年；中品 120 种养性以应人，无毒有毒，斟酌其宜，可以遏病补虚羸；下品药 125 种主治病以应地，多毒，不可久服，主要用于除寒热邪气，破积聚愈疾。

《神农本草经》提出了中药学的基本理论，包括君臣佐使理论、七情理论、四气五味理论、药物剂型与剂量的理论以及服药与进食关系的理论。这里的君、臣、佐使是分别指上品药、中品药与下品药，同后世的方剂中主药与辅药的关系不同。七情是指在药物配合使用时，会有其中不同的配伍关系，分别是单行、相须、相使、相畏、相恶、相杀、相反七种药物配伍。不同的配伍会影响药物的药效与毒性。增加药效、减少毒性的配伍要努力追求，降低药效、增强毒性的配伍要尽量避免。四气五味理论是指通过"寒、热、温、凉"四气与"酸、苦、甘、辛、咸"五味来对药物进行分类与总结。通过四气五味以及阴阳五行的配合来指导临床用药。在药物剂型与剂量的理论上，《神农本草经》就已经有了丰富的剂型，如汤剂、丸散剂，且讲究药物用量要针对疾病，有的要"中病即止"，有的要长期服用。关于服药和进食先后的问题，《神农本草经》指导医生要依据疾病特性灵活选择："病在胸膈以上者，先食后服药。病在心腹以下者，先服药后食。病在四肢血者，宜空腹而在旦；病在骨髓者，宜实而夜。"

《神农本草经》系统地总结了西汉以前的用药知识与经验，并将其提升到理论的高度，为后世药学研究奠定了基础，并产生了深远的影响。当然，书中的部分错误如将朱砂、水银等有毒药物列为上品药，认为其"久服神仙不死"等问题也是存在的。这些内容在一定程度上助长了后世服石之风，这是对后世产生的消极影响。

四、辨证论治体系的建立——《伤寒杂病论》

《伤寒杂病论》的作者是汉代著名医家张仲景。张仲景，本名机，字仲景。南郡涅阳人（今河南省邓县穰东镇，一说今南阳市）。北宋高保衡、林亿在《校正伤寒论·序》中记载："张仲景，《汉书》无传，见《名医录》云：南阳人，名机，仲景乃其字也。举孝廉，官至长沙太守。"传说张仲景做长沙太守时，每逢旧历每月的初一、十五两日，便停止办公，在大堂上置案给人看病。后世尊称他为张长沙，他的医方也被称为"长沙方"。

张仲景生活的东汉末年，当时国家政治局势动荡，军阀四起，战火不断。贫穷、战乱肆意侵袭着人民的健康,为疾病的滋生提供了温床。据张仲景在《伤寒杂病论·序》中记载,他的家族原有两百多口人,自汉献帝建安元年(196)以来,不到十年的时间,即有三分之二的人生病死去,其中十分之七的人死于伤寒病。然而当时的统治者无心发展医学,社会上已有的医生也是技术低劣,医疗作风马虎。张仲景面对如此局面,发出了"感往昔之沦丧,伤横夭之莫救"的感慨,于是发愤研究医学,"勤求古训,博采众方",最终撰写成《伤寒杂病论》。

在《伤寒杂病论》问世以后,由于战乱的影响,该书并没有得到有效的传播就散佚了。书中有关伤寒病的内容被晋代医家王叔和收集起来,重新整理成《伤寒论》,流传至今。而《伤寒杂病论》中关于"杂病"的部分则一直失传。直至北宋时期,翰林学士王洙在翰林院中找到一部《金匮玉函要方》,实际上是《伤寒杂病论》的节略本。《金匮玉函要方》上卷论伤寒,中卷论杂病,下卷记载方剂及妇科的理论和处方。宋代林亿在校订该书时考虑到该书上卷中有关伤寒的部分已有《伤寒论》传世,于是删去上卷,将中下卷杂病与妇科内容保留,再把下卷中汇总的方剂内容分列在各科证候以下供读者参考,以此将本书重新编为上中下三卷。因为本书是《金匮玉函要方》的节略本,故命名为《金匮要略方论》,简称《金匮要略》。

《伤寒杂病论》的学术成就是十分伟大的。其一,《伤寒杂病论》提出了辨证论治范例。张仲景继承了《黄帝内经》等古代医籍的基本理论,结合当时的丰富经验,以六经(太阳病、阳明病、少阳病、太阴病、少阴病、厥阴病)论伤寒,以脏腑论杂病,提出了辨证论治原则,使中医学基本理论与临证实践紧密结合起来。张仲景对外感热病与杂病的认识和临证治疗法,被后世概括为辨证论治体系,为后世临证医学的发展奠定了基础。其二,对方剂学的贡献。《伤寒论》载方113首(实为112首,禹余粮丸有方无药),《金匮要略》载方262首,除去重复,两书实际收方269首,使用药物达214种,基本上概括了临床各科的常用方剂。《伤寒杂病论》为中医从业者提供了严谨的组方原则,丰富的中药剂型,以及大量的有效方剂,因此被誉为"方书之祖"。《伤寒杂病论》一直是中医各科临床辨证与治疗的典范,他的影响力甚至扩展到国外,其价值可见一斑。

第五节 医学各科的充分发展(两晋至五代)

从两晋到南北朝的近700年的时间是中医发展的一段重要时期。其中有战乱的年代提供了大量的医学实践机会,也有安稳的年代用以总结经验,更有政治经济高度发达的唐朝来提供与其他民族医学交流的渠道。因此中医在这一时期得以蓬勃发展。

一、古医籍的整理与注释

在战国至三国的时期,中医学的基本学术体系已经构建,但随着时间的推移、疾病的演变以及语言习惯的演化,古医籍变得越来越难以理解。此外,在战乱的影响下,重新整理医籍的过程中总会存在错简、漏简的情况。因此,有些医家开始了针对古医籍的整理与注释的工作。

（一）《黄帝内经》的整理与注释

对《内经·素问》最早进行注释的医家为南朝齐代医家全元起,所著书籍名为《素问训解》,虽然于南宋时期佚失,但在其他书籍中散有其编次和部分注解。

现存最早的《黄帝内经》注本为隋唐时期的医家杨上善整理、注释的《黄帝内经太素》。该书将内经分为19大类,分别为:摄生、阴阳、人合、脏腑、经脉、腧穴、营卫气、身度、诊候、证候、设方、九针、补泻、伤寒、邪论、风论、气论、杂病,并分类注释。注释时引经据典,结合医理。发现经文中有错简现象不妄加改动,而是注文说明。

《素问》注本中影响力最大的当数唐代王冰所著《重广补注黄帝内经素问》。该书将《素问》一书的编次进行了调整,将《上古天真论》与《四气调神论》移至篇首,使《素问》全书以养生、阴阳、脏象、诊法、病能、经络、治法为序,条理清晰并突出了治未病的预防医学思想。此外,《重广补注黄帝内经素问》还将《素问》佚失的第七卷进行了补充,引入"运气学说"。"运气学说"是否为《内经》原文至今仍存在争议,但这一做法使"运气学说"得以流传,对中医学的发展影响深远。

（二）《伤寒杂病论》的整理与注释

《伤寒杂病论》成书以后,即因为战乱的原因散佚。其中有关伤寒的内容被晋代医家王叔和收集和整理,《伤寒论》一书由此问世。《伤寒论》的问世对后世医家影响深远,但也因此,《伤寒论》成为各派医家争论的焦点。争论主要围绕《伤寒论》的编次、部分内容是否为仲景原文而展开,各家观点不一。

整理《伤寒论》的医家还有唐代孙思邈。孙思邈对《伤寒论》的解读被记载在其著作《千金翼方》的9—10卷中。他对《伤寒论》进行了新的分类,把太阳病分为桂枝汤、麻黄汤、柴胡汤、承气汤、陷胸汤即杂疗等法;然后分阳明、少阳、太阴、少阴、厥阴等症状;随后为伤寒禁忌;最后论述汗、吐、下后的症状。开创了以方类证的研究方法。

二、脉学与病源症候学的总结

脉诊是中医的诊断学体系中不可或缺的一部分,占有非常重要的地位。脉学的发展也是循序渐进的。王叔和的《脉经》是魏晋时期脉学领域的代表作。《脉经》确立了"寸口脉诊法"。虽然寸口脉诊法的提出是源于《黄帝八十一难经》,但是是由《脉经》确立的。《脉经》还从以往80种脉象中归纳出了二十四种脉象,即浮、芤、洪、滑、数、促、弦、紧、沉、伏、革、实、微、濡、细、软、弱、虚、散、缓、迟、结、代、动,结束了《脉经》以前众说纷纭的脉学理论。此外,《脉经》是一本理论与临床病症相结合的著作,它不仅仅以脉象来判断疾病,而是将脉、证、治相结合。《脉经》作为我国现存最早的脉学专著,它的出现对中医诊断学的发展意义重大。《脉经》也对世界医学的发展产生了巨大的影响,多国的医学著作中都有引述《脉经》的内容。

我国病源症候学的第一部专著为《诸病源候论》,作者是隋代巢元方。《诸病源候论》是一部系统论述临床各科疾病的病因病机和症状体征的理论性专著。其中广泛记载了临床各种疾病,包括内、外、妇、儿、五官各科的疾病,以内科疾病为主。世界上最早的关于天花和麻疹的鉴别就出于此书。

该书对中医的病因理论提出了新的见解,突破了前人的三因致病理论,逐步向具体的病因靠近。《诸病源候论》中已经准确的描述了很多寄生虫病的病原,如蛔虫、蛲虫等,明确认识到疥疮与疥虫的关系,改变了以前的湿邪病因论。

该书还对许多疾病进行了准确的证候描述,为医生辨识疾病提供了可靠依据。其中如麻风病为:"初觉皮肤不仁,或淫淫苦痒如虫行,或眼前见物如垂丝,或隐疹赤黑。"消渴病为:"夫消渴者,渴不止,小便多是也","有病口甘者,名为何,何以得之。此五气之溢也,名曰脾瘅。夫五味入于口,藏于胃,脾为之行其精气。溢在脾,令人口甘,此肥美之所发。此人必数食甘美而多肥,肥者令人内热,甘者令人中满,故其气上溢,转为消渴。"

三、综合方书的撰写

在此时期的综合性方书中,最为著名的当数《肘后救卒方》。《肘后救卒方》即《肘后备急方》,简称《肘后方》,约成于 3 世纪,晋代葛洪(283—343)著。该书对急性传染病有较高认识。书中详细描述了天花病的症状。《肘后救卒方》中首创用狂犬脑组织敷贴在被咬伤的创口上,以防治狂犬病的方法。

葛洪在书中大力提倡简易有效的治疗办法,所用药物多为山乡易得之物,如葱、姜、豆等。其治疟疾,取用随处可生的青蒿绞汁饮服,这不仅在当时疗效显著,更为我国现代药理研究提供了宝贵线索,从青蒿中提取出的高效、速效、低毒的抗疟新药——青蒿素,成为中国医学对世界医学的一项新贡献。

《肘后救卒方》对急症的治疗,明确指出急救措施应与病因治疗相结合。急则治其标,缓则治其本,等到症状缓解后再进行辨证施治,以消除根源。书中选方切合实际,疗效可靠,药物廉价。药物疗法、非药物疗法多种多样。书中记载了人工呼吸、止血、腹腔穿刺、导尿、灌肠、清创、引流、骨折外固定、关节脱位整复等急症技术,很多都属于世界首创。

四、药物的发展

唐代对药学的主要贡献一是发行了世界上第一部国家药典《新修本草》。《新修本草》又称《唐本草》,由唐代苏敬等 20 余人集体编写而成。全书载药 844 种,并首次以配图的形式对药物进行介绍。

唐代对药学的另一贡献是出现了我国第一部中药炮制专著《雷公炮炙论》。炮制指用中草药原料制成药物的过程,有火制、水制或水火共制等加工方法,目的主要是加强药物效用,减除毒性或副作用,便于贮藏和便于服用等。

《雷公炮炙论》系统的总结了 5 世纪以前中药炮制的经验,共载药 300 种。书中涉及了炮法、炮炙法、焙法、煨法、蒸法、煮法、去芦、去足、制霜、制膏、酒制、蜜制、药汁制等方法,并对其具体制作过程有较详细的论述。正因为如此,后世尊称其作者雷敩为炮制业的鼻祖,并将后世总结的十七种炮制方法称为"雷公十七法"。

五、临证各科的发展

在晋至五代时期,医学的发展大多以《黄帝内经》和《伤寒杂病论》所建立的框架为指导,围绕着具体临床疾病所展开。随着人们对疾病认识的加深,专科著作陆续出现,太医署也开始进行分科教学,这一时期的医学形成了自己的特点。这一时期,临证各科都得到了较好的发展。

在针灸学领域内,《针灸甲乙经》的出现为针灸行业提供了规范。它系统的整理了人体的腧穴,提出了分部画线布穴的穴位排列方法,阐明了针灸操作方法和针灸禁忌,总结了针灸的治疗经验,指导按病取穴。《针灸甲乙经》是唐及唐以后针灸教学的重要教材与参考资料,也是我国第一部系统性较强,理论与经验具备的针灸学专著。

在外科方面,《刘涓子鬼遗方》是我国现存最早的外科学专著。当时书中就有关于用引流法切开排脓以及切开要注意消毒的记载。

伤科方面,《肘后救卒方》中有许多关于伤科的成就,比如下颌关节脱位的复位方法、小夹板局部固定法、危重创伤的致死部位与抢救方法等。我国现存最早的骨伤科专著《仙授理伤续断秘方》则是建立了骨伤科辨证、立法、处方与用药的基本原则,使中医辨证论治的治疗原则得以在骨伤科疾病中加以实践。《仙授理伤续断秘方》的具体成就包括对骨折治疗常规的系统描述;以动静结合作为骨折复位固定的原则;创立"椅背复位法"对脱位的肩关节进行复位;收录40余种骨伤方剂。

六、医疗行政与医疗教育

我国最早的医疗教育据记载开始于刘宋时期。刘宋太医令秦承祖奏置医学,以广教授。北魏时期已有太医博士、助教等医学教育官员。隋朝时即设立太医署,内有太医令、丞、医监、医正、主药、医师、药园师、医博士、助教、按摩博士、咒禁博士等,形成了医学教育与医政管理的体系。

七、中外医药交流

晋至五代的近700年的时间里,中外交流日趋频繁,医药作为交流中的重要内容,一直在发挥着自己的影响力。在当时,我国与朝鲜、日本、印度、越南以及阿拉伯诸国都有医药上的交流。在交流过程中,中医吸收了大量的外来药物(如白花藤、苏方木)以及医疗经验,为中医的发展增添了新的动力。

第六节　临证经验的总结与升华(宋至元)

宋金元时期国内虽然有过动荡的年代,但其实这一时期才是文化发展的大繁荣时期。

在这一时期,统治阶级偏爱文官,着重培养文人,故在社会上掀起了重视知识分子的风气。当大量文人被培养后,医疗领域的人才素质也被提高,促进了医学的发展。当时社会上还有"不为良相,当为良医"(语出范仲淹)的风气,更是引起了学医的热潮。自宋代起,便有"儒医"之称,诸如政治家王安石、文学家苏轼、科学家沈括等,皆通晓医学;而宋代名医朱肱、许叔微都是进士出身;元代朱震亨初为理学家,戴启宗曾任儒学教授。

一、百家争鸣

宋金元时期最惹人注目的医学发展特点当数百家争鸣。在宋代时,我国的医学经验已经累积到一个高峰。这些经验或能完美契合以前的理论体系,或与已有的知识截然相反。这促使医学工作者从高于经验的层面去看待问题,发展新的理论。然而理论的建立受到多方面因素的影响,由于大多数医疗行业从业者的思想是以中国传统哲学思想为引导,故所得出的结论多并非是具体的。这促使了百家争鸣的出现。此外宋元时期思想解放,儒学内部出现了不同的学派,各自提出了不同的理论和思想主张,为医学理论上的提高和研究新问题准备了基本条件。

百家争鸣的过程中,影响较大的有:刘完素、张元素、张从正、李杲、朱震亨,其中刘完素、张从正、李杲、朱震亨被后世称为"金元四大家"。

刘完素的主要学术思想是"火热论"。强调火热在致病中的重要性。他认为《素问至真要大论》所述的病机 19 条中,与火热有关者居多,并把火热病证扩大到 50 多种。刘完素强调"六气皆从火化",指出六气中,风、湿、燥、寒诸气在病理变化中皆能化热生火;而火热也往往是产生风、湿、寒、燥的原因之一。著有《素问玄机原病式》《宣明论方》《三消论》等。

张元素的主要学术思想是脏腑辨证。脏腑辨证本出自《灵枢》,但张元素对当时拘泥于古方的中医十分反感,认为"运气不齐,古今异轨,古方今病不相能也",因此强调必须因人因时因地去治疗。他结合了《黄帝内经》的学术思想以及自己的实践经验,确立了脏腑学说,系统地论述了脏腑的生理功能和病理变化以及标本、虚实、寒热的辨证手段,并对用药组方原则提出了自己的见解,创造了很多有效的方剂而流传于后世。著有《珍珠囊》《医学启源》《脏腑标本寒热虚实用药式》等。

张从正是攻邪派的代表人物。张从正字子和,号戴人,金代睢州考城(今河南兰考县)人。在他生活的年代,"局方"流行。但"局方"多偏温燥,并不适合所有人。所以张从正用药以攻邪为主,被称为攻邪派。他认为,在攻邪与扶正的关系上,应以攻邪为上;在补与泻的关系上,应以泻为主,邪去则正安,邪未去时"补之足以资寇";病邪不论来自何因,都非人体所素有者,一经致病,就要攻治,病去则止,不必迷信补药。他虽以攻邪为主但他并不放弃补法,只是慎用。

李杲字明之,晚号东垣老人。金代真定(今河北正定)人,补土派代表人物。他出身富豪之家。幼年时,母亲因为庸医误治,在不知道因何生病的情况下去世了。为此他捐千金拜张元素为师,精研医学。他发现,在战火与贫困的摧残下,人民的生活极不安定,且所患疾病多为饮食习惯不好以及劳役过度导致的内伤疾病。因此他提出"内伤脾胃，百病由生"的观点，以补脾胃为治疗的切入点与治疗原则，最终发展出自己的理论体系，使"补土派"发展壮大。著有《脾胃论》《兰室秘藏》等。

朱震亨与相火论。朱震亨字彦修，元代婺州义乌（今浙江义乌）人。世居丹溪边，故后人尊称为丹溪翁。朱震亨所处的时代，《局方》即《太平惠民和剂局方》依然盛行，医者滥用辛热燥烈药物而使患者津液大亏的现象很普遍。朱震亨为了解决这个问题，潜心研究，著成《局方发挥》一书。其中列举诸证，剖析误用辛热之害，并指出对于阴虚血少之人应少用辛温的药物。所以，他在养生或治疗方面都体现了补阴的思想，在纠正时弊方面发挥了重要的作用。另著有《格致余论》《本草衍义补注》等，《丹溪心法》《丹溪心法附余》是其子弟整理的临床经验，并非丹溪翁本人所著。

二、医疗机构的发展

在宋代，医疗管理被政府提高到了一个前所未有的状态。宋代设立翰林医官院来负责医药行政，职责功能包括对军队、政府、学校的医疗保障和医药管理。自此，医学教育和医药行政开始分离。

除了翰林医官院，宋代还有其他类型的医疗、慈善机构。济安坊是用以收留"不幸而有病，家贫不能拯疗"的患者；保寿粹和馆是针对宫廷人员的医疗机构；病囚院是给犯人提供医疗待遇的场所。除此之外，还有私人的慈善机构养济院，类似于疗养机构。

宋代还曾以法律形式规定医生必须遵守职业道德，按规定处理医疗事故，并制定了保护婴童、保障饮食卫生和婚姻等方面的措施。

宋代的国家药局是一个非常有特色的设置。1069年王安石新政，新政规定药物的购销要归国家管理，因此，中国医学史上第一所以制作和出售成药为主的官办药局——太医局熟药所，亦名"卖药所"，在汴梁成立了。药局的主要责任是药物的炮制与销售，"掌修合良药"，"以利民疾"。由于盈利丰厚，故发展迅速，并逐步推广至全国各地。后药局改名为"太平惠民局"。这一政策一直延续至元代。药局的药物由于是成药，服用方便、便于携带、宜于保存和较为有效等特点，深受医生和病家的欢迎。

三、医籍的整理与方书成就

宋代于1057年设立的"校正医书局"是国家设立的专用于古医籍整理与校正的机构。在其运行时期，陆续整理了《素问》《伤寒论》《金匮要略》《金匮玉函经》《脉经》《针灸甲乙经》《诸病源候论》《备急千金要方》《千金翼方》和《外台秘要》等。宋政府还多次组织专业人员进行本草与方书的编撰、校订工作，发行了如《开宝本草》《雍熙神医普救方》《太平圣惠方》等。

宋代医家对于古籍整理的成就主要集中在《伤寒论》上，关于《伤寒论》的著作多达数十部。他们对《伤寒论》的研究成果可以被总结成三方面，分别是对理法方药进行了阐发；对《伤寒论》中各个专题进行了专题性的研究；对《伤寒论》的内容进行了扩充。

四、临证各科的成就

宋金元时期各科的成就还是十分突出的,涌现了一批著名医家和经典著作。

在病因研究方面,南宋陈言所撰《三因极——病证方论》将病因学说进一步发展,由张仲景的三因致病说发展为外感六淫、内伤七情与不内外因理论,使病因学说更加系统化。

在诊断学中,脉诊学出现了以图示脉的研究方法。《察病指南》中首创以手指感觉而绘制的脉象图,这是人体脉搏描述方法上的创举。此外,舌诊也出现了我国现存第一部图文并茂的验舌专书《敖氏伤寒金镜录》。

解剖学方面,宋代以处决犯人为描述对象所画的《欧希范五脏图》《存真图》代表了当时的解剖水平。

法医学方面,宋代法医学著作丰富。这与当时刑法严厉有关。宋代的法医学著作包括《内恕录》《折狱龟鉴》《棠阴比事》等,但最为知名且有价值的,当数宋慈所著《洗冤集录》。书中详细记载了法医的验尸流程与注意事项,死因的鉴别方法,自杀与他杀的鉴别以及动物、植物、矿物毒药的急救与解毒方法。该书是世界上最早的系统性法医学著作,在国际上也有一定的影响力。

针灸学方面,宋代的针灸学也有很大的发展。不仅医书中有关于针灸的部分,针灸学专著也非常丰富,仅北宋时期就有 30 余种。在这一时期,王唯一发明了针灸铜人,这是世界上最早的医用教学模型。王执中的《针灸资生经》、窦默的《标幽赋》、滑寿的《十四经发挥》等书籍从不同角度为针灸学的发展做出了贡献。此外,宋元时期出现的"子午流注"针法可能与目前时间医学密切相关。

儿科学方面,宋代钱乙所著的《小儿药证直诀》将儿科学的理论进行了系统地整理,并创立了许多实用方剂,为儿科学的发展做出了不可磨灭的贡献。现如今市面上常用的六味地黄丸就是来源于此书,该方在书中用于治疗小儿肾阴不足所导致的语迟。

第七节　中医学的鼎盛与创新(明至鸦片战争)

明初至鸦片战争发生之前的时期是我国封建社会历史中最后一段平稳的时期。这一时期的中国社会经历了崩溃前最后的辉煌。虽然社会中暗流涌动,但是国家长期稳定带来的经济高速发展确实推动了科学文化的发展,此时是封建社会的鼎盛时期。

在明代时政府采取的一系列措施促进了社会生产力的发展,使农产品与手工业的商品流动起来,出现了资本主义的萌芽。加之造纸技术与印刷术的发展,为医学的繁荣创造了客观条件。清朝时期则是以长期的稳定换来人才的大量出现,这是医学发展的主观因素。但清朝的文字狱使中医工作者的思想被禁锢,这对医学的发展产生了一定的阻力。

一、传统医学的成熟

在这一时期,医学经验与医学理论经历了多次的累积与验证,中医学体系达到了发展的高峰。

在医学著作方面,大量民间医家纷纷著书立说,官方撰写校订的书籍只占一小部分,这同宋代官修居多的风气截然相反。

明代官方编撰的《普济方》是我国古代最大的一部方书,载方 61 739 首。清代太医院所编撰的《医宗金鉴》系统地介绍了中医学的学术体系,是著名的医学教材。明代王肯堂编撰的《证治准绳》是以临床治疗为主的一套医学丛书,内容涉及各科疾病。明代医家张景岳所著《景岳全书》以纠正金元以来一味寒凉之弊为特色的医疗丛书,内容涉及基础理论、诊断方法、临证治疗以及本草方剂,十分丰富。除此人外,戴思恭《证治要诀》、王纶《明医杂著》、程国彭《医学心悟》等都属于综合性医学著作中较有影响力的。

在清代有一种特殊类型的医学著作悄然兴起,这种著作就是医案。医案是将患者的姓名、年龄、症状、诊断、治疗等内容进行详细记录的一类书籍,目的是通过总结诊治经过来为后人提供经验与启发。我国西汉时期即有医案的存在,如《仓公诊籍》,但从整体而言,医籍类书籍数量极为有限。最早的医案专著当数宋代许叔微的《伤寒九十论》。发展到明代时,医案数量逐渐增加,直至清代时,医案呈现繁荣的景象。比较出名的有叶天士《临证指南医案》,江瓘《名医类案》以及魏之琇的《名医类案续》等。

清代还出版了我国第一本医学杂志《吴医汇讲》,出现了我国最早的民间医学团体——"一体堂宅仁医会"。

在此时,传统的临证医学各科也在蓬勃发展。内科学方面,出现了一大批历史上有名的医家,他们的主要贡献是展开了围绕医学理论与医疗经验的大讨论。著名医家有:薛己、张介宾、李中梓、赵献可、徐大椿、陈修园、王肯堂等。

在外伤科领域,理论探讨被日益重视并形成了不同的流派。以陈实功为代表,《外科正宗》为代表著作的正宗派;以王维德为代表,《外科证治全生集》为代表著作的全生派以及以高秉钧为代表,《疡科心得集》为代表著作的心得派。不同派别治疗策略不同。

相关手术用具也得到了发明,并出现了关于麻风病以及梅毒的专著。如王肯堂的《证治准绳·疡病》记载了多种外科手术的方法,其中许多是中医外科史上的最早记载。如气管吻合术:"凡割喉者……以丝线先症内喉管,却缝外颈皮,用封口药涂敷,外以散血膏敷贴,换药。"耳廓外伤整形术:"凡耳斫跌打落,或上脱下粘,或下脱上粘,内用封口药掺,外用散血膏敷贴及耳后,看脱落所向,用鹅翎横夹定,却用竹夹子直上横缚定,缚时要两耳相对,轻缚住。"此外,还记述了唇、舌外伤后的整形术,以及头颅、肩胛、颈部、胸腹、腰、臀、脊柱等外伤的急救手术与药物。对于瘿瘤,书中提到"按之推移得多者,可用取法去之,如推之不动,不可取也",表明已认识到固定的肿瘤不能用手术治疗。祁坤的《外科大成》谈到对已溃脓肿"用棉纸拈蘸玄珠膏度之,使脓会齐,三二时取出拈,以利脓排出",近代西医纱布条引流术与此法很相似。

妇产科方面,王肯堂《证治准绳·女科》、武之望《济阴纲目》、傅山《傅青主女科》的问世推动了妇产科的发展。儿科学方面,《万密斋医书十种》中《幼科发挥》《片玉心书》《育婴家秘》《痘疹心法》《片玉痘疹》都是与儿科相关的著作。王肯堂编撰的《幼科证治准绳》更是将儿科发展推向了高峰。针灸推拿领域内也是出现了一批著作,《针灸大全》《针灸问对》《针灸聚英》《针灸大成》都是当时针灸学发展的成果,直至今天也有参考价值。

二、医学创新的趋势

当传统医学的发展到达了相对意义上的顶峰,医学内部便出现了新的革新力量。这股革新力量在三个方面得以体现:药学、传染病学与解剖学。

(一)药学

药学方面,以《本草纲目》为首的药物著作开创了药学发展的新纪元。《本草纲目》本质上仍然是一部传统实用药材的目录,但是,从其药物分类的角度而言,该书已经超越了以往的药学著作,具有进步性。它一方面继承了明以前的药物学成就于一身,收载药物1 892种,其中有347种是新增药物。另一方面它以先进的药物分类,即"水、火、土、金石、草、谷、菜、果、木、器服、虫、鳞、介、禽、兽、人"共16部为纲,各部之下又再分为若干类,"从微至巨""从贱至贵",一举建立了先进的药物分类体系。该体系直接促进了达尔文进化论的诞生。《本草纲目》还对医药的考证产生巨大贡献,其考证足迹遍及湖南、广东、河北、河南、江西、江苏、安徽等地,并向药农、野老、樵夫、猎人、渔民求教,多方面获取知识。

可以说《本草纲目》将药学本草推到了前所未有的高度。

(二)传染病学

明代一共发生了64次大型瘟疫,清代共74次。在严酷的现实压力下,中医传染病学有了新的发展。温病学诞生了。

温病学的诞生是由很多医家共同努力实现的,包括明代吴有性、清代叶天士、薛雪、王士雄等。

吴有性的贡献是提出了瘟疫的病因学说——"戾气学说"。他在其著作《温疫论》中创造性地提出"戾气"通过口鼻侵犯人体,使人感染瘟疫,而是否致病,既与戾气的量、毒力大小有关,也与人体抵抗力强弱有关,科学地预见了传染病的主要传染途径是从"口鼻而入",突破了前人关于"外邪伤人皆从皮毛而入"的笼统观点。在明代,虽然没有显微镜观察到细菌、病毒等致病微生物,但吴有性能通过推理预见其存在,并对温病的病因、传染途径等进行了探索,这一点值得当代中医去学习。

叶桂,字天士,号香岩,江苏吴县(今江苏苏州)人。对温病学说的最大贡献是指出温病传变的规律,即:"大凡看法,卫之后方言气,营之后方言血。"指出温病发病一般要经过"卫、气、营、血"四个由浅入深的阶段。辨明温病处于哪个阶段之后,才能正确采用相应的治疗方法,为强化温病临床诊断方法的可操作性做出了贡献。

除了温病学以外,人痘接种也是明清时期传染病学的进步。为了对抗天花病毒,《张氏医通》和《医宗金鉴》中记载了包括痘衣法、痘浆法、旱苗法、水苗法四种接种方法。这些方法后来在我国以及世界范围内应用广泛。

（三）解剖学方面

我国自古以来就有对解剖学的认识,但碍于哲学思想和理学思想的束缚,解剖学在中国并没有得到良好的发展,并直接影响了医学的进步。明代王肯堂在《证治准绳》中就意识到,部分学科是需要了解解剖知识的,如正骨科。但这一思想并没有在医学领域及社会领域内得到大范围的认可,以至于 17 世纪末由法国人巴多明（Dominique Parrenin）满文译述的人体解剖学书籍《钦定格体全录》,在刊印时遭到清廷保守派反对而被迫将译稿收藏于宫禁内。

清代王清任由于在实践过程中发现了中国传统医学中解剖学知识的缺失以及缺失导致的严重后果,决心从自己开始改变这一现象。他说:"业医诊病,当先明脏腑",强调"著书不明脏腑,岂不是痴人说梦,治病不明脏腑,何异于盲子夜行?"为了研究人体,他选择去刑场、义冢观察尸体。"初未尝不掩鼻,后因念及古人所以错论脏腑,皆由未尝亲见,遂不避污秽,每日清晨赴其义冢,就群儿之露脏者细视之""十人之内,看全不过三人,连视十日,大约看全不下三十余人。"

在长期观察以及结合了自己的临床经验后,王清任著成了《医林改错》。该书中对膈肌的描述是中医学史上首次正确的描述。《医林改错》还纠正了一系列传统医学中生理、病理方面的错误,并肯定了"脑主神明"的论述。当然由于王清任观察的尸体内脏多是残缺不全的,因而他观察到的和书中描述的一些情况也存在错误。然而,历史的评价不应局限在结果的正确与否,而应重在他所提出的探索方向,因为这样才能给我们以更深刻的、多方面的启示。然而,王清任的解剖生理学的探索成果并没有被融入当时的中医学体系,可是他的活血化瘀治法和方剂却于后世大兴,自然地被纳入中医体系。

第八节　中西医学的交汇与冲突（鸦片战争至新中国成立）

鸦片战争爆发以后,中国的政治、经济、文化不断地遭到来自西方各国的冲击。中医学作为以政治稳定为背景、以经济平稳为基础、以文化积淀为底蕴的学科,在此期间遭到了重创。此外,西医学借着政治经济优势,掺杂着文化入侵的目的大举进入中国,又制造出了中西医如何相处的难题。可以说,中医处于历史上最艰难的时刻。

一、中医的生存状况

在这一时期出现了著名的废止中医案。该提议由 1914 年北洋政府教育总长汪大燮提出,随后于 1925 年又拒绝将中医纳入医学教育。1929 年,国民政府的第一次中央卫生委员会议通过了余云岫提出的废止中医案,并实行了一系列消灭中医的政策与办法。

尽管遭到了如此残酷的对待,人民群众对中医的需求是不可否认的,于是传统中医就在这种情况下艰难的发展着。在这一时期各科也留有一定的著作,包括文献整理领域的、药剂学领域的以及临证各科的。只是理论水平没有提高。

为了保证中医传承的延续性,各地兴起了中医学校以及学术团体、刊物的创办风潮。在这一时期创办的中医学校有:丁甘仁、谢利恒的上海中医专门学校;包识生等创办的神州医药专门学校;卢乃潼在广州创办的广东中医药专门学校;恽铁樵在上海创办的中医函授学校;陆渊雷、章次公在上海创办的中国医学院;肖龙友、孔伯华在北京创办的华北国医学院,等等。但是这些学校均由私人或团体兴办,师资经费都十分缺乏,发展并不理想。

在这一时期兴建的中医学术团体有:"上海医务总会""神州医药总会""全国中医学会""全国医师联合会""中华民国医药学会""中国医事改进社"等。

学术杂志有:1908 年上海的《医学世界》、1910 年的《中西医学报》、1921 年太原的《山西医学杂志》。《山西医学杂志》是中西医合刊的杂志。主要介绍中医知识的杂志有 1921 年上海的《中医杂志》、1923 年杭州的《三三医报》、1924 年奉天的《医学杂志》、1926 年上海的《医界春秋》、1934 年哈尔滨的《中医杂志》等。杂志的数量虽然很丰富,在新中国成立前达到 400 多种,但同中医学校一样,也由于各种困难持续时间不长。

二、中西医汇通与中医科学化的思想

西医学在我国逐渐发展,引起了中医界的普遍关注与重视。与建立在现代科学技术基础上的西医学体系相比,传统的中医学面临许多问题。中医学应该如何发展? 如何对待中、西两种医学的关系? 这是客观存在的现实问题。针对这样的问题,由于种种原因,医学界出现了不同的态度和主张。一种为民族虚无主义,否定了中国传统文化的一切内容,主张全盘西化。另一种则为保守主义,拒绝一切新事物。在这样的背景下,中西医汇通派诞生了。

汇通派认为中医、西医各有所长,将其理论与临证方面相结合才是出路。因此形成了在近代具有代表性的学术思潮和医学派别。代表医家有唐宗海、朱沛文、恽铁樵、张锡纯。

在此基础上,还有一部分人持有用科学的方法整理中医,认为中医经验可贵但理论不科学,主张对中医进行科学化。代表人物有丁福保、陆渊雷、施今墨等。

可以说,中医科学化是当时的时代产物,也是中西方文化碰撞的结果。中医的经验明明是可行且有效的,为何解释经验的理论却具有浓厚的民族色彩,我们又该如何对待这份古人遗留下来的财富,这都是目前中医工作者仍然需要思考的问题。

第九节　中医学的新生(中华人民共和国成立后)

在新中国成立以后,中医学以其独特的地位再次进入公众视野并得到重视。尽管中间经历了部分历史事件的影响以及反中医思潮的闹剧,中医仍然以其旺盛的生命力在中华大地上为保障中华儿女的健康贡献力量。中医学也由此进入了全新的发展阶段。

一、新中国成立后的中医政策

建国 70 年以来,党和政府一直将人民群众的生命安全与健康放在心上,十分关心并

大力支持中医药事业的发展。为此,一系列维持中医药事业健康发展的政策被制定出来。

1950 年 8 月 7 日,北京召开了第一届全国卫生会议。在这次会议上提出中央卫生工作的三大方针:面向工农兵、预防为主、团结中西医。毛泽东主席为大会题词:"团结新老中西各部分医药卫生工作人员,组成巩固的统一战线,为开展伟大的人民卫生工作而奋斗。"

1954 年 2 月 25 日,国务院(时称政务院)批准了《第三届全国卫生行政会议决议》。11 月,《关于改进中医工作问题的报告》被中央批准。此外,卫生部还决定设立中医司用以管理中医事务。

1958 年 1 月,《中医学院试行教学计划》发布,并通知各高等医学院校开设中医专业课程。

1959 年 7 月,关于编写全国中医学院统一教材等问题的研讨会在南京召开。

1965 年 5 月,国家科委成立了中医中药专业组。6 月 26 日毛泽东主席号召"把医疗卫生工作的重点放到农村去。"

1975 年 7 月,中医司转型为卫生部中西医结合领导小组办公室。

1982 年 12 月 4 日,《中华人民共和国宪法》于第五届全国人民代表大会第五次会议表决通过。《宪法》规定:"国家发展医疗卫生事业,发展现代医药和我国传统医药。"

1985 年 3 月,北京成立了《中华人民共和国中医法》起草领导小组。6 月 20 日,中央书记处、国务院对卫生工作的决定中指出,根据宪法"发展现代医药和我国传统医药"的规定,要把中医和西医摆在同等重要的地位。

1986 年 7 月,国务院正式下达了《关于成立国家中医管理局的通知》,明确规定国家中医管理局是国务院直属机构,由卫生部代管。

1988 年 3 月 8 日,北京召开了全国第一次中医工作厅局长会议。《1988—2000 年中医事业发展战略规划》被制定。5 月 3 日中央成立国家中医药管理局,赋予其中药管理职能。

1997 年 1 月,中共中央及国务院发布了《关于卫生改革与发展的决定》。《决定》中指出,"中西医并重"是我国新时期卫生工作方针之一。

2001 年 9 月,《中医药事业"十五"计划》颁布。

2003 年 4 月 2 日,国务院通过了《中华人民共和国中医药条例》。

2005 年,中国中医研究院更名为中国中医科学院。4 月,国家中医药管理局成立了以起草《传统医药法》的立法工作办公室。

2006 年中医药事业在"十一五"期间得到国家重点支持。《中共中央关于构建社会主义和谐社会若干重大问题的决定》中明确提出要"大力扶持中医药和民族医药发展"。《中华人民共和国国民经济和社会发展第十一个五年规划纲要》提出"保护和发展中医药",并把一系列中医药重大项目纳入国家规划。《中医药事业发展十一五规划》出台实施。

2007 年全国党代会报告强调医疗卫生工作要"中西医并重","扶持中医药和民族医药事业发展",并在十七大报告中明确提出。《中医药创新发展规划纲要(2006—2020)》也于同年 3 月 26 日提出。

2015 年 5 月 7 日,《中医药健康服务发展规划(2015—2020)》印发,该《规划》为首次由国家层面制定的中医药专项发展规划。

2016 年 2 月 26 日,国务院为明确未来十五年我国中医药发展方向和工作重点,将中医药发展上升为国家战略,印发了《中医药发展战略规划纲要(2016—2030)》。3 月 17 日,《中华人民共和国国民经济和社会发展第十三个五年规划纲要》发布。10 月,《"健康中国 2030"规划纲要》印发,其中专门有对振兴发展中医药服务健康中国建设进行系统部署的一章。12 月 6 日,《中国的中医药》白皮书发布。

2017 年 1 月,《中医药"一带一路"发展规划(2016—2020)》印发。7 月 1 日,《中华人民共和国中医药法》施行。10 月 18 日,十九大召开,习近平在报告中指出,要实施健康中国战略。强调人民健康是民族昌盛和国家富强的重要标志。要完善国民健康政策,为人民群众提供全方位、全周期健康服务,坚持中西医并重,传承发展中医药事业。

2019 年 7 月 24 日,《关于促进中医药传承创新发展的意见》被通过。会议指出,坚持中西医并重,推动中医药和西医药相互补充、协调发展,是我国卫生与健康事业的显著优势。

二、新中国成立后中医取得的成就

新中国成立以后,我国经历了几次重大公共卫生医疗事件,其中每一次都有中医工作者在其中发光发热。

(一)中医与 SARS

2003 年在中国暴发的 SARS 让整个中国都陷入了恐慌。它来势凶猛,传染性、病死率以及致残率都很高。在没有可靠的针对病原的治疗方法时,中医工作者用自己的智慧挽救了许多人的生命。

在抗战 SARS 的过程中,最为引人瞩目的就是国医大师邓铁涛。邓铁涛作为非典期间中医专家组组长,带领广州中医药大学第一附属医院共收治了 73 例 SARS 患者,取得"零转院""零死亡""零感染"的"三个零"的成绩。同激素冲击疗法相比,中医疗法没有严重副作用,避免了大剂量使用激素而导致的股骨头坏死的发生。此外,该团队做到的医护人员零感染也是 SARS 抗争史上的奇迹。邓铁涛团队中医护人员的防护仅靠一个口罩、一杯凉茶就做到了百毒不侵。而其他地区在为医护人员做到最好的防护措施下,牺牲的医护人员依然占到当年死亡人数的三分之一。对抗 SARS,中医取得了伟大的胜利。

(二)青蒿素与中医

2015 年,屠呦呦因发现青蒿素及其提取工艺而被授予诺贝尔生理学或医学奖。屠呦呦在发表获奖感言时称:"青蒿素是传统中医药送给世界人民的礼物,对防治疟疾等传染性疾病、维护世界人民健康具有重要意义。青蒿素的发现是集体发掘中药的成功范例,由此获奖是中国科学事业、中医中药走向世界的一个荣誉。"

屠呦呦发现青蒿素的过程可以说充满了曲折与艰辛。1969 年 1 月,屠呦呦以中医研究院科研组长的身份,参加了"五二三项目"。当时,为了支援越战前线的战士,国内急需一种有效的抗疟药物。国内科研人员已经筛选了 4 万多种化合物和中草药,却依旧没有令人满意的结果,屠呦呦从历代医籍中发掘线索,四处拜访中医希望能获得经验。在这时,青蒿吸引了她的注意,但其效果并不出众。当她读到《肘后备急方·治寒热诸疟方》中,"青蒿一握,以水二升渍,绞取汁,尽服之"方才茅塞顿开。青蒿中的有效物质是需要通过低温萃取才可以得到的。后续研究证明,青蒿在摄氏 60 度的温度下用乙醚提取才能发挥作用。1971 年 10 月 4 日,她提取的青蒿提取物对疟原虫的抑制率达到了 100%。1972 年 3 月,屠呦呦在南京召开的"五二三项目"工作会议上报告了实验结果;1973 年,青蒿结晶的抗疟功效在云南地区得到证实。

我们可以发现,是中医的经验知识启发了屠呦呦,也是中医知识造福了世界上众多的疟疾患者。

(三)中医与急性早幼粒细胞白血病

20 世纪 70 年代初,参加过"西学中"培训班的张亭栋被派往黑龙江省林甸县民主公社,目的是调查当地集中出现的癌症患者。在调查过程中,一位已经被西医"判死刑"的食管癌患者引起了他的注意。这位患者说他的病有了很大的好转。经过检查,患者的肿瘤确实出现了萎缩,这引起了张亭栋的好奇。

探访之下,张亭栋发现这个民主公社的卫生院有一种特殊的针剂。当地的一位中医以砒霜、轻粉、蟾蜍等毒物配制的验方来治疗淋巴结核。起初,这位老中医是用药捻子的剂型,后来被一位下乡巡回医疗的药师改为针剂,用于肿瘤的治疗,取得了一定的疗效。1973 年 1 月,民主公社卫生院开始用它给患者进行肌肉注射治疗癌症,命名为"713"针剂。张亭栋当即把这个偏方带回哈尔滨医科大学进行研究。

在张亭栋团队以及上海第二医科大学、上海血液学研究所王振义教授和他的团队的共同努力下,终于发现三氧化二砷对急性早幼粒白血病具有治疗作用。也正是因为如此,一个曾经预后凶险,占我国成人急性白血病 17.9% 特殊白血病亚型变成一个基本可以治愈的白血病。三氧化二砷也从致命的毒药摇身一变成为救命的神药。

(四)中医与新冠肺炎

2020 年的新冠肺炎把很多人的记忆拉回到了 17 年前 SARS 暴发的时候。这一次新冠肺炎的暴发与当年的非典有很多相似之处:强传染性,较高的死亡率,造成社会恐慌。

但在这一次与病魔抗争的过程中,中医工作者通过在 2003 年抗击 SARS 过程中攒下的底气与资本,要求早期全面介入新冠肺炎的抗争过程。无论是多个版本治疗指南中的中西医结合部分,还是于 2020 年 3 月 10 日宣布全面胜利的武汉各大方舱医院中奋战的中医工作者,都在不断证明着中医的影响力和中医对人民健康所做出的贡献。我们相信,千百年来不断地证明着自己的中医学以及中医人,在未来的千百年中,还将不断地证明自己,为人类的健康事业持续奉献。

三、国外的中医治疗

目前,海外中医发展十分迅速,并逐步融入世界各国的医疗保健体系当中。中医在优势病种上的疗效正在被全世界所认可。据《中国的中医药》白皮书介绍,目前中医药已传播到 183 个国家和地区,103 个会员国认可使用针灸,其中 29 个会员国制定了中医学的法律法规,18 个会员国将针灸纳入医疗保险体系。很多国家和地区甚至通过立法的方式承认中医合法的医学地位,包括澳大利亚、瑞士、南非以及美国绝大部分州等。据统计,全世界有 30 多万家中医诊所,即使在美国这样的医学科学殿堂也有 3 万多家中医诊所以及十几所中医药大学。美国针灸师已超过 4.5 万人,每年接受针灸等"整合治疗"的人口约 3 800 万,已形成一个产值数十亿美元的重要产业。

此外,针灸还为美国军方所偏爱,美军曾以年薪 60 万的条件招聘针灸师,用以服务官兵以及进行科学研究。他们还在部队中让士兵学习针灸以方便其在战场上进行互相治疗。可以说,中医正在逐步走向全世界。

参考文献:

[1] 赖文,李永宸,张涛,等. 近 50 年的中国古代疫情研究[J]. 中华医史杂志,2002(2).

[2] 王振瑞. 中国中西医结合史论[D]. 石家庄:河北医科大学,2002.

[3] 何明栋,王占霞. 喻嘉言佛医思想初探[J]. 五台山研究,2002(1).

[4] 付艾妮,陈荣政. 从古典医籍看古代医德观[J]. 中国医学伦理学,2001(5).

[5] 谢昱. 中国医学发展的理论源泉:《黄帝内经》[J]. 河南职工医学院学报,2000(2).

[6] 杨冬青. 浅谈中国医学史上针灸学的发展[J]. 黑龙江中医药,2000(1).

[7] 徐仪明. 北宋中原医学文化勃兴之原因初探[J]. 南京中医药大学学报(社会科学版),1999(1).

[8] 杨学文,夏明亮. 针灸学之父:皇甫谧[J]. 中学历史教学参考,1998(11).

[9] 王玉川. 关于"江南诸师秘仲景要方不传"之我见[J]. 北京中医药大学学报,1998(4).

[10] 骆和生. 中药起源探讨[J]. 广州中医药大学学报,1997(1).

[11] 李崇义. 中医药学与文化片谈[J]. 医学与社会,1996(1).

[12] 林功铮. 论中国医学史研究范畴[J]. 医学与哲学,1995(7).

[13] 李经纬,朱建平. 近五年来中国医学史研究的进展[J]. 中华医史杂志,1994(3).

[14] 孔祥序. 两汉至宋元蜀医对医学发展的贡献[J]. 成都中医学院学报,1991(3).

[15] 陈大舜,黄政德. 论医学流派与医学[J]. 湖南中医学院学报,1990(3).

[16] 刘道清. 中国医学史分期问题[J]. 中医研究,1988(1).

[17] 华碧春,俞慎初. 谈谈中国医学史的分期问题[J]. 福建中医药,1987(6).

[18] 郎需才. 考扁鹊的治疗方法及六不治[J]. 吉林中医药,1981(3).

[19] 常存库. 中国医学史[M]. 北京:中国中医药出版社,2003.

[20] 曹东义. 女娲伏羲与中医[C]//中国庆阳 2011 岐黄文化暨中华中医药学会医史文献分会学术会论

文集,2011.

[21] 朱震亨.丹溪心法·自序[M].上海:上海科学技术出版社,1959.

[22] 刘佳.宋金元时代的中西医学比较研究[J].山东中医药大学学报,2009(4).

[23] 杨久云,李伟,肖洪磊,等.金元中医学史中的"王道"学派探析[J].云南农业大学学报(社会科学版),2011(6).

[24] 中国中医药五十年[J].中医药管理杂志,1999(5).

[25] 新中国中医药事业的光辉历程(1949—1994)[J].中国中医药信息杂志,1994(4).

[26] 环球中医药编辑部.新中国60年中医药大事记[J].环球中医药,2009(6).

[27] 沈刚.诺贝尔医学奖在向中国人招手?屠呦呦获"拉斯克奖"[J].科技中国,2011(10).

[28] 刘静.中医药历史大事记[J].观察与思考,2007(15).

[29] 高燕.明代中医外科学与欧洲文艺复兴时期外科学的比较研究[D].北京:北京中医药大学,2007.

[30] 郭妍.论民国时期中医药期刊的时代特征和历史价值[J].黑龙江史志,2015(5).

[31] 梓涵.全国人大代表张伯礼:在传承与创新中发展中医药[J].青春期健康,2017(5).

[32] 竺炯.传统医药法制保障缺位及立法的必要性[J].中医药文化,2012(3).

[33] 张岚.中医诊断学史论[D].哈尔滨:黑龙江中医药大学,2007.

[34] 星光."三无教授"屠呦呦:中国当代医学界的灿烂之花[J].金秋,2016(1).

[35] 彭云鹤.中医药传承:在传统与现代中寻找支点[J].现代养生,2018(4).

[36] 徐超伍.中医药院校校园文化建设刍议[J].中国中医药现代远程教育,2006(12).

[37] 苏占清.中西医结合是中医发展的现实和必然选择[J].中国中西医结合杂志,2015(1).

[38] 李磊.论《黄帝内经》身体观范式[J].医学与哲学(人文社会医学版),2010(12).

[39] 常小荣,严洁,王超,等.灸法的历史沿革及前景展望[J].中华中医药学刊,2008(7).

[40] 朱钟锐,李筱永.中药饮片炮制质量监管法律制度研究[J].中国卫生法制,2019(5).

[41] 周兴兰.中医外科痈疽之探究[J].大家健康(学术版),2013(5).

[42] 黄凯文.《二十四史》针灸教育史料研究[J].中医文献杂志,2011(1).

[43] 张瑞贤,张卫.汤液与伊尹[C]//首届国学国医岳麓论坛暨第九届全国易学与科学学会研讨会、第十届全国中医药文化学会研讨会论文集,2007.

[44] 文秀华.补肺汤通过调控TLR2/NF-κB信号转导通路改善COPD气道重塑机制研究[D].成都:成都中医药大学,2016.

[45] 夏阳.中医知识[M].乌鲁木齐:新疆美术摄影出版社,2015.

（顾　伟）

第十三章　中药发展简史

第一节　中药学的起源与发展

苏　笠

编者介绍

上海大学转化医学研究院
衰老医学研究中心副主
任,副教授。作为第一申
请人主持国家自然科学基
金委课题两项,军委国防
科技创新课题一项;具有
丰富的教学和国际(地区)
合作与交流经验,参与多
项教改课题;作为第一作
者或通讯作者发表高质量
SCI 论文 12 篇,参编研究
生教材 1 部,发表教学论
文 2 篇。

中国医药学历史悠久,博大精深,它是中国劳动人民几千年以来在同疾病斗争中不断地由实践—理论—实践,反复整理、推敲、锤炼而成的经验总结,是中华民族的文化瑰宝,对于中华民族的繁荣昌盛有着极其巨大的贡献。

一、先秦时期

自有人类伊始,人类就在研究、利用植物。仅辨别可食植物和有毒植物,就要损害很多人的健康甚至生命。早期的药物学知识基本依赖于口口相传,直至文字的出现,人们开始把药物采集、产地、性状及功用等方面的认识用文字记录下来。

先秦文献《周礼》《诗经》和《山海经》中均有不少有关药物的记载。《周礼·天官》中记载有现存最早的药物炼制,但其中"以五味、五谷、五药养其病"所指的"五药"并非指五种具体药物,而是对药物的初步归纳。《诗经》中提及的植物药就有杞(枸杞)、艾(艾叶)、桑椹等 50 多种。《山海经》是专门收载先秦各地名山大川及其物产的著作,也是先秦文献中收载药物最多的著作,共记载药物 126 种,且收录了很多动物药,对后代药物学的发展有着十分重要的影响。

二、战国、秦、汉及三国时期

这一时期,社会经历了一次大变革。奴隶社会崩解,封建社会初步建立。医药学较春秋时也有显著进展,并开始有了君、臣、佐、使配伍的复方了。

《黄帝内经》是成书于战国时的一部医学典籍,它全面总结了秦汉以前的医学成就,是中医诊断学、病理学、针灸学和药物学的基础,共载方剂 13 首,被誉为"医之始祖"。汉代帛书《五十二病方》是我国现存最古老的医方专著,共刊载药物 247 种,在处方用药方面初步体现了辨证论治原则的运用。1972 年甘肃武威县出土的《治百病方》在所收载的 30 多个方剂中,共收集了近百味药物,所论疾病涉及内、外、妇、五官各科,这表明东汉早期的医药学水平已达到了一定的高度。

现存最早的药物学专著《神农本草经》集东汉之前本草学之大成,全面而系统地记载了数百年的临床用药经验,共收载药物 365 种,其中不少药物至今仍发挥着治疗作用,如苦参消痈肿,乌梅去青黑、蚀恶肉,雄黄杀白虫毒等,对我国药学的发展起到了承前启后、继往开来的作用。

三、两晋隋唐至五代时期

这一时期,农业、手工业和交通业日趋发达,经济的繁荣昌盛进一步促进了文化科学技术的发展。在医药学方面,无论是基础理论还是经验总结都出现了蓬勃发展的局面。

536 年陶弘景在《神农本草经》的基础上撰著《本草经集注》,载药 730 种(较《神农本草经》增加 365 种),并首创依据自然属性分类法,确立了综合本草的基本格式。

659 年,唐朝政府主持修订颁布了《新修本草》,全书共 54 卷,载药 850 种,书中纠正陶氏谬误处甚多,为后世辨证药物基原提供了依据,也是世界上第一部由国家编撰颁布的药典。

739 年,陈藏器所著《本草拾遗》也收载了许多前人所未收载的药品,为进一步丰富我国药物学作出了一定贡献。此外,孟诜所著《食疗本草》所录食疗经验多切合实际,充分顾及了食品的毒性宜忌及地区性,是我国第一部全面系统的食疗专著;李珣著《海药本草》主要记载了一些香药和海外进口药品,对我国吸收外国药物学知识颇有贡献。

在炼丹术和药物炮制加工方面,刘宋时雷敩撰著的《雷公炮炙论》是我国第一部制药专著,为后代的中药炮制初步确立了操作规范。在方剂学方面,葛洪《肘后救卒方》是一部简单实用的小型临床急救手册,其中对于天花的危险性与传染性的描述,都是世界上最早的。唐代孙思邈撰著《千金要方》和《千金翼方》也为有关证候、处方、用药、制药、服药、藏药等方面提供了宝贵经验。另外,王焘所著《外台密要》一书中,共收有 6 000 余方,不仅包括古方古论,还收集了许多民间单方、验方,对保存祖国丰富的医药资料、推广民间用药有很大贡献。

四、宋辽金元时期

两宋时期,造纸、冶金、采矿等行业都已建立起来,校正印书局的设立为出版包括医药书籍在内的各种书籍创造了条件,极大地促进了医用本草的发展。宋代药物、药剂研究的成就相当突出,出现了很多本草和方剂著作,在药物炮制方面也取得了很大的成就。"和剂局"的设立使成药能被广泛推广应用,使得这一时期的药物炮制取得了很大的进步,并且出现了很多本草和方剂著作,其中最突出的特点就是官修本草的兴起。

　　北宋政权建立后的十余年,政府就先后诏令编修本草著作。973 年,尚药奉御刘翰、道士马志等人奉诏命编撰而成的《开宝新详定本草》共 20 卷;974 年,经翰林学士李昉等重新校勘而成《开宝重定本草》(简称《开宝本草》)共 21 卷,载新旧药物 983 种,对宋以前本草文献的整理做出了重大贡献。

　　1057 年,宋仁宗命掌禹锡等增修《开宝本草》,历经三年编成《嘉祐补注神农本草经》(简称《嘉祐本草》)。全书共 21 卷,载药 1 082 种。在此期间,苏颂等人于 1061 年编成《图经本草》,全书共 21 卷,载药 780 种,在 635 种药名下绘制了 933 幅药图。这是与《嘉祐本草》同时刊行的另一部大型的本草著作,对后世本草图谱的绘制起着承前启后的作用。《嘉祐本草》和《本草图经》编写于同一年代而各自刊行,却往往不能兼备。因此,1092 年,陈承把两书合二为一并附以己说,编成《重广补注神农本草图经》共 23 卷,为本草正文、图经、药图合一之先例,为本草学的发展起了一定的作用。

　　1108 年,医官艾晟将陈承的《重广补注神农本草图经》的《别说》部分辑入书中,经增补修订后改名为《大观经史证类备急本草》(简称《大观本草》),从此便成为一部官修本草颁行于全国。1116 年,政府敕命医官曹孝忠等重新校定《大观本草》,删除辑紊,纠正谬误,并改名为《政和新修经史证类备用本草》(简称《政和本草》)而刊行,全书共收载药物 1 746 种。1157—1159 年,医官王继先等审定《大观》和《政和》两本书,编成《绍兴校订经史证类备急本草》(简称《绍兴本草》),收载药品 861 种,是宋朝最后一部官修本草。

　　除《开宝本草》《嘉祐本草》等官修本草外,宋代私人编撰的本草书籍也有很多,其中最宏伟精湛的当属唐慎微的《经史证类备急本草》(简称《证类本草》)。全书共收载药物 1 558 种,附载古今单方验方 3 000 余首,方论 1 000 余首,为后世保存了丰富的民间方药经验,是宋代药物学的最高成就。

　　宋代由私人编撰而成的另一部重要的药学著作当数寇宗奭的《本草衍义》,该书共 20 卷,辨证药品 472 种。1249 年,平阳张存惠将《本草衍义》随文散入《政和新修经史证类备用本草》中作为增补,因而又改名为《重修政和经史证类备用本草》,全书共 30 卷,载药 1 746 种。

　　金太宗时,张元素所著《珍珠囊》是金代的医药名著,虽然该书只讨论了 100 种药物,但内容却很丰富翔实,对中药药理学说的发展也颇有贡献。《汤液本草》共 3 卷,元代王好古撰写,其内容除了用药法象外,还有用药心法等。宋金元在炮炙方法上的大踏步前进,使得过去为了减少副作用而进行的"炮炙",一变而成制成药品的"炮制",炮制的目的已从减少副作用而进入增加和改变疗效的崭新阶段。

　　宋代自太宗开始就很注意药方的收集和研究,历时 14 年,于 992 年编成《太平圣惠方》百卷,分 1 670 门,录方 16 834 首,约 280 万言,内容极为丰富。1046 年,又经何希彭选其精要者,辑成了《圣惠选方》,成为当时的教科书,并沿用数百年,足见其影响之深远。宋太平惠民和剂局编写的《太平惠民和剂局方》全书 10 卷,载方 788 首,对药物的炮制方法、制剂和调剂都有详细说明,是全世界第一部由官方主持编撰的成药标准。1117 年,太医院在《太平圣惠方》的基础上广泛收集当时民间验方,并结合内府所藏秘方整理成《圣济总录》,全书共 200 卷,按病分门,据经立论,随论附方。共分 71 门,收载药方近 20 000 个。

在营养学有关的饮食疗法方面,元代忽思慧所著《饮膳正要》也是一本极有价值的食谱。该书是以营养学为主,同时结合食疗本草知识的经验总结。

五、明清(至鸦片战争前)时期

明代医药学的进步超过了以往的任何时代。医药学著作主要有:《救荒本草》《本草集要》《本草品汇精要》《本草蒙筌》《滇南本草》和《本草纲目》等。其中最著名的要数李时珍的《本草纲目》。《本草纲目》以《证类本草》为蓝本,共载药 1 892 种,附方 11 000 余个,对每种药材的性味、产地、形态、采集方法、炮制过程、药理研究、方剂配合等都进行了详细的叙述,为后世本草学的研究与应用提供了十分有益的资料与经验,是我国药学史上的重要里程碑。

明清时期方剂学方面的成就主要有:1425 年由周王朱棣主持,由滕硕、刘醇等人参加编辑而成的巨著《普济方》,成方 6 万多个,是一部空前的伟著。而在炮制方面,明代缪希雍的《炮制大法》,论述了 400 余种药物的炮制方法,是继《雷公炮炙论》之后又一部在炮制学方面对后世影响较大的著作。

清代前中期,赵学敏以拾《本草纲目》之遗为目的编著《本草纲目拾遗》10 卷,共载药 921 种,其中包括《本草纲目》未收载的 716 种,代表了清本草学的最高成就,是一部具有重要价值的药学专著。赵学敏的另一部名著《串雅》,收集、挖掘、整理了民间医药学资料和文献,记载了许多卓有成效的走方经验。吴其濬所著的《植物名实图考》共载植物 1 714 种,是清代一部具有相当科学水平的药用植物学专著。此书的出现,反映了我国本草学发展的一个新方向——药用植物学发展的新起点。

六、中国近代中药学

鸦片战争以后近百年间,西医学的传入使传统中药学的发展遇到了严重的阻力,处在一个极其复杂的特殊阶段,呈现出缓慢发展的状态。但也有一定的成就,如辑佚、注释和研究《神农本草经》的著作就有 20 余种,其中以顾观光辑《神农本草经》、蔡陆仙《中国医药汇海》、阮其煜《本草经新注》等辑注本较为突出。另外近代不少医药学家十分重视对药物功效的研究,其中有代表性的著作有屠道和的《本草汇纂》、丁甘仁的《药性辑要》、周岩的《本草思辨录》和温敬修的《实验药物学》。

在药物鉴别和炮制法方面的研究著作主要有曹炳章《增订伪药条辨》和杨叔澄《制药学大纲》;在方剂学方面的主要成就有费伯雄著《医方论》、蒋文芳著《时方论》和唐宗海著《六经方证中西通解》。由于种种主客观因素的限制,近代中国传统中医药学的发展并未取得显著的成就,但也为新中国成立后的中医药事业发展奠定了一定的基础。

七、新中国成立后中药学的发展

在革命战争时期,在党领导的根据地和解放区,中医药在为革命军队和地方群众卫生保健中做出了卓越的贡献,受到党和政府的高度重视。新中国成立以来,党和政府继续给予中医药事业高度重视。1982 年我国《宪法》第 21 条规定:"发展现代医药和我国传统医药。"1996 年 7 月,国家科委与国家中医药管理局共同执行了国家"九五"攻关课题——"中药现代化发展战略研究",于 1997 年 9 月结题,写出了 70 万字的研究报告,并建议国家将"中药现代化科技产业行动"列为国家"九五"科技重中之重项目加以实施,开创了新的局面。

改革开放以来,各种先进的设备和技术为中药现代研究提供了先进的条件。《中华人民共和国药典》《中华人民共和国药品管理法》和《中药材生产质量管理规范》(CAP)等的颁布使中药的发展日趋标准化和现代化。

新中国建立以后,国家先后组织各方面专家整理古典医药专籍,先后编写了《中药志》《全国中草药汇编》《中药大辞典》等多部大型著作,并且建立了一批中医药研究机构及一大批中医药高中等院校。截至目前,我国已建有 16 个国家中医临床研究基地、21 个国家中药现代化科技产业基地、4 个国家中药材规范化种植基地、130 个中医药重点研究室等一系列机构,构建了创新型中医药科研平台体系,为我国培养了一大批中药科研人员,形成了较高水平的科技队伍,中药的学科建设初具规模。很多现代新技术、新方法也正在中药研究开发过程中逐步得到应用,显著提高了中医药研究机构的科研能力,中药网络日趋完善。

第二节　中药资源与鉴定

中药材的真假、质量好坏直接影响用药的安全有效、临床应用的治疗效果和患者的生命安全,对于中药资源的研究开发也有着举足轻重的地位。由于我国地大物博,南北差异大,药材品种繁多,存在很多同名异物、同物异名现象,以及假冒伪劣中药的存在,为了控制中药质量、保证临床用药安全和有效,对中药进行鉴定至关重要。此外,中药资源的鉴定也可为中药质量标准的制订提供更准确的科学依据,同时在发掘利用新药源等方面也具有十分重要的意义。

一、中药资源的概念

中药资源,是指在一定空间范围内可供作为传统中药、民族药及民间草药使用的植物、动物及矿物资源蕴藏量的总和。中药资源与其所分布的自然环境条件有着不可分割的关系,其种类、数量和质量均受到地域自然条件的制约,在合宜的自然条件下所形成的产地适宜、品种优良、产量高、炮制考究、疗效突出的药物才可以被誉为"道地药材"。

我国土地辽阔,地跨寒、温、热三带,地形错综复杂,气候条件多种多样,加上历史文化、地理环境和社会发展水平不同等多种原因,更是造就了道地药材的多样性,如"浙八味""四大怀药"就是闻名遐迩的道地药材。一方面,我们应该保护好这种生物多样性;另一方面,我们还可以通过现代生物技术创造出品质优良的中药新品种。

二、中药鉴定的发展史、依据与方法

（一）中药鉴定的发展史

古代记载中药的著作亦称为"本草"，从秦汉时期至清代，中国本草著作不计其数，这些著作不仅是我国劳动人民在长期与疾病斗争的医疗实践中宝贵经验的总结，也是我国中医药学宝贵的文化瑰宝。

早在我国的第一部诗歌总集《诗经》中就叙述了葛、芩、蒿等 50 多种植物的采集、性状、产地等信息，初步体现了我国本草的性状鉴别方法。《淮南子》中载有秦皮"以水浸之正青"的水试鉴别方法。我国现存最早的医学方书《五十二病方》收载了 247 种中药材。我国最早的药物学专著《神龙本草经》其中载药 365 种，其中，植物药 252 种、动物药 67 种、矿物药 46 种，并按医疗作用分为上、中、下三品，记载了人参、丹参、木香等药材的较为完整的性状鉴别方法。

至南北朝时期，雷敩所著《雷公炮炙论》对中药质量鉴定的内容颇多。譬如对沉香的质量评价为："沉水者为上，半沉水者次之，不沉水者劣"。梁代陶弘景所著《本草经集注》，载药 730 种，首创自然属性分类法，将药物分为玉石、草木、虫兽、果、菜、米食、有名未用 7 类。对药物的产地、采收、形态、鉴别等有所论述，还记载了火烧试验、对光照视的鉴别方法。如朱砂以"光色如云可拆者良"；云母"向日视之，色青白多黑"；硝石"以火烧之藩黛青烟起"等。

然而，对药材的鉴定仅凭文字记述并不易详尽，也不方便理解，因而早期药图的出现也是中药鉴定史的一大进步。至唐代，李勣、苏敬等人撰成《新修本草》（又称《唐本草》），载药 850 种，该书由政府颁布，是世界上第一部由国家颁布的药典。按药物的属性分为 11 部，新增了不少外来药物如豆蔻、丁香、青黛、木香、槟榔、没药等。该书采用图文并行的编载方式，有本草 20 卷，图经 7 卷，药图 25 卷，图文并茂，该书出版后不就流传至国外，对世界医学的发展均作出了重要的贡献。此外，陈藏器著《本草拾遗》，收载了《新修本草》未载的中药 692 种，提出了按照药效宣、通、补、泄、轻、重、燥、湿、滑、涩的分类方法进行分类，在内容上重视性味、生长环境、产地、形态的描述，以及混淆品种的考证，对中药材的鉴定也起着至关重要的作用。

至宋代，刘翰、马志等撰成《开宝新详定本草》（简称《开宝本草》），载药 983 种。加强了中药的质量管理和中药鉴别知识的普及。1061 年，苏颂等人编著《图经本草》首创版印墨线药图，其中，图绝大多数为实地写生绘制，药图的名称也大多冠以州县名，反映了当时十分重视道地药材和药材的质量评价，为后世本草图说的范本。北宋时期蜀医唐慎微编撰《经史证类备急本草》（简称《证类本草》），载药 1 746 种，是研究中药鉴定方法的重要文献，也是现存最早、最完整的本草著作，为后世推崇。

明代李时珍所著《本草纲目》，载药 1 892 种，药方 11 096 首，药图 1 109 幅，按照自然属性将药材分为 17 部 60 类，对中药材的记载较为详备，不仅继承了唐宋时期本草图文并

茂的特点,而且在"集解"下注明了药材的鉴定内容,使之条理化,还收载了很多现已失传的本草记述,为后世留下了宝贵的史料。17世纪初流传至国外,曾被译成多国文字,为世界药学的重要文献之一。此外,刘文泰的《本草品汇精要》、陈嘉谟的《本草蒙筌》等对中药鉴定学的发展亦起着不可忽视的作用。

至清代,赵学敏著《本草纲目拾遗》,载药921种,书中716种中药材是《本草纲目》中所未记载的,如浙贝母、西洋参、冬虫夏草等。吴其濬著《植物名实图考》收载植物1 714种,对每种植物的形色、性味、用途、产地等叙述较详,对于现代植物药的来源鉴定与考证亦有重要的参考价值。

至20世纪30年代,国外的生药学开始传入我国。采用药物作用强度(即生物效价法)鉴别生药的方法得到了迅速的发展,为中药的质量评价提出了新的思路和技术。随着现代物理学的发展和分析仪器的发明,荧光分析法、毛细管像分析法、比色法等方法逐渐应用到中药鉴定中来。中华人民共和国成立以后,党和人民政府在中药事业上予以高度重视,中药事业得到了空前的发展。许多药学工作者,他们运用现代科学技术对中药进行研究、考察、考证,通过现代科学方法提高了中药的质量管理,扩大了中药资源的使用范围,在中药鉴定方面作出了巨大的贡献。

伴随着色谱技术、光谱技术等在中药分析应用的推广,中药理化鉴定的系统日趋完善,中药鉴定理论体系逐渐形成。《中药志》《中药材鉴别手册》《中华人民共和国药典》等分别从中药的来源、鉴别特征、质量标准以及鉴定方法等展开研究探讨,为中药鉴定学的形成奠定了坚实的基础。1964年,我国中医药院校开始开设《中药鉴定学》课程,1977年,由成都中医学院主编出版了全国高等中医药院校的协编教材《中药鉴定学》,先后进行多次修订,研究探讨了中药材的来源、性状、显微鉴定、理化鉴定等。

为了保证人民用药安全有效,国家对中药的质量加强管理,颁布了《中国药典》和部颁《药品标准》。并于1953年、1963年、1977年、1985年、1990年、1995年、2000年、2005年、2010年、2015年、2020年反复修订,先后出版了11版《中国药典》。在中药的鉴定方法和内容上,每版均有所提高,药材的检测标准不断得到完善,使得中药品种更加明确,质量更有保障。

近年来,随着分子生物学、色谱光谱联用技术、免疫技术、电化学分析技术、中药指纹图谱技术等先进技术的应用,逐渐弥补了传统中药鉴定方法的不足,中药鉴定学开始步入生命科学时代,向着标准化、科学化和信息化的方向发展。

(二)鉴定的依据

(1)国家标准:《中华人民共和国药典》(简称《中国药典》)、《中华人民共和国卫生部药品标准》(简称《部颁药品标准》);

(2)地方标准:各省、市、自治区颁布的中药材质量标准和中药饮片炮制规范;

(3)参考标准:中药大辞典、中药志等。

（三）中药鉴定方法

中药鉴定的对象非常复杂，有完整的中药，有碎片、饮片、粉末，也有中成药制剂如丸剂、散剂、片剂、丹剂等。中药鉴定的方法也是多种多样，常用的方法有：基源鉴定、性状鉴定、显微鉴定、理化鉴定和生物鉴定等，各种方法均有其特点和适用对象，有时需要几种方法配合进行鉴定。

1. 基源鉴定

应用植物、动物或矿物的形态学和分类学知识，对中药的来源进行鉴定，确定其正确的动植物学名、矿物名称，以保证在应用中品种准确无误。

2. 性状鉴定

利用传统的鉴别方法，通过眼观、手摸、鼻闻、口尝、水试、火试等鉴定方法来鉴别药材的真伪。这些方法具有简单、易行、迅速的特点。其鉴定内容主要包括：形状、大小、颜色、表面特征、质地、断面、气、味、水试、火试等。

（1）形状：中药在没有切制之前都具有其固有的特殊形态。如根类：党参、黄连及甘草等呈圆柱形；人参、地黄及玄参等呈纺锤形；白芷、乌头及附子等呈圆锥形。皮类：板片状的有肉桂、秦皮、黄柏等；卷筒状的有厚朴等。果实种子类：扁圆形的有郁李仁、杏仁、桃仁；圆球形的有五味子；不规则形的有牵牛子等。有些品种经验鉴别术语更是赋予中药形态以形象化，如"怀中抱月"（松贝）、"蚯蚓头"（防风）、"狮子盘头"（党参）、"鹦哥嘴、环横纹、凹肚脐"（天麻）、"马头蛇尾瓦楞身"（海马）等。根、茎（木）、皮类药物观察一般不需预处理，可以直接观察，但有些花、叶、全草类中药因皱缩，可湿润后展平观察或经处理后仔细观察。

（2）大小：中药材应该具有一定的规格才能更好地商品化，其大小可用长短、粗细（直径）、厚薄来描述。一般应测量较多样品，规定数值允许有一定高低范围，如三七长1—6厘米，直径14厘米；大黄长5—15厘米，直径4—10厘米。

（3）颜色：中药材在指自然光下观察到的药材或饮片的颜色及光泽度应该较为固定。例如丹参、赤芍、朱砂等应以红色为主；茯苓、桔梗、葛根、贝母等应以白色为主；玄参、地黄等应以黑色为主。若颜色发生改变，则可能意味着药物已经发生变质反应。

（4）表面特征：不同的中药材具有不同的表面特征，其光滑、粗糙、皱纹或具毛绒、皮孔等大都是不一样的，是鉴别药物的主要特征之一。例如，山参有"珍珠疙瘩""铁线纹""雁脖芦"的为佳品；木瓜皱皮为正品，光皮为伪品；黄连表面为黄棕色，粗糙，间断结节状隆起，节密生，有细硬须根及须根痕，下方常有细长圆柱形的节间，习称"过桥"，为主要鉴别特征。

（5）质地：是指中药材的软硬、韧脆、轻重、坚柔、松实、油润、粉质、角质、柴性、黏性等特征。例如，可以通过光滑与粗糙、粉性与纤维性区别防己与木防己；可以通过质地轻与重、坚硬与松脆区别三七与菊三七。

（6）断面：是指中药的自然折断面或切断面。虽然有些中药在性状上有其共同点和相似点,但由于中药的来源不同,其内部组织结构存在的差异及所含化学成分的不一,就可以通过观察断面有无粉尘飞扬、响声、折断的难易以及折断面是否平坦、纤维性、颗粒性、裂片状、层状、胶丝等情况将正品中药和其他中药区分开来。例如:何首乌因其根变态为贮藏根,组织内部具异常构造,有环状散列的"云锦样"花纹 4—11 个;杜仲折断面连有细密、富有弹性的银白色橡胶丝;大黄断面具有锦文及星点等。这些都是药材鉴别的重要依据。

(7)气与味:某些药材有特殊的香气或臭气,可直接或在折断、破碎、搓揉时嗅闻。例如:丁有、当归、川芎等有强烈的香气;白鲜皮具有羊膻气;薄荷的叶揉搓时有清凉的香气。味,不仅是鉴别药材的依据,有时还是衡量质量的标准之一:如五味子、乌梅等以味酸为佳;甘草、党参、枸杞等以味甜为佳。每种药材都有其一定的药味,一旦药味改变,就要考虑其品种和质量的问题。

(8)水试:是指某些药材在水中有各种特殊变化的特点,可作为鉴别依据之一。例如:红花、西红花用水浸泡后,水变为黄色,花不褪色;丁香萼管放入水中垂直下沉直立水中;秦皮的水溶液在日光下呈碧蓝色荧光等。

(9)火烧:是指某些药材用火烧能产生特殊的气味、颜色、烟雾、响声等现象,可作为鉴别依据之一。例如,降香微有香气,点燃则香气浓烈,有油流出,烧完留有白灰;血竭放在纸上,下面用火烤,熔化后色鲜红如血而透明,无残渣;海金沙点燃后有暴鸣声及闪光等。

性状鉴定和基源鉴定一样,除仔细观察样品外,有时亦需核对标本和文献。对一些地区性强或新增的品种,鉴定时常缺乏有关资料和标准样品,可寄送少许样品到生产该药材的省、自治区中药材部门或药品检验所了解情况或申请协助鉴定。必要时可到产地调查,采集实物标本,以便进行鉴定研究。直观的性状鉴定是很重要的,也是中药鉴定工作者必备的基本功之一。

3. 显微鉴定

利用显微镜来观察药材的组织构造、细胞形状以及内含物的特征,用以鉴别制剂的处方组成以及药材真伪,被称为显微鉴定。当药材的外形不易鉴定,或药材破碎或呈粉末状时,可以通过中药饮片的切面或粉末、草酸钙晶体的形态大小、石细胞的有无与形态、花粉粒及菊糖的有无,配合来源、性状及理化鉴定等方法解决实际问题。例如,天然牛黄的不规则团块,内有黄棕色或红棕色小颗粒集成的类方形晶体,遇水合氯醛色素迅速溶解并显明金黄色,久置变绿色,伪品均无天然牛黄的特征;茯苓在显微镜下可呈现不规则分枝状团块及菌丝;人参、天麻等药物可利用草酸钙结晶的存在辨别真伪。

4. 理化鉴定

通过某些物理的、化学的或仪器分析方法,鉴定中药的真伪、纯度和品质优劣程度,统称为理化鉴定。中药理化鉴定发展很快,新的分析方法和手段不断出现。常用的理化鉴定方法主要包括:物理常数的测定,如相对密度、旋光性、硬度、黏稠度、沸点、熔点等;一般理化鉴别的方法主要有:化学定性分析、微量升华、荧光分析、呈色反应、显微化学分析、泡沫指数和溶血指数的测定等。例如：黄连饮片显黄色荧光；浙贝母粉末显亮绿色荧光；丁香切片滴加3％氢氧化钠的氯化钠饱和液，油室内有针状丁香酚钠结晶析出；北柴胡横切片加无水乙醇—浓硫酸1∶1液，木栓层、栓内层和皮层显黄绿色至蓝绿色等。色谱法包括：薄层色谱法（TLC）、高效液相色谱法（HPLC）、气相色谱法（GC）等。分光光度法包括：紫外分光光度法、红外分光光度法、原子吸收分光光度法等。常规检查主要包括：水分测定、灰分测定、膨胀度的测定、酸败度、色度检查、有害物质的检查（包括有机氯农药残留量的检测、有机磷农药残留量的检测、黄曲霉毒素的检测、重金属的检测、砷盐检测）。

近年来，电泳技术、生物免疫技术、DNA分子诊断技术、电子计算机、数字化色谱指纹谱等现代技术的不断出现，也为中药鉴定提供了新思路、新方法。只有严格把好关，才能真正维护好患者的利益与安全，才能使中医药更好地走向现代化。

第三节　中药炮制与制剂

一、中药炮制

中药炮制是祖国医药学宝贵遗产中的重要组成部分，是中医临床用药的基本形式，它是根据中医药理论，依照辨证施治需求、用药需求、药物自身性质以及调剂、制剂的不同要求所采取的一项制药技术，炮制质量的优劣直接影响中医治病效果。中医认为："醋炙入肝而收敛，姜炙温散而开痰，酒炙升提而祛寒，盐炙入肾而下行，蜜炙甘缓而润燥。"在中药炮制过程中加入辅料，可以改变中药的性味、功效、归经等都能起到解毒、抑制偏性、增强疗效、有效成分易于溶出等作用。

（一）中药炮制的发展概况

炮制是制备中药饮片的一门传统制药技术，也是我国医药学特定的专用制药术语，又称"炮炙""修治""修事"。

历史上，春秋战国至宋代是中药炮制技术的起始和形成时期。在春秋战国时期的《五十二病方》中就记载有炮炙、燔、煅、细切、熬、酒渍等法；汉代《神农本草经》载有炼、煮、蒸、熬、烧等十二种炮制方法；南北朝时期的《雷公炮炙论》一书中对于炮制方法的记载则更加具体，内容也更加丰富，如"凡炼蜜，一斤只得十二两……若火少，若火过，并用不得"，载药300种，为我国第一部中药炮制专著。

金、元、明时期是炮制理论的形成期。明代陈嘉谟《本草蒙筌》指出："凡药制造，贵在适中，不及则功效难求，太过则气味反失"，并提出："酒制升提，姜制发散，入盐走肾脏乃以软坚，用醋注肝经且资主痛，米泔水制去燥性和中，乳制滋润回枯、助生阴血，蜜制甘缓、增其元阳……"明代李时珍在《本草纲目》"黄连"条下说："黄连……为治火之主药，治本脏之火，则生用之；治肝胆之实火，则猪胆汁浸炒；治肝胆之虚火，则以醋浸炒；治中焦之火，则以姜汁炒;治下焦之火,则以盐水或朴硝炒;治气分湿热之火,则以吴茱萸浸汤炒"。明代缪希雍《炮炙大法》总结归纳了雷公炮炙十七法,载药439种,为我国第二部炮制专著,表明炮制理论渐趋成熟。

清代在明代的理论基础上增加了许多炮制品,并有专项记载炮制方法和作用,但也有对某些炮制的不同认识和看法。例如,张仲岩通过整理归纳《证类本草》和《本草纲目》,著《修事指南》,收录药物232种,较为系统地叙述了各种炮制方法。刘若金著《本草述》,收载有关炮制的药物300多种,记述药物的各种炮制方法、作用、目的,以及理论解释,内容丰富,经杨时泰修改删节为《本草述钩元》,使得原著的意旨更为明确易解,如黄芪"治痈疽生用,治肺气虚蜜炙用,治下虚盐水或蒸或炒用等"。此外,赵学敏的《本草纲目拾遗》、唐容川的《血证论》等都记述了中药炮制技术的相关内容。因而,清代是炮制品种和技术进一步扩大应用时期。

近年来,伴随现代科技进步以及多学科交叉,以及炮制界各位专家的长期不懈努力,使人们对炮制学科重要性的认识不断加深,同时也逐步引起各级领导与相关管理部门的重视。新中国成立以来,通过工艺、化学、药理、临床等多方位的研究,现代中药炮制更进入了科学化与规范化的新发展阶段。

(二)中药炮制的方法与意义

药物炮制方法主要有以下几种。

1. 修制法

主要包括纯净处理法、粉碎处理法和切制处理法。纯净处理法是指通过挑、捡、簸、筛、刮等方式,去掉药材中的灰屑;粉碎处理法指对药材进行捣、碾等使其粉碎,便于制剂和煎服;切制处理法指采取切、铡等方式使药材形成一定规格薄片,以便在煎药时有效成分更容易溢出。

2. 水制法

主要包括润、漂、水飞等方式。"润"是采用淋、泡、浸等方式使药物湿润软化,便于切制成饮片,如酒润当归、泡润槟榔等。"漂"指将药材放置于水中浸渍一段时间并反复换水,以去掉药材中的盐分、腥味以及毒性等,如漂洗昆布、盐附子以去除盐分,漂紫河车去除腥味等。"水飞"指的是在碾槽或是乳钵中加水与药物共研,使粗粉粒下沉,细粉混悬于水中后倾出、干燥,如此反复得到极细药粉,如水飞朱砂等。

3. 火制法

主要包括炒、炙、煅、煨等方式。"炒"是将药材进行炒制,包括炒黄、炒焦等。对药物进行炒制加工,一方面可以缓和药性,另一方面也使药物便于粉碎加工。"炙"是指加入液体辅料炒制药材,使辅料深入到药材内部,改变药材药性,通过炙处理,一方面可增强药物的疗效,另一方面也可减少其不良反应,如盐炙杜仲等。"煅"是指将药材直接在猛火上进行煅烧,使药材变得质地松脆,易于粉碎,例如煅紫石英等。"煨"是指将药材用湿纸或是湿面团进行包裹,然后置于热灰中加热直至面团或纸焦黑为止,例如煨肉蔻、煨甘遂等。

4．水火共制及其他制法

除了以上炮制方式,中药炮制方法还有水火共制及其他制法：如煮、蒸、淬、潭以及发芽法、发酵法等。"煮"是将药材与清水或是其他辅料液体共同加热,从而达到加强疗效或减轻毒性的目的,如酒煮黄芩。"蒸"是指利用蒸汽或者是采取隔水加热的方式对药材进行加热,例如酒蒸大黄。"淬"是指将药材进行煅烧后,迅速置入冷水或其他液体辅料中,使药物变得酥脆。"潭"指将药材放入沸水中进行热烫,然后迅速取出,如潭杏仁、桃仁。发芽法,如麦芽；发酵法,如淡豆豉；制霜法,如西瓜霜。

中药炮制的目的和意义一般有如下几点：第一,降低或消除药物的毒性或副作用,如川乌、半夏、马钱子等的炮制。第二,改变、缓和药物的性能,如甘遂、芫花醋炙,或是巴豆制霜均可缓和泻下作用；生甘草性凉,清热解毒,蜜炙后性温,能补中益气；生地黄性寒,清热凉血,而熟地黄性温,滋阴补血。第三,炮制后改变药物质地,使其质地酥脆、易于粉碎、利于成分的煎出而增强药物的疗效。如种子类药物炒黄,质地坚硬的矿物药、贝壳类煅制,还可借助辅料的作用增强疗效,如蜜炙款冬花、紫菀等。第四,改变或增强药物作用的部位和趋向。通过炮制可引药入经,如大黄酒炙能引药上行；柴胡、香附等经醋制后有助于引药入肝。第五,便于调剂和制剂,如矿物类、贝壳类及动物骨甲类药物,必须经过煅、淬、砂烫等,使其质地变为酥脆,易于粉碎及煎出有效成分。第六,有利于贮藏及保存药效：① 药物经过干燥处理,可使药物含水量降低,避免霉烂变质,有利于贮存；② 一些昆虫类、动物类药物经过热处理,如蒸、炒等能杀死虫卵,防止孵化,便于贮存,如桑螵蛸等；③ 植物种子类药物经过蒸、炒等加热处理,能终止种子发芽,便于贮存而不变质,如苏子、莱菔子等；④ 加热处理可杀酶保苷,如黄芩、杏仁等。第七,矫味矫臭,有利于服用。动物类药物或其他有特殊臭味的药物,炮制均能起到矫味矫臭的效果,如酒制乌梢蛇、紫河车、麸炒僵蚕等。第八,提高药物净度,确保用药质量。如种子类药物要去沙土、杂质,根类药物要去芦头,皮类药物要去粗皮等。

（三）关于中药炮制发展的几点建议

我们的祖先在中药炮制理论和经验上都留下了极其丰富的遗产,虽然古老的炮制经验有一定的弊端,但也不该完全摒弃,要取其精华,在保证质量与疗效的前提下,积极应用现代化科技手段,不断提高炮制技术。

首先,古医药文献是中医药传统的最重要的载体,我们应尽最大努力保护好并传承下去,在对古代文献进行整理研究的基础上,同时又要利用现代技术对炮制的方法进行研究,推广应用新的炮制方法。

其次,加强对药材原料的质量监控。只有原药材质量过关,才能够炮制出安全、有效的药物。同时也应避免中药炮制"经验论",对于一些不合理炮制方法应坚决取消,不能一味遵循所谓的"经验论"。应组织专家对全国药材炮制情况进行调查,在保证临床疗效的情况下,统一药材炮制标准与规范。对于不能使用现代炮制方法替代的,可以继续使用传统炮制方法,但要严格炮制流程及技术参数。在炮制过程中,如遇剧毒类药材,如斑蝥,其有效成分是斑蝥素,毒性成分也是斑蝥素,经过不同的炒制方法,其斑蝥素丢失的数量也不同,故在炮制过程中凭借经验取量,其中危险可想而知,应做到数据精确化,运用现代科技手段,保证配制计量的精确。

最后,应加强中药炮制人员的学习培训,使其严守操作规程,做到依法炮制,科学炮制,以确保炮制药品的质量,满足临床用药需求,同时也应该允许师带徒的模式进行传授,尤其是应通过遴选一批中药炮制老药工,将他们的炮制经验及独特的炮制技术传承下来,并作为一种文化遗产将其保留。

二、中药制剂

中药制剂是指根据处方并按一定操作规程将中药药物加工制成一定剂型的药剂,例如片剂、注射剂、气雾剂、丸剂、膏剂等。制剂研究的中心内容是制剂的生产工艺和理论,目的是使制剂的生产工艺合理,质量符合各项规定要求,疗效突出,毒副反应小,便于生产、服用、携带、运输、贮藏,社会经济效益高,以最大限度地发挥药物疗效。

中药制剂的一般程序分为审方、计价、调配、复核、包装、发药。审方系指药房审方人员审查医师为患者开写的处方;计价必须准确、迅速,以缩短患者取药时间;调配系指调剂人员根据已有审方人签字,并已交款的医师处方,准确地调配药物的操作;复核、包装与发药为保证患者用药有效安全,防止调配差错与遗漏。

(一)中药制剂的发展概况

中药制剂具有源远流长的发展历史:早在夏商时代,已有药酒、汤液的制作和应用。至秦汉时代,药物制剂的理论和应用有了显著的发展,如在张仲景编著的《伤寒论》和《金匮要略》中记载煎剂、浸剂、丸剂等十余种剂型,书中首次记载了用炼蜜、淀粉糊及动物胶汁作为药剂的赋形剂,至今仍在沿用。晋唐时期,葛洪著《肘后救卒方》记载了蜡丸、浓缩丸、条剂、饼剂等剂型。孙思邈编著的《千金要方》和王焘编著的《外台秘要》不仅收载以前的有效方剂,并且广泛搜集了大量民间验方。两宋时期是中成药大发展时期,东京设立了太医院卖药所及修合药所,制备丸、散、膏、丹等成药出售。明清时代,李时珍编著《本草纲目》总结了16世纪以前中国人民用药的丰富经验,大大丰富了中医药学内容。清代后期国药业遭受严重摧残。新中国的成立以后,中医药事业发展良好,1962年出版的《全国中药成药处方集》收载成方6 000余首,中成药2 700多种。1989年出版的《全国中成药产品集》收集到中成药5 223种,包括43种剂型。目前,随着科技的不断发展,中药制剂的制作工艺、生产水平有了长足的进步,种类、剂型多样化,疗效值得肯定。

(二)中药制剂存在的不足

中药制剂偶尔也存在一些不良反应:① 皮肤:皮疹、瘙痒黏膜红肿等,占比30%左右;② 消化系统:恶心呕吐、腹泻厌食,占比20%左右;③ 呼吸系统:干咳、呼吸困难及气喘,占比10%左右;④ 全身:发热、寒战、过敏性休克,占比10%左右;⑤ 神经系统:头痛、眩晕、失眠及烦躁,占比 8% 左右;⑥ 心血管系统:胸闷、心悸、血压下降、心律不齐等,占比 6% 左右。其原因主要有:① 中药制剂的药物组分分析检测不充分,出现用药错误;② 患者自身情况不明,根据药名及广告盲目用药;③ 患者在实际应用中对中药制剂的用法用量、注意事项及服用禁忌不甚了解。

(三)医院中药制剂

医院中药制剂是根据实际需求,结合理论与临床应用,总结出的一整套较为完善的中药配方制剂,特别是针对一些典型病例,由中医学者总结毕生经验所得,其疗效确切且安全性是其他处方药所无法比拟的。医院中药制剂因其特殊的生产使用模式是其他处方药物不可替代的。医务工作者在使用医院中药制剂时,需根据患者的实际情况配制相关制剂,紧密结合患者本身的临床特点,有针对性地进行调配,中药传统制剂自产自销,省去中间环节,价格相对低廉,使用方便,体现了中华传统医学发展的内在要求。

目前,医院中药制剂发展存在的部分问题有:① 生产场所少,工艺落后;② 质量标准不严谨,技术力量薄弱;③ 国家法规、政策门槛高;④ 定价滞后;⑤ 缺乏与临床交流;⑥ 缺乏高科技人才等。同时,医院中药制剂也面临着机遇与挑战——《中华人民共和国中医药法》颁布实施后,对中医药的发展是十分有利的,其主要内容包括:医院决策者要支持中医药的发展;对中药制剂进行整理,发展特色中药制剂;重视中药制剂的质量;紧密联系临床,开展临床观察;等等。

在新形势下,医院中药制剂研发可采用以下发展模式:① 继承和发扬中医药理论和优势,开发传统中药制剂;② 发挥个体化服务理念,开发"一人一方"私人制剂;③ 加强开发外用制剂,满足临床用药需求;④ 开发适宜儿童的制剂,保障儿童用药安全;⑤ 发挥中医药特色优势,开发慢性复杂疾病的中药制剂;⑥ 重视新药品种研发,创建中药新药平台;⑦ 建立区域性医院中药制剂中心,提高区域用药水平。

鼓励和支持医疗机构研制和应用特色中药制剂是扶持和促进中医药事业发展的一项重要措施,为推动医院中药制剂的健康发展:第一,药品监督管理部门应根据实际情况,制定出符合我国国情的医院中药制剂注册管理办法,加强医院中药制剂的监管力量,改善监管的手段。第二,建议由国家卫生行政部门参照对古典方和传统工艺的标准拟定中药协定处方的管理办法,并授权地区中药专业委员会对中药协定处方的安全性、工艺合理性、质量可控性等进行初步审定。第三,物价部门应深入调研,充分考虑并制定医院中药制剂可持续发展的合理价格和利润,建立更为合理的医疗机构中药制剂价格形成机制,并能根据市场情况及时调整,逐渐将有特色、疗效显著的医院制剂列入医疗保险目录。第四,医疗机构应该让特色制剂配合特色医疗,结合本单位医疗优势,继承传统制剂特色,重点开发经临床验证应用安全的验方、秘方、古方或协定处方制剂和具有当地独特疗效的中药制剂。第五,应加强合理用药的科学研究,定期组织临床药学专家为医师作有关合理用药新知识、新进展的学术报告,积极举办医院内部合理用药专题研讨会或学术会,以便医师之间能够及时交流用药经验。第六,改变以往重应用、重临床效果、轻中药制剂研发的局面,充分利用医院中药制剂与临床应用紧密结合的先天优势,促进科技开发、转化科技成果、带动学科建设,推动医院科研工作的开展。

第四节　中药药理及现代化

中药现代化的根本在于创新,而切实增强中药的基础研究是其前提和基础,其中中药药理研究在其中起着至关重要的作用,它为阐明中药的药效、作用、机理、合理用药以及新药开发提供理论依据。

一、中药药理的概念

中药至今已有几千年的历史,其中"药理"一词在古代典籍早有记载,如宋代的《圣济经》中就有"药理篇",但运用现代科学技术方法研究中药的作用,用实验药理学进行中药的药理研究是从 20 世纪 20 年代才开始的。因而,中药药理学就是以中医基本理论为指导,用现代科学方法,研究中药对机体的作用和作用机理以及在体内作用过程以阐明其防治疾病原理的学科。中药药理研究主要包括中药药性、中药配伍、中药炮制、中药药效、中药在体内的代谢和动力学过程以及中药毒理学等方面。

二、中药药理学研究概况

近代以来,伴随着实验药理学研究的广泛开展,许多国内外学者开始重视从天然药物中提取成分来进行体外研究,观察这些化合物对机体生理功能的影响,使中药的合理用药具有更强的可信度与科学性,为中药及其复方的研究开辟了新纪元。

1923 年,北京协和医学院的史米特(C. F. Schmidt)、伊博恩(B. E. Read)以及自美留学归国的陈克恢率先研究中药当归和麻黄,并于次年联名发表论文《中药的实验:(1) 当归》,报道了使用国产当归粗制浸膏的动物实验结果,证明当归对子宫、小肠、动脉血管平滑肌有兴奋作用。同年,陈克恢与史米特再次在美国的医学期刊上联名发表论文《中药麻黄有效成分麻黄碱的作用》,文章指出麻黄的有效成分——麻黄碱的生理作用与肾上腺素类似而较持久,其效能与交感神经兴奋剂完全相同,引起了医药界的广泛注意。这是近代我国进行的首次中药药理学研究。

20 世纪 30 年代初期,国民党北伐成功后,开始提倡学术研究并成立了中央研究院、北平研究院等机构;部分医学院校也加以改组,充实师资和设备,从事药理研究,中药研究从此开始较为广泛地开展起来。这一时期开展中药药理研究最多的机构当属北平研究院生理学研究所与全国经济委员会卫生实验处药物研究室。1929 年底开始,国立北平研究院生理学研究所开始进行了"中国药材之效验"研究,对党参、川芎、槲寄生、防己、知母、地黄、玄参、泽泻、苍术、三七和牛膝等中药的药理作用进行了研究,实验结果大多发表于该所出版的《中文报告汇刊》上。1932 年春刘绍光从德国归来,任卫生实验处药物研究室主任。在初期,药理实验室人员不齐,刘绍光就与药物化学研究组的同事合作进行防己生物碱的提取与鉴定工作,他还单独完成了美产丙种钩吻素的毒性对子宫和小肠的作用、两种延胡索素药理作用的比较以及其他生物、化学相关研究,取得了丰硕的科研成果。至1934 年夏季后,不断充实的研究人员开始投入到中药的实验研究中。他们先后对防己、红花、当归、益母草、远志、香附和牛膝对子宫的作用,黄芩的解热作用,防己对排泄、心血管、小肠和肌肉神经结合点的作用,贝母对肺支气管肌和瞳孔的作用等进行了研究,研究论文集中发表在《药理研究专刊》和《中华医学杂志》上。

抗日战争爆发后,国民政府经济资助断绝,研究人员工作难以维持,纷纷通过转向做些与制药生产相关的工作以维持生计。而撤离到西南大后方的学者,因为设备简陋、生活艰苦等原因,研究质量也大不如前。当时在西南各省流行疟疾、痢疾等传染病,对相关药物的研究需求较为迫切,所以学者们特别注重抗疟与抗痢的特效中药的研究。20 世纪 30 年代末期,刘绍光开始研究鸦胆子、新灵等药物;自 1941 年重庆中央政治学校医务所试用常山代替奎宁治疗疟疾获得显著疗效后,该所后来改称为中国特效药研究所,并先后调聘姜达衢、管光地、胡成儒等分别担任常山的化学、生药、药理、临床等方面的研究,于 1945 年形成了常山治疟的初步研究报告。抗战胜利后,各机关都忙于复员,研究工作自 1947 年初也开始正式恢复,但又适逢内战爆发,通货膨胀严重,经费困难,生活变得更加艰苦,研究工作又趋于停顿。

近代中药药理研究的近 30 年中,研究人员从实验研究的角度验证了传统中医药学关于药物功效主治的认识,也在药材选用上部分参考了大量传统文献,表明传统中医药理论对于中药药理研究也是不可或缺的。在近代科学发展的背景下开展的中药实验研究工作,我国科学家比国外学者的自然药物实验研究具备更强的合理性和优越性。

目前,从近几年国家自然科学基金的受理情况看,在中医学与中药学学科中,中药药理研究申请数明显偏多(约占 60% 左右),主要以抗炎免疫、抗肿瘤、心血管疾病及消化系统疾病为主,研究层次较深,不少已深入到基因表达调控水平。其中中药药理的研究重点主要集中在单味中药方面,注重针对中药有效成分(或有效部位)探讨中药药效的作用机理,有关中药药性等基础研究以及中药临床药理学的研究(包括部分临床药学)较以往也有明显的增多,更加体现出中药药理学的科学性及实用价值。然而,近代中药药理研究者对于传统中医药学理解的粗疏,必然会影响研究结论的准确性和科学性,影响了研究工作的深入。譬如,当归对于子宫平滑肌的作用并不能完全解释其“调经”的功效,防己有效成分的利尿作用与中药防己的利尿功效并非完全相同,诸如此类或许正是当代学者评价近代中药药理的研究结果与中医药理论的背离的缘故。因而,现代《中药药理学》著作将中药药理学定义为“在中医药理论指导下,运用现代科学方法研究中药与机体相互作用及其作用规律的学科”,其中,“在中医药理论指导下”虽然是应当强调的,但“研究结果与中医药理论的背离”也是应当允许的,继承和创新都应受到重视,否则,中药的现代研究必然遇到不可避免的阻碍。

三、中药四气五味等药性的药理作用研究

中药药性理论是临床使用中药的基础,其内容主要包括:四气五味、升降沉浮、归经、有毒无毒、配伍、禁忌等。这一理论是我国历代医学家在长期实践中,以阴阳、脏腑和经络学说为依据总结出来的用药规律。

四气是指药物的寒热温凉四种不同的药性,反映了药物对人体阴阳盛衰、冷热变化的作用倾向。譬如,中药分有清热药、温里药等。能减轻或消除热证的药物,即具有清热、凉血、泻火、清虚热、滋阴等功效的药物,其药性属于寒性或凉性;能减轻或消除寒症的药物,即具有祛寒、温里、助阳功效的药物,其药性属于热性或温性。根据中药药性指导用药应做到:寒者热之,热者寒之,实者泻之,虚者补之,燥者润之,湿者燥之。

五味是指辛、甘、苦、酸、咸五种味道,五味不仅是药物真实味道的反映,更是药物作用的高度概括。辛味药主要含有挥发油、苷类、生物碱等,具有发散、行气行血的作用;甘味药主要成分为糖类、蛋白质、氨基酸、苷类等机体代谢所需的营养成分,有补益和中,增强和调节机体免疫力的功能;酸味药主要含有有机酸类成分,涩味药主要含有鞣质,具有收敛固涩、止泻止血的作用;苦味药以生物碱和苷类为主,有燥湿降泄的作用;咸味药主要含有碘、钾、钠、钙、镁等无机盐成分,具有软坚散结、补肾壮阳的作用。

升降沉浮是指药物对人体作用的不同趋性。一般升浮药多轻清,作用多主上升、向外;沉降药多质重,作用多主下行、向内。升浮药具有升阳、举陷、解表、散寒、温里等功效;沉降药具有潜阳、降逆、止咳、平喘、固涩、泻火、通下等作用。

归经是指某药对某些脏腑经络有特殊的亲和作用,因而对部位的病变有着主要或特殊的治疗作用。如壮阳药多归于肾经,治疗咳嗽气喘的药物归肺经;治疗手足抽搐的药物归肝经;泻心火、除心烦的药物归心经;泻肺火、清肺热的药物归肺经;治疗实热便秘的泻下药物归大肠经。归经理论是以药物所治疗的具体病症为依据,经过长期的临床实践总结出来的用药理论,具有一定的参考意义。

中医理论的特点是辨证施治和中药配伍组方。其中,中药配伍使用的方法是中药药理研究的重要内容,是按照病情的不同需要和药物的不同特点,有选择地将两种以上的药物配合到一起使用,包括单行、相须、相使、相畏、相杀、相恶、相反,合称为七情。配伍禁忌是指某些药物合用后会产生剧烈的不良反应或者降低和破坏药效,包括"十八反""十九畏"。禁忌还包括症候禁忌、妊娠禁忌和饮食禁忌等。

四、影响中药药理作用的因素

(一)中药基原

中药材绝大多数是中国自产的,少数为移植或进口的。在品种上,历代本草著作中屡有增加,但不少本草书指出了中药品种的混乱情况。因而现在对其进行认真的考证、分析、鉴定的工作是极其重要的。譬如,全国用的贯众、独活、厚朴等中药来源于 20 多种不

同种属植物。同一中药大青叶的药用部分也有用叶及带叶茎枝的不同。由于品种不清，其化学成分的含量和药理作用均有较大差异。

（二）药材产地

药材产地与药物质量和疗效有着直接关系，为历代医家所重视，自古即有"道地药材"的讲法。中药中大部分为植物药，其生长环境具有一定的地域性，各地区的土壤、水质、气候等自然条件都能影响药用植物的生长过程，特别是土壤成分更能影响中药内在成分的质和量。产地不同，同一植物所含有效成分不完全相同，从而使药理作用有显著差别，导致临床疗效不稳定。

（三）采收季节

不同植物的根、茎、叶、花、果、种子或全草都有一定的生长和成熟期，故采药时间、采收方式则随着中药的品种和入药部位而各有不同。中国幅员辽阔，从寒带至亚热带，气候差异很大，故采药时间按照当地习惯因地制宜，选择药用植物有效含量最高时采收。有效成分的含量随不同生长季节及不同入药部位而异，如人参中皂苷以8月后含量最高，麻黄中生物碱秋季含量最高，槐花在花蕾时芦丁含量最高，青蒿中青蒿素的含量以7月中至8月中花蕾出现前为高峰，薄荷在部分植株开始有花蕾时挥发油含量大。

（四）药用部位

不同的药用部位所含化学成分的质和量均不同，其药理作用也不同。曾有人比较研究了各地所产白参、红参的不同部位的人参皂苷含量，发现有较大差异。又如麻黄生物碱的含量，以麻黄茎的髓部含量最高，节中含量较少，而根中则不含有生物碱。

（五）储藏条件

贮藏不当，药材霉烂变质、走油、虫蛀，会直接影响药理作用和疗效。所以要选择适宜的储存场所，加强仓库管理工作，注意特殊药材（如贵重药材、芳香性及胶类药材等）的保管，还要定期检查，防治虫害。贮藏不当也可使含挥发油的药材（如樟脑、冰片、麝香）氧化、分解或自然挥发，而使药效降低。

（六）中药炮制

炮制前后，药材成分的质和量会有所变化，药理作用和临床疗效也会有所变化。中药炮制的药理作用主要如下：① 减毒、去毒。如从生半夏分离出的戊元对胃黏膜有强烈刺激性，故致呕吐，但炮制半夏却显示镇吐作用。乌头中含乌头碱，是对心脏有毒的成分，可致心肌纤维性颤动。经过浸漂、煎煮而使乌头碱分解破坏，可以使毒性降低，而乌头中的强心成分消旋去甲乌药碱耐热，仍可保留。② 增效。如杜仲含大量杜仲胶，生杜仲煎出的有效成分甚少，炮制后胶质易破坏，故炒杜仲降低血压较生者为强；又如延胡索的有效成分为生物碱,醋炒后煎剂中溶出的总生物碱含量增加,镇痛作用也加强了。③ 改变药材成分的组成,增强或突出某一作用。如生何首乌具有润肠通便、解疮毒的作用,而炮制过后的制首乌却具有补肝肾、益精血、乌须发的作用;生大黄有泻下的作用,炮制后的大黄却具有较强抗菌作用。

(七) 剂型和制剂

同种中药制成不同剂型,往往直接影响药物的吸收和血药浓度,决定药理作用的强弱。同一中药或复方,即使剂量相等、剂型相同,但由于制剂工艺的不同,疗效和毒性也往往不同。甚至同厂不同批号的产品,也不尽相同。为了保证不同批号不同药厂的同名产品有相同的疗效,政府应当采取一定措施加强质量的控制。目前制剂均按《中华人民共和国药典》规定或各省市卫生局批准的药品标准执行,对指导中成药制剂和统一产品的规格起到了良好的指导规范作用。

五、网络药理学对中药药理现代化的促进作用

中药现代化是将传统中医药的特色、优势与现代科学技术相结合,以适应当代社会发展需求的过程。中药现代化的关键是转变思想观念,即学术指导思想的现代化,而非简单的"中药"和"药理"组合。中药药理研究应以中医药基础理论为前提,以避免中药的西化问题。2007 年,英国药理学家霍普金斯(Andrew L. Hopkins)首次提出"网络药理学"的概念。即以系统生物学和多向药理学为理论基础,利用生物分子网络分析方法,选取特定节点进行新药设计和靶点分析。

在中药的研究中,利用已知数据库获取中药的化学成分及其作用靶点信息,网络药理学可以利用计算机虚拟筛选对中药中各成分的靶点进行预测;利用虚拟筛选得到的中药靶点信息,构建小分子—蛋白靶点网络,可以对中药中活性成分群进行分析和预测;通过建立中药化学成分—蛋白靶点—信号通路—疾病多层次网络模型,系统揭示中药核心分子靶点和药效生物网络,明确其作用机制;通过系统分析组方中的活性成分,进而更好地解析组方,明确组方中的君、臣、佐、使;基于中药的化学成分可通过相互关联的信号通路影响多种疾病相关靶点的假设,构建药物—靶点—信号通路—疾病网络模型,对中药可能的新适应证进行推测。

中医药知识广博,是我国不可或缺的璀璨瑰宝,药性理论和中医用药理论更是博大精深。然而随着科技的发展,传统的中药药理研究方法逐渐显示出其局限,因而结合现代科学研究方法就显得尤为重要,也是发扬中医药事业的重要环节,是中医药长期发展的必备条件。立足传统理论,结合新的现代科学研究,相信中医的发展必然前景广阔。

参考文献:

[1] 薛愚,等. 中国药学史料[M]. 北京:人民卫生出版社,1984.

[2] 国家中医药管理局. 全国中医药统计摘编[C]. 2004.

［3］马子密,傅延龄.历代本草药性汇解[M].北京：中国医药科技出版社,2002.

［4］国家药典委员会.中国药典[M].2020.

［5］南京中医药大学.中药大辞典[M].上海：上海科学技术出版社,2008.

［6］中药鉴别手册[M].北京：科学出版社,1981.

［7］赵际勐.近代中药药理研究与传统中医药学[J].中医史杂志,2012(42).

［8］姜学珍,王睿芳.浅谈中药药理的研究方法[J].中华实用中西医杂志,2008(7).

［9］周扬.传统中药药理的研究方法[J].中医中药,2011(4).

（苏　笠）

第十四章　西药发展简史

胡宏岗

编者介绍

教授，博士生导师，现为上海大学转化医学研究院副院长。长期从事多肽类药物开发与应用研究。相关工作获国家自然科学基金2项，军队科研项目5项，国家科技部新药创制重大专项资助2项；经费800余万元；研究成果在包括Angew. Chem. Int. Ed.，Advanced Science，Hepatology，Chem. Sci.，J. Med. Chem.等权威刊物上发表SCI收录论文共计70余篇，总计被引1 000余次。编写教材5部，获国家发明专利授权15项。

西药是当前人们在医疗中使用最为广泛的药物之一。历史研究表明，多数药物都源于药用植物的化学成分，早在文字出现之前，人类就有利用植物治病的经验，各文明古国大都有类似我国"神农尝百草"的传说。远古时期，人们直接用植物的根、茎、叶、花、果和种子熬水，或调配成药膏、药丸、药酒，服用治病，世界各民族都是如此，这种情况一直持续到19世纪初。在19世纪初化学科学发展早期，人们尝试用化学的一些分离方法（浸泡、浓缩、结晶等），从当时常用的药用植物中，得到一些较纯的结晶，这标志近代药物科学的开始。在1815年至1820年间，法国药剂师德罗什（Jean Francois Deroshe）从罂粟种子中得到了那可丁，德国的药房学徒从鸦片中得到了吗啡，开启了提取药用植物成分的先河。研究结果发表后，引起社会的轰动，成为当时研究的热点。此后又报道了从催吐药吐根中得到吐根碱，从马钱子种子中得到马钱子碱，从金鸡纳树皮中提取到奎宁。大量植物的药用成分，如胡椒碱、咖啡因、秋水仙碱、毒蕈碱等，都在19世纪被提取分离出来。现在人们把这些提取物叫作药物的有效成分或活性成分，被进一步研究，用于临床。因其使用方便（易生产、储存、检验、商业流通、服用），逐渐替代了原来直接使用的植物干货，成为早期的现代药物（区别于传统的草药）。其间传到中国，被称为西药。

这些提取的结晶或粉末的纯净化合物，成为药物研究最好的对象。人们用这些结晶或粉末溶入溶液灌饲动物，观察其产生的生理效应，如吗啡诱导狗的镇静和睡眠，阿托品（曼陀罗提取物）可以阻断刺激迷走神经所致的心脏反应等。用这些动物试验可以模拟人体用药的反应,得到许多有价值的数据。用这些纯净物,可以配制精确浓度的药液,进行动物试验,观察记录分析药物剂量与其作用强弱的关系。还可以定量研究其毒理药理作用。如致死剂量,就是当药物的剂量达到某个数值时,可导致试验动物的死亡。而以前好多干草的浸液,药效成分的浓度太低,直至把动物的胃肠灌满灌涨,也不会致死,不可能得到准确的数据。用这些提取物,可以在不同的动物疾病模型中进行试验,了解其作用,开拓药物新的用途。有了纯度一致的提取物后,所有的试验可能被重复,并被审查和验证。有的植物可能得到几个有效成分,可以分别研究,获得适宜的药物,如从鸦片中得到了吗啡和可卡因。现在吗啡用于镇痛,可卡因用于镇咳。得到有效成分后,进行化学研究,研究其理化性质、进行化学结构确征。在分析出有效成分的结构后,可以人工合成出相同结构的化合物去对照。只有当相应的合成品与提取物的理化性质和药理性质完全一致时,才被认为其结构得到了验证。这一合成方法的研究,开启了近代药物发展的开端。当从植物中提取有效成分价格太贵、产量满足不了需要时,人们会进一步提高工艺。例如咖啡因原本是从咖啡豆中提取,而现在是用化学方法,用尿素等基本原料合成得到,成本显著降低。同一化学结构的物质,不管是哪一种来源得到的,其药用效果完全相同,动物试验和临床试验都证明了这一点。药物科学还不仅满足于此,在揭示出有效成分的化学结构后,还可在原结构上进行结构的变化,通过化学反应,改变组成原子的个数、类型或原子间的相对位置,得到类似植物药提取物的新化合物。再经过进一步的药理研究,可能发现一些更优秀、更经济或有其他特色的药物。如人们常用的解热镇痛药阿司匹林(化学名乙酰水杨酸),就是从柳树皮的提取物水杨酸衍生而来(用醋酸酰化),其副作用较水杨酸小得多。而局部麻醉药普鲁卡因则是从可卡因(古柯叶的提取物)结构简化而来,其成瘾性小,性质稳定,完全替代了可卡因成为临床常用药。

　　天然药物及其结构衍生药物是西药的主要来源。植物药的有效成分成了最早的西药,其研究成了现代药物学的开始。以后欧洲传统的药学逐渐发展成现代药物研究的科学,有了愈来愈多的西药供人们使用。而植物或天然产物(含动物、微生物)的活性成分的研究,作为现代药物的主要来源之一,至今方兴未艾。总的来说,西药的发展一般分为四个阶段。

第一节　药物的萌芽阶段

　　古代西方认为药物起源于神。在古希腊神话中,诸神的医生是太阳神阿波罗。阿波罗有两个女儿:帕那刻亚(Panacea),她的名字后来演变为"万应药";海金娜(Hygiene)掌管人类卫生,她的名字后来演变为"卫生学"。阿波罗之子:埃斯克雷庇斯(Aesclepios)是古希腊神话中的医神。中华民族的祖先炎帝即神农氏被中华民族尊称为"药祖"。

　　另一种观点认为药物起源于巫术。医药从巫术中分离。人们在古冰河时期的壁画中发现带着动物面具的巫医形象;欧洲新石器时期的洞穴遗址中发现人工穿孔的人类颅骨;中国《说文解字》中也称"巫彭始作医"。

还有一种较为科学的观点认为，人们是通过观察动物行为发现药物的。如非洲熊用菖蒲治胃病，黑猩猩用树叶贴伤口止血。

以上观点为早期药物发展的萌芽阶段，为近代药物的发展奠定了基础。

第二节　古代西药发展

西药发展的历史较为短暂，它是随着近代化学的发展而逐渐被人们开发的一类药品，前后发展不到三百年，然而，西药的发展仍然离不开古代文明对动植物药的使用。西药发展的最初本质是把某种化合物（有效成分）从动植物或矿物中提炼出来用以治疗疾病，随着人们对这些化合物的理解，使用化学手段对其进行修饰、合成，进一步提高药效，标志着西药发展的开端。因此，人类古代文明时期的药物学发展也为近代西药的发展奠定了坚实的理论基础。

一、古代两河流域与古埃及药物学

（一）古代两河流域药物学

两河指幼发拉底河与底格里斯河。两河流域通常为苏美尔、美索不达米亚、巴比伦、亚述等的别称。人们在两河流域发现的泥板书是用苏美尔文字写成的，属于一种象形文字，又称为楔形文字。该书记载有：各种植物药、矿物药；丸剂、散剂、灌肠剂等药物剂型；煮沸、溶解、滤过等药物制作方法；空腹服药和饭后服药等服药方法。此书表明，古代美索不达米亚的人们已经能够使用几百种药用植物，为西药的发展起到了推进作用。

（二）古埃及药物学

埃及人创造了灿烂的古代医药文明，埃伯斯纸草书是最具有代表性的一例，被公认为是目前世界上最早的药物治疗手册之一。古埃及的药物发展还影响了古希腊的医药发展，在文艺复兴时代，它和古希腊医学一起为近代西方药物学的发展奠定了基础。

二、古希腊与古罗马药物学

（一）古希腊药物学

希腊神话中众神的医生是太阳神阿波罗，他的儿子埃斯克雷庇斯被希腊人奉为医神。他一手拿药，一手持杖，杖上缠蛇的形象成为西方医药业的行业标志。

公元前 2000 年左右，在爱琴海地区形成了古希腊文化。前 11 世纪，希腊盲诗人荷马在史诗《伊利亚特》和《奥德赛》中记载了希腊从氏族社会向奴隶制过渡的社会及医药情况，标志着古希腊药物发展的起源。

古希腊医生希波克拉底（Hippocrates）主张将医学从哲学中分离出来，他的医学经验、四体液学说、医德思想在西方影响很大，被称为"医学之父"。他常用的疾病治疗方法是"以毒攻毒"。他从医德理论出发更注重饮食疗法,在他的著作《养身方》中提到多种食物的药用功能,开启了古希腊药物发展纪元。

（二）古罗马药物学

公元 40—50 年,古罗马历史上出现了第一个药物学家——狄奥斯科里德斯(Dioscorides),他于公元 77 年写成专著《药物学》。该书综合了古罗马的药物知识,代表了古罗马的药物在当时的使用水平,他被后人誉为古代西方药物学的先驱。

公元 200 年左右,古罗马医生盖伦(Claudius Galenus)的解剖学著作影响了西方医学达 1 000 多年。至今西方药房中那些用物理方法提取的浸膏、流浸膏仍被称为"盖伦制剂"。

其中,古希腊医药是西方古代医学经验发展的最高峰。

三、古代印度与古代阿拉伯药物学

（一）古代印度药物学

1 世纪,印度名医遮罗迦在其著作中提到的草药有 500 种,集中论述了各药的性能、培植方法和收集方法。他认为好药必须有四大特点:潜力大、适合疾病、能与他药混合、能久藏不坏。

《吠陀》是印度宗教文献的总称。当时记载药物最多的是《阿输吠陀》,在梵文中,"阿输"意为"生命、活力、长寿",故此书记载了不少医药知识。书中把医药统分为八类:拔除医方、利器医方、身病医方、鬼病医方、小儿医方、解毒药、长寿药、强精药。

这一时期印度著名的外科医生苏士鲁塔(Susruta)对药物贡献也很大。他把植物药分成 37 类共 700 种,提到用酒止痛、用印度大麻熏烟止痛等方法,并在印度古代的早期手术中用药物止血、止痛,为人类药物发展起到了巨大作用。

（二）古代阿拉伯的药物学

阿维森纳(Avicenna)是古阿拉伯著名的医生,同时又是一位百科全书家。他最著名的著作是《医典》。

阿拉伯人贝塔尔(Ibn Bagtar)也写了一本著名的书籍《药用植物集成》,被誉为阿拉伯最完备的药学著述,其中记载药物 1 400 种,300 种为当时新增药物,堪称阿拉伯药物知识的总结。

此外,世界上第一个正规药房出现在阿拉伯,10 世纪时伊斯兰地区的所有医院都普遍设有药房,为药物的发展和使用推广提供了最为有力的保障。

我国传统中药是中华民族上下五千来的文化瑰宝,记录了众多的天然药物种类及其应用方法。而西药是指现代医学用的药物,一般用化学合成方法制成或从天然产物提制而成。因此,中国古代药物的发展同样是西药发展的一个重要组成部分。

第三节　近代药学和西药的发展

一、近代药学相关学科的发展

药物(西药)的发展离不开科学。随着时代的进步,药物的发现也逐步由经验向科学、由偶然向必然的过程发展。因此,近代药物的发展很大程度上依赖于药学科学的发展。

(一) 近代化学的发展

近代化学在 19 世纪得到蓬勃发展,英国科学家波义耳(Robert Bogle)提出了元素的科学定义;法国科学家拉瓦锡提出了燃烧的本质是氧化,推动了近代化学的革命。

英国科学家道尔顿(John Dalton)提出了原子分子学说。法国科学家拉瓦锡(Antoine Laurent de Lavoisier)提出了燃烧的本质是氧化,推动了近代化学的革命。俄国科学家门捷列夫(Dmitri Mendeleev)建立了元素周期表。近代化学在 19 世纪得到蓬勃发展。

19 世纪下半叶有机化学迅猛发展,尿素的发现打破了无机与有机的界限。分析化学产生,分析方法建立并成熟,同时酸碱滴定法、氧化还原法、重量法、容量法等定量分析方法也已经建立并成熟。无机化学与有机化学成为近代药物发现与发展的基础。

(二) 近代生物学的发展

1735 年,瑞典植物学家林奈(Carl von Linné)提出动植物的分类系统及命名方法,沿用至今,成为目前生药学与药用植物学的世界通用命名与分类方法。

(三) 近代医学的发展

18 世纪末,英国乡村医生琴纳(Edward Jenner)发明了牛痘法预防天花,成为医学史上重要的里程碑。

19 世纪,微生物学、细菌学飞速发展。法国科学家巴斯德(Louis Pasteur)发现酒、牛奶变质的真正原因是微生物作怪,提出了著名的"巴斯德消毒法"。另外,他还提出了免疫的概念,并于 1881 年成功研制出炭疽减毒疫苗,以后又研究出狂犬疫苗。巴斯德的免疫疗法已经突破了琴纳牛痘接种发明的经验思想,奠定了现代免疫治疗的基本理论。

此后,德国医生科赫(Robert Koch)找到了十几种细菌,并科学地指出这些细菌是导致许多疾病的真正原因。近代医学的发展为药物的发展奠定了坚实的基础。

二、近代药学和西药的发展

(一) 药学的进步

文艺复兴时期,瑞士医生帕拉赛尔苏斯(Paracelsus)首先提出炼金术应该向冶金与制药等实用方向转化,提倡使用化学品如铅、铁、硫酸铜、砷等作为药物。这一时期在科学史上称为"医药化学运动"。

17—18世纪,出现了很多的医生和药剂师,如普利斯特里(Joseph Priestleg)、柏济力阿斯(Berzelius)、李比希(Justus von Liebig)、席勒(Karl Wilhelm Scheele)等,他们既是化学家,也是医生或药剂师。

(二)药理学的发展

19世纪,科学家从植物中提纯了许多化学物质,如:1805年从鸦片中提得吗啡结晶;1871年从吐根中提得吐根碱结晶;以后的几十年中,大量被称为"生物碱"的物质从传统草药中提取出来,如番木鳖碱、马钱子碱、奎宁、秋水仙碱、咖啡因、尼古丁、阿托品、麻黄素等。这些化学物质与生物体的相互作用及生理作用相继被研究,其作用部位相继被确定,这些实验为药理学的发展奠定了基础。19世纪德国建立第一个药理实验室,史米德堡(Oswald Schmiedeberg)为药理学的奠基人,他出版了第一部药理学教科书,创办了世界上影响最大的药理学杂志——《实验病理学与药理学报》。

(三)化学合成药的出现

19世纪40年代,美国与英国医生相继发现了乙醚、氧化亚氮、氯仿等气体吸入后可导致知觉丧失,从而成功开发出手术麻醉药。

19世纪,苯酚、漂白粉被发现有杀菌作用,被用于手术器械、纱布的消毒和医生洗手,这两类药物的应用解决了19世纪外科学中疼痛和感染的两大难题,促进了外科学的进步。

1847年,人们从工厂中得到硝酸甘油,成为治疗心绞痛的有效药物。1859年,化学家利用大量易得的苯酚合成了水杨酸,而后合成了乙酰水杨酸,即百年老药阿司匹林。

19世纪下半叶,一大批解热镇痛药,如扑热息痛、非那西丁、氨基比林等被合成。

以上药物的出现意味着人类不仅能将天然物质作为药物使用,还能从天然物质中提取有机化合物并进一步改造成为自然界不存在的化学合成药物。近代药学的发展为化学合成药的发现奠定了坚实的理论基础。

第四节 现代药物发展

20世纪西药发展的成就是世界瞩目的。药物有效地控制了各类感染性和非感染性疾病,降低了死亡率,大大提高了人类的平均寿命。在20世纪的一百年里,药物治疗呈现了三次重心的转移和飞跃。

一、药物治疗的三次重心转移和飞跃

(一)感染性疾病:抗生素的发现与使用

从20世纪初至20世纪中叶,药物的发展重心是针对各种感染性疾病的,这次的飞跃

以抗生素的发现与大量使用为标志。

1. 青霉素的发现与应用

青霉素的发现有一个故事。1928年9月的一天早晨，英国伦敦圣玛丽医院的细菌学家弗莱明（Alexander Fleming）像往常一样，来到了实验室。他正在寻找一种制服葡萄球菌感染的方法。弗莱明试验了各种药剂，力图找到一种能杀死它的理想药品，但是一直没有成功。那天，当他逐个检查着培养器皿中细菌的变化时，他发现贴有葡萄状球菌标签的培养器里，所盛放的培养基发了霉，助手正要倒掉，弗莱明仔细观察了一会儿。他发现在青色霉菌的周围，有一小圈空白的区域，原来生长的葡萄状球菌消失了。难道是这种青霉菌的分泌物把葡萄状球菌杀灭了？弗莱明决定把青霉菌放进培养基中培养。进一步的实验发现，它对葡萄状球菌和肺炎菌有很强的灭杀能力，而且没有毒性。1929年6月，弗莱明把他的发现写成论文发表，他把这种青霉菌分泌的杀菌物质称为青霉素。

青霉素虽然被发现了，但在当时由于无法大量生产，仍然无法应用于临床。直到1940年，澳大利亚病理学家弗洛里（Howard Florey）仔细阅读了弗莱明的论文，并邀请德国生物化学家钱恩（Ernst Boris Chain）组成联合实验组，为大规模生产青霉素进行攻关研究，经过共同努力，终于制成了以玉米汁为培养基，在24℃的温度下进行生产的设备。用它提炼出的青霉素纯度高，产量大，从而很快开始了在临床上的广泛应用，传染病的死亡率大大下降，无数人的生命得到了拯救。

1945年，弗莱明、弗洛里和钱恩三人，因在青霉素发现利用方面做出的杰出贡献，共同获得了诺贝尔生理学或医学奖。

2. 各类抗生素的作用原理

青霉素属于青霉素类抗生素，干扰细菌细胞壁的合成而产生抗菌作用；庆大霉素属于氨基糖苷类抗生素，作用于细菌体内的核糖体，抑制细菌蛋白质的合成；土霉素属于四环素类抗生素，作用于病原微生物核糖体30S亚基，抑制肽链的增长，影响细菌或微生物的蛋白质合成；红霉素属于大环内酯类抗生素，作用于病原微生物核糖体50S，使细菌蛋白质合成受到抑制；阿霉素属于蒽环类抗肿瘤抗生素，作用于DNA化学结构。

（二）非感染疾病：受体拮抗剂、酶抑制剂的发现

从20世纪60年代开始，药物的发展重心转移到治疗各种非感染疾病上来，发现了一大批受体拮抗剂、酶抑制剂等药物，这一次飞跃以β-肾上腺素拮抗剂普萘洛尔、H2受体拮抗剂雷尼替丁等药物的发现为标志。

第二次世界大战刚刚结束，苏格兰格拉斯哥大学的布莱克（James Black）就受聘成为英国帝国化学工业集团（ICI集团）的首批药物研究员之一。他着手寻找β受体的阻断剂。为此，他花了整整十年试图弄清，肾上腺素与去甲肾上腺素是如何与受体结合的？结合之后又是怎样进行化学信息传递的？直到1962年，布莱克和他的同事们才成功地合成了第一个β受体阻断剂——丙萘洛尔，由于它会使小鼠产生胸腺瘤，不能用于临床。布莱克并不气馁，终于又合成出了普萘洛尔，就是我们今天熟知的心得安。心得安不但比丙萘洛尔

有效,而且避免了小鼠的致癌现象,如今已广泛应用于高血压、心绞痛和心肌梗死、心律失常、充血性心力衰竭及甲亢等疾病的治疗中。

西咪替丁与雷尼替丁是目前使用最为广泛的溃疡治疗药物。20 世纪 60 年代中期,研究发现在胃壁细胞里存在刺激胃酸分泌的组胺 H2 受体,因此科研人员都在尝试找寻拮抗 H2 受体的治疗胃溃疡新药,布莱克领导的研究小组也在其中,然而,他们发现抗组胺类药物(现为 H1 受体拮抗剂)没有抑制胃酸分泌的作用,于是他们将寻找组胺抑制剂的目光转向了对组胺的结构研究上来,发现了第一个 H2 受体拮抗剂,但口服无效。他们又进一步进行结构衍生与合成,最终获得了成功,得到了第一个口服有效高活性的 H2 受体拮抗剂药物—西咪替丁,于 1976 年在英国上市。西咪替丁的发现,开辟了抗溃疡药物研究的新领域,布莱克博士也于 1988 年获得了诺贝尔生理学或医学奖。

(三) 生物技术药物的出现

各种基因工程、细胞工程药物从 20 世纪 70 年代开始出现,大分子活性药物广泛应用于临床,开创了各种疑难病症、遗传性疾病和恶性肿瘤生物治疗的新阶段。这次飞跃以人生长素、胰岛素、干扰素等一大批生物技术药物的出现为标志。

班廷(Banting)是加拿大安大略省西医学院的青年教师,他在研究糖尿病时提出疑问:糖尿病患者血液中的糖分为什么不能转变为身体需要的热量加以利用呢? 有一天,班廷受一篇论文启发,想到:是否可以结扎狗的胰导管,让胰脏萎缩,分离出胰岛素以治疗糖尿病? 1921 年 5 月中旬,班廷的实验开始了,可实验进展很不理想,他没日没夜地工作,经过不懈的努力,实验有了重大的进展。他们在狗身上,注射胰岛素提取液,获得了降低血糖和尿糖的含量及延长病狗寿命的效果,其中有一条狗活了 70 天。很快他们又发现酸化酒精能够抑制胰蛋白酶的活性,可以用来直接提取正常胰脏的胰岛素,保证胰岛素的足量供应。麦克劳德教授也参与班廷的实验,并对胰岛素提取液的纯化做出了重大的贡献。几个月后,他们首先对一个患有严重糖尿病的儿童进行治疗,获得了成功,而后又对几个成年患者加以治疗,也取得了很好的效果。很快全世界都知道了 29 岁的班廷和他所创造的奇迹,各地的糖尿病患者纷纷要求能得到治疗,这使得班廷和他的合作者们很快就研制出在酸性和冷冻(冷冻也可使胰蛋白酶失去活性)条件下,用酒精直接从动物(主要是牛)胰腺里提取胰岛素的方法,并在美国礼里制药公司进行大规模的工业生产。1923 年,诺贝尔奖委员会决定授予班廷和麦克劳德诺贝尔生理学或医学奖,以表彰他们对人类战胜疾病所做出的巨大贡献。至今,班廷和他的合作者们发现的胰岛素仍是治疗糖尿病的主要药物。

二、20 世纪各类药物的发展

(一) 抗感染药物的发展

(1) 1935 年,德国化学家梅希(Fritz Mietzsch)、克拉拉(Klarar Immerwahr)与药理

学家杜马克(Gerhard Donmark)共同研制出第一个磺胺类药物——百浪多息。

(2) 1940年,病理学家弗洛里、生化学家钱恩在细菌学家研究的基础上发现了青霉素,并成功大规模生产。

(3) 1942年,细菌学家瓦格斯曼(Selman A. Waksman)发现链霉素。

(4) 牛痘疫苗的普遍接种使用使人类彻底消灭天花。

(5) 法国微生物学家卡尔麦特(Albert Leon Charlmette)与介伦(Camille Guérin)发现了卡介苗,卡介苗的发现与广泛接种使用,使结核病的发病率直线下降。

(6) 美国传染病学家索克(Jonas Salk)、萨宾(Albert B. Sabin)研制出脊髓灰质炎疫苗,有效预防了脊髓灰质炎。

(7) 20世纪下半叶,世界卫生组织大力提倡用"四苗"预防六病,卡介苗、小儿麻痹疫苗、麻疹疫苗、百白破疫苗(百日咳、白喉、破伤风)在全球广泛使用,有效地预防了以上六种高发生率的致命性疾病。

由于抗感染药物的发展,在20世纪被控制住的疾病有:

(1) 细菌性感染:鼠疫、伤寒、百日咳、脑膜炎、炭疽杆菌感染、新生儿破伤风、白喉、猩红热、结核病、麻风病、痢疾等。

(2) 螺旋体感染:梅毒、钩端螺旋体、幽门螺旋杆菌(消化系统溃疡)等。

(3) 原虫和寄生虫感染:血吸虫病、黑热病(杜氏利什曼原虫)、阿米巴痢疾、非洲昏睡病、疟疾、丝虫病、肝吸虫病等。

(4) 病毒感染:脊髓灰质炎、麻疹、流行性出血热、狂犬病、乙型脑炎、登革热等。

(二)非感染性疾病的药物发展

(1) 20世纪下半叶开发出来的抗心脑血管药物有β-肾上腺素受体拮抗剂普萘洛尔、美托洛尔、阿替洛尔等,被认为是治疗心脑血管疾病的里程碑,此后又有钙拮抗剂硝苯地平、尼莫地平、氨氯地平、维拉帕米、血管紧张素转化酶抑制剂卡托普利(开博通)和依那普利。这些药物的使用有效地预防和控制了心脏病、高血压的发病率与死亡率。

(2) 20世纪下半叶开发出来的一大类消化类药物有西咪替丁、雷尼替丁、米索前列醇、奥美拉唑,这些胃酸分泌抑制剂有效地控制了胃溃疡等慢性疾病。

(3) 恶性肿瘤是严重威胁人类健康的常见病之一。20世纪40年代科学家发现氮芥的抗癌作用;50年代研制出一大批生物烷化剂和抗代谢抗肿瘤药,如卡氮芥、5-氟尿嘧啶、甲氨蝶呤等;60—70年代又开发出长春新碱、三尖杉碱酯、喜树碱等一大批植物药和丝裂霉素、阿霉素、博来霉素、柔红霉素等抗生素类抗癌药物;80年代开发了免疫和生物调节剂,如单克隆抗体、干扰素、白细胞介素、肿瘤坏死因子等成为新一代抗癌药物。

(4) 大多数神经系统疾病药物,如抗焦虑药、抗抑郁药、抗精神分裂药、抗痴呆症药、镇静药、安眠药等是在20世纪下半叶被开发使用的。

(5) 糖尿病是一种慢性代谢病,1922年胰岛素发现并被用于治疗糖尿病。

（三）生物技术药物的发展

人体内有许多内源性物质，如各种细胞因子、酶、受体、激素、氨基酸等蛋白类物质可作为机体的免疫调节剂、应答效应因子、生物信息传导物质，能参与细胞的遗传。代谢，促进细胞生长、分化和凋亡。当机体受内外环境刺激时（生理或病理性），会产生多种生物效应。这些蛋白质类药物是一种天然良药，用该种药物治疗的方法称作生物学治疗。生物技术药物一般具有以下特点：产品纯度高、性质均一；生产低耗能、无污染、周期短、成本低、产量高；在体内特异性高，生物活性强。

随着当前药学的高速发展，现代药物的发展方向将集中在治疗恶性肿瘤、心脑血管疾病、抗感染、治疗老年病等领域，药物领域依然以化学合成药物、天然药物、微生物和免疫药物、生物技术制药、基因药物等为主要发展趋势。

参考文献：

［1］陈新谦. 我国现代抗肿瘤药发展简史［J］. 中国科技史料，1986(2).

［2］尚志钧. 历代主要本草矿物药发展概况［J］. 皖南医学院学报，1990(2).

［3］张龙庆. 简介吗啡样镇痛药发展概况［J］. 医药工业，1978(10).

［4］许家杰. 丛国际植物药发展现状谈看法［J］. 中国中西医结合杂志，1995(4).

［5］孙汉董. 现代化是中药与植物药发展的必由之路［J］. 亚太传统医药，2005(1).

［6］陈志南. 新时代生物医药前沿与创新［J］. 中国食品药品监管，2019(11).

［7］LATSON G W. Perftoran（Vidaphor）-Introduction to Western Medicine［J］. Shock，2019，52.

（胡宏岗　何世鹏）

第十五章 公共卫生的起源和发展

徐顺清

编者介绍

教育部长江学者特聘教授,生态环境部环境与健康重点实验室主任,华中科技大学同济公共卫生学院副院长,二级教授。先后承担国家973项目、863项目、国家自然科学基金重点项目、环保公益项目、国家重点研发计划项目课题等国家级课题30余项。主要从事环境与儿童健康研究。近年来在湖北武汉建立了2对母婴的究出生队列。在NEJM,Circulation Res,Lancet子刊等期刊发表SCI论文100多篇。2018年以第一完成人获得国家科技进步二等奖。获省部级科技成果奖5项。

公共卫生起源于人类对健康的认识和需求。早期的公共卫生概念和实践产生于人类对农业革命副作用的应急反应,而现代公共卫生的理论和实践产生于人类对科学革命和工业革命副作用的应对反应,发展于人类现代化的过程中。今天,公共卫生已经成为现代化国家最重要的功能之一。2003年的全国卫生工作会议明确指明:公共卫生就是组织社会共同努力,改善环境卫生条件,预防控制传染病和其他疾病流行,培养良好卫生习惯和文明生活方式,提供医疗服务,达到预防疾病,促进人民身体健康的目的。由此可见,公共卫生建设需要国家、社会、团体和民众的广泛参与,共同努力。其中,政府要代表国家积极参与制定相关法律、法规和政策,对社会、民众和医疗卫生机构执行公共卫生法律法规实施监督检查,维护公共卫生秩序,促进公共卫生事业发展;组织社会各界和广大民众共同应对突发公共卫生事件和传染病流行;教育民众养成良好卫生习惯和健康文明的生活方式;培养高素质的公共卫生管理和技术人才,为促进人民健康服务。从1950年起,世界卫生组织将每年的4月7日定为"世界卫生日"。2019年世界卫生日的主题是"全民健康覆盖"(universal health coverage),以唤起人们对公共卫生事业的关注。

新中国成立以来,具有中国特色的公共卫生事业长足发展。新中国成立初期到改革开放时期,形成了以计划免疫与爱国卫生运动为特色,以预防医学系与卫生防疫站为依托,以流行病学与五大卫生体系为主体,以疾病预防控制与卫生监督为支撑,以生物医学模式为特征的卫生防疫体系,低水平、广覆盖、低收入、高效益,形成了中国特色的社会主义公共卫生事业的体系。2003 年举国上下经历了"非典"的肆虐之后,公共卫生事业受到了党和国家以及社会各界的高度重视,我国的疾病预防与控制体系建设得到大力加强,相关教育事业得以发展,卫生监测与应急能力显著提升。然而疫情过后我国的公共卫生事业并未能趁热打铁、迎风直上,仿佛是定格在了攻克疫情之后的水平,公共卫生事业也从轰动一时的焦点渐渐淡出人们的视野。时隔 17 年后,新冠肺炎以更凶猛的态势突袭了中华大地,使我们付出了沉重的代价,也再次证明我国公共卫生事业各项工作任重而道远。

时隔 17 年,新冠肺炎以更凶猛的态势突袭了人类,灾难无情,疫情暴发之后国家遭受了严重的损失。危难时刻,我们的国家和人民总是被我们最勇敢的人保护着,目前我们已经抑制住了疫情大暴发的姿态,情况一天天好转。此次疫情将再一次检验我国公共卫生事业各方面的能力。

回顾公共卫生及预防医学发展史,无论是国内还是国外,都无一例外地从古代朴素的卫生理念和习俗发展到现代的科学卫生知识和法律制度,从国外朦胧简陋的防疫措施发展到我国的群众性爱国卫生运动。学科发展史是一部学科理智史和学科制度史的双重动态史。这些历史不仅仅是故事,更能给我们理智的启迪。了解公共卫生的起源,对我国公共卫生事业的发展将有重大作用。

第一节　公共卫生发展的萌芽阶段

一、时代特征

最早追溯到春秋时期,我们将人类当作自然界的一种生物体来看待,针对自然界各种有害因素的侵袭,采取了一些预防措施,处于卫生防病实践活动的早期阶段。这些预防措施虽然比较原始落后,但它充分显示出我国公共卫生事业的萌芽。战国、秦汉直到南北朝时期,处于预防理论的初步形成阶段。这一时期的人民认识到搞好个人卫生和环境卫生对于预防疾病的重要性,人类从被动的防病逐步发展到主动预防,强调通过注重卫生来预防疾病,且方法有了明显改进。

在西方,公元前 15 世纪的古希腊医生已经注意到疟疾和潮湿洼地有关,古希腊人民十分强调健康的生活习惯如个人卫生、营养、强身和社区环境卫生,且当时已经有专门的官员负责城市的供水和排水系统。古希腊还在新殖民地设置医生提供基本的医疗卫生服务。当古罗马征服了地中海世界,古罗马文化取代了古希腊文化之后,作为一个强大的军事帝国,罗马在继承希腊医学的基础上从工程和管理方面进一步发展了公共卫生。罗马帝国设计和建立的城市供水排水系统是古代文明的典范。当时的罗马城已经有精心设计的设有大理石座位的公共厕所。罗马的公共澡堂使每个公民保持个人卫生成为可能,豪华的公共澡堂除了提供热水浴、温水浴和冷水浴之外,还设有锻炼身体的设备、休息室、花园和图书馆。

二、代表性人物和著作

产生于战国至秦汉之际的《黄帝内经》提出"上医治未病,中医治欲病,下医治已病",即医术最高明的医生并不是擅长治病的人,而是能够预防疾病的人,充分强调防病的重要性。当时的医生已对天花、鼠疫、百日咳、麻疹等传染病在世界上首先作了详细的描述,并对传染病的传播方式进行了研究,总结出了一些有效的防治方法,如防止与患者接触,防止水源、饮食污染;采取隔离措施,以阻止疫病的传播。

人类粗陋的卫生防病实践直接萌生了最早的公共卫生及预防医学。据记载,魏文王曾求教于战国时期的名医扁鹊:"你们家兄弟三人,都精于医术,谁是医术最好的呢?"扁鹊答:"大哥最好,二哥差些,我是三人中最差的一个。"魏文王不解地说:"请你介绍得详细些。"扁鹊解释说:"大哥治病,是在病情发作之前,那时候患者自己还不觉得有病,但大哥就下药铲了病根,使他的医术难以被人认可,所以没有名气,只是在我家中被推崇备至。二哥治病,是在病初起之时,症状尚不十分明显,患者也没有觉得痛苦,二哥就能药到病除,使乡里人都认为二哥只是治小病很灵。我治病,都是在病情十分严重之时,患者家属心急如焚。此时,他们看到我在经脉上穿刺放血,或在患处敷以药物,或动大手术直指病灶,使重患者病情得到缓解或很快治愈,所以我名闻天下。其实,比起我长兄与仲兄来,我的医术是最差的。"魏文王大悟。

对于环境卫生,古人较为重视。相传黄帝时代已经有了水井,夏代更有"伯益作井"的说法,而井水比地表水更加干净卫生。商周时期,随着对防病认识的提高,人们逐步采取了一些改善环境卫生的措施,如建设用以排除积水的地下管道。这一时期,《韩非子》记载,人类为了免遭风雨和野兽的侵袭,每常采取"构木为巢,以避其害";《礼记·礼运》:"冬则居营窟,夏则居橧巢。"大约在距今四五万年前,为了抗御外邪,预防疾病,人类已开始用泥土、石头、木头等搭建房子;以兽皮、树皮来充当衣服。夏商时代,古人已开始注意个人卫生,提倡勤洗手脸、沐浴、漱口、不食腐败有毒食物等,并用土壶、盂、勺、头梳等全套盥洗用具将梳洗分开。

《左传》中已经有关于挖除井中积垢淤泥,维护水源安全的记载。《周礼》《仪礼》《诗经》中记载了许多管理环境卫生的具体方法,如通过抹墙、堵洞来除虫和灭鼠等。关于传染病,《周礼》中就记载了流行性疾病和季节的关系,商代已有麻风病的记载。

到了秦汉时代(前221—220),我们已有下水道、"都厕"(即公共厕所)、洒水车等城市公共卫生设施。对于传染病流行的预防,最早见于《史记·赵世家》:"(周)惠王二十二年(前655),大疫"。预防手段主要是设坊隔离。《汉书·平帝纪》就有利用空官邸(类似隔离医院)收治患者的记载。20世纪70年代长沙马王堆汉墓出土的《五十二病方》就有关于疟疾和狂犬病的记载。

在古希腊医学中,维护健康一直是比治疗更重要的任务。"医学之父"希波克拉底的名著《空气、水和地方》提出不健康状态或疾病是人与环境不平衡的结果。希波克拉底认为环境——包括气候、土壤、水、生活方式及营养,是导致古希腊人健康或生病的主要原因。作为基本的流行病学教科书，该书沿用 2 000 多年，一直是西方社会理解疾病流行的理论和实践指导经典。古希腊和罗马时期（前 2000—500）的医学文献中已有流行性腮腺炎、白喉等传染病的记载。罗马供水局长弗龙蒂努斯（Frontinus）所著的《论罗马城的供水问题》一书，不但完整地描述了罗马公共供水系统，还首次全面地记录了公共供水这个公共卫生管理领域的重要工作。

三、代表性成果

预防的思想逐渐深入人心无疑是这一时期最突出的成就。远在氏族社会，人类就已经采用运动方式来防病健身，到了战国、秦汉之际，健身运动愈来愈受到人们重视，各种健身术相继产生。如华佗在前人导引理论和实践基础上，模仿虎、鹿、熊、猿、鸟的基本动作，创导出了"五禽戏"，用以健身防病，取得了显著效果。

在西方，古希腊不断扩张的历史在选择适于居住的殖民地活动中积累了大量关于气候、土壤、水、安全饮食和健康关系的知识。而罗马的豪华澡堂其实就相当于现代一个规模宏大的健身运动俱乐部，体现的就是"健全脑袋生长于健康的身体之上"这一整体的健康理念。

第二节　公共卫生发展的雏形阶段

一、时代特征

这一时期中国经历了从南北朝到唐、宋、元、明等多个朝代的更替。战争迭起，朝代频频改换，此时中国的封建社会的皇帝重视宫廷内健康高于百姓健康，从一定程度上阻碍着我国公共卫生的发展。但由于这一时期历经封建社会最鼎盛的一段历史，盛唐时期卫生事业得到了高度重视，是我国卫生事业从理论到实践的进一步发展阶段。

此时欧洲城市的公共卫生服务已经初见形态。尽管当时并没有具体的公共卫生科学知识，但是中世纪的城市已经具备能力建立合理的公共卫生体系来应对基本的公众健康问题。然而，大部分农村人口的营养、教育、住房和环境卫生条件还是很差，传染病流行造成很高的婴儿、儿童和成人死亡率，75％新出生孩子在 5 岁前死于疾病，产妇死亡率也很高。麻风、疟疾、麻疹和天花都是地方常见的流行性疾病。

二、代表性人物和著作

在历史长河中，缔造出了一些杰出人士，并留下其造福当时并惠及后世的传世名作。反复流行的瘟疫，让人们在预防疫病的措施方面取得了一定成就。

唐朝时期的药王孙思邈，不仅精于内科、外科、妇科、儿科及五官科，而且非常重视预防疾病，讲求预防为先的观点，坚持辨证施治的方法，认为人若善摄生，当可免于病。只要"良医导之以药石，救之以针剂"，"体形有可愈之疾，天地有可消之灾"，并提出"存不忘亡，安不忘危"，强调"每日必须调气、补泻、按摩、导引为佳，勿以康建便为常然"。他提倡讲求个人卫生,重视运动保健,提出了食疗、药疗、养生、养性、保健相结合的防病治病主张。这些理论及实践在其医学巨著《千金方》中体现得淋漓尽致。他的《孙真人养生法》《孙思邈养生歌》对于当时的人们强身健体、提高身体素质产生了积极的作用。

被后世尊称为"药圣"的李时珍,其著作《本草纲目》中多处记载,谓凡疫气流传,可于房内用苍术、艾叶、白芷、丁香、硫黄等药物焚烧以进行空气消毒,这种方法一直沿用至今。书中还详细记载了积极消灭蚊、蝇、蛆、虱等虫害,可切断传播媒介,防止疾病流行。这些著作中的思想很好地印证了我们今天预防疾病的措施。

三、代表性事件

唐代长安的城市卫生设施已经很先进,有排除生活污水和雨水的地下水道,有公共厕所,还有管理厕所卫生的官员。唐宋两代均有清洁水源、消毒井水的具体记载。宋朝以前历朝虽有医疗卫生机构,但主要是为宫廷服务。在宋代,由于皇帝的重视,政府对民间传染病的防治比较重视,如有预防散药、夏季定时义诊、专项医药救济经费、赈灾防疫等措施。隔离防疫的伦理问题也受到南宋大儒朱熹的关注。他反对放弃传染患者,也不赞成谎称疫病不会传染。同时,宋朝设有综合性慈善机构"居养院"收养"鳏寡孤独贫乏不能自存者",还有专门的医疗慈善机构"安济房"以及专门掩埋无人安葬尸体的"漏泽园"。

在环境卫生方面,南朝时已有重视城市街道清扫的记载。北宋京城已用洒水车减少灰尘。南宋已经出现专门清理粪便的行业,有专人清除垃圾并发明了具体的垃圾处理法。在个人卫生方面,唐代开始有刷牙和注意饮食卫生的记载,宋代已有商业性的浴室出现。在劳动卫生方面,7—8世纪已有如何检测有毒工作场所的方法,明代已有用竹筒排除矿井有毒气体的记载。由于种种原因,宋代出现的以政府主导的现代公共卫生萌芽像宋代商业革命后出现的原始资本主义萌芽一样,只是昙花一现。

当时欧洲对饮用水源的保护措施已经很具体,如取水的河流上游禁止抛弃动物尸体,也不准洗脏衣服;对传染患者进行检疫隔离、对穷人提供基本医疗服务和社会救济帮助,开始食品卫生监督,设立公共卫生机构和公立医院等。

然而军人远征也导致了传染病的快速传播。1096年到1270年的十字军远征加快了麻风在欧洲的传播,在13、14世纪达到高峰。当时,将麻风患者隔离于麻风病院已经很普遍。14世纪光法国就有2 000多家麻风病院。在俄国,文献有记载11世纪僧侣医院已经开始为患者和濒死的人提供慈善和缓解痛苦的护理服务。

四、代表性成果

盛唐时期是我国封建社会的鼎盛时期,卫生事业得到了高度重视,是我国卫生事业从理论到实践的进一步发展阶段。其中最为突出的成果主要表现如下三个方面。

(一)预防瘟疫

数千年来,由于瘟疫(如天花、霍乱、鼠疫)的反复流行曾给中华民族带来了深重灾难。

秦汉前后,人们对此虽有一定认识,但防治经验甚少。直至唐宋,孙思邈的《千金方》对瘟疫的研讨才有了一定突破,防治经验才逐步丰富起来。

明朝时期对于瘟疫有较丰富的防治措施。如发现瘟疫主要是由"口鼻而入"或相互接触所致,结合发病特点应采取隔离、消毒等防疫措施,治疗当以清瘟败毒为主;发现霍乱、痢疾等肠道传染病是由于食用不洁或腐败食物所致。这些见解,对于预防相关传染病的发生,无疑提供了理论依据。

(二)劳动保护

早在隋唐时期的医书中,就有关于劳动保护方面的记载。宋代孔平仲所著《谈苑》中曾对水银中毒、煤气中毒、矽肺等职业病的发病原因及防治进行了较详细的介绍;《本草纲目》《景岳全书》以及明代宋应星的《天工开物》等书中对铅中毒、煤气中毒以及其他职业病均有较正确的记载,并介绍了一些有效的防治经验。这些经验在一定历史条件下,为防止某些职业病的产生发挥过较大的作用。

(三)自我保健

唐宋以后,百姓们均十分重视健身养生防病,并从各种不同角度阐述养生机理,引导健身方法。其中孙思邈的《孙真人养生法》《孙思邈卫生歌》,施肩吾的《养生辨疑诀》等各种健身之术的广泛流传,对于提高中华民族的身体素质,防止疾病产生,发挥了积极作用。

在欧洲历史上,中世纪最具毁灭性的瘟疫是1348—1361年的黑死病(鼠疫),因黑死病死亡的人数估计在2 400万到5 000万人之间,几乎是当时欧洲人口的三分之一。黑死病流行的后果之一是人类认识到了公共卫生的重要性,以政府主导的现代公共卫生雏形开始出现。欧洲威尼斯为此于1485年建立了国境卫生检疫制度,来自鼠疫流行区的船只在进港之前必须在港口外检疫观察40天。黑死病使农民和贵族同样的死亡,摧毁了中世纪的封建制度,引发了新的农业技术革新,促进了人口增长和城市繁荣,推动了资本主义萌芽出现,引发了欧洲的海外扩张和人类历史上首次大规模的国际贸易,使西方在近代几百年内从贫穷落后中崛起。

第三节　公共卫生发展的成熟阶段

一、时代特征

14世纪的黑死病造成了欧洲人口的剧减,农民和贵族的死亡导致农业劳动力的严重缺乏和土地所有权的大量更换,在一定程度上加快了欧洲封建制度的破灭以及农业技术的革新。粮食增产、人口增长带动商品经济发展,资本主义开始萌芽。重商主义的欧洲国家进行海外扩张和国外贸易,帮助了健康的征战者更容易征服缺乏免疫力的当地人,这意味着国际商业贸易建立的强大国家需要大量健康的国民,西方国家开始意识到公共卫生对海外扩张的重要性；与此同时，海外扩张也加快了欧洲的现代化进程，引发了欧洲的科学革命、思想启蒙运动。工匠与学者结合，劳动与思想结合，导致科学空前繁荣，为建立在科学基础上的公共卫生事业的发展准备了条件。生命统计、实验室研究、临床对照试验和免疫接种等新方法的应用标志着公共卫生开始走向成熟阶段。

反观中国，这一时期正处于明朝末期和清朝的早中期。不幸的是，明清帝国的主流是收敛、内向和停滞。中国自西汉以来的抑商政策在宋代略有松动后到了明清两朝反而变本加厉。同时，统治集团出于控制的目的竭力反对海外扩张。虽然"郑和下西洋"证明了中国在当时世界航海业中的领先地位，但很快就被皇帝下诏禁止了。邓小平说："如果从明朝中叶算起，到鸦片战争，有三百多年的闭关自守。如果从康熙算起，也有近二百年的闭关自守。把中国搞得贫穷落后，愚昧无知。"由于大环境处于停滞状态，这一时期中国的公共卫生事业没有出现任何实质性的进展。

二、代表性人物和著作

欧洲的文艺复兴是一次社会政治、经济和思想等领域的大变革，使艺术和科学重新焕发生机，开辟了探索文字、世界、思想和人体问题的新时代。此时期大量中产阶级开始出现，由于新兴中产阶级的财富主要来源于商业贸易而并非土地，他们特别关注数字。格朗特（John Graunt）的《关于死亡率的自然观察和政治观察》分析了 60 多年中伦敦居民死亡的原因及人口变动的关系，首次提出通过大量观察，可以发现新生儿性别比例具有稳定性和不同死因的比例等人口规律，并且第一次编制了"生命表"，对死亡率与人口寿命做了分析，奠定了使用卫生统计资料进行卫生服务规划的基础，确立了人口学、生命统计和分析方法的科学性，提供了用年龄、性别和区域死亡率来评价群体健康状况的基本方法。

工业的发达导致越来越多的人从事工业劳动，而伴随着劳动过程中出现的各种疾病，人们开始关注职业卫生。拉马齐尼（Ramazzini）便深入意大利的工厂，认真研究了工人的生产环境、健康状态及职业性危害因素，并在 1713 年编写了《论手工业者的疾病》，这是世界上第一部全面论述职业病的著作，列举了 52 种职业中工人会遇到的刺激性物质、灰尘、金属及其他腐蚀物，及其对健康造成的危害，并提出了个人防护方法。拉马齐尼也因此被誉为"职业医学之父"。

文艺复兴时期还诞生了一些重要的公共卫生相关理论。如法兰卡斯特罗（Girolamo Fracastoro）的传染理论，他在 1546 年发表了一篇论文《传染——传染疾病和它们的治疗》。在论文中，他陈述了对传染疾病的看法。基本上，他认为疾病是可以传染的，而传染的媒介则是一种微粒状物质。这种微粒状物质可以在患者体内自行繁殖，可以从一个寄主传染到另一个寄主，直接接触而传染，或是经由衣物、毛巾、床单等媒介而传染，甚至可经由空气而传染，因此疾病不是由神秘的力量（意指神鬼）所引起的。法兰卡斯特罗能够提出这种超越时代的传染病理论，指出了微生物的存在与致病的原因，可谓是微生物学的先驱，他也因此被推崇为传染病学的鼻祖。

三、代表性事件

欧洲的启蒙运动中的两个关键概念——对理性的信任和人类会不断进步——促进了公共卫生走向更成熟的阶段。起源于法国的启蒙运动挑战传统和权威，认为通过智力和理性，人类可以设计甚至保证社会不断进步。社会机构改革和社会条件改善的宗旨就是为国民提供教育和自由的机构，因为教育和自由的机构可以促进人的全面发展。从这个角度来看，可以说公共卫生的目的就是将以上启蒙理想转变为具体实践。

启蒙运动时期临床对照试验开始实践，1747 年英国皇家海军军医林德（James Lind）进行了世界上首次流行病学临床对照试验，用 6 种不同的食谱治疗 12 个患坏血病的海员。进食橙子和柠檬的两个海员在 6 天内恢复健康，其余海员病情无改善。10 年后林登发表了题为《论坏血病：关于该病性质、病因和治愈的探索》的研究论文。该研究结果的应用使海船在海上的时间延长了一倍，打破了拿破仑对欧洲海洋的控制。

18 世纪，天花已成为当时英国人死亡的主要原因。琴纳（Edward Jenner）从伦敦回到家乡，多年的乡村行医经历使他注意到：乡村里的牛患了与天花相似的病，那些挤奶女工在接触到牛身上的疱疹时受到感染，身上也会长出小一些的疱疹，这就是牛痘，而感染过牛痘的人都不曾被传染上天花。詹纳发现，牛痘的病情症状比天花轻得多，它从不曾令牛死亡，更不会令人死亡，况且人在感染牛痘痊愈后不会留下任何瘢痕。他潜心研究，用各种动物做试验，用了 20 年的时间到牧场挤奶妇中调查，验证了患过牛痘者不得天花的事实。琴纳在一本薄书《天花疫苗因果之调查》里公布了牛痘疫苗能预防天花的试验结果，他于 1798 年非正式地发表了这本书，随后琴纳又发表了另外五篇论接种的文章。他为人们接受接种而长年旰衣宵食，四处宣传。接种法迅速在英国传开了，不久就在不列颠陆军和海军中强制实行，最终它被全世界大部分地区所采用。事实证明，这是一种预防天花的正确而有效的途径，牛痘疫苗从此产生了，牛痘接种的成功，为预防接种开创了广阔的领域。

这一时期的明清政府基本上没有考虑过必须保护国民健康，国民只有通过自我养生来提升个体体质，预防疾病。因此，明清期间中医养生学有了长足进步，养生知识涵盖了现代公共卫生饮食平衡和环境卫生等方面。面对大量的传染病流行，政府做的主要还是被动的医药救济、赈灾防疫和疫后收埋尸体。因此，有组织的民间力量开始在救疫中发挥作用。这时期政府的医疗卫生系统还是主要为宫廷服务。值得一提的是政府在预防和控制天花方面做的工作。因为清朝统治者来自无天花的中国北方，入主中原后马上受到天花的威胁。为了保护皇亲贵族的健康，清政府在 1681 年充分肯定了人痘接种技术并列入政府计划予以推广，很快传到其他国家。1742 年清政府正式颁布的医学百科全书《医宗金鉴》中也详细地记载了人痘接种技术。牛痘术诞生不久，也很快传入中国，并由英国医生皮尔逊（Pearson）和中国人邱熺大力推广到全国。

四、代表性成果

首先，这一时期的人们重视用数据分析来关注疾病发生的原因，并开始对传染病如百日咳、猩红热等进行科学定量观察。科学定量观察提供了传染病预防和控制的科学证据，发现了新传染病和社会环境之间的关系，如立克次体病与经济萧条、贫穷和营养不良密切相关，这些都利于疾病的预防和控制。其次，生命统计、实验室研究、临床对照试验等方法的实践一定程度上促进了流行病学与卫生统计学科的诞生；1667 年列文虎克（Antony van Leeuwenhoek）发明了显微镜，提供了研究微生物的科学手段，为现代微生物学的诞生和"病菌学说"的出现铺平了道路；牛痘接种技术的发明也促进了免疫学的诞生。这些都是与公共卫生息息相关的学科。最重要的是，国家开始意识到公共卫生的重要，建立了如健康委员会以及卫生监督所等机构；保护和促进公民的健康和福利也成了现代国家的一项最重要的功能。1601 年《不列颠伊丽莎白贫穷法》（简称《贫穷法》）明确规定地方自治政府对穷人的健康和社会福利负有责任，每个公民在理论上都应对住处所在街道的清洁负有责任。基于政治、经济、社会和伦理考虑后形成的这项重要公共政策为现代公共卫生的诞生铺平了道路。公共卫生正式成为国家的一项重要功能标志着现代公共卫生事业的产生已经为时不远了。

第四节   近现代公共卫生的发展

一、西方公共卫生的发展

（一）背景概述

西欧的海外扩张促进了科技迅猛发展，引发工业革命。自工业革命以来，英国社会经济高速发展使得城市化过程加速推进，各种社会问题由此产生，其中公共卫生问题尤其严峻。流行病的大规模暴发，引起人们对于疾病与公共卫生状况的关注，改变了公众的疾病与公共卫生观念，引起英国社会对公共卫生的重视。英国开始推进公共卫生立法，政府加强公共卫生管理，国家权力逐步介入公共卫生领域，公共卫生体系得以逐步建立和发展。

（二）代表性事件与成果

面对工业革命的阴暗面，1832 年英国国会调查 1601 年《贫穷法》的执行情况后发现疾病是贫穷和高成本扶贫的原因之一。基于调查报告结果制定的《新贫穷法》揭开了英国社会改革的序幕，提供了解决工业化带来的健康问题的平台。查德威克（Edwin Chadwick）被任命为《贫穷法》实施委员会主席。1842 年，查德威克发表了现代公共卫生起源史上最重要的文件：《大不列颠劳动人口卫生状况的调查报告》。该报告提出了采取全面行动的框架，成为正在兴起的英国卫生改良运动的蓝图。该报告最大的影响是推动英国国会通过了人类历史上第一个现代公共卫生法：《1848 年公共卫生法》。

纵观整个 19 世纪，霍乱一直是英国人健康的最大威胁，人们既不知道它的病源，也不了解它的治疗方法。每次霍乱暴发时，就有大批惊恐的老百姓死去。医术精湛的约翰·斯诺（John Snow）想面对这个挑战，解决这个问题。他知道，在找到病源之前，霍乱疫情是无法控制的。斯诺通过研究霍乱死者的日常生活情况,寻找到他们的共同行为模式,发现了霍乱与饮用不洁水的关系。在他的呼吁下,政府及时关闭了不洁水源,有效制止了霍乱的流行。他还推荐了几种实用的预防措施,如清洗肮脏的衣被、洗手和将水烧开饮用等,效果良好。虽然斯诺没有发现导致霍乱的病原体,但他创造性地使用空间统计学查找到传染源,并以此证明了这种方法的价值。今天,绘制地图已成为医学地理学及传染病学中一项基本的研究方法。

在霍乱流行的背景下,伦敦流行病学协会于1850年成立,标志着现代流行病学的诞生。其最大贡献就是通过对天花的调查和积极的游说促使英国国会通过1853年疫苗接种法,开创了英国,也是人类历史上以公共卫生的名义强制全民接种疫苗的先例。

和英国相似,美国现代公共卫生史始于地方政府对工业化带来的高死亡率和传染病流行的反应。魏尔啸(Rudolf Virchow)等人也在德国积极倡导和实践卫生改革和社会改革,为现代公共卫生做出了重要的理论和实践贡献。到19世纪末,卫生改良运动已经传遍欧洲并初见成效。在有组织地开展污水和垃圾处理、安全供水和清洁环境的地方,传染病流行明显减少。同时,细菌学和免疫学的重大突破以及在公共卫生领域的应用为现代公共卫生的发展提供了强大的武器。

二战以来细菌学、免疫学和现代药物学的最新进展应用到有组织的公共卫生领域,使人类首次主动地控制了许多人类一直只能被动无奈受害的传染病,如鼠疫、霍乱等。随着科学疫苗、抗菌素,以及营养改善和整体生活水平的提高,欧洲和美国传染病发病率和死亡率大幅度下降,人的平均期望寿命显著增长。

20世纪70年代开始到21世纪初,现代公共卫生进入科学预防和控制非传染病的重要时期。始于20世纪40年代的以弗兰明汉心脏研究为代表的对心血管疾病的研究和始于50年代的以杜尔和希尔的吸烟和肺癌关系研究为标志的对癌症的研究,为现代公共卫生对非传染病采用预防和干预健康危险因素的新途径提供了大量可靠的科学根据。70年代,健康领域的科学家已经提出了生物—心理—社会模式。1974年加拿大政府发布了拉龙德报告,指出决定健康的主要因素有四个:生物学的、环境的、生活方式和习惯以及医疗卫生系统的因素,从某种意义上来说开创了公共卫生领域的新纪元。

现代公共卫生除了在传染病和非传染病的预防和控制上取得了史无前例的成功之外,还在妇幼卫生和公共营养方面获得了很大的成绩。合理营养成为现代公共卫生打破营养不良—传染病流行恶性循环和对付因过度营养导致的非传染性疾病(如心血管疾病、糖尿病和部分癌症)的重要手段。

海外扩张和国际贸易是西欧发生工业革命的前提,在工业革命浪潮中诞生的现代公共卫生自然不能没有国际卫生。1946年,国际性的公共卫生组织——世界卫生组织(WHO)成立。在WHO成立以来的60多年里,健康问题的全球化趋势越来越明显。面对全球健康问题,1975年,时任世界卫生组织总干事的马勒博士提出"人人享有健康"的概念。从1950年开始,每一年世界卫生组织都会在世界卫生日(4月7日)选定一个特定的公共卫生主题来唤起国际社会对这一特定公共卫生问题的关注。从1995年开始,世界卫生组织每年组织专家编写世界卫生组织年度报告,对全球卫生状况作出评估,提出应对策略。尽管在世界卫生组织的领导下,人类首次在历史上通过公共卫生的国际合作,于1977年成功地消灭了严重威胁人类健康的传染病天花,但传染病仍然是公共卫生的主要威胁。如2009年4月,在墨西哥暴发的甲型H1N1流感、2014年在西非暴发的埃博拉病毒等。除了传染病的威胁之外,有毒化学物质的意外事件、核放射意外事件以及环境灾难也不断出现,威胁全球公共卫生安全。

(三)总结

西方的现代公共卫生在工业化的进程中诞生,在卫生改良和社会改革的浪潮中成长,在细菌学革命和随后的免疫学和现代药物学迅猛发展的时代里走向成熟。近半个世纪以来随着传染病的下降和非传染病的上升,人口的老龄化趋势以及城市化和工业化导致的环境污染和气候急剧变化,给公共卫生带来了新的挑战。公共卫生应与时俱进,坚持公有、公用和公益性,保持对政治的敏感性,监测先行、预防为主、国家主导,充分发挥社会动员和健康促进的作用,强调科学性和公众参与。

二、中国公共卫生的发展

(一)背景概述

在新中国建立初期,公共卫生体系是中国政府在建设以农业经济为主的社会主义国家进程中为保障军民健康,巩固政权,发展生产而构建的。中国的公共卫生体系既继承了中国人民解放军和老革命根据地因地制宜、卫生防病、增加战斗力工作的经验,又吸取了伍连德等公共卫生先驱积累的政府主导、科学防疫的经验,还学习了苏联的卫生防疫专业化的经验。新中国建立初期虽然出现过一些生搬硬套学苏联的现象,但总体上还是在走中国自己的道路。

(二)代表性事件与成果

1. 东北三省鼠疫的扑灭

1990年,伍连德第一次在中国全面应用现代公共卫生的理论和方法来解决中国的公共卫生问题,在四个月的时间内成功地扑灭了数百年不遇的大瘟疫,由此预示着中国开始发展现代公共卫生事业。

1910年10月26日,东北地区出现首例鼠疫病例;11月8日传到哈尔滨,致使哈尔滨傅家甸地区在短短四个月的时间里,因为鼠疫而死亡了5 693人,占当时总人口的0.81%。而整个东北三省,考虑到没上报等原因,估计死亡人数有六万余人。正当此时,一位值得后世永远铭记的人出现,这就是时任天津陆军军医学堂副监督的伍连德医生。临危受命的伍连德到达哈尔滨傅家甸。当时,日本科学家认为,根据现有的科学结果和理论,鼠疫是由老鼠经跳蚤的叮咬传给人的,而通过对几百只老鼠的检查,却在老鼠身上分离不到鼠疫杆菌,预计在这里并未流行鼠疫。而伍连德却根据从患者身上分离到的鼠疫杆菌提出假设,这是一种新型鼠疫,即肺鼠疫,是人传人的,没有家鼠这个中间环节。根据此假设,伍连德提出了以下措施:第一,控制传染源。将鼠疫流行中心傅家甸全面隔离。整个地区划成四个相互隔离的小区,每个小区由一位高级医生作为主管,配备足够的助理员和警察,逐日挨户检查。一旦发现患者和可疑患者,马上送入防疫医院。其亲属送入从俄方租借的由车厢改建的隔离站,对其住处进行彻底消毒,情况每日上报。第二,阻断传播途径。伍连德设计了一种特殊加厚的口罩,令每一个人都佩戴,老百姓称之为“伍式口罩”。由于当时政府提供的棺材不够,为了避免死尸进一步传播鼠疫,伍连德提出了焚尸。在1911年3月1日,这场鼠疫终于被彻底控制住。

在这次疫情之后,我国举办了“万国鼠疫研究会”,并且以决议的形式督促清政府建立公共卫生系统。根据会议的提议,在北京设立京师防疫事务总局。但因清政府的灭亡,京师防疫事务总局没有发挥什么作用,最终则促成了由伍连德为负责人的东三省防疫事务总管理处(东三省防疫处)于民国初年的1912年11月17日建立。由此可以发现,此次鼠疫疫情对中国公共卫生机构的创设和卫生行政具有重要的促进作用。

2. 中央实验处和中央医院的创立

中央实验处和中央医院的创立,与北京协和医学院的公共卫生学教授兰安生密切相关。医学世家的兰安生认为中国应该注重公共卫生教育。在他的力推下,北京协和医学院与当地政府合作,在北京成立了中国第一个公共卫生事务所:京师警察厅试办公共卫生事务所(简称北京一所)。北京一所的服务对象是整个示范区的10万居民,旨在解决10万居民从生到死不同人生阶段可能出现的各种疾病和其他健康问题。京师警察厅试办公共卫生事务所作为北京协和医学院的公共卫生教学现场持续了26年,并为全国各地培养了一批公共卫生人才。北京一所的模式和经验也在北京、上海和南京等地得到推广,为中国的近代公共卫生事业起步和发展做出了不可磨灭的贡献,也为世界公共卫生事业提供了最早的政府和学术机构合作,有组织地开展社区卫生的成功范例。

从北京协和医学院毕业的陈志潜便去了北京一所示范区之一的定县,陈志潜到定县后做的第一件事就是在社会调查部的帮助下,了解定县的社会、人口、经济、卫生状况。在细致调查分析当地基本卫生状况的基础上,陈志潜提出发展农村卫生事业必须采取由下而上的策略,决定在五年内建立一个与当地资源匹配的农村居民卫生保健服务体系。该体系除了提供基本医疗服务之外,还开展了现场公共卫生工作,如收集生命统计资料、改善卫生条件、医疗救助、预防和管理传染病、健康教育、妇幼卫生保健、村卫生员和农村卫生护理培训工作。定县卫生保健模式对我国农村公共卫生事业的发展起到了示范和推动作用,也得到世界公共卫生界的高度评价。

继创建北京一所和定县示范区之后,兰安生教授又大力推动政府并协调国际联盟卫生部帮助中国成立了两个设备和建筑都比较现代化的公共卫生和医疗机构,即中央实验所和中央医院。成立之初,两个机构的主要干部大部分来自北京协和医学院,两个机构为国家卫生署培训公共卫生和医务干部,研究我国的公共卫生问题,推广地方医疗卫生事业,奠定了我国近代公共卫生的基础。

3. 一方针、三体系的确立

现代公共卫生在中国真正地成长与壮大是和新生的中华人民共和国的命运休戚相关的,是由政府主导的,是在应对中国公共卫生问题的进程中发展起来的。

1949 年,刚建立的中华人民共和国面临经济凋敝、文化荒芜、疾病流行、缺医少药的严峻局面。连年战祸之后,全国卫生状况极差。主要的卫生问题有:流行性疾病、母婴疾病以及敌人的细菌战。面对这些问题,国家政府提出了以下措施:① 继承传统,结合经验,分析国情,确立了预防为主的卫生工作方针;② 以预防烈性传染病、肺结核、寄生虫病和性病为重点,建立了全国卫生防疫体系;③ 以推广新法接生为切入点,建立了妇幼卫生保健体系;④ 应对细菌战,在全国城乡发动以消灭病媒虫害为主要内容的防疫卫生运动,随后演变为全国爱国卫生运动体系。这些措施奠定了我国公共卫生体系的基础。

1953 年到 1965 年,我国的公共卫生体系已经基本建立和健全,开始进入大发展阶段,在十多年的时间里基本控制了鼠疫、霍乱、性病、丝虫病、麻风病、黑热病、血吸虫病、疟疾和结核病等严重危害人民健康的传染病和地方病,显著地减低了新生儿破伤风和产妇的产褥热的发病率,降低了新生儿和产妇死亡率,令全世界同道刮目相看。

然而,由于"文化大革命",1966 年到 1976 年我国的公共卫生体系受到严重的破坏,我国公共卫生体系处于暂时停滞状态。

4. 公共卫生体系的恢复和发展

1980 年,国家编制委员会和卫生部开始恢复卫生防疫系统,颁发了《各级卫生防疫站编制的规定》,规定卫生防疫站的服务对象是整个社会人群,内部按专业设置四个基本科室:卫生科,包括环境卫生、劳动卫生、食品卫生、学校卫生和放射卫生专业;防疫科,包括急性传染病、寄生虫病和地方病防治和消毒、杀虫、灭鼠等专业;检验科,包括微生物检验及卫生、理化、毒理检验等专业;卫生宣传科,包括文字、形象宣传、电化教育培训等。各地防疫站加强技术和服务管理,培训应用型高级人才,完善计划免疫的冷链系统,普及儿童免疫计划。我国公共卫生体系还成功地应对了一系列的突发公共卫生事件,如 1985 年山东等地的出血热和海南的登革热暴发,1988 年的上海甲肝和新疆的非甲非乙肝炎大流行。1991 年、1994 年和 1998 年卫生防疫人员面对全国性的大洪灾,全力以赴,沉着应战,取得了大灾之后无大疫的辉煌成绩。

5. "非典"的暴发以及突发公共卫生事件应急管理建设

进入 20 世纪 80 年代以后,由于在改革和发展总体思路上注重经济增长,导致政府没有重视公共卫生事业的发展,公共卫生系统不完善。2003 年突然发生的"非典"疫情迫使我们重新审视公共卫生。

突如其来的"非典"的暴发流行,暴露出中国在应对突发公共卫生事件方面机制不健全、能力不足以及策略失误:

(1) 机制问题。长期以来,中国的公共卫生工作实际上几乎仅由卫生行政主管部门一家承包,政府的作用、各部门的职能以及如何协调并不清楚,甚至处于无序的状态。以北京市为例,在北京市的各区驻有的许多中央或市一级的医疗机构,并不由所在区管辖,平时的疫情或突发事件的信息,不能及时反映到区里,区里也无法利用其资源。

(2) 预警能力弱。早在 1980 年中国即开始以被动监测为主的基本疾病监测,如传染病监测、部分医院门诊的流感哨点监测、部分重点人群的艾滋病哨点监测,但缺少主动检测和突发事件后的跟踪监测。因此,也就无法对各类可能发生的突发事件情况进行分析、预测,并有针对性地制定应急处理预案,采取相应的预防措施,防范突发公共卫生事件的发生。

(3) 应急准备不充分。由于认识上的差距,加上投入的不足,中国以往对突发公共卫生事件的应急处理限于纸上的预案,缺乏思想上、技术上、物质上的准备,以及储备物资的妥善管理,也未经演练的检验。因此,一旦发生疫情,就措手不及。如医护工作者防护用品不到位,造成院内感染的蔓延;以及公共卫生投入不足、专业队伍缺乏等诸多问题。

"非典"给人们的教训是惨痛的,却也同时促进了我国突发公共卫生事件应急管理建设。"非典"之后,党中央、国务院提出了加快突发公共事件应急机制建设的重大课题。党的十六届三中、四中全会明确提出,要建立健全社会预警体系,提高保障公共安全和处置突发事件的能力。此后,新《传染病防治法》《突发公共事件应急预案》等法律规章开始施行;建立比较完善的公共卫生管理系统、流行性疾病监测体系和应急管理体系;中央、省、地市、县四级疾病预防控制工作网络已基本建立;国家和各省分别设立了突发公共卫生事件处理指挥部。这些都进一步促使我国公共卫生事件应急管理走上正轨。

6. H7N9 禽流感以及埃博拉等病毒的应对

自 2003 年"非典"之后,中国疾病预防控制中心病毒所研究员侯云德院士带领项目团队就一手构筑而成了中国新发传染病防控体系,并在 2009 年首次成功创造了人类干预大流感的纪录,而流感大流行的干预,此前在人类历史上从未成功过。中国的这道现代传染病防控体系,全国就有 554 个监测点、400 多家网络实验室,一旦发现病毒,很快能鉴定出来。

2013 年春,长三角地区突发不明原因呼吸道传染病,来势凶猛,病死率高,一度造成社会恐慌。5 天内,中国新发传染病防控体系项目组团队迅速发现并确认了此次突发疫情病原是一种全新的 H7N9 禽流感病毒,第一时间向全世界公布了该病毒全基因组序列。病原发现后 2 天内,成功研发出人感染 H7N9 禽流感病毒快速检测试剂,一个月内揭示活禽市场是人感染 H7N9 禽流感病毒的源头。这一全新的病毒在长三角地区出现半年左右,就被这个网络体系发现,从发现到控制不到 1 个月时间,至今没有传到国外。世界卫生组织在其《人感染 H7N9 禽流感防控联合考察报告》中评述:"中国对人感染 H7N9 禽流感疫情的风险评估和循证应对可作为今后类似事件应急响应的典范。"世界卫生组织评价该项目研究成果堪称"国际传染病防控典范"。

中东呼吸综合征(MERS)病毒于 2012 年首次出现在沙特,之后在中东等地传播,欧洲、非洲、亚洲、美洲等的 20 多个国家陆续出现疫情和医务人员感染,全世界已有 1 100 多人被感染,死亡率约为 40%。中东呼吸综合征冠状病毒已具备有限的人传人能力,目前还没有研制出有效的疫苗和治疗药物。2014 年,中东呼吸综合征再次向全球扩散,传入韩国后严重影响韩国经济。一例被感染的韩国人经过中国香港进入广东惠州,立即被我国建立的传染病防控体系发现,将该感染者送往定点医院隔离治疗,对我国未造成影响。

2013 年 12 月几内亚出现埃博拉疫情,2014 年 3 月正式通报世界卫生组织后发现埃博拉疫情逐渐蔓延至与之相邻的塞拉利昂、利比里亚,并有患者输入至尼日利亚、塞内加尔、美国、西班牙、马里、英国。此次疫情在感染人数、死亡人数、影响范围和蔓延速度等方面均为历史上最为严重的一次。因此,2014 年 8 月 8 日,世界卫生组织总干事陈冯富珍博士宣布此次西非埃博拉疫情为国际关注的突发公共卫生事件。

针对埃博拉疫情这一全球公共卫生事件,我国先后派出多个医疗队前往西非疫区支援当地埃博拉的救治,获得了很多宝贵的经验,也培养了大批医务工作者,锻炼了我国传染病和公共卫生队伍,这为应对未来可能发生的埃博拉跨境传播奠定了坚实的基础;国际社会持续高强度的指导及人力、物资援助强有力促进了疫情国组织有效的应急行动。我国对非洲医疗援助长达半个世纪,本次埃博拉疫情发生后,又运送移动生物安全第 3 级实验室并发挥重要作用,固定实验室也将竣工投入使用。

7. 环境健康、公共营养等领域的发展

随着经济的发展,环境问题日益严重,人们渐渐开始意识到环境因素与疾病的密切关系。如自然环境中的持久性污染物、职业环境中的粉尘都能导致各种各样的疾病。公共卫生领域开始应用毒理学和流行病学相关理论和技术,整合基因组学、表观遗传组学、转录组学、蛋白质组学、代谢组学、暴露组学等新技术与新方法,引入暴露组学、系统流行病学和系统生物学的理念,从环境和基因及其两者交互作用的角度着手研究,对环境相关性疾病及其早期健康损害的发生机制作出更全面、更完整的解释和阐明,制订出更加科学的预防策略和干预措施,构建和谐社会,促进国民经济的可持续发展。

20 世纪初,我国开始建立现代营养学,但公共营养事业的快速发展是从 20 世纪 80 年代开始的。几十年来,中国营养学会通过与全国 30 多个省、市、自治区卫生部门的积极合作,组织和开展了多项公共营养工作,在营养调查、营养监测、营养教育、营养改善以及制定我国居民膳食指南等方面开展了全国性的研究,研究了社会经济等综合因素对人体健康的影响,进一步发展和拓宽了我国的公共营养事业。

世界卫生组织这几年的报告表明:癌症、心肺疾病、卒中、糖尿病等慢性非传染性疾病(简称慢病)依然是全球最主要死因。慢病死亡已占到我国总死亡构成的 85% 以上,严重地影响了居民的生存和生活质量,也增加了社会的经济和医疗负担。面对慢病带来的巨大危害,慢病预防控制在国内和国际上得到充分重视。随着我国慢病社区综合防治工作的发展,需要有一套系统性的符合实际的理论和方法予以支持。慢病预防与控制是在公共卫生基本原则的基础上相对于传染病防治工作而建立起来的,随着人类社会经济的发展、疾病谱的变化和疾病防治战略的转变,这项工作将显示出其越来越重要的地位。

2009 年以来,随着基本公共卫生服务的提供,健康教育作为重要内容之一在社区广泛开展,经费和人员都得到了一定的保障。在国务院发布的《卫生事业发展"十二五"规划》中也再次强调了"广泛开展健康教育。发挥健康教育体系和健康教育基地的作用,针对重点疾病、重点人群、重点场所和重大公共卫生问题开展群众喜闻乐见的健康教育活动,继续推进全民健康素养促进行动,普及基本卫生知识,倡导健康文明生活方式"。这些均表明国家对健康教育工作及其对维护国民健康作用的高度重视和认可。此外,中央补助地方健康促进行动项目也一定程度上对健康教育工作起到强化作用。

8. 公共卫生与临床医学的命运交替

20 世纪以前,卫生是人类对抗传染病的主要武器,预防是医学活动的中心。20 世纪后,随着现代生物医学崛起,慢性病取代传染病成为人类的主要杀手。面对慢性病,三级预防在短期内也看不到效果,因此人类开始把注意力转向临床治疗。公共卫生与临床医学的命运也因此开始交替。

21 世纪伊始,对现行医学模式的失望和批评使得人们有必要再次严肃地审视人类的健康决定因素,重新调整医学的工作范围和实践模式。年龄、性别、遗传、生活方式、社区网络、农业、食品、教育、工作环境、医疗、卫生、住房、法律、政策、社会、文化、经济和自然环境等,都与人类的健康有关,医疗保健只是其中一个部分。人类必须对医疗保健活动以外的健康决定因素引起足够的重视并采取相应的措施,这需要赋予公共卫生新的使命。

回顾中国公共卫生事业 70 周年,从 1949 年中央人民政府卫生部成立,到 2018 年国家卫生健康委员会成立;从过去缺医少药,到目前全国医疗卫生机构数量约 100 万个。新中国 70 年,我国医疗卫生事业所取得的巨大成就,令世界瞩目。我国的人均期望寿命从新中国建立初期的 35 岁提升到 2018 年的 77 岁;婴幼儿死亡率从建国初期的 200‰左右下降到了现在的 6.1‰;孕产妇死亡率由建国初期的 10 万分之 1 500 下降到了 10 万分之 18.3。世界卫生组织用来衡量国家健康水平的三个指标在 70 年间发生巨大变化。70 年来,我国公共卫生事业取得了显著的成绩,公共卫生服务体系为保障人民健康、维护社会稳定和促进经济发展做出了重要贡献。2017 年 10 月,党的十九大报告明确提出,实施健康中国战略,要完善国民健康政策,为人民群众提供全方位全周期健康服务。坚持"以基层为重点、以改革创新为动力、预防为主、中西医并重、将健康融入所有政策、人民共建共享"的卫生与健康工作新方针,对我国公共卫生工作也提出了更高要求。

(三)新冠肺炎的暴发和启示

目前,我国公共卫生事业发展似乎已经到达一个高标准,然则近期武汉暴发的"新冠肺炎",却提醒着我们,我国公共卫生体系仍然存在短板,仍然需要进一步完善。2019 年 12 月 8 日,武汉官方通报的首例不明原因肺炎患者发病。2019 年 12 月 30 日,武汉市卫健委关于发现"不明原因肺炎"患者的内部通报在网络流传。2019 年 12 月 31 日,武汉市卫健委首次公开发布通报称,近期部分医疗机构发现接诊的多例肺炎病例与华南海鲜城有关联,武汉市卫健委接到报告后,立即在全市医疗卫生机构开展与华南海鲜城有关联的病例搜索和回顾性调查,调查称未发现明显人传人现象,未发现医务人员感染。然而随着春运,全国各地人员返乡,疫情呈现全国暴发趋势。在国家卫健委高级别专家组组长钟南山达到武汉视察武汉疫情后,宣布了此次新冠肺炎肯定存在人传人的现象,并针对性提出了预防新冠肺炎的措施。各省开始启动重大突发公共卫生事件一级响应,全国人民共同抵御疫情。在此次武汉疫情中,我国公共卫生体系发挥了其积极的一面,如中国疾病预防控制中心快速测出了新型冠状病毒的基因序列并与其他国家共享,成功分离我国第一株新型冠状病毒病种,这对后期特效药的研发以及疫苗研制都有很大的帮助。

然而此次疫情却也让中国的公共卫生体系饱受争议,广大人民提出质疑:为何针对这次病毒的研究效率远超当年,信息通报却如此滞后?四川大学公共卫生学院教师曾诚针对类似的疑问提出了自己的见解。首先他提出,这次事件折射出中国疾病预防控制中心目前在中国卫生系统中的尴尬地位。中国疾病预防控制中心流行病首席科学家曾光在接受《中国新闻周刊》采访时谈道:相比美国的疾病预防控制中心是政府部门,中国的疾病预防控制中心只是一个干活的事业单位,没有决策权。美国加州大学洛杉矶分校公共卫生学院副院长、流行病学资深专家张作风教授在接受《知识分子》专访时也表示:这次疫情,公共卫生流行病学专家全线静悄悄,与政府和管理部门对预防医学和公共卫生的不重视有主要关系。有专家分析,这次武汉疫情的早期阶段,仍然有与当年类似的因素在影响疫情发展。除了病毒确实来势汹汹外,一系列初期应对滞后带来的连锁反应,导致错过了控制疫情蔓延的最佳窗口期,造成后来八方驰援、四处堵漏的被动局面。还有一个因素就是专业人才的流失。2019 年 6 月,国务院发展研究中心召开的中国医改十年研讨会上,曾光教授便犀利指出目前疾病预防控制系统的人心浮动和人才加速外流现状:近三年来,仅国家疾病预防控制中心流失的中青年骨干计有百人之多,有些地方疾病预防控制机构人才流失可能更严重。综上所述,我国公共卫生事业仍然有需要反思的地方。

(四)总结

1830 年以来,特别是新中国成立以来,我国的公共卫生取得了很大的进展,"公共卫生"这一名词开始走向大众。随着科学和技术的发展,公共卫生的研究领域也越来越多,诞生了其他公共卫生相关学科,而不再仅仅限于传染病学。

公共卫生随着时代的变迁和新的问题的产生,一直在改变着自己的面貌。世界上没有完美、普适、一成不变的公共卫生实践模式,适合一个地区一个时期实际需要的公共卫生才是最好的公共卫生。根据当时当地的实际需要,设计和创造最适合自己独一无二的公共卫生实践模式,才是公共卫生实践的精髓。20 世纪,当现代科技把临床医学推向巅峰的同时,医学也遭受了广泛的批评和指责。医学有着几千年的历史,现代医学只不过一百年,正处在一个巨大的历史转折时期。与社会变革一样,迷失和困惑的时代同时也是伟大思想涌现的时代。站到整个人类社会和历史的高度,重新审视人类整体健康的决定因素,重建医疗和卫生服务的秩序,已迫在眉睫。在人类社会如此进步和富足的今天,公共卫生的利他主义精神,公共卫生的宏观思想和方略,公共卫生的政府主导特征,使它将再次为了人类的健康承担起新的更大的使命。公共卫生的今天是昨天的延续,与过去有着千丝万缕的联系；公共卫生的今天又是明天的出发点，必然会以各种方式影响着未来的发展。在公共卫生的历史转折点上，站着社会学家、经济学家、哲学家、教育学家、统计学家和医生、律师，他们赋予了公共卫生广阔的视野和巨大的活力，并用自己的意志和努力改变了公共卫生的发展轨迹。此次武汉疫情，使中国的公共卫生又走到了一个历史关口，何去何从，需要全社会的关注与思考，所有思考与审视，也都将是公共卫生明天的一部分。

参考文献：

［1］叶冬青.公共卫生发展简史［M］.北京：人民卫生出版社,2016.

［2］曾光,黄建始,张胜年.中国公共卫生概论［M］.北京：中国协和医科大学出版社,2014.

［3］李立明,姜庆五.中国公共卫生理论与实践［M］.北京：人民卫生出版社,2015.

（徐顺清）

第十六章　公共卫生事件传播简史
——公众心态、谣言与政府传播

第一节　历史上公共卫生事件中的政府传播

余　越

编者介绍

上海海关学院马克思主义学院副教授,海关公共关系研究中心研究员,传播学博士。近年来在CSSCI期刊发表论文5篇,被中国人民大学复印资料、中国社会科学网全文转载;主持或参与省部级课题11项;译著1本;曾获上海高校思想政治教育优秀成果一等奖、上海市高校网络思政工作论坛征文二等奖、上海市育才奖等奖项。

一、政府传播的定义、作用、理念

政府是政治统治与政治管理的实施者,是以统治阶级利益为服务目标,体现统治阶级意图的行政机关。在政府形成、产生、发展、变革的漫长历程中,政府的传播行为始终是其有效运作和实现职能的重要途径。从开展内部管理角度而言,政府需开展组织传播,实现信息在组织成员间和内部机构间的沟通交流,促进信息上情下达、下情上传、平行传播。从履行公共管理职能角度而言,政府需要通过传播活动将一些能够体现自身执政理念的信息传达给公众,并在此过程中构建自身形象,搜集公共舆论,以此作为制定、修正、调整政策的依据。因此,政府传播是保证其正常运行的信息纽带,也是政府作为一个机构整体与外部环境保持持续互动和有效沟通的桥梁。

就拿近年来在公共管理领域广受推崇的"无缝隙政府"来说,政府要转变受众导向、结果导向、竞争导向思维,提升工作中的效率化和专业化水平,重塑没有壁垒的组织结构,其先决条件是信息的自由流通和及时反馈。

二、不同历史时期公共卫生事件的政府传播

在人类社会制度发展的不同时期,政府传播遵循着不同的价值理念,体现了不同的意识形态,但无一例外都将政治、军事、经济、社会、卫生等与国家发展

和民众生活息息相关的事件作为向公众传播的主要内容。

早在公元前 1800 年的古巴比伦王国，政府就通过发布公告向农民传播关于播种灌溉、应对虫害、收割粮食等方面的技能，这被认为是人类历史上最早的政府传播活动。

被公认为是西方文明最重要和最直接源头之一的古希腊文明时期，以"阿果拉广场"(Agora)为代表的市政广场文化是其民主政治的典型代表。广场是古希腊公民参与公共政治生活的重要场所，广场中央的"纪名英雄墙"则是政府用于张贴各类信息的公告栏，起到了将各类政治信息广而告之并引导公众参政议政的作用。柏拉图（Plato）在《理想国》中多次论述了执政者采用"对话"形式开展政治宣传与政治沟通的重要意义。

中国先秦时期的执政者十分注重对民间舆情和意见的收集，并通过采风、谏鼓、谤木等途径，广开言路，建立民意收集机制。政府官员被要求定期来到百姓中采集各类信息，涉及传说、神话、歌谣、谜语等多种形式，从中提取有利于执政者了解民生民情和民间生活的内容与元素，以作为政策制定执行的参考依据。可以说，当时政府已经建立起了下情上传和上情下达的有效机制，这对于日常的行政管理和突发公共卫生事件的应急管理而言具有积极影响。据史书记载，瘟疫从先秦时期开始就始终伴随着中华民族，在那个科学技术较为落后的时代，政府通过一次次的疫情逐渐认识到环境与公共卫生的紧密联系，并因此重视公共卫生的教育传播。据《韩非子·内储说上》记载："殷之法，弃灰于公道者，断其手。"这就是向公众宣传，如果在公共区域乱倒垃圾的话，将会受到严厉的制裁。《吕氏春秋·古乐篇》中记载："昔陶唐之始，阴多滞伏而湛积……民气郁阏而滞着，筋骨瑟缩不达，故为舞以宣导之。"自先秦始，逢瘟疫年，朝廷都举办"大傩"祭祀，一来为了驱鬼逐疫，二来为了督促百姓强身健体，提高免疫力，可以说是最早由官方推广的公民卫生保健活动。

汉朝的皇帝通过下行制诏，宣言威略，并通过露布、檄文、府下制书等途径将国家政事传播给百姓和边陲兵士等。汉朝发生过几次较大的瘟疫，当时的统治者采用"罪己诏"的形式，表明自己作为国家领袖对于灾难的发生具有不可推卸的责任，并希望由自己来承担上天的责罚，祈祷瘟疫尽快结束，百姓尽快安居乐业。皇帝在亲自下旨自责的同时，还宣布减轻灾民赋税、分发物资，起到稳定人心、抚慰灾民、宣扬皇恩的作用，在一定程度上避免有人借机散布谣言、惑乱挑拨、制造暴乱。

2 世纪，经历了王政时代、共和时代，帝国时代的罗马人统治疆域不断扩张，终于在图拉真（Marcus Ulpius Nerva Traianus）统治时期达到了全盛。罗马帝国的疆域横跨欧洲、亚洲、非洲三大洲，成为世界古代史上国土面积最大的国家之一，地中海变成帝国的内海。对于统治者而言，如何在如此辽阔的疆域实现信息的及时与畅达传播，是关乎自身争取舆论、进而扩大政治影响的关键所在。公元前 131 年左右，古罗马的执政官首次采用文字记载的形式记录元老院会议的讨论议程和最终决议，这种形式被称为"元老院记事录"，但其内容仅限于在政府官员间传播。直到公元前 59 年，新当选的罗马共和国执政官盖乌斯·尤利乌斯·恺撒（Gaius Julius Caesar）意识到公开政府信息是获取公众支持、扩大自身影响、维护个人权威的重要手段，于是下令将信息书写在罗马议事厅外的一块白色石膏板上，通常涉及军事战报、政府决议、税收情况、社会新闻等内容，每日婴儿出生、公民死亡、疾病流传等公共卫生信息都被作为传播内容，向公众公开发布。当时人们称其为"阿尔布"(Album)，后人称之为《每日纪事》。汤姆·斯丹迪奇(Tom Standage)的著作《从莎草纸到互联网——社交媒体2000年》中还提到，古罗马城市的广场、集市、政府门口等人群密集处，都设有供市民留言的公共空间，上面既有表示支持某一位竞选市政长官的候选人口号，也有一些记录家长里短甚至名人八卦的信息。在留言下方，还有评论及回应。古罗马执政者对于信息公开和民意收集的重视程度由此可见一斑。

恺撒的继任者屋大维(Gaius Octavius Augustus)在《每日纪事》的基础上创办了《每日纪闻》，并亲自撰文阐述执政理念，他要求除了在布告板上发布新闻外，还要抄送给各地的政界要人和军队长官。随着罗马帝国版图的不断扩大，《每日纪闻》被传播到了欧亚非三大洲。有学者认为强大无比的罗马帝国走向衰败直至灭亡的原因之一，在于《每日纪闻》的停办，对于趋于成熟的政治、经济、社会、行政体系而言，这种政令不通、信息滞后、执行不力，使得整个帝国的步调再也无法协调一致。

从古罗马的各项立法不难看出，当时的执政者将公共卫生看作他们最重要的职责之一，自然也是其信息传播的主要内容。古罗马史学家苏维托尼乌斯(Gaius SuetoAnius Tranquillus)在《罗马十二帝王传》(The Twelve Caears)中记载了提图斯(Titus Flavius Vespasianus)任期内接连发生了维苏威火山爆发、罗马大火和前所未闻的瘟疫三大灾难，提图斯积极开展救灾重建工作，采用占卜和医疗等手段应对瘟疫，查遍所有民间流传和文字记载的祭祀方法与各种良药对抗疾病，并颁布敕令发布公告抚慰人民、凝聚人心、共同赈灾。

中世纪早期，教会几乎掌控了所有资源，并用《圣经》教义禁锢民众思想，普通民众甚至是贵族阶层除了接受宗教传播之外，无法接触到其他信息，也无法接受科学文化教育，因此整个社会几乎都处于蒙昧状态，那个时代被称为充斥着无知和迷信的"黑暗时代"。但随着技术的发展和贸易的繁荣，欧洲各国的经济得到了长足发展，城市的兴起是社会发展的重要标志，市民阶层这一新的社会阶层由此产生。市民阶层对于个人权利、公共事务、政治参与、信息公开等有着更为迫切与深入的诉求，这种力量在封建主义政治秩序的框架内逐渐萌芽，最终成长为撼动封建制度的基石。同时，城市管理需要更多具备知识素养的市民阶层参与其中，城市发展促使社会分工更为精细化、复杂化，这些都从客观上促成了大学的兴起。大学不仅推动了医学等科学技术的传播发展，也培养了一批探求真理、渴望新知、自我意识觉醒的知识阶层。尽管在此之前，活字印刷术在中国已被人发明，但中世纪末期，德国人古登堡(Johannes Gutenberg)在欧洲首先发明了此项技术，大大提高了印刷速度，提升了印刷产量，降低了文字传播的成本，被认为是一次媒介革命，为科学传播和社会发展提供了技术可能。

中世纪由于城市公共管理、公众卫生习惯、医学发展水平等存在局限性，麻风、梅毒、鼠疫等流行病频发，尤其是14世纪四五十年代席卷整个欧洲的"黑死病"，更是给当时的社会和民众留下了难以磨灭的伤痛与记忆。面对这些给国家造成巨大损害的疾病，各国政府都要求医学界采取防治措施，包括编写传播"卫生手册"，整理和总结古代防治流行病的各项经验,探索出"医学防治九章",即忏悔法、驱魔法、排毒法、饮食法、淋浴法、抚摸法、香薰法、特效药治疗法、逃离法九种防疫的基本方法,并通过口头传播和文字传播的形式,向公众进行广泛宣传普及。同时,在流行病肆虐期间,政府则指定相关医生起草防治计划和条例规则,并向公众发放"医学须知",将对时疫的医学解释和应对建议公之于众。由萨勒诺医学院(Salerno medical college)编写的《卫生手册》(Sanitation Manual)成为中世纪由政府向公众传播医学知识和防病常识的典范。考古学家在瑞典发现了当时政府为控制疫情的传播流行而开展的宣传建议:当流行病肆虐非常、无法遏制之时,我们必须保持朴素的饮食方式,饮食适度,远离邪恶和犯罪,否则便会被感染。同时,我们也应当尽量远离动物、臭水沟和粪堆,因为从那里发出的臭气将对我们极为不利。这种由医学专业人士编写、政府官方发布的指导手册,对于特殊时期处于恐慌焦虑中的公众而言,无疑具有一定的心灵抚慰和行为规范作用。

13 世纪晚期兴起于意大利佛罗伦萨的文艺复兴是中世纪至资本主义时代的过渡时期,也是文学、美术、哲学、医学、天文等科学技术与文学艺术飞速发展的时期。这个时期最光辉之处在于将人性置于前所未有的高度,承认并强调人之为人的尊严。同时,由于活字印刷术在欧洲的快速传播,大大降低了版画印刷品和印刷书籍的制作成本与出售价格,也使得纸质印刷品的产量不断提升。牛津大学政治学博士,《发现的时代:21 世纪风险指南》(Age of Discovery:Navigating the Risks and Rewards of Dur New Renaissance)作者克里斯·库塔纳(Chris Kutarna)认为,活字印刷术传遍欧洲后,整个欧洲印刷了约 2 000亿本书,在短短 50 年里将欧洲 2 000 余年积累下的所有知识翻了 1 倍左右,信息从最初的缓慢传播,到后来呈现指数化增长。同时,文艺复兴时期的科学革命在天文学领域取得突破性胜利,在医学领域也发生了根本性变革,米开朗琪罗(Michelangelo Buonarroti)、拉斐尔(Raffaello Sanzio)、达·芬奇(Leonardo da Vinci)等都对人体作了精细研究,并开展专门的解剖工作。一些医学解剖著作纷纷问世,诸如《人体构造》(De Humani Corporis Fabrica)揭开了医学领域革命的序幕、《解剖图谱六种》挑战了盖伦(Claudius Galenus)学说的权威,引起了医学界极大的关注。这些著作自问世起能够得到较大范围和较快速度的传播,得益于印刷术的广泛应用,使得著作中能够完美展现人体结构概念,透视法运用的版画得以复制传播。

中国的唐宋时期,政府主要采用揭帖、旗报、牌报等形式向公众公布政治、军事、法律、社会等公共事务。揭帖与旗报的源头都可追溯到之前的"露布",是由专人骑马沿途将一种传单类的印刷品四处散布,提供给军民阅览。牌报是以木牌为信息载体的传播工具,在固定地方悬挂。北宋年间出现的邸报是在唐代邸报的基础上发展起来的,与之不同的是宋朝的邸报将受众的范围从少数藩镇长官扩展到了各级官员、士大夫、知识分子阶层,使其不同于一般的官方文件,而是一种带有新闻性质、定期连续发行的传播媒介。

宋代的中央政府逐渐建立起一套完整的新闻信息审查制度,并随着政治形势的变化而屡次革新。据史书记载,唐宋时期的瘟疫等各类流行病频发,政府利用各类传播媒介积极开展防病治灾,将关于时疫的预防知识和简单的药方刻录在石板上,放置于病坊、村坊、路口,以示特殊时期民众加强自身保护和防治疾病。例如唐玄宗李隆基任期内就发生过很多次全国性重大瘟疫,他令医官研制了一个叫"广济方"的药方,专门用于疫情防控,为此还特意下诏:"朕顷者所撰广济方,救人疾患,颁行已久,传习亦多,忧虑单贫之家,未能缮写。闾阁之内,或有不知。傥医疗之时,因至夭横。性命之机,宁忘恻隐,宜命郡县长官,就广济方中逐要者,于大板上件录,当村坊要路榜示。仍委采访使勾当。无令脱错。"意为各地官员要对此加以广泛宣传,使百姓都能祛病消灾。经过唐代的发展,宋代的雕版印刷术进入了鼎盛时期,由毕昇发明的活字印刷技术极大促进了人类文明传播,也为政府开展公共卫生知识传播创造了有利的技术条件。当瘟疫发生时,各级政府官员广泛收集各类治疫名方,撰写并大量印制医书,免费在民间发放,普及有效实用的科学防疫方法。

16世纪初,深受文艺复兴思潮影响的德国开始了宗教改革运动,人文主义者针对经院哲学进行了批判,他们用科学主义和人本主义的世界观去阐释基督教经典,抨击神学的反科学性和反人性,给欧洲各地的宗教改革运动点亮了启明之光。1609年,德国首次发行世界上第一份周报,1650年又率先发行了世界上第一张日报。此后,法国、英国等国家相继发行现代意义上的报纸。直到资产阶级革命时期,报纸已经成为公众获取国家和社会公共事务相关信息的主要途径。1665年英国伦敦暴发鼠疫,有8万余人在此次瘟疫中丧生,占据了当时伦敦人口的1/5。伦敦政府出版并散发了很多关于此次疫病的传单和小册子,为公民如何防疫提供了借鉴的方法。伦敦市政厅印发了《红十字:或上帝的垂怜》,以科学专业的叙述分析了历史上鼠疫暴发和传播的规律。市政当局在报纸上刊发文章号召患病个人与家庭主动隔离,呼吁疫区人员严禁流动,以防止疫情扩散。此外,在王室颁布的王国公告和政府法令的末尾,通常会附上由皇家医学院撰写的有关鼠疫的卫生保健以及治疗方法,相当于以官方文件的形式传播医学著作,起到了促进公共卫生知识传播的积极作用。而伦敦政府在应对鼠疫过程中逐渐形成的制度化隔离措施、疫情上报机制、公共卫生普及教育策略、环境卫生整治等,是欧洲乃至人类公共卫生史上的重大进步。有学者认为,近代早期欧洲应对鼠疫的努力是人类历史上的第一次卫生革命。而政府对于公共卫生知识和疫情防治措施等信息的传播,无疑起到了重要作用。

1918年暴发并横扫全世界的大流感,造成了5 000万—1亿的死亡人数,不仅高于历年来命丧艾滋病的人数总和,更远超中世纪黑死病所造成的死亡人数。时至今日,关于这场突发公共卫生事件的起源、传播、消失等原因依然尚无定论,但它对于现代公共卫生体系和公共卫生事件中信息公开制度的建设无疑具有里程碑式的意义。一方面,当时的各国政府面对与日俱增的传染和死亡人数,以及公众中弥散的谣言和恐慌,通过海报、传单、公告等形式要求市民保持环境卫生,防止疾病传播。另一方面,当时公众淡薄的公共卫生意识、不良的个人卫生习惯、匮乏的流感预防知识,以及政府滞后的公共危机信息预警能力、落后的突发公共卫生事件应急管理、阻滞的信息沟通反馈机制等,都是导致此次流感疫情大面积波及扩散的重要诱因。此后,各国政府都重视普及公众卫生教育,通过各种媒介开展公共卫生知识传播推广,同时也纷纷意识到,正确应对和抵抗瘟疫的有效途径之一,就是保持信息的公开透明。

20 世纪初,由于无线电技术的广泛使用和大功率发射机与高灵敏度电子管接收技能的日趋成熟,广播作为一种新的传播媒介被人们广泛使用。自从 1920 年 11 月美国匹兹堡 KDKA 电台正式开播后,世界各国政府都将广播作为当时最为先进的传播手段。1929 年英国广播公司试播电视节目,并于 1936 年正式提供电视服务,成为世界上第一家电视台。二战后,电视在欧美各国及全世界范围内普及,成为当时影响力最大、覆盖面最广、受众人数最多的媒体。相较于纸质媒体而言,广播电视具有时效性强、受众广泛、内容丰富等优点,并且大大降低了对受众的文化素养要求,因此获得了更大范围和更多阶层的受众群体,这样的优势是在人类文明史上占据悠久而重要地位的纸质媒介所难以企及的。

彼时的中国政府对于公共卫生知识传播和突发公共卫生事件中的信息公开,呈现出了媒介多样、形式灵活、内容广泛的特点。例如 20 世纪二三十年代,政府就通过图画展览、公开演讲(包括邀请卫生专家和卫生部门官员到街头开展普及演讲)等宣传形式,向公众开展卫生宣传,旨在提高公众卫生意识,降低传染病的发病率与死亡率。在瘟疫流行时,通过散发传单、发布公告、专家讲座、开展卫生运动等方式,进行防疫宣传。值得一提的是,政府还采用拍摄放映防疫影片的方法,开展宣传工作。当时海港检疫处处长兼上海防止霍乱临时事务所主任伍连德于 1932 年 8 月 18 日通过《申报》发布了《海港检疫处霍乱周报》,申明:“本管理处现编制 1 200 英尺长之霍乱影片,关于霍乱之病原及预防治疗方法演述甚明,并亲以上海市乡之各种风景人物及卫生机关,如医院化验所,搜罗靡遗,不久即可在各著名影戏院与各界相见。其能引起观众兴味,当不亚于璇宫艳史一片云。”可以说,此举与今日政府利用各类新媒体拍摄发布“微电影”“微视频”“网络课程”等宣传方式有着异曲同工之处。

1988 年在上海暴发的甲肝大疫情令许多人记忆犹新,据上海市卫生防疫站当时的疫情统计,1—3 月间,全市甲肝发病共计约 30 万例。而这次公共卫生事件之所以能够得到及时有效的控制,政府及时透明的信息传播无疑起到了关键作用。据亲历市民回忆,自医学专家基本确认感染甲型肝炎病毒患者与食用毛蚶相关后,上海本地电视台和广播都在连续十几个小时地滚动科普新闻,各大报刊等刊登专版大力宣传科普知识:甲肝是咋回事,有哪些症状,要如何防范,如何洗手,如何消毒,发现甲肝症状一定要上报登记、集中进行隔离等。1997 年香港暴发的轰动全球的 H5N1 禽流感事件中,凤凰卫视、亚洲卫视、无线电视等各大广播电视机构,陆续通过邀请医学专家、政府官员、WHO 官员走进演播间,向公众分析疫情特征、防范措施、救治办法,并及时公布感染人员现状,实现了信息的公开透明传播,为稳定公众情绪、普及科学知识、阻止谣言蔓延等起到了积极作用。

网络的发明应用对人类社会的交流沟通方式产生了颠覆性的影响,引发了信息技术革命,打破了信息壁垒,使资讯传播变得极为容易,也进一步延伸了政府传播的渠道和手段。网络时代的政府传播已经从单纯的信息传递拓展为形象建构、公共关系、政治广告、互动交流等多种内容,并呈现出由单向传播向双向传播转变、由历时传播向共时传播发展、由单一传播向多元传播深化的特征。尤其是随着各类社交网络服务与自媒体平台的兴起,网络传播已经进入了“网络就是媒体,内容就是渠道”的发展时期。2003 年的“非典"(SARS)疫情是中国公共卫生史上值得铭记的,正是此次疫情为中国新闻发言人制度的建立与完善提供了一个不可多得的契机。各地政府在防治"非典"的"非常时期"采用了"非常之策",采用了网络直播新闻发布会的形式,不仅减少了人群集聚,还利用网络实现了信息及时有效广泛的传播。人民网、新华网、央视网等官方媒体网站相继利用互联网的传播优势,通过新闻性栏目、专题性栏目、服务性栏目、资料性栏目等,将疫情及时通报给网民,最广泛地报道了全国乃至全世界各地的相关信息和科研进展,同时开设抗击"非典"专区,邀请卫生部官员和医学专家等在线与网民互动并解疑释惑,起到了非常时期的非常功效,也是政府在公共卫生事件中开展网络传播的成功案例。

在人类传播史上,伴随着传播技术的发展,经历了语言传播、文字传播、印刷传播、电子传播、网络传播五个阶段,每一次传播技术的革命都将人类引领到了一个新的时代,其中也涉及了政府传播理念、形态、功能的转变。综上所述,不同历史时期和不同国家的政府在公共卫生事件传播方面具有相似之处,都希望通过一定程度的信息公开,安抚公众、稳定人心,使政令通达,但对于人类社会发展不同社会形态的国家政权,政府所代表和维护的利益与意志也不尽相同,其对于公共卫生事件的传播活动也有着截然不同的初衷与原则。

第二节　公共卫生事件中的公众心态与谣言

一、历史上各类公共卫生事件的公众心态与谣言特征

探求古往今来人类在各类造成社会公众健康损害的传染病疫情、群体性不明原因疾病、重大食物中毒及其他严重影响公众健康的公共卫生事件中呈现出的群体心态和谣言传播,是一项较为有意思的研究。一方面,迄今为止历史上几乎所有的公共卫生事件都会伴随着公众的恐慌情绪和谣言的滋生流传,尤其是人类历史上有记载的几次重大流行性传染病疫情,公众心态与谣言传播甚至影响了疾病发展传播的进程。另一方面,随着传播技术的发展和传播革命的推进,谣言的生成传播机制也发生了极大的变革,在一些公共卫生事件发生时能够在更大范围和更大程度上影响社会心态,使政府陷入舆论引导和信息公开的困境。因此,在历史维度中研究公共卫生事件中的公众心态和谣言传播,具有一定的现实意义。

对于一个国家或社会而言,公共卫生事件所引发的危害并非仅仅是死亡或疾病本身,更是对原有规则与秩序的破坏,每个人面临着死亡威胁,由此形成的社会混乱和失序状态在某种程度上来说比事件本身更可怕,正所谓谣言是另一种瘟疫。纵观历史,在各类公共卫生事件中的公众心态与谣言传播,呈现出如下特点:

(一)公众由对疾病本身的关注延伸至对政治社会的关切,从而引发社会失序与道德失范

在生产力尚不发达,科学技术水平较为落后的时期,遇到瘟疫等事件发生时,公众通

常会归因于上天的惩罚或警告,谣言流传和佞神行为等也多与此有关。早在 6 世纪中期,东罗马帝国暴发了人类历史上第一次书面记载的鼠疫,被历史学家称为查士丁尼大瘟疫。8 世纪拜占庭的历史学家塞奥法尼斯(Theophanes)在《编年史》(Chronicle)中对这场瘟疫记载:"死了许多人,产生了极大的恐慌……他们认为这次毁灭是因为上帝的愤怒,完全是对人类犯罪的报应和惩罚,是要毁灭整个人类。"由于瘟疫延续时间较长,造成的影响极大,拜占庭帝国的中央集权也受到了冲击,各种觊觎帝国权力的势力趁势而动,政治阴谋此消彼长。

1347 年起,欧洲大规模暴发的黑死病在其传播过程中,由于病因和传染途径无法确定,各种谣言不断蔓延,人们纷纷传言健康者只要跟患者说说话,接触过患者穿的衣服或摸过的东西就会立即染上这种疾病。在这种随时可能染病致死的恐惧面前,人人自危,以往维系人与人之间关系的亲情、爱情、友情被弃如敝屣。薄伽丘(Giovanni Boccaccio)在《十日谈》(Decameron)中描述,黑死病带来的恐慌扭曲了人们的心灵,甚至连最真挚无私的亲情也被冲淡了,父母抛弃患病的儿女,年迈的老人孤苦伶仃、无依无靠。"就这样,城里的人竟然你回避我,我回避你,街坊邻居,互不相顾,亲戚朋友,断绝往来。这场瘟疫使得男男女女个个人心惶惶,竟至于哥哥舍弃弟弟,叔伯舍弃侄儿,姐妹舍弃兄弟,甚至妻子舍弃丈夫也是常见的事。最令人伤心和难以置信的是,连父母都不肯看顾自己的儿女,好像这些子女不是他们所生所养似的。"此外,公共卫生事件中公众的恐慌心理经常会引发哄抢物资,而部分商人见利忘义,唯利是图,会借机囤货居奇、存积物资、哄抬物价等,损害了原有的商业信用秩序与规则。比如在 2019 年底从武汉始发并波及全国乃至境外的冠状病毒疾病经媒体报道后,部分地区即刻出现了部分商家囤积口罩、酒精、消毒液等物资,引发公众哄抢囤货的现象。由此可见,瘟疫等公共卫生事件引发的高死亡率会引发社会各阶层的集体恐慌,会在一定程度上改变社会运行规律和公众既定生活模式,从长远来看会对社会价值观念、风俗习惯、宗教信仰、伦理标准等方面产生影响。

(二)在面对疾病缺乏有效医学救治手段的情况下,与伪科学、玄学、巫术等相关的救治谣言层出不穷

这种情况在科学发展水平落后、公众受教育程度普遍较低、信息传播技术滞后、政府传播辐射面极为有限的时代或地区尤为突出。例如,封建社会时期的中国将瘟疫和自然灾害引起的次生灾害等都视为"灾异",当有些疾病缺乏行之有效的医学救治手段时,本系自然灾害或由此衍生的瘟疫等公共卫生事件就被蒙上了神秘主义的色彩,被附会上各种怪力乱神之说。东汉末年共发生了 10 余次的全国性流行疾病,名医张仲景在其《伤寒论》自序中记载:"余宗族素多,向余二百。建安纪年以来,犹未十稔,其死亡者,三分有二,伤寒十居其七。"也就是说在他原有 200 多人的大家族中,9 年间约有 2/3 的亲族去世,其中7/10 的人都是因感染了这种被称为"伤寒"的时疫。一代名医面对亲友的疾病尚且无力救治,更遑论普通百姓阶层,大量民众因为得不到及时救治而死亡,有的地区和村庄出现了绝户的惨象,再加上当时的朝廷已陷入混乱之中,各地各自为政,没有统一的防治措施,

导致了疫情进一步蔓延。由于缺医少药,人们只能求助于以张角为代表的民间巫觋,他要求患者叩头思过,并将神符泡在水里,让患者喝下,如果有人因此而痊愈了,就说其是心诚则灵,如若不愈而亡,则推脱是没有诚心的缘故。

一般观念认为,只有文化水平较低和认知能力较差的民众才会对这类谣言深信不疑,但对人类历史中记载的影响较为广泛的公共卫生事件中的谣言稍加分析,不难发现谣言与疫情本身一样,对普通百姓和社会中上阶层产生的影响同样深重,任何人概莫能外。1820 年,史称"嘉道大疫"的霍乱在中国大范围传播,来势汹汹,造成大量人口死亡,其间出现了诸如瓜果有毒、鬼神司疫、鸡腹小蛇等谣言,并出现了"服四逆汤,刺手足腕青筋出血""用鞋装砖石打患者四肢"等所谓民间偏方。这些谣言流传甚广,甚至传到了道光帝的耳中,令其十分恼怒。值得注意的是,文人知识分子阶层不仅没有抵制这些谣言,更是扮演了谣言编造者、传播者、记录者的角色,他们或出于善意将街头巷尾道听途说来的偏方四处散布,或将自身的价值观附会于上劝诫人们诸恶莫做、行善积德,他们将这些谣言作为奇闻异事记录下来,却无意中为身处类似事件中的后人提供了编造新谣言的素材。因而此后的公共卫生事件中产生的诸多谣言,虽然随着时代的发展呈现出不同的形态特征,但都能或多或少地从历史中窥见影踪。

跨入 21 世纪以来,虽然医疗技术发展、公众卫生素养、媒体传播力度等都处于人类历史的最高水平,但面临事发突然又影响较大的公共卫生事件时,谣言依然如鬼魅般如影随形。2014 年西非埃博拉病毒疫情暴发后造成的感染和死亡人数均达到历史最高值,先后波及了美国、西班牙、几内亚等国,并首次从该病毒肆虐的丛林村庄蔓延到了人口密集的大城市,使世界各国一时间谈"埃博拉"而色变。其间通过网络等媒介传播的谣言更是流传甚广、关注极高、影响巨大。如多家媒体曾引用英国《镜报》的文章称"感染埃博拉病毒后被确诊死亡的妇女,送去埋葬的途中突然苏醒,并开始在人群中到处行走"。各大网论坛断章取义地加以演绎后形成了埃博拉病毒能使人成为僵尸的谣言,引起民众恐慌。此外,非洲一些地区民间传出了治疗埃博拉病毒的"秘方",即饮用盐水可防治疾病。为此,WHO 在疫情通报中予以完全否定,称其为"盲目疗法",并称摄入大量盐水可预防埃博拉病毒的谣言已至少导致 2 名尼日利亚人死亡。在可以预见的将来,只要公众面临疾病等灾难时依旧产生强烈的无力感、恐慌感、焦虑感,只要在各类公共卫生事件发生时信息孤岛和传递失真现象依然存在,那么公众对于真相的迫切诉求和对于谣言的认同强化就会持续下去。

(三) 事件起因与走势的不明朗、不确定,以及发展过程中政府机构、社会团体、亲属关系、涉事主体等关系网络的行为和言论是谣言的主要内容、根本依据和流传原因

对真相的不懈追问是人类的生存本能,尤其是面对突发公共卫生事件时,古往今来人们都想在第一时间了解事件是因何而起,又会如何发展,何时结束。但人类社会的发展历程中总是无法避免病菌、疾病、灾害等侵袭,无论科学技术如何发展,人类在探究一些灾难的起因、发展、救治时总会显得无奈又无力。而恐惧之所以产生,极大的原因就是人内心

中潜在的不确定感。奥尔波特(Gordon W. Allport)在谣言的研究中指出,事件的重要性和事件的模糊性是形成谣言的两个条件。也就是说,当整个社会处于危机状态,人们感到不安与忧虑,却又缺乏权威可靠信息的情况下,最容易滋生和传播谣言。从古至今人们面对瘟疫等疾病的传播或是自然灾害、流行病等带来的生存威胁,始终没有放弃对原因的探究和追问。

二、历史上公共卫生事件相关的谣言类型

即便医学发展至今,对很多疾病的认识和治疗手段依然极为有限,更何况医疗水平较为低下的古代。公众对很多事件起源的了解,只能是在有限认知水平和匮乏真实信息中揣测猜疑,并通过亲朋好友的口耳相传迅速变异为谣言,使原有的紧张和恐怖情绪得以强化扩散。众多与公共卫生事件起因相关的谣言,一般体现为以下几种类型:

(一)阴谋论型,即将事件的起源归咎于某一族群对另一族群的蓄意谋害,或将其归因于相关人群为了自身利益故意释放传播病毒

黑死病肆虐欧洲时期,人们面对着身边与日俱增的感染死亡人数,急于通过追根溯源来获取内心的安宁,于是怀疑的矛头很快指向了犹太人,一时间"犹太人在水井中投毒导致疫情发生"等谣言甚嚣尘上,很快传遍了整个欧洲,数以万计的犹太人遭到谩骂、攻击甚至屠杀。1910年始,我国东北暴发鼠疫期间,流传出很多关于其始因的谣言,其中流传最广、影响最大的就是,日本人向百姓日常用水的井中下毒,致使鼠疫产生,造成大量人口死亡,由于影响实在太大,清政府和日本当局都被迫做出了回应。2003年的"非典"事件,2019年的"新型冠状病毒肺炎"事件中,疾病源自某一国家针对性研制的生化武器,或是由实验室人工合成传播的病毒所致等谣言一度被广泛传播。

(二)伪科学型,即缺乏基本科学常识和医学基础知识的无端猜测

即便有些谣言事后看来纯属无稽之谈,但在突如其来的灾难面前,人们会因恐慌和焦虑而暂时失去理性和基本判断能力。医学心理学中认为当个体面对突如其来的死亡威胁时,都会经历三个阶段的心理反应,即前期的排斥、抗拒、否认;中期的抵制、恐惧、愤怒;最终的绝望、平静、接受。人们面对公共卫生事件时所体现出的心理,与这种心理状态是十分相似的,再加上群体和政府对信息传播所施加的压力,一些与灾难有关的骇人听闻甚至违背常理的谣言便被广泛接受与传播。究其原因,一是灾难发生初期,政府或是未能及时掌握权威科学的事实依据,或是出于稳定人心等原因未能及时公开信息,导致政府传播机构处于暂时性"失语"状态,而民众对于灾难的感知又是客观存在的,这就为谣言的产生与传播创造了条件;二是随着灾难的加重或是影响面的扩大,公众面对不断接收到的负面信息,恐怖感与焦虑感与日俱增,从而产生了对威胁的抵御和反抗心理,而谣言的产生能在一定程度上缓解处于"信息真空"中人们对真相的诉求,并缓解周围环境给自身带来的压力。因此,这种谣言其实是公共卫生事件中社会群体心理的一种集中体现形式。例如最

近武汉"新型冠状病毒肺炎"疫情中流传的关于中成药双黄连口服液可抑制病毒的谣言，以及之后层出不穷的关于板蓝根、熏醋、粤式凉茶可预防新型冠状病毒肺炎等谣言，其实稍加考证就不难发现其荒谬之处。但与其将谣言一味归咎于公众的愚昧轻信，不如可以视其为在抵制、恐惧、愤怒心理状态中的一种寄托与宣泄，即所谓的"宁可信其有，不可信其无"和"死马当活马医"的心理安慰。

（三）恐慌论型，即故意夸大事件对于个人与社会的影响程度、影响范围、持续时间等

这类谣言充分利用了公共卫生事件发生后，公众面临人身安危或财产损失时的无力感和无措感。在政府或专业机构未能及时公开事件发展现状并预判未来走势的情况下，公众始终处于对未知的恐惧之中。此类谣言一旦造成社会大面积恐慌情绪，哪怕政府开始关注舆情并试图引导舆论，却由于前期的政府失语和媒体缺位，一定程度上丧失了公信力，陷入"塔西佗陷阱"（Tacitus trap）之中，此时的辟谣言论和行为将会引起公众的反感情绪，对原有恐慌情绪的消弭于事无补。1932 年霍乱疫病在中国横行之际，民间流传着各类宣泄绝望情绪的末世恐慌谣言。处于城市边缘的乡村地区民众由于深陷"信息孤岛"，缺乏权威科学的认识与判断，从而陷入了大面积恐慌和失序状态。再加上医疗资源的匮乏，绝大多数边缘地区的公众面对疾病时被迫采取了非理性手段。虽然当时的国民政府也采取了一些驱辟谣言、取缔迷信活动、上门宣传防疫方法、提供医疗服务等强制和半强制手段，但收效甚微，甚至遭到了抵制和反抗。在新媒体时代，经由网络传播的恐慌型谣言所影响的受众人数更是呈几何级数增长。由于各类自媒体平台和社交网络平台的出现，此类谣言的传播基于熟人圈＋半熟人圈的多场景社交平台而更显隐蔽，从而提高了政府舆情监控的难度、降低了舆情应对的反应能力、弱化了舆论引导的有效性。

2011 年 3 月 11 日日本发生大地震后，通过微博、微信等各类社交网络媒介传播的关于日本核辐射的谣言此消彼长，以下这则较为典型："根据最新 BBC 新闻台的消息——日本政府证实因第二波地震而波及的福岛县的核能工厂辐射外泄抢救失败，已开始蔓延至亚洲区域国家，预计下午 4 点抵达菲律宾。建议人们在接下来 24 小时尽量不要外出，穿长袖衣服，保护身体免受辐射攻击，尤其是颈项部位最容易受害，请转达至在亚洲的亲朋好友。"紧接着，上海、浙江、广东、广西等地纷纷出现了"抢盐"风潮，多地超市的食盐被抢购一空，因为伴随着这则谣言而来的，是盐能预防辐射的谣言，以及核辐射会导致海水水质污染，以后国内生产的海盐无法食用等。虽然随后卫生部、疾控中心、中国盐业总公司等多部委机构和相关核辐射专家等发布消息辟谣，但此时距离抢购风波已经过去了将近 1 周。尽管在各种可能危及自身的疾病和灾难面前，恐惧、惶恐是每个人的本能，这种本能也会促使人们尽快寻求最佳途径趋利避害、加强防范、自我保护。这就需要个人在面对各类助长滋生恐慌情绪的谣言时，时刻保持警醒和理性，尽可能通过各类媒介信息的交叉比对，获取相对客观准确的信息。正如 WHO 总干事谭德塞（Tedros Adhanom Ghebreyesus）在世界卫生组织执委会第 146 届会议上所强调的："这是一个需要事实而不是恐惧的时刻。"

第三节　历史给我们的启示——公共卫生
事件中的政府传播策略

纵观历史上各种公共卫生事件,虽然成因不同,走势各异,造成的影响也不尽相同,但无一例外都会伴随着谣言的传播。这些谣言往往会成为一种次生灾害,有时候谣言本身就是一种灾难,甚至比灾难更为可怕。谣言的不易溯源性、不可预知性、极易扩散性,像极了那些如同鬼魅般神秘出现、又时刻侵扰人体的病毒。尽管人类社会发展至今,已经实现了科学技术的极大进步和物质文明、精神文明的极大发展,尤其是进入移动互联时代以来,政府对公共卫生事件的应对在传播理念、技术、能力、载体等方面有了显著提升,但恐慌与谣言依然是公共卫生事件中形影相随的社会性问题,虽历经千年,仍未改善。原因诸多,不一而足,关键的核心在于真相的缺席、信息的阻塞、未知的恐惧和权威的失语。常言道,"知史以明鉴,查古以知今",站在历史的山巅,眺望前行的方向,才是最有意义的回望。私以为,今后公共卫生事件中的政府传播策略可以从以下几方面提升:

一、科学知识的宣传普及

传播社会学中经常会提到晕轮效应,即由于人们对于某件事物掌握的信息有限,只能由个人主观推测主导形成价值判断,从而产生局部性、表面性、局部性的观念。因此,当一个人本身的科学知识和医学常识储备不足,他一旦接收到某种错误信息后,容易产生偏听偏信。因此,政府应加强科学知识的传播推广,提升公众的科学素养,增强公民的媒介素养。正如疾病面对顽强的抵抗力和免疫力会畏惧三分,谣言如若遇到了科学理性的头脑,也会不由自主地退缩几步。政府可以充分调动各类信息平台资源,针对新媒体的传播特征和不同受众的传播需求,有针对性地开展科普知识的内容生产、观念引导、素养养成、价值传播等工作。

二、开放透明的传播理念

在一些公共卫生事件尤其是突发性事件开始引起公众关注探讨时,应充分理解公众此时对于自身安全的担心和对于真实情况的需求是极为迫切的,只有站在关切民生立场,树立开放透明的信息传播理念,将目前掌握的信息及时、有效、客观地公开,能够使公众感受到虽身处未知的恐惧中,自身并非是孤立无援的,而是背靠有强大组织体系的政府。在一些事件初期,政府担心某些信息的公开会引发社会恐慌,但殊不知信息时代不可能存在密不透风的墙,况且公共卫生事件所涉及和影响的,都不会只是小部分人群。在常态下,由人际传播、群体传播、组织传播、大众传播等组成的信息获取链是公众获取信息的主要渠道,但在公共卫生事件这种"非常态"中,主流媒体依然是公众获取信息最重要的途径。对此,政府应持有足够的自信,在特殊时期保持开放透明的态度和理念,才是妥善处理危机、提升自身公信力的正确选择。

三、及时有效的舆情应对

应建立健全公共卫生事件的舆情监测预警机制,运用大数据智能系统,重点关注突发公共卫生事件中的公众舆论,并及时进行研判分析,了解事件中公众的关注焦点及其背后反映出的集体意识和社会心态,在此基础上制定有针对性的舆情应对方案。在此过程中,要注意防范"高级黑"和"低级红"现象的产生,在各类报道和发布会等传播活动中,要针对问题摆事实,针对事实讲依据,针对依据列数据。事实证明,装聋作哑般假装无视公众舆论、自说自话般企图转移公众视线、恐吓威胁式想要遏制公众群情,不仅于事无补,反而会激化矛盾,促使舆情升温,加速谣言产生,导致舆情一波未平一波又起的被动局面。

四、受众导向的议程设置

在针对公共卫生事件的传播活动中,要树立民生立场,即站在公众的角度来看待问题,根据公众的需求设计、生产、传播信息。对于一名理性公民而言,迫切想要了解的信息无外乎以下几个问题:何时何地发生了什么事情,事情产生的原因是什么,已经造成了什么影响,后续还会有哪些影响,政府相关部门的态度是否积极,措施是否得力,对我自身会有什么影响? 只有这些问题得到清晰准确答复后,公众心中的恐慌和焦虑才会得以减轻消弭。同时,在进行议程设置时,何时说,怎样说,说什么,谁来说显得尤为重要,是关乎传播效果的关键因素。

五、权威负责的形象建构

公众对于政府形象的感知和判断,很多时候是从媒体上看到的政府新闻、政府召开的新闻发布会、有关政府活动及其领导人的报道、各类自媒体平台中政府与公众的互动等政府传播行为中建立起来的。因此,在公共卫生等与民生相关的事件发生后,公众也会通过这些传播渠道了解政府的基本立场、应对态度、举措及其成效。对于特殊时期的公众而言,权威负责的政府无疑是一种最强有力的支撑。同时,引用外媒、WHO、学术论文等对于政府应对策略的评价与肯定,有助于强化这种形象建构。此外,权威负责需要理性科学的精神,但人文关怀同样不可或缺。2020 年 1 月,WHO 谭德塞在宣布此次新型冠状病毒肺炎的暴发为全球公共卫生突发事件时,说道:"我们必须铭记,这些是人,而不是数字。"这体现了 WHO 在全球卫生治理过程中的温情与人性关怀。

六、正向聚合的舆论引导

在与公共卫生事件相关的很多信息中,都会包含两类要素,即事实与情绪。事件本身的原因、影响、应对等多为客观事实,但事件引发的个人感知、公众心态、集体意识等通过各类媒介传播都体现了强烈的情绪内容。政府在传播过程中,应充分考虑如何平衡事实传递与情绪引导两者间的关系。例如,在公开伤亡数据的同时,应注意民众可能出现的悲观绝望情绪;在报道相关人员积极参与救治的同时,不能因过于煽情歌颂使受众心生反感;在公布事件起因的调查处理结果时,不要因表达方式的问题造成刻意隐瞒的印象。只有在舆情引导中使事实与情绪产生正向聚合效应,才能实现正面的传播效果。可以说,良好的政府传播并非只有冷冰冰的术语和数据,也不是一味的英雄事迹、感人场景,而是科学精神与人文精神并存、客观叙述与人性关怀并重、理性应对与情感疏导并举的沟通交流互动方式,其核心在于,尊重每一个独立的个体。

参考文献:

[1] 张晓丽.当代中国重大公共卫生事件研究[M].南京:东南大学出版社,2019.

[2] 罗杰斯.传播学史:一种记传式的方法[M].殷晓蓉,译.上海:上海译文出版社,2002.

[3] 王旭东,孟庆龙.世界瘟疫史:疾病流行、应对策略及其对人类社会的影响[M].北京:中国社会科学出版社,2005.

[4] 福柯.领土、安全与人口[M].钱翰,陈晓径,译.上海:上海人民出版社,2018.

[5] 桑斯坦.谣言[M].张楠迪扬,译.北京:中信出版社,2010.

（余　越）

第十七章　病菌如何改写人类历史

宋 歌

编者介绍

前建筑师,资深媒体人,科普作家,曾供职于《中国国家地理》杂志,毕业于厦门大学及法国布列塔尼国立高等建筑学院。

我们总是被教育,历史是进化的,生活是一往无前的。然而,当我们仔细检索历史,就会发现,这直径不足微米的生物——病菌,常常改写着世界的历史,并经常以一种随机的方式,塑造着人类的文明。

第一节　从史前到四大"瘟疫"圈

我们生活在一个充满病毒和细菌的星球,据科学家估算,仅海洋中就可"打捞"出 1×10^{31} 个病毒颗粒,如果让它们排成队,可以排到 4 200 万光年以外。人类,不仅要面对大型野生动物的威胁,更要面对这超级微型,却更加致命的宿敌。

一系列古老的经典,都记录了它给人们带来的恐惧。约公元前 2000 年,两河流域的伟大史诗《吉尔伽美什》,就提到大洪水前的一系列瘟疫,说那是"神的天谴"。同时代的埃及文献,也描述了法老对瘟疫如敬畏神灵般的恐惧。公元前 13 世纪的中国用甲骨文卜问:今年有瘟疫吗? 它会致死吗?

《吉尔伽美什》是目前世界上已知最古老的史诗,其中水神伊亚(Éa)要用洪水毁灭人类的故事,被后人称为诺亚方舟的美索不达米亚版本,也有观点认为《圣经》中大洪水的故事是从这部史诗演变而来。

人类能否开疆拓土,站稳脚跟,不仅取决于工具是否先进,武器是否锋利,更取决于遭遇病毒和细菌时,抗体是否强大。

公元前 431 年,斯巴达入侵雅典,争夺希腊霸主,伯罗奔尼撒战争爆发。然而,战事胶着的第二年,原本强大的雅典城突然被一场可怕的瘟疫袭击,一年之内约丧失 1/4 的人口,城内秩序大乱,盗窃、抢劫、凶杀横行。

当时雅典对战事采取陆上防御措施,把港口城市居民全部转移到雅典城内,城内居民暴增,使得瘟疫有了传播的温床。患病死亡后尸体没法及时处理又使瘟疫进一步暴发。后来,现代医学之父希波克拉底(Hippocrates)发现只有全城的火匠没有染上瘟疫,遂在城中燃起大火,最终挽救了雅典。

后来斯巴达人也染上了瘟疫,战争拖了 27 年,双方元气大伤。希腊北部的马其顿国王,年轻的亚历山大(Alexander the Great),趁乱一统希腊。后来他又率军一路东征,经开伯尔山口打到印度河上游,就在到达希发斯河畔时,军中突然开始流行疫病,士兵们不愿再前进,嚷着要回家。无奈之下,亚历山大决定撤军。就在此时,他突然又被一只蚊子叮咬,患上恶性疟疾,33 岁的伟大统帅就这样意外地死去了。后来罗马征服者占领了希腊,辉煌灿烂的希腊文明就此中断。

亚历山大东征开拓疆土成就了当时世界上最大的帝国,也带来了人类历史上第一次亚欧文化艺术大交流。希腊雕塑技艺被带到印度,形成了璀璨的犍陀罗佛像艺术,后来传到中国和日本,形成了唯美的东方佛教雕塑艺术。

希腊军队跨不过去的,不是宽阔的印度河,而是印度亚热带气候疫病线。喜马拉雅山脉的阻隔带来丰沛的降水和较高的温度,这种湿热的气候是霍乱、鼠疫、登革热等疫病的温床,传染病削弱了农民生产剩余食物的能力。因此,表面上富裕无比,向外出口宝石和香料的印度诸帝国,常常脆弱不堪,昙花一现。

对湿热气候的适应,使印度人对东南亚河谷地带的开发游刃有余。印度商人和传教士把印度宗教和生活方式带到东南亚,于公元前 100 年—500 年形成了一个大印度文化圈。相比之下,古希腊人在泛地中海地区建立的大希腊就显得微不足道了。

历史上入侵的外族能否征服印度,很大程度上也取决于他们克服印度次大陆传染病的能力。而印度宗教整体上呈现的出世主义,也与传染病肆虐不无关系。

人类历史早期,每一个文明的诞生,都是不断适应当地病菌的结果。随着地中海区域、两河流域、印度次大陆与黄河流域早期文明的确立,公元纪年之初,四大疾病圈也基本形成。本地人对当地传染病逐渐有了免疫力,而一旦越过边界,危险将随之而来。

第二节 疫病跨"圈"传播的开启

2 世纪,亚欧大陆东西两端的两个强大帝国开始频繁对外扩张,大批百姓死亡,而最大的杀手不是战争,而是跨越疫病圈带来的瘟疫。

一、罗马帝国四次大瘟疫

65 年,罗马暴发第一次大瘟疫,当时正值帝国强盛,因此只造成一些社会恐慌,尚未撼动统治。

161 年,罗马军队从镇压叙利亚的叛乱中归来,带来第二次严重的大瘟疫,史称"安东尼瘟疫"。

军队穿过凯旋门,接受人们胜利的欢呼,可当凯旋仪式完毕,将士们回到家中,传染病开始在全城蔓延。罗马皇帝认为,这是因基督徒对罗马诸神不敬引起的,于是开始疯狂迫害基督徒,受迫害的基督徒四处逃散,更加剧了瘟疫的传播。瘟疫如旋风般席卷了整个罗马,连皇帝马克乌斯·奥里略(Marcus Allrelius)也染病而亡。

据记载,安东尼瘟疫出现的症状是咽炎、皮肤化脓、高烧,这比较像天花的症状。而当时汉朝军队击败了蒙古草原的匈奴,他们向西亚和中欧逃窜,其中的天花患者很可能将这种病传染到欧洲。也有一些医学家认为这是鼠疫。

250年,一场持续15年的大瘟疫再次暴发,高峰期罗马每天死亡5 000人以上,农村枯竭,城市衰败,内战连绵,帝国政府全面瘫痪,史称"三世纪危机"。罗马皇帝被迫放弃衰败的罗马城,于330年迁都君士坦丁堡,这场西普里安瘟疫正式将罗马帝国分裂为东西罗马。

瘟疫带走大批青壮年劳动力,军队只好招募来自北部的"蛮族"日耳曼人,他们后来却成了促使罗马衰败的主力军。476年,日耳曼将领废掉西罗马帝国最后一位皇帝,辉煌了近500年的罗马文明从此凋落。

几十年后,东罗马帝国皇帝查士丁尼(Justinian the Great)又想重振雄风,他从首都君士坦丁堡出发,反攻罗马,一路占领意大利和法国,还企图恢复罗马帝国昔日的版图。可惜就在大业即将完成之时,541年,一场持续半个世纪的大瘟疫暴发了,造成东罗马帝国1/4左右的人口死亡,史称查士丁尼瘟疫。查士丁尼的复辟之梦瞬间破碎,无助的人们转而信奉上帝,东罗马帝国后来尊基督教为国教,欧洲开始步入中世纪的"黑暗千年"。

查士丁尼瘟疫在全世界范围内持续了200多年之久,这也是第一次世界鼠疫大流行。据学者考证这属于腺鼠疫,疫源地有可能在印度,通过埃及与印度之间的航海交流传到西方。

罗马帝国鼎盛期,人口达7 000万左右,与当时的东汉相差无几,经历了几次大瘟疫后,帝国人口仅存5 000万左右,约有2 000万的人口损失,其中多数不是战争造成的,而是瘟疫致死的。这样的灾难,同样发生在亚欧大陆的东端。

二、两汉大瘟疫

汉景帝时期,蝗灾泛滥,旱灾频发。大量居民饿死,尸横遍野无人掩埋,细菌滋生导致瘟疫,逃荒的人群又把疫病传到各地。

到了汉武帝时期,骑兵军队大规模进攻匈奴,又带来了草原上的传染病。霍去病率军一路打到今天的贝加尔湖一带,因为不带任何饮食补给,将士们只能在沿途寻找水源。谁知道喝完当地的河水,士兵却染上了严重的瘟疫。

原来,他们遭遇了人类历史上第一次"生物战"。匈奴将患了病又施了咒的牛羊扔进河里,污染的水源造成上万匹战马死亡,24岁的霍去病在获胜回朝不久后便早夭了。

与春秋战国时代相比,统一的汉帝国人员流动越来越频繁,加之农业得到发展,人口大量增加。同时,大面积垦殖也加剧了植被破坏。这些综合起来便是自汉代以来瘟疫频发的原因。

西汉末年,政治走向腐朽,土地兼并严重,再次引发大饥荒与大瘟疫。

汉成帝时,居民死于道路者"以数百万"计,这让略懂医术、宣称能治好瘟疫的王莽轻松俘获了民心。王莽确实建立了一些类似于现代医院的收容所收治患者。但是他篡汉之后不过 10 余年,就又发生了前所未有的大瘟疫,加上饥荒和对外征战,人口死亡上千万。

尽管汉代耕地大规模扩张,但一直没有突破长江流域以南。长江流域没有难以逾越的军事障碍,也不像黄河下游沉积物淤塞河道形成难以控制的"悬河",季风又带来丰沛的降雨,按理说非常适合古人发展农业,但就是因为难以克服的疾病障碍,中国对南方的开发比驯化黄河晚了近 1 000 年。

东汉末年,同样的戏码再度上演。宦官外戚弄权,政治黑暗,又值长期对外用兵,大批青壮年被征召入伍。劳动力缺乏导致饥荒,又引发瘟疫,这次出位的是江湖术士张角,他用念咒驱魔混合一点医术来治病救人,很快便赢得下层人民的拥护。黄巾起义爆发,天下大乱,引发东汉王朝崩溃,最终魏、蜀、吴三国鼎立。

这场军阀混战使得汉帝国的人口,从汉灵帝时的 5 000 多万人,骤减至三国时代的 700 多万,堪称中国历史上人口损失最惨重的黑暗时期。然而,随着成吉思汗的到来,旧世界又将推倒重来。

第三节　旧有疾病平衡的颠覆

成吉思汗建立的蒙古帝国,巅峰时期囊括了从东亚到东欧、从俄罗斯到伊拉克的约 3 300 万平方千米的疆域。帝国里的人们可以自由地进行长途旅行,不仅跨越了文化的边界,也跨越了疫病的边界。从流行病学的角度看,那些不懈向北拓展的商队贸易网络,使大草原上的野生啮齿动物接触到了新病菌的携带者。

在随后的几个世纪里,啮齿动物感染了慢性鼠疫杆菌,即使在异常寒冷的西伯利亚和东北亚的冬天,它们的洞穴也为鼠疫杆菌提供了宜居的小环境,使居住其中的动物和昆虫,逐渐成为适合鼠疫持续寄生的复杂群落。14 世纪,这种鼠疫杆菌约杀死了 2 500 万欧洲人。这便是令人闻风丧胆的黑死病。

1347 年,蒙古军队包围威尼斯控制的黑海沿岸城市卡法时,因攻不下城池,便将一些患黑死病士兵的尸体抛入城内,随后城内瘟疫蔓延,逃难的人们又将瘟疫带到欧洲。

卡法城内的商人将黑死病带回欧洲,从威尼斯、热那亚、意大利北部和法国南部马赛一带开始流行。1348 年,黑死病向东蔓延到君士坦丁堡,向西蔓延到西班牙和法国;1349 年,来到英国;1351 年向北袭击斯堪的纳维亚半岛和德国,向东蔓延至俄罗斯;1353 年席卷整个波罗的海腹地;短短几年,患病而亡者超过 2 500 万人。这一数字远远超过任何一场战争的死亡人数,因此黑死病被认为是人类历史最可怕的瘟疫。

亚洲当时鼠疫也开始蔓延,尤斯图斯·里德里希·卡尔·黑克尔(Justus Friedrich Karl Hecker)在《中世纪大瘟疫》一书中记录:据说中国有1 300万人死亡,印度人口大批死亡,鞑靼、美索不达米亚、叙利亚、亚美尼亚等地死尸遍地。据统计,1200年中国人口为1.2亿,到1393年人口普查仅剩6 500万。这场在整个欧亚大陆肆虐的黑死病,也被认为是第二次世界鼠疫大流行。

当时欧洲城市卫生条件极差,卫生设施简陋,老鼠十分猖獗,使得疫情暴发和蔓延非常迅速。文艺复兴之后第一部现实主义作品《十日谈》正是以欧洲黑死病为开篇,薄伽丘在《十日谈》中写道,佛罗伦萨突然一下子变成了人间炼狱,行人在街上走着走着突然倒地死亡,待在家里的人孤独地死去,在尸臭被人闻到前无人知晓。每天、每小时大批尸体被运到城外,无主的奶牛在城里的大街上乱逛,却看不到人的踪影。

这场瘟疫就像人头收割机一样,将整个欧洲笼罩于死亡的阴影中,百业荒废,民不聊生,一些少数族裔还遭到迫害。有人将瘟疫归咎于犹太人,造成1348—1349年欧洲,尤其是德国大规模迫害犹太人的行动,而占支配地位的罗马天主教会也摇摇欲坠,牧师和神父纷纷病死,教堂无以为继。人们对宗教开始产生怀疑:万能的主,为何不来解救灾难中的人们呢?

黑死病期间发明了防毒面具,鼻子特别长,里面放上丁香和浸泡过肉桂的醋,样子有点怪,但确实有一些消毒的作用。而教皇克雷芒六世(Clement Ⅵ)的私人医生对教皇采取隔离措施,他让教皇不要出门,并在宫殿两旁生起大火,教皇果真没有感染。连教皇都要寻求医生的帮助,人们听闻后纷纷开始寻求医生的帮助,科学开始萌芽。

当时克罗地亚海沿岸的拉古萨共和国也采取了隔离的措施,他们让疑似被鼠疫传染的海员在附近的岛屿上停留30天后再入境,这成为世界上最早的海港检疫制度,一直沿用至今。

而当时大批农民死亡,造成劳动力短缺,农民便要求提高工钱,地租由实物变为货币。逐渐地,一部分农民开始有了积蓄,他们买下土地成为自耕农。中世纪的农奴制逐渐被瓦解,大量人成为自由民,资本主义开始萌芽,随之而来的思想上的解放,成为文艺复兴的一道曙光。

黑死病动摇了欧洲教会的权威,古典文化开始复兴,当时瘟疫最严重的佛罗伦萨,摇身一变成了意大利文艺复兴的重要基地。欧洲的文学、绘画、音乐都从刻板的宗教束缚中走出来,开始自由表达人类的意志和情感。

第四节　人口流动致使疫病均质化

浴火重生后的欧洲,像搭上了历史的顺风车,除了启蒙思想和坚船利炮,连小小的病毒,都在帮他们完成对殖民地的征服。

一、天花屠杀美洲印第安人

15世纪,印加帝国已经是一个人口达到1 200多万的强盛国家,土地富庶,居民也很少患传染病。此时,哥伦布发现这一新大陆,他误以为这里是印度,称这是一个遍布黄金的地方,很多西班牙探险家垂涎欲滴,都想来征服这块宝地。可连他们自己也万万没想到,仅靠几百人的军队,他们就轻松征服了几千万人口的庞大帝国,致命的武器不是坚船利炮,而是天花病毒。因为美洲大陆此前从未出现天花病毒,印第安人对这种病毒毫无抵抗力,也没有任何防护和隔离的知识,短时间内,大量印第安人不战而死。

在欧洲人抵达美洲的几百年前,墨西哥和秘鲁的宜居地区的人口就相当稠密,足以形成人—人的传染链,然而欧亚大陆上的各种传染病却没有在这里出现。这可能因为美洲印第安人已经驯化的动物并未携带动物传染病,并且野生的美洲驼和羊驼都以分散的小群落聚居,种群太少又相互隔绝,无法形成传染链。

据说第一个将天花病毒带到美洲大陆的是西班牙军队中的一个黑人士兵,他本身患有天花,在墨西哥的哈拉帕城传染给当地人,后来又传染到整个美洲。一些邪恶的西班牙头目,还故意将天花患者用过的手帕作为礼物送给印第安首领。

1526 年,印加帝国国王卡帕克(Huayna Capac)染病死亡,王位继承人也感染去世,印加帝国开始内部分裂,兄弟争权,社会恐慌严重。人们认为这肆虐的疾病是上天对自己的惩罚。天花给美洲印第安人带来了种族屠杀式的灭绝,美洲从此沦为欧洲人的殖民地。

18 世纪,欧洲人采用天花接种手术,把天花患者身上的脓包注入接种者皮肤上开的小口子,使大部分人产生了免疫力。后来,一位叫作爱德华·琴纳(Edward Jenner)的英国乡村医生发现给奶牛挤奶的妇人从不患天花,由此发明了牛痘接种法。天花疫苗诞生了,人类第一次战胜了疫病带来的死亡和恐惧。

二、明末大瘟疫

与西洋通商口岸的增加,也让一些外来传染病迅速进入中国。

自万历年间,即明朝最后 40 多年,自然灾害频发,旱灾连年出现,导致天花、鼠疫、霍乱等多种瘟疫几乎席卷了中国东部所有城市和乡村。

1640 年,瘟疫到达空前严重的程度,加上内战不断,使原本腐朽的明朝更加黑暗。

据现代气象史的研究证明,1600—1640 年,地球上出现了一次"小冰期"(little ice age),这在 1 000 年里只出现了一次,10 000 年中出现过两次。此时地球气温下降,导致了大旱灾,造成饥荒,又引发瘟疫蔓延,彻底动摇了明朝的统治。

1644 年,皇太极的军队虎视眈眈准备入关,李自成的军队也兵临北京城下。

而此时,北京正经历一场严重的鼠疫,造成 20 多万人死亡,躲在紫禁城里的崇祯皇帝对这一切毫不知情,他不知道被瘟疫困扰的军队已经丧失了防御能力,他也不知道他的将领甚至没有经过抵抗,就直接给李自成打开了北京城门。就在天下要改姓李时,戏剧性的一幕出现了,李自成的数十万部队也染上了鼠疫。入住北京 40 多天后,虎狼之师仓皇出逃。

这一场瘟疫成为李自成一路征战由胜转衰的转折点。不久后,清军攻入北京,改国号为清,中国自此走上了逐渐封闭的道路。

三、恒河大霍乱

湿热的恒河流域是霍乱的故乡,印度教徒认为在神圣的恒河水中沐浴,灵魂能得到净化,甚至死后也要葬于河中。因此,恒河里漂浮着大量尸体。

19世纪,恒河引发了7次严重的霍乱,并随着新兴的全球汽船通航网络,迅速传播到全世界。

1817年恒河洪水泛滥,尸体携带的霍乱弧菌在恒河下游迅速流行开来,后来波及整个印度大陆,又传播到东南亚;1821年传入我国东南沿海;1827年疫情又在孟加拉地区暴发;后来传入阿富汗、伊朗、俄罗斯、德国、英格兰等国家和地区;1839年第三次霍乱大流行,传播到中亚、阿富汗和波斯等国家和地区;1848年第四次传播到西欧和美国等国家和地区;1850年传入加勒比海地区;1855年传到部分南美国家和地区。

前六次大流行中,仅印度就死亡约3 800万人,而第七次,由埃尔托生物型霍乱弧菌引起的霍乱,因防控更加困难,造成了世界范围内更大面积的感染和死亡。

直到今天,每年全球仍有约10万人死于霍乱。

四、第三次世界鼠疫大流行

前两次世界鼠疫大流行都暴发于欧洲,第三次世界鼠疫大流行则暴发于云南——一个古老的鼠疫疫源地。

19世纪后半叶,云南回族反清战争爆发,清军跨过萨尔温江前去镇压,结果士兵全部感染上了鼠疫。1894年鼠疫传至广州和香港。此后的10年中,随着全球贸易航线,世界所有重要海港都被席卷,共波及四大洲60多个国家,死亡达千万人。

同年,法国细菌学家巴斯德(Louis Pasteur)的学生耶尔森(Alexander Yersin)参加国际调查小组前往香港调查,他首次发现了鼠疫的病原体,即鼠疫杆菌。

鼠疫杆菌是一种杆菌,属于耶尔森氏菌属,可以通过蚊虫叮咬、跳蚤、食用未煮熟的食物传播,甚至能发生空气传播,同时是腺鼠疫、肺鼠疫和败血型鼠疫的病原体。在没有治疗的情况下,感染腺鼠疫的死亡率约是75%,感染肺鼠疫则几乎100%会死亡。

随着鼠疫杆菌的发现,人类第一次对鼠疫的发病机制有了正确的认识。而抗生素的发明进一步为人类对抗鼠疫提供了强有力的工具。疑似鼠疫患者尽早接受正规的治疗可以大大降低死亡率。

1898年,法国科学家席蒙(Paul Louis Simond)在印度孟买首次证明鼠及跳蚤乃是鼠疫传播的罪魁祸首。灭鼠、灭蚤,提高环境卫生水平,预防接种等方法可以预防疫情的发生。

五、满洲大鼠疫

1911年,清王朝土崩瓦解、大量关中移民涌向东北。因为土拨鼠的皮毛可以冒充貂皮,获得高额利润,毫无经验的移民设下陷阱,大量捕杀土拨鼠,导致鼠疫再次暴发。

这一次,哈尔滨成为鼠疫中心,6万余人因此丧命。剑桥大学医学博士伍连德被紧急任命为东三省防鼠疫全权总医官前往疫区调查。他发现这是一种新型鼠疫,过去已知的鼠疫只能通过老鼠传给人类,包括腺鼠疫或败血症鼠疫,而这种新型鼠疫可以人传人,叫作肺鼠疫。

游牧民族有一套避免感染鼠疫的习俗。他们一般只射杀土拨鼠,从不设陷阱捕杀。要避免接触活动懒散的土拨鼠,如果看出哪个土拨鼠群落有生病的迹象,人们就会拆掉帐篷远离。靠着这些传统禁忌,草原上的人们降低了感染鼠疫的风险。

根据肺鼠疫的传染特性,伍连德采取了一系列现代防治隔离措施。他建立医院,控制交通,隔离疫区。在医院收治患者有限的情况下,征用火车车厢隔离病患。他还发明了中国第一只口罩。不到4个月,这场震惊中外的肺鼠疫就被扑灭了。因为这次鼠疫,中国也正式引入了现代公共卫生和防疫制度。

第五节　人类与病毒的交手

1928年,英国科学家亚历山大·弗莱明(Alexander Fleming)意外地发现了青霉素,一种可以杀死葡萄球菌的抗生素。二战时期,青霉素被成功提取,从此开创了治疗传染病的新纪元。细菌感染引发的疾病再也不能威胁人类,人类的平均寿命提高了20多岁。然而,病毒——一种比细菌更小的微生物,仍然可以悄然置人于死地。流感成为20世纪初最可怕的杀手之一。

第一次世界流行性大感冒发生于1889—1890年,开始于俄罗斯布哈拉,通过彼得堡传到西欧。一年内席卷全球,造成欧洲成百万老人死去。

1915年,英国局部地区又暴发流感,到了1918年,成百上千万西班牙人病倒在床上,这种病被称为1918年西班牙大流感。

当时正值一战,交战双方军队都大面积传染。据统计,德国战争中去世的人大部分死于1918年,而和平居民病死的数量是战死士兵的2倍。

同年,美国士兵大量进入欧洲战场。远道而来的美国青年更抵抗不了这一致命病毒,大批士兵尚未登船就病倒。

这场流感的致命之处在于感冒很快会转变成肺炎,当时却没有治疗肺炎的有效药物,五个患者中就有一个转变为肺炎,并且病毒通过空气弥漫传染,很难隔离。街上执勤的警察都带上了防毒面具,整个一战中战死近1000万人,而死于流感的人达到2000万—3000万人。后来流感病毒又传到非洲和亚洲,在印度猖獗一时,世界上的一半人口都受到袭击。

交战双方都被流感折磨得疲惫不堪,这促使一战提早结束。1918年德国宣布投降,协约国也打得筋疲力尽,没有过多追究德国的战争罪行,只要求割地赔款,不追究战争罪犯,保留德国国家机器,这为日后希特勒的崛起埋下了伏笔。

20世纪80年代,医学技术的进步已经让人类能够战胜大部分曾经致命的传染病。

然而,一些"新手"病毒仍然威胁着人类社会。

1981 年,美国疾控中心(Centers for Disease Control and Prerention)发布了一篇文章,称洛杉矶有五名男子同一时间患上了一种叫作卡氏肺囊虫肺炎的疾病。这是一种常见的真菌,人体免疫系统通常能迅速识别并干掉它们。但如果免疫系统较弱,卡氏肺囊虫就会侵入肺部,使肺部充满积液而丧生。医生推断,这五名男性患上了一种细胞层面的免疫功能障碍的怪病,被称作"获得性免疫缺陷综合征",即艾滋病(HIV)。

经研究发现,这种病毒已经悄悄感染人类 50 多年,自 20 世纪 80 年代被发现后,已有数千万人被感染。艾滋病毒的攻击目标非常单一,是一种名叫 CD4＋T 淋巴细胞。这是一种免疫细胞,艾滋病毒能让这些细胞的细胞膜像肥皂泡一样彼此融合在一起,使之丧失免疫功能。

1976 年,在苏丹南部和刚果(金)的埃博拉河地区,人们开始发烧呕吐,有的患者甚至开始七窍流血,症状极其恐怖。一位胆大的医生在救治一位修女后,采集了血液样本,辗转搭乘飞机,送到了一位比利时病毒学家的手上。

在电子显微镜下,病毒学家发现了一大群蛇形的病毒,医生用埃博拉河为它命名,称之为"埃博拉病毒"(Ebola Virus)。牛津大学生态学家和流行病学家联合发表了一份研究结果,预测共有 2 200 万人生活在埃博拉病毒肆虐的危险地带,一旦传染暴发,后果不堪设想。

虽然人们对埃博拉病毒很陌生,但它却是一种很古老的病毒。演化生物学家在仓鼠和田鼠的基因组中发现了类似的病毒基因。它们的祖先先感染了啮齿类动物,然后在各种哺乳动物宿主中传播。人类是它最新的攻击对象,可能因吃了被蝙蝠唾液污染的肉或者水果而感染。

自从人们发现了埃博拉病毒,其他病毒也纷纷登场。

2002 年,一位中国农民因发烧而住院,不久就去世了。接着,同一地区相继出现了同样的病情,不久后席卷了整个中国。

这种病死亡率超过 10%,人们停工停课,被迫隔离,全球 30 多个国家 8 000 多人被传染,900 多人死亡,在显微镜下,这种病毒形似皇冠,人们称之为冠状病毒,它引发的疾病叫作"严重急性呼吸系统综合征",简称 SARS。

经科学家数年研究,最终确定 SARS 病毒源自云南的一种蝙蝠——中华菊头蝠,并通过中间宿主果子狸传播给人类。埃博拉病毒虽然致命,但它只能通过接触传播,而 SARS 病毒能附着在细小的气溶胶颗粒上在空气中传播,传染性极强。

十年后,沙特阿拉伯又出现了一种冠状病毒,一些患者因此而患上一种病因不明的呼吸系统疾病,其中近 1/3 的人死去。科学家在非洲蝙蝠身上找到了与之匹配的基因,它通过骆驼鼻子里的分泌物再传染给人类,这种病叫作"中东呼吸综合征",即 MERS。该研究由现场流行病学培训项目(Field Epidemiology Training Program)领导,帮助培养各国发现和应对健康威胁的可持续能力。

2019 年 12 月,一种新型冠状病毒又开始袭击人类,截至 2020 年 5 月 20 日,全球确诊感染累计约 500 万人,死亡累计 30 多万人。而且,疫情还在蔓延,远没有结束的迹象。

这种病毒的可怕之处在于潜伏期超长,传播力极强。WHO 将其列为国际关注的突发公共卫生事件,并将该病毒定名为"COVID‑19"。

黑格尔说:"人类从历史中得到的唯一教训,就是人类没有从历史中得到任何教训。"可黑格尔也说:"一个民族有一群仰望星空的人,他们才有希望。"

从公元前 2000 年的美索不达米亚到 2020 年的全球,这不是人类历史上的第一场灾难,也不会是人类历史上的最后一场灾难。在这个春天来临之际,愿我们行动起来,披荆斩棘,然后仰望星空,成为后人历史里的一束光。

参考文献:

[1] 麦克尼尔. 瘟疫与人[M]. 余新忠,毕会成,译. 北京:中信出版社,2018.

[2] 加斯凯. 黑死病:大灾难、大死亡与大萧条(1348—1349)[M]. 郑中求,译. 北京:华文出版社,2019.

[3] 齐默. 病毒星球[M]. 刘旸,译. 桂林:广西师范大学出版社,2019.

(宋　歌)

第十八章　生物医用材料发展

第一节　生物医用材料简介

耿振

编者介绍

华东理工大学材料学博士后，师从刘昌胜院士，天津大学材料学博士，师从杨贤金教授。主要从事骨修复医用生物材料的研究，包括医用钛合金的表面修饰和生物磷灰石的改性等。目前已主持或参与多项国家自然科学基金、省部级项目及博士后科学基金，发表SCI论文15篇，其中第一或通讯作者9篇。

生物医用材料（biomedical materials），又称生物材料（biomaterials），指用以对生物体进行诊断、治疗、修复或替换其病损组织、器官或增进其功能的材料，即用于人工器官、外科修复、理疗康复、诊断治疗疾患，而不会对人体组织产生不良影响的材料，其制品已经被广泛应用于临床和科研。

生物医用材料的发展历史与人类的发展历史紧密相连。在人类的漫长发展历程中，离不开与各种疾病作斗争，在这其中，生物医用材料扮演了重要的角色。从可追溯的历史中，早在公元前约3500年，古埃及人就已学会了利用天然的棉花和马鬃作为缝合线缝合伤口，这可被称为最早的生物医用材料。之后，墨西哥的印第安人学会了利用木片来修复受伤的颅骨。在中国，出土了约公元前2500年的假鼻、假耳和假牙的墓葬品。关于金属材料的使用可追溯到1588年，人们利用黄金修复受伤的腭骨，之后便有了应用金属固定骨折的记载。到1809年，黄金已经被制作成种植牙开始在贵族中使用。随着人类科技的进步，至1851年，人们已可以利用硫化技术制备天然橡胶腭骨和人工牙托。到20世纪初，高分子材料的开发利用揭开了人工器官的序幕。1940年，人工器官正式应用于临床。人工器官的应用，在医学上可谓是一次巨大的变革，它的产生使许多不治之症有了治愈的可能，拯救了无数的患者，带来了巨大的社会和经济效益。目前，除了脑以及大多数内分泌器官外，人体的硬组织（如骨和牙齿）、软组织（如内脏和皮肤）及血液，大都有了代用的人工器官。

根据生物医用材料的发展历史和特点,目前可大致将其分为三代,每一代都有其历史时期的特点,也反映了发展的水平。

第一代生物医用材料:一战以前所使用的医用材料,代表材料有石膏、各种金属、橡胶以及棉花等物品,这一代材料大都为生物惰性材料。

第二代生物医用材料:一战至 20 世纪末所研发使用的医用材料,代表材料有羟基磷灰石、磷酸三钙、聚羟基乙酸、胶原、纤维蛋白等。其发展是建立在医学、材料科学、生物化学、物理学及大型物理测试技术的基础之上的。研究工作者也多由材料学家或主要由材料学家与医生合作来承担。这类材料与第一代生物医用材料一样,研究的思路仍然是努力改善材料本身的力学、生化性能,以使其能够在生理环境下有长期的替代、模拟生物组织的功能。

第三代生物医用材料:20 世纪末至今所研发使用的医用材料,代表材料有骨形态发生蛋白等。这是一类具有促进人体自修复和再生作用的生物医学复合材料,以对生物体内各种细胞组织、生长因子及生长基质等结构和性能的了解为基础来建立生物医用材料的概念。它们一般是由具有生物活性的组元及控制载体的非活性组元所构成,具有比较理想的修复再生效果。其基本思想是通过材料之间的复合、材料与活细胞的融合、活体材料和人工材料的杂交等手段,赋予材料特异的靶向修复、治疗和促进作用,从而达到主要甚至全部的病变组织由健康的再生组织所替换。

在不同的历史时期,生物医用材料被赋予了不同的意义,其定义是随着生命科学和材料科学的不断发展而演变的。但是,它们都有一些共同的特征,即生物医用材料是一类人工或天然的材料,可以单独或与药物一起制成部件、器械,用于组织或器官的治疗、增强或替代,并在有效试用期内不会对宿主造成急性或慢性危害。但由于生命现象是极其复杂的,是在几百万年的进化过程中适应生存需要的结果,生命具有一定的生长、再生和修复精确调控能力,这是目前所有人工器官和生物医用材料所无法比拟的。因此,目前的生物医用材料与人们的真正期望和要求相差甚远。

第二节　生物医用材料的分类及发展历程

一、生物医用金属材料(Biomedical Metallic Materials)

生物医用金属材料的使用可以追溯到公元前 2500 年,古罗马人利用黄金修复牙齿。而据《新修本草》记载,在我国古代隋末唐初时期,人们便已用银膏来补牙,其中银膏的主要成分为金属银、锡、汞、铜、锌等。

近代最先应用于临床的金属材料是金、银、铂等贵金属(良好的化学稳定性和易加工性)。1829 年,人们发现金属铂对机体组织刺激性最小。

现代生物医用金属材料的发展始于 20 世纪 20 年代,至今已涌现出了多种可供临床应用的金属材料。

（一）不锈钢（Stainless Steel）

由于体液具有腐蚀性，传统金属在体内易被腐蚀，满足不了长期植入的临床要求。通过对铁制器械的研究发现，添加铬镍可使其耐蚀性大大提高。基于此，首批不锈钢于1926年问世，其主要成分为铁铬镍（18％铬和8％镍），不锈钢最先应用于骨科，后广泛应用于口腔科。后来不断优化元素配比，陆续开发出了高铬低镍的AISI302（1934年）、AISI316（1952年）、低碳AISI316L（1960年左右）等性能更优异的不锈钢。不锈钢的问世极大地提高了金属的体内耐蚀性，使金属的体内长期植入成为现实。

（二）钴合金（Cobalt Alloy）

较钛合金而言，钴合金具有更强的耐碱蚀性、耐磨性和抗冲击性。钴合金最早于20世纪30年代被应用于口腔领域，后逐渐应用到骨内固定器械和人工髋关节假体领域。为了满足临床上的力学性能要求，钴合金的发展历程主要经历了铸造钴镍合金（30年代）、钴铬钨镍合金（50年代）、钴铬钼钨铁合金（60年代）和钴铬钼镍合金（70年代）等阶段。

（三）钛合金（Titanium Alloy）

钛及其合金具有优异的耐蚀性、生物相容性、高比强度等特点，于20世纪40年代，钛首先被用作外科植入体，50年代，应用于骨钉和接骨板领域，70年代，Ti6Al4V及Ti6Al2.5Sn等具有更好的综合力学性能（强度更高、弹性模量更接近于人骨）的钛合金问世，并在临床获得广泛应用，使得钛及其合金成为继不锈钢和钴合金之后又一类重要的医用金属材料。70年代至今，NiTi形状记忆合金问世，并逐步在骨科和口腔科得到广泛应用，并成为医用金属材料的重要组成部分。目前，钛合金在口腔领域和骨科领域的研究与应用是一大热点，其临床地位短期内无可撼动。

（四）镁合金（Magnesium Alloy）

早于1808年，金属镁便通过钾还原氧化镁而问世，但直到20世纪镁及其合金才开始陆续在临床上应用。1907年，纯镁首次以固定板固定骨折的方式用于临床，但由于镁化学性质较活泼，在体内降解过快，手术均以失败告终。直到20世纪中期，镁合金在骨折固定和治疗枪伤的手术中获得成功后，才开启了镁合金在临床上的应用。与前述三大类金属材料不同，镁合金最大的特点在于其可降解性，基于这一特性，21世纪初，镁及其合金被用作人体可吸收降解性材料来使用，其应用性获得了大大提高。

目前，不锈钢和钴合金的临床应用已经比较成熟，钛合金和镁合金的临床应用仍有改进之处。如钛合金植入体仍面临植入松动的问题，因此，钛合金表面改性以促进其与基体整合性的研究仍是目前的一大热点；反观镁合金，其最大的临床问题是降解速率过快，因此，镁合金基体或表面改性以获得理想的降解速率是镁合金研究的一大热点。此外，其他金属材料在临床也得到了广泛应用，表18-1列出了生物医用金属材料临床应用情况。

表 18-1　生物医用金属材料临床应用情况

细分类别	材料特性	临床应用
不锈钢	不锈钢的耐蚀性和屈服强度可以通过冷加工而提高,避免疲劳断裂	针、钉、髓内针、齿冠、三棱钉等器件和人工假体,还用于制作各种医疗仪器和手术器械
钴合金	具有极为优异的耐腐蚀性和耐磨性,综合力学性能和生物相容性良好	人工关节(特别是人体中受载荷最大的髋关节);人工骨及骨科内处固定器件;齿科修复中的义齿,各种铸造冠、嵌体及固定桥;心血管外科及整形科等
钛合金	质轻、强度高;耐疲劳、耐蚀性均优于不锈钢和钴合金;生物相容性和表面活性好	修补颅骨,制成钛网或钛箔用于修复脑膜和腹膜、人工骨、关节、牙和矫形物;人工心脏瓣膜支架、人工心脏部件和脑止血夹;口腔颌面矫形颌修补、手术器械、医疗仪器和人工假肢等
形状记忆合金	奇特的形状记忆功能;质轻、磁性微弱、强度较高;耐疲劳性能、高回弹性和生物相容性好	管腔狭窄的治疗,如治疗主动脉瘤、冠状动脉和椎动脉狭窄,口腔科种植牙,人工关节,断骨连接,弯曲脊柱矫正等
贵金属材料	具有独特稳定的物理和化学性能、优异的加工特性;对人体组织无毒副作用、刺激小	主要用于口腔科的齿科修复,也可用于小型植入式电子医疗器械
金属钽	具有良好的抗生理腐蚀性和可塑性;独特的表面负电性使其具有优良的抗血栓性能和生物相容性;抗缺口裂纹能力高	接骨板、颅骨板、骨螺钉、种植牙根、颌面修复体、义齿及外科手术缝线和缝合针;钽网可用于肌肉缺损修补;钽丝和箔用于缝合修补受损的神经、肌腱和血管;钽还可以用于血管内支架及人工心脏、植入型电子装置;钽的同位素可用于放射治疗

二、生物医用陶瓷材料(Biomedical Ceramic Materials)

生物医用陶瓷材料被正式用于医学领域最早可追溯到 18 世纪,1788 年首例瓷全口及瓷牙修复术在法国成功完成,并于 1792 年获得专利。1894 年,熟石膏作为骨替换材料首次被报道。

然而生物医用陶瓷材料在医学上真正开展研究的历史不长,较系统的研究和临床应用只是近半个世纪的事。首先是碳素材料在 1961 年被发现具有抗血栓性,之后用其为主要原料制成的人工心脏瓣膜开始进入临床,获得了较好的疗效。1969 年美国的亨奇(Larry Hench)教授发明了生物玻璃,由于其与骨组织具有最好的生物相容性而受到大量科学家的关注,后续陆续开发了多种生物玻璃。1970 年,法国的布坦(Pierre Boutin)用氧化铝陶瓷制成了人工股关节,开创了陶瓷用作人工骨、人工关节的先河。后来日本也开发了氧化铝陶瓷用于人工种植。1971 年,德国人开发了磷酸三钙陶瓷材料,这种材料与人骨和牙齿中的无机相组成很相近,是一种优良的骨和牙根填充材料。1974 年,日本开发了与人体骨和牙齿中无机组成相更为相似的羟基磷灰石材料,这种材料具有与自体骨相仿的生物相容性和骨结合性,是目前世界公认的较理想的人工骨材料,已在许多领域得到广泛的临床应用。

生物陶瓷的应用范围也正在逐步扩大,现可应用于人工骨、人工关节、人工齿根、骨充填材料、骨置换材料、骨结合材料、还可应用于人造心脏瓣膜、人工肌腱、人工血管、人工气管,经皮引线可应用于体内医学监测等。下面介绍几种主要的临床生物医用陶瓷材料。

(一)生物惰性陶瓷(Inert Bioceramics)

生物惰性陶瓷指在生物体内不会发生生理反应的一类生物陶瓷材料。这类陶瓷化学性能稳定,力学性能高,耐磨性强,生物相容性好,但不具有生物活性,主要包括氧化铝、氧化锆陶瓷等。

1. 氧化锆陶瓷(Zirconia Ceramic)

氧化锆是常见的惰性生物陶瓷,由高纯二氧化锆经高温烧结制备得到。主要用于人体关节、牙种植体等硬组织的修复和替换。氧化锆陶瓷在假牙方面技术已经十分成熟,而在人工关节方面主要是作为人工髋关节。

2. 氧化铝陶瓷(Alumina Whiteware)

氧化铝生物陶瓷是由高纯度氧化铝构成的一种惰性的生物陶瓷,亦称纯刚玉生物陶瓷材料,在生物环境中不易被腐蚀或溶解。它还可用作牙种植体,耳听骨修复体和药物释放载体等,因其弹性模量远高于自然骨,拉伸强度低,易发生老化和疲劳破坏,故不直接用作承受复杂应力的骨替换材料。但氧化铝陶瓷具有优异的耐磨性以及较高的硬度,使之在骨科髋关节置换术领域有着广泛的应用。20世纪70年代氧化铝陶瓷开始应用于人工髋关节置换技术。

(二)生物活性陶瓷(Bioactive Ceramics)

生物活性陶瓷是指在植入生物体的过程中能够与人体骨细胞发生相互作用或者直接通过化学键与骨组织结合的材料。常见的生物活性陶瓷材料有羟基磷灰石、生物活性玻璃、硫酸钙等。

1. 羟基磷灰石(Hydroxyapatite)

羟基磷灰石是骨骼和牙齿的主要无机成分。由于人工合成的羟基磷灰石化学成分、晶体结构与人体骨骼中的无机盐十分相似,因此在体内不存在免疫和干扰免疫系统的问题。材料本身无毒副作用,耐腐蚀强度高,表面带有极性,能与细胞膜表层的多糖和糖蛋白等通过氢键相结合,并有高度的生物相容性。合成的羟基磷灰石通常作为多孔植入物、粉状以及金属植入物的涂层,从而达到生物活性固定。

2. 生物活性玻璃(Bioactive Glass)

生物活性玻璃是一类能对机体组织进行修复、替代与再生,能使组织和材料之间形成键合作用的材料,它是由 SiO_2、Na_2O、CaO 和 P_2O_5 等基本成分组成的硅酸盐玻璃。1971年,由美国首次研制出"同时对软组织与骨组织具有修复和键合作用的"生物活性材料——生物活性玻璃。生物活性玻璃具有优异的生物相容性和生物活性,同时,在体内具有良好的降解性,其降解产物主要为人体必需的多种离子,可刺激并加速骨的愈合。因此,生物活性玻璃自问世以来,受到了广泛的关注,得到了美国食品药品监督管理局(FDA)、欧洲药品管理局(EMA)以及中国国家药品监督管理局(NMPA)的认可,在口腔科和骨科等领域获得了广泛的应用。

3. 硫酸钙(Calcium Sulfate)

早在 1892 年,德雷斯曼(Dressman)就用硫酸钙填充治疗 18 例骨缺损患者并获成功。经过不断的研究和临床应用,人们证实了它在骨缺损修复治疗方面的效果,对其作用机制也有了进一步的认识。硫酸钙由于具有较好的降解速率,因此较钙磷盐类材料而言具有更好的骨传导性,它也是目前唯一通过美国 FDA 认证具有骨传导作用的人工骨。目前,硫酸钙作为医用骨水泥材料,在临床上取得了广泛的应用。

生物活性陶瓷的应用尽管解决了惰性问题,但仍不能满足临床的需求。在复杂病理情况下,如骨质疏松、炎症区域等,单纯的生物活性陶瓷并不能很好满足患者的需求,因此,往往需要配合其他材料以达到理想的效果。比如骨水泥与生长因子 BMP‐2 的组合,可以对骨质疏松性骨缺损进行很好的修复,与抗炎药物的组合可以对炎症区域的骨缺损产生很好的疗效。

三、生物医用高分子材料(Biomedical Polymer Materials)

早在公元前 3500 年,人们就开始使用天然高分子材料,如前文提及的用以修补骨骼或缝合伤口的棉花纤维、马鬃、木片等,这是被动使用天然高分子材料的阶段。这一时期的高分子材料有:大漆及其制品、蚕丝及织物、麻、棉、羊皮、羊毛、纸、桐油等。

19 世纪中叶到 20 世纪 20 年代,是人们利用天然高分子材料研制新材料的阶段。在此阶段,人类首次研制出合成高分子材料(酚醛树脂)。这一时期的高分子材料有:硫化橡胶、硝基纤维素脂、人造丝、纤维素黏胶丝、酚醛树脂等。

20 世纪 30 年代至今,是人类大量研制新型高分子材料的阶段。在这一阶段,吸引了大量研究人员从事新型高分子材料的开发,从而诞生了大批沿用至今的高分子材料,如顺丁、丁苯、丁纳等合成橡胶,尼龙 66、聚酯(PET)、聚丙烯腈等合成纤维,聚氯乙烯、聚乙烯、聚丙烯、聚苯乙烯、聚碳酸酯、聚酰亚胺、有机硅、杂化高分子等塑料和树脂。随着人类对高分子材料的认知和应用的加深,高分子材料已惠及生活中的方方面面,成为人类社会继金属材料、无机材料之后的第三大材料。

目前,临床应用的绝大多数医用高分子材料均是近几十年的研究产物,其在临床中的应用情况如表 18‐2 所示。

表 18‑2　生物医用高分子生物材料临床应用情况

细分类别	特　点	临　床　应　用
胶原蛋白	生物相容性好,不易引起抗体产生;无刺激性、无毒性反应;能促进细胞增殖,加快创口愈合并具有可降解性,可被人体吸收,降解产物也无毒副作用	凝胶用作创伤敷料;粉末用于止血剂和药物释放系统;纺丝纤维用作人工血管、人工皮肤、人工肌腱和外科缝线;薄膜用于角膜、药物释放系统和组织引导再生材料;管用于人工血管、人工胆管和管状器官;空心纤维用于血液透析膜和人工肺膜;海绵用于创伤敷料和止血剂等
纤维蛋白	纤维蛋白主要来源于血浆蛋白,因此具有明显的血液和组织相容性,无毒副作用和其他不良影响	止血剂、创伤愈合剂、组织黏合剂、填充物,以及关节成型术、视网膜脱离、眼外科治疗、肝脏止血及疝气修复等
甲壳素	甲壳素有强化免疫、降血糖、降血脂、降血压、强化肝脏机能、活化细胞、调节植物神经系统及内分泌系统等功能	医用敷料、药物缓释剂、止血剂等
壳聚糖	具有一定的黏度;无毒、无害、无副作用	可吸收性缝合线、人工皮、细胞培养、海绵、眼科敷料、隐形眼镜、膜、固相酶载体
硅橡胶	耐高、低温性能;透气性好,氧气透过率在合成聚合物中是最高的;具有生理惰性、不会导致凝血的突出特性	黏合剂、导管、整形和修复外科(人工关节、皮肤扩张、烧伤的皮肤创面保护、人工鼻梁、人工耳廓和人工眼环)、缓释和控释等
聚氨基甲酸酯	具有优良的生物相容性、可黏合性和抗血栓性;具有优良的力学性能	人工心脏搏动膜、心血管医学元件、人工心脏、辅助循环、人工血管、体外循环血液路、药物释放体系、缝线与软组织黏合剂绷带、敷料、吸血材料、人工软骨和血液净化器的密封剂等
环氧树脂	密实、抗水、抗渗漏性好;黏结强度高;收缩率低	与玻璃布一起用于骨折的开放性复位和固定,黏合骨头加强氧化铝的髋关节髁,牙科充填材料,电子起搏器与体液分开的保护层(灌封),眼睑修补术和加固颅动脉瘤和脑电极探针的绝缘等
聚氯乙烯	生物相容性好,无毒性;机械性能良好;防火耐热	制作塑料输血输液袋,可提高红细胞和血小板的生存率;用于医用导管、人工输尿管、胆管和心脏瓣膜、血泵隔膜、增补面部组织、青光眼引流管和中耳孔等
聚四氟乙烯	耐高温,长期使用温度 200—260℃;耐低温,在 −100℃ 时仍柔软;耐腐蚀,能耐王水和一切有机溶剂;耐气候,塑料中最佳的老化寿命;高润滑,具有塑料中最小的摩擦系数(0.04);不粘性,具有固体材料中最小的表面张力而不黏附任何物质;无毒害,具有生理惰性	用于人工输尿管、胆管、气管、喉、韧带和肌腱、人工血液、人工心脏瓣膜、下颌骨、髋关节和皮肤;增强皮肤、修复眼眶骨;组织引导再生材料、人工血管、涤纶缝线和涂层、外科用引流管及插管、巩膜的系扎和在耳鼻手术上为防止粘连而插入的薄膜;食管扩张器、心脏瓣膜的缝合环、血液相容性丝绒、修补肺动脉和室间隔的缺损、血管闭塞物、缝线及动脉修补、包裹动脉瘤及内淋巴液分流器等
聚乳酸	生物相容性与可降解性良好;热稳定性好;机械性能及物理性能良好,易加工	一次性输液工具、免拆型手术缝合线、药物缓解包装剂、骨折内固定材料、组织修复材料、人造皮肤等

续 表

细分类别	特 点	临 床 应 用
聚甲基丙烯酸甲酯	生物相容性良好;韧性强;加工性及耐候性佳;具有较高透明度;耐热性好;密度低;机械强度高	剜出后的植入物,如可植入透镜、人工角膜和假牙、人工喉、食管和腕骨、闭塞器、喉支持膜、牙科夹板、气管切开导管和吻合钮、鼻窦的植入性引管、经皮装置和用于实验的标本箱及人工器官外壳等;增补面部的软和硬组织,特别是修补眼窝的爆裂骨折;颅骨缺损时的替代骨片;充填乳突切除后的遗留腔隙;听小骨部分的替代物和脊椎鼓节段的固定、颅内动脉瘤的加固和静脉瘤囊的填充以使之稳定,牙科某些直接填充树脂的基础等

第三节 生物医用材料发展趋势

生物材料经历了从惰性生物材料到活性生物材料的发展过程,尽管已有了很大进步,但目前的大多数材料在临床应用中仍暴露不少问题。其主要原因在于:现有材料大多缺乏生物活性,并且仍与天然组织存在较大差异,只能起到简单的填充作用,无法成为人体组织的一部分并参与正常的新陈代谢活动,因而难以满足临床治疗的需求,这也是目前生物材料普遍面临的严峻挑战。以硬组织修复材料为例,尽管大多数以无机材料为主体的硬组织修复材料具有仿生天然骨组织的钙、磷、硅等成分,并可在生理环境中与骨和软组织形成牢固的化学键结合,但对于极为复杂的人体组织、器官而言,材料仍显得活性不足,并且组成和结构都比较单一,与人体组织的组织适配性、力学适配性和降解适配性均不理想,因而导致修复效果不理想。此外,目前的研究大多集中在对最终修复效果的评价以及对材料表观状态的表征,而对材料植入后在体内微环境中参与组织再生的过程缺乏系统、深入和精细的认识,缺少有效的表征和检测手段。

在生物材料的基础理论方面,经典的生物相容性理论正在受到挑战。植入体内的生物材料,通过与细胞的相互作用,影响和改变了局部微环境,进而对周围组织及相关生命活动产生影响。材料在体内已不仅是静态存在的外物,而是参与生命活动的元素之一。尽管目前对材料与细胞的相互作用研究取得了一定进展,并发现了材料的骨诱导特性等一些新的生物学效应,但对材料生物学效应的研究大多停留在单一因素分析,缺乏系统性。人们对于材料生物学功能的产生机制尚不知晓,对于如何调控材料的生物学效应也不清楚。这些认识上的盲区直接制约着新型材料的设计、构建以及对材料功能的调控。因此,新的材料生物学理论体系亟待建立,继而揭示材料的生物学效应及其产生和调控机制,以便更好地指导材料的构建。

在生物材料的制造技术方面,借助现代材料制备技术、纳米技术、表面图案化和微流控等技术构建新型生物材料,从分子和细胞水平深层次、多角度地探索材料与细胞及组织之间的相互作用将成为今后生物医用材料科学发展的方向。从宏观到微米尺度，再到纳米尺度是药物输送系统研究的发展趋势。自组装高分子纳米胶束、纳米凝胶、脂质体、无机纳米颗粒等，纳米药物输送体系在临床研究和应用上取得了较大的成功，主动靶向、表面控制、多功能、智能化、仿生化代表着纳米药物输送体系目前和未来的研究热点。

生物医用材料植入体内与机体的反应首先发生于植入材料的表面/界面。控制材料表面/界面对蛋白的吸附/黏附、进而影响细胞行为，是控制和引导其生物学反应的关键。因此，深入研究生物材料的表面/界面，发展表面改性技术及表面改性植入器械，是现阶段改进和提高传统材料的主要途径，也是发展新一代生物医用材料的基础。

生物医学材料及植入器械的前沿研究正在不断取得重大进展，并已催生一个新的学科——再生医学，预计未来 20 年内其市场销售额将突破 5 000 亿美元。采用特殊功能的材料及制品进行缺损修复和组织再生是其中重要的研究方向，也是再生医学发展的基础。赋予材料特定的生物功能，使其能主动与人体组织产生可控的相互作用，在体内充分调动人体自我康复的能力，影响和介导细胞行为，参与再生和重建被损坏的组织或器官，或恢复和增进其生物功能，实现被损坏的组织或器官的完美修复，已成为当代生物医学材料的发展方向。这一过程中，材料的生物学问题至关重要。再生医学方面，就目前各国的研究水平来看，我国同各发达国家的差距并不明显，国外也没有完善的理论体系，还没有此类产品应用于临床，中外同处于研发阶段，也同样面临诸多困难和挑战。我国应该牢牢把握这一契机，从高水平、高起点入手，加快具有良好组织修复效果的第三代生物医用材料研发。

现代生物医用材料与产业正向促进损伤组织/器官修复和再生、恢复和增强机体生理功能、建立个性化和微创治疗、开发早期诊断试剂等方向发展。同时，纳米生物技术的发展和对纳米生物学新效应的认识，为靶向药物的精准传输、高效检测和医学成像等研究提供了新思路。因此，建立和丰富材料生物学理论体系，围绕生物材料的生物活性、生物适配性、表界面功能化、纳米新效应等生物学效应以及新型制造方法等关键科学问题开展研究，对制备具有特定功能、满足临床需求的新型生物材料、发展新型生物医用材料的功能化设计原理与构建方法、揭示生物材料的组织再生修复机制、建立材料生物学理论体系、探索纳米生物学效应及其新应用等具有重要的科学意义，有可能对组织再生、肿瘤诊治等量大面广的临床应用带来突破性进展。

生物医用材料是研究人工器官和医疗器械的基础，人类生命质量因而得到提高，随着生物技术的蓬勃发展和重大突破，生物医用材料已成为各国科学家竞相进行研究和开发的热点。目前，针对生物医用材料的开发工作还在持续进行，正在开发中的第三代生物医用材料以及组织工程技术结合开发的材料值得期待。

参考文献：

[1] RATNER B D, et al. Biomaterials science: an introduction to materials in medicine [M]. San

Diego：Elsevier Academic Press，2004.

［2］WILLIAMS D F. On the nature of biomaterials［J］. Biomaterials. 2009，30.

［3］PARK J B，LAKES R S. Biomaterials：an introduction［M］. New York：Springer，2007.

［4］奚廷斐.生物医用材料现状和发展趋势［J］.中国医疗器械信息,2006(5).

［5］乔丽华,王恕立.中国医疗器械产业发展现状分析［J］.当代经济,2009(1).

［6］梁慧刚,黄可.生物医用高分子材料的发展现状和趋势［J］.新材料产业,2016(2).

［7］谭桂龙.医疗中生物医用高分子材料的应用探析［J］.化工管理,2017(2).

［8］高定,徐永清,李福兵.生物陶瓷材料的应用及其研究进展［J］.西南国防医药,2014(9).

［9］张永涛,等.生物医用金属材料的研究应用现状及发展趋势［J］.热加工工艺,2017(4).

［10］梁新杰,杨俊英.生物医用材料的研究现状与发展趋势［J］.新材料产业,2016(2).

［11］奚廷斐.我国生物医用材料现状和发展趋势［J］.中国医疗器械信息,2013(8).

［12］MEHDI S S，et al. Synthesis methods for nanosized hydroxyapatite with diverse structures ［J］. Acta Biomaterialia，2013(8).

［13］HENCH L L. Bioceramics［J］. Journal of the American Ceramic Society，1998(7).

（耿　振）

附录　医学发展编年史

时　　间	事　　件
400 多万年前	地球上出现人类的活动踪迹,标志着原始医学的起源
公元前 21 世纪	熨法、灸法出现,砭石、骨针被用于医疗活动
公元前 16 世纪—前 11 世纪	商代初期已开始使用汤液治病,甲骨文中已有许多病名、症候以及除虫、洗澡、洗脸等记载
公元前 773 年	古代中国提出"阴阳五行学说"
公元前 3500 年	美索不达米亚平原出现医生活动
公元前 3400 年	埃及人开始掌握制作木乃伊的技术
公元前 2300 年	《山海经》中记载"巫彭""巫阳"等都是"神医"的代表
公元前 1550 年	《医学莎草文》是迄今为止最早的医学记载
公元前 800—前 200 年	中西方分别诞生《黄帝内经》和《希波克拉底全集》两部医学奠基之作
公元前 770—前 476 年	春秋时期医学脱离巫术,病因学术萌芽
公元前 500 年	我国的名医扁鹊最早提出望、闻、问、切的疾病诊断方法
公元前 475—前 221 年	《黄帝内经》大部分形成于战国时期
公元前 475—前 168 年	马王堆汉墓医书著成时期,我国最早的经脉学著作《足臂十一脉灸经》《阴阳十一脉灸经》成书
公元前 460—前 377 年	古希腊"医学之父"希波克拉底在《希波克拉底誓言》中提出:"生命短暂,医术长青,机遇难逢,经验常谬,确诊实难。"提出"四液体说",认为人体有四种体液分别与四种元素相对应:由肝造血液(气),肺造黏液(水),胆囊造胆汁(火)和脾造黑胆汁(土)
公元前 4 世纪	希波克拉底对古代医药学发展做出了巨大贡献,被称为医圣
公元前 384—前 322 年	大哲学家亚里士多德提出"四元素说",认为世界一切物质都由土、水、火和空气组成
公元前 336—前 323 年	希腊医学中心转向亚历山大大帝建立的"亚历山大利亚",希腊化时代开始
约公元前 335—前 280 年	希洛菲勒斯对解剖学做出巨大贡献,确定脑是神经系统中心、绘制神经系统全图、发现视网膜、描述前列腺、输卵管、输精管和卵巢等;命名十二指肠;发现脉搏在临床诊断中的重要性;采用放血和多种药物混合的复合药物治疗

时 间	事 件
公元前 304—前 250 年	伊雷西斯垂都斯发现了胃的消化作用、肝脏是造血器官、肝硬化会导致腹腔积液、静脉与动脉都起源于心脏以及记叙了心脏结构,对生理学做出巨大贡献
公元前 31—220 年	《神农本草经》《难经》约成书于东汉
公元前 25—50 年	塞尔苏斯《万物志》,概括了炎症的临床表现为红、肿、热、痛
129—199 年	克劳迪乌斯·盖伦,提出"三灵气"学说,即"自然灵气""生命灵气""动物灵气";各种气不协调引发疾病
130—200 年	古罗马医学家格林发展植物制剂技术
145—208 年	华佗创造了通过麻沸散进行全身麻醉法,可施行腹部手术。提倡体育疗法——五禽戏
200—210 年	张仲景著成《伤寒杂病论》,确立了中医临床治疗辨证论治原则
220 年	《吴普本草》成书
280 年	王叔和写出为脉诊奠定基础的《脉经》
282 年	皇甫谧写出为针灸发展承前启后的《针灸甲乙经》
3 世纪	葛洪著《肘后备急方》,王叔和著《脉经》
5—15 世纪	西方医学进入"黑暗时代"——"寺院医学"阻碍医学的发展,古典医学文化的核心精神逐渐消逝;拜占庭医学和阿拉伯医学,成了黑暗中的明灯;拜占庭的医学家将古代医学系统化;阿拉伯医学保存和发展了古代医学,是希腊及罗马古典医学的继承者,成了欧亚医学的桥梁;最早的医学院校萨勒诺出现,确立了五年制的医学教育;隔离医院出现,促进了欧洲医院的设立
420—479 年	雷敩著《雷公炮炙论》
536 年	陶弘景著《本草经注集》
610 年	名医巢元方编著了开创病因病理学说的《诸病源候论》
641 年	唐太医署建立,监管医药行政与医学教育
652 年	唐代医学家孙思邈选编成的《千金方》汲取中外医学成就,为妇儿科奠定了基础
659 年	苏敬等所编著了世界上第一部开创药物学先河的《新修本草》
666—670 年	杨上善撰《黄帝内经太素》
739 年	《本草拾遗》
762 年	王冰注《重广补注黄帝内经素问》
960—991 年	宋太医署设立,主管医学教育
960—1081 年	宋翰林医官院设立,主管医药行政
960—1279 年	宋御药院设立,主管药政

续　表

时　　间	事　　件
982—992 年	王怀隐编《太平圣惠方》
1002 年	宋设立安济坊,收留贫困患者
1041—1048 年	吴简、宋景著《欧希范五脏图》
1057 年	宋设立校正医书局
1068—1077 年	宋政府陆续校正、刊行中医经典
1082 年	唐慎微著《证类本草》
1117 年	《圣济总录》成书
1172 年	刘完素著《黄帝素问宣明论方》
1228 年	张从正著《儒门事亲》
1231 年	李杲著《内外伤辨惑论》
14—16 世纪	意大利文艺复兴;巴拉赛尔苏斯与中世纪传统医学的决裂,首次使用德文授课,研究癫痫机理,最早开始职业病的研究,提出可以用化学品、鸦片酊剂和酒制浸膏治疗疾病,主张简化处方;利奥拉多·达·芬奇对人体和动物解剖研究并留下大批解剖学画稿;安德里亚·维萨利出版解剖学巨著《人体的构造》,纠正了医学史上的诸多误区,是医学史上的伟大革命之一;医学转向科学探索的新征途
1347 年	朱震亨著《格致余论》
1406 年	朱橚著《救荒本草》
1552—1578 年	明代医药学家李时珍编写的《本草纲目》,对药物学、生物学做出了巨大贡献
1578—1657 年	哈维发现血液循环,结合度量以及实验的应用,标志着生命科学开始步入了科学的轨道;首次在科学研究中应用活体解剖的实验方法,从而直接观察动物机体的活动;精密地算出自左心室流入总动脉,和自右心室流入肺动脉的血量,确定了心脏是血液循环的原动力;发表名作《动物心脏及血液之运动》使得使得生理学成了一门学科,标志着以实验科学为基础的医学新纪元正式开启;于 1651 年完成了《关于动物发生的研究》,成了现代胚胎学奠基人之一
1578 年	李时珍撰《本草纲目》,明代最重要的本草著作
17 世纪	巴洛克时期,度量观念影响医学;桑克拖留斯制作了体温计和脉搏计,进行了最早的新陈代谢研究;笛卡尔代表的物理医学派主张用物理学原理解释一切生命现象和病理现象;希尔维厄斯代表的化学派主张用化学原理进行解释和治疗所有疾病,在唾液、胰液和胆汁方面的研究对生理学有一定的贡献,是最有势力的一派;活力派主张生命现象不能受物理或化学的支配,而是由生命力来维持,到 18 世纪更为盛行
17—18 世纪	通过病理解剖,从解剖学的角度探索疾病的位置和根源

续　表

时　　间	事　　件
1628—1694 年	马尔皮基最早应用生物显微镜做检查,发现毛细血管;观察了肾脏、脾脏、肝脏等组织的细微结构
1632—1723 年	列文虎克发现了精子和血细胞,和马尔皮基的观察填补了哈维在血液循环学说中留下来的空白,用更科学的证据说明了血液是怎样由动脉进入静脉
1642 年	吴有性著《瘟疫论》,在没有显微镜的情况下推测出传染病的病源及其特征
1682—1771 年	莫干尼解剖了上千尸体,从解剖学的角度探索疾病的位置和根源,发表《论疾病的位置和原因》,是器官病理学的创始人,病理解剖学之父
1682 年	汪昂《医方集要》
1708—1777 年	阿尔布雷希特·冯·哈勒,编撰《生理学纲要》,首次发现了胆汁在消化系统中的作用,并对胚胎发育作了独特性的描述,同时还对脑及血管系统进行解剖研究,他对神经肌肉活动的完整的科学描述为现代神经病学奠定了基础,被称为"近代生理学之父"
1722—1809 年	奥恩布鲁格创立"叩诊法",发表《新的诊断法》和《用叩诊人体胸廓发现胸腔内部疾病的新方法》,19 世纪后被广泛接受
1728—1793 年	约翰·亨特发现侧支循环、创立了皮下肌腱切断手术、深入研究了各种战伤的特点、外科的发炎过程;使外科成为一门科学专业,被公认为英国的"外科学之父"
1764 年	叶桂著《温热论》
1798 年	吴瑭著《温病条辨》
19 世纪后期	分子生物学开始发展
1857 年	《牛津大辞典》中对医学的定义是:"医学是预防与治疗疾病的艺术和科学。"
1892 年	朱沛文《华洋脏象约纂》
1905 年	世界医学协会成立
1909—1924 年	恽铁樵著《医学衷中参西录》
1915 年	《辞海》将医学定义为:"研究八类生命过程以及同疾病作斗争的一门科学体系。"
1915 年	中华医学会成立
1926 年	法国医学家罗希在《医学导论》中提出:"医学科学以疾病为研究对象。医术以维护和恢复健康为目的。"
1928 年	弗莱明发现抗生素
1953 年	我国抗生素工业初步建立

时　　　间	事　　　件
1979 年	黄家驷在《谈谈医学科学》中提出："医学是研究人的科学,研究人的生命活动的本质和人类同疾病作斗争的科学。"
1986 年	艾钢阳在版《医学论》中提出："医学是认识、保持和增进人类健康,预防和防治疾病,促进机体康复的知识体系和实践活动。"
1991 年	卫生部提出《中国卫生发展与改革纲要》
1995 年	程志等在《医学导论》中提出："医学是认识生命活动规律,保持和增进健康,预防和治疗疾病,促进人类实现身体、心理和社会适应上全面健康的科学知识体系与实践活动。"
2000 年	循证医学概念提出
2002 年	中国医师协会成立
2015 年	屠呦呦因发明青蒿素提取方法获诺贝尔生理学或医学奖